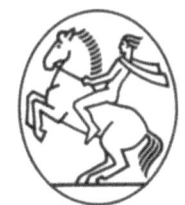

3. Kongreß der Deutschen Gesellschaft für Intraokularlinsen Implantation

2. bis 4. März 1989, Wien

Herausgegeben von
H. Freyler, Ch. Skorpik, M. Grasl

Springer-Verlag
Wien New York

Professor Dr. med. H. FREYLER
Vorstand der I. Universitäts-Augenklinik Wien
Spitalgasse 2, A-1090 Wien

Univ.-Doz. Dr. med. Ch. SKORPIK
Oberarzt der I. Universitäts-Augenklinik Wien
Spitalgasse 2, A-1090 Wien

Univ.-Ass. Dr. med. M. M. GRASL
Oberarzt der I. Universitäts-Augenklinik Wien
Spitalgasse 2, A-1090 Wien

Die Herausgeber bedanken sich bei folgenden Firmen für die großzügige Unterstützung des Kongreßbandes

Askin & Co Ges.m.b.H., Wien
Michtner-Alcon Geräte Optik, Wien
Optical Radiation Corporation, USA
Pharmacia Ges.m.b.H., Vösendorf
Pharm-Allergan Medical Optics, Karlsruhe, BRD
Storz Instrument GmbH, Heidelberg, BRD

Mit 279 zum Teil farbigen Abbildungen

Das Werk ist urheberrechtlich geschützt. Die dadurch begründeten Rechte, insbesondere die der Übersetzung, des Nachdrucks, des Vortrags, der Entnahme von Abbildungen und Tabellen, der Funksendung, der Mikroverfilmung oder der Vervielfältigung auf anderen Wegen und der Speicherung in Datenverarbeitungsanlagen, bleiben, auch bei nur auszugsweiser Verwertung, vorbehalten.

© 1990 by Springer-Verlag/Wien
Softcover reprint of the hardcover 1st edition 1990

Die Wiedergabe von Gebrauchsnamen, Handelsnamen, Warenbezeichnungen usw. in diesem Werk berechtigt auch ohne besondere Kennzeichnung nicht zu der Annahme, daß solche Namen im Sinne der Warenzeichen- und Markenschutz-Gesetzgebung als frei zu betrachten wären und daher von jedermann benutzt werden dürften.
Produkthaftung: Für Angaben über Dosierungsanweisungen und Applikationsformen kann vom Verlag keine Gewähr übernommen werden. Derartige Angaben müssen vom jeweiligen Anwender im Einzelfall anhand anderer Literaturstellen auf ihre Richtigkeit überprüft werden.

CIP-Titelaufnahme der Deutschen Bibliothek
Deutsche Gesellschaft für Intraokularlinsen-Implantation: ... Kongreß der Deutschen Gesellschaft für Intraokularlinsen-Implantation. – Wien; New York: Springer.
Auf d. Umschlag: DGII. – Teilw. im Verl. Springer, Berlin, Heidelberg, New York, London, Paris, Tokyo. – Teilw. im Verl. Enke, Stuttgart
ISSN 0934-2036
3. Februar bis 4. März 1989, Wien. – 1989

ISSN 0934-2036
ISBN-13:978-3-7091-9075-3   e-ISBN-13:978-3-7091-9074-6
DOI: 10.1007/978-3-7091-9074-6

Mitarbeiterverzeichnis (Erstautoren)

ABRAMO, F., Dr. med.,
Universitäts-Krankenhaus Eppendorf, Augenklinik, Martinistraße 52, D-2000 Hamburg 20

BASTIAN, G. O., Priv.-Doz. Dr. med.,
Klinik für Augenheilkunde der Med. Universität Lübeck, Ratzeburger Allee 160, D-2400 Lübeck

BAUMGARTNER, I., Dr. med.,
II. Augenklinik der Universität Wien, Alser Straße 4, A-1090 Wien

BINKHORST, C. D., Prof. Dr. med.,
Axelstraat 54, NL-4537 AL Terneuzen

BRÖHL, T., Dr. med.,
Friedrich-Ebert-Straße 23, D-5300 Bonn 2

BUCHER, P. J. M., Dr. med.,
Universitäts-Augenklinik, Basel, Mittlere Straße 91, CH-4056 Basel

CORYDEN, L., Dr. med.,
Augenabteilung, Vejle Sygehus, DK-7100 Vejle

DEMELER, U., Prof. Dr. med.,
Zentralkrankenhaus, Augenklinik, St.-Jürgen-Straße, D-2800 Bremen

DIESTELHORST, Dr. med.,
Universitäts-Augenklinik, Joseph-Stelzmann-Straße 9, D-5000 Köln

DOMARUS D. VON, Prof. Dr. med.,
Augenklinik, AK Barmbeck, Rübenkamp 148, D-2000 Hamburg 60

DRAEGER, J., Prof. Dr. med., Universitäts-Krankenhaus Eppendorf, Augenklinik, Martinistraße 52, D-2000 Hamburg 20

EFFERT R., Dr. med., Dipl.-Phys., Oberarzt,
Augenklinik der RWTH, Pauwelstraße, D-5100 Aachen

FASCHINGER, Ch., Univ.-Doz. Dr. med.,
Universitäts-Augenklinik, Auenbruggerplatz 4, A-8036 Graz

FECHNER, P. U., Dr. med.,
Augenabteilung des Robert-Koch-Krankenhauses, D-3007 Gehrden

GRASL M. M., Oberarzt Dr. med.,
I. Augenklinik der Universität Wien, Spitalgasse 2, A-1090 Wien

GREHN F., Priv.-Doz. Dr. med.,
Universitäts-Augenklinik, Killianstraße 5, D-7800 Freiburg i. Br.

GREITE, J. H., Prof. Dr. med., Augenabteilung des Städtischen Krankenhauses München-Harlaching, Sanatoriumplatz 2, D-8000 München 90

GIERS, U., Dr. med.,
Universitäts-Augenklinik, Prittwitzstraße 43, D-7900 Ulm an der Donau

GUTHOFF, R., Priv.-Doz. Dr. med., Universitäts-Krankenhaus Eppendorf, Augenklinik, Martinistraße 52, D-2000 Hamburg 20

HARRER, S., Prim. Dr. med., Hanusch-Krankenhaus, Augenabteilung, Heinrich-Collin-Straße 30, A-1140 Wien

HARTMANN, Chr., Priv.-Doz. Dr. med., Dr. rer. nat. (F.),
Universitäts-Augenklinik, Joseph-Stelzmann-Straße 9, D-5000 Köln 41

HESSEMER, V., Dr. med.,
Universitäts-Augenklinik, Friedrichstraße 18, D-6300 Gießen

IMKAMP, E., Dr. med.,
Augenklinik der RWTH, Pauwelstraße, D-5100 Aachen

JACOBI, K. W., Prof. Dr. med., Universitäts-Augenklinik, Friedrichstraße 18, D-6300 Gießen

JUCHEM, M., Dr. med.,
Ludwig-Boltzmann-Institut für intraokulare Linsen, Wolkersbergenstraße 1, A-1130 Wien

KAMMANN, J., Dr. med.,
St.-Johannes-Hospital, Augenabteilung, Johannesstraße 9-11, D-4600 Dortmund 1

KLEMEN, U., Prof. Dr. med. Prim.,
Augenabteilung, Krankenhaus St. Pölten, Propst-Führer-Straße 4, A-3100 St. Pölten

KOCH, H. R., Prof. Dr. med.,
Friedrich-Ebert-Straße 23, D-5300 Bonn 2

KRUMEICH, J. H., Dr. med.,
Marien-Hospital, Augenabteilung, D-4630 Bochum

KÜCHLE, M., Dr. med.,
Augenklinik mit Poliklinik der Universität Erlangen-Nürnberg, Schwabachanlage 6, D-8520 Erlangen

KYPKE, W., Dr. med.,
Rathausmarkt 19, D-2000 Hamburg 1

LANG, G. K., Prof. Dr. med.,
Augenklinik mit Poliklinik der Universität Erlangen-Nürnberg, Schwabachanlage 6, D-8520 Erlangen

LISCH, W., Prof. Dr. med.,
Universitäts-Augenklinik, Schleichstraße 12, D-7400 Tübingen

LOHMANN, Prof. Dr. med.,
Institut für Biophysik der Justus-Liebig-Universität Gießen, Strahlenzentrum, Leigesterner Weg 217, D-6300 Gießen

MENAPACE, R., Oberarzt Dr. med.,
I. Augenklinik der Universität Wien, Spitalgasse 2, A-1090 Wien

NAUMANN, G. O., Prof. Dr. med.,
Augenklinik mit Poliklinik der Universität Erlangen-Nürnberg, Schwabachanlage 6, D-8520 Erlangen

NOWAK, M. R., Dr. med.,
Universitäts-Augenklinik, Friedrichstraße 18, D-6300 Gießen

NOVER, A., Prof. Dr. med.,
Universitäts-Augenklinik Mainz, Langenbeckstraße 1, D-6500 Mainz

OLSEN, Th., Dr. med.,
Augenabteilung, Vejle Sygehus, DK-7100 Vejle

PHAM-DUY, T., Priv.-Doz. Dr. med.,
Universitäts-Augenklinik, Klinikum Rudolf Virchow der FU Berlin, Spandauer Damm 130, D-1000 Berlin 19

PLEYER, U., Dr. med.,
Universitäts-Augenklinik, Schleichstraße 12, D-7400 Tübingen

PÖTZSCH, D., Dr. med.,
Lammstraße 5, D-8800 Dillingen/Donau

QUENTIN, C. D., Dr. med.,
Universitäts-Augenklinik, Robert-Koch-Straße 40, D-4300 Göttingen

RIJ, G. VAN, Dr. med., Dr. rer. nat.
Erasmus Universität, Oogziekenhuis, Schiedamsevest 180, NL-3011 Rotterdam

RINK H., Prof. Dr. med.,
Institut für Strahlenbiologie, Universität Bonn, Sigmund-Freud-Straße 15, D-5300 Bonn 1

RUMMELT, V., Dr. med.,
Augenklinik mit Poliklinik der Universität Erlangen-Nürnberg, Schwabachanlage 6, D-8250 Erlangen

ROCHELS, R., Prof. Dr. med.,
Universitäts-Augenklinik, Langenbeckstraße 1, D-6500 Mainz

SCHLOTE, H. W., Prof. Dr. med.,
Klinik für Augenheilkunde der Med. Akademie Magdeburg, Leipziger Straße 44, DDR-3090 Magdeburg

SCHNAUDIGEL, O. E., Prof. Dr. med.,
Zentrum der Augenheilkunde am Klinikum der J.-W.-Goethe-Universität, Theodor-Stern-Kai 7, D-6000 Frankfurt/Main

SCHÖNHERR, U., Dr. med.,
Augenklinik mit Poliklinik der Universität Erlangen-Nürnberg, Schwabachanlage 6, D-8250 Erlangen

SCHUBERT, T., Dr. med.,
Universitäts-Augenklinik, Prittwitzstraße 43, D-7900 Ulm

SCHULZE, F., Dr. med.,
Universitäts-Augenklinik der Wilhelm-Pieck-Universität Rostock, Doberauer Straße 140, DDR-2500 Rostock

SKJÄRPE, F., Dr. med.,
Augenabteilung, Sentralsjukehuset i Rogaland, Armauer Hansensvei 20, N-4011 Stavanger

SKORPIK, Chr., Univ.-Doz. Dr. med.,
I. Augenklinik der Universität Wien, Spitalgasse 2, A-1090 Wien

SOMMERAUER, P., Dr. med.,
Universitäts-Augenklinik, Auenbruggerplatz 4, A-8036 Graz

STANGLER-ZUSCHROTT, E., Prof. Dr. med.,
I. Augenklinik der Universität Wien, Spitalgasse 2, A-1090 Wien

STEINKOGLER, F. J., Univ.-Doz. Dr. med.,
II. Augenklinik der Universität Wien, Alser Straße 4, A-1090 Wien

STEUHL, K. P., Dr. med.,
Universitäts-Augenklinik, Schleichstraße 12, D-7400 Tübingen

STROBEL, J., Priv.-Doz. Dr. med.,
Universitäts-Augenklinik, Friedrichstraße 18, D-6300 Gießen

TÄUMER, R., Prof. Dr. med.,
Tituscorse 5, D-6000 Frankfurt am Main 50

TENNER, A., Prof. Dr. med.,
Augenabteilung des Kreiskrankenhauses Wangen, D-7988 Wangen im Allgäu

TREUMER, H., Prof. Dr. med.,
Augenklinik der Universität Kiel, Abt. Ophthalmologie, Hegewischstraße 2, D-2300 Kiel

WEIDLE, E., Priv.-Doz. Dr. med.,
Universitäts-Augenklinik, Schleichstraße 12, D-7400 Tübingen

WELT, R., Priv.-Doz. Dr. med.,
Augenklinik, Klinikum der Stadt Ludwigshafen, Bremserstraße 79, D-6700 Ludwigshafen am Rhein

WENZEL, M., Dr. med.,
Augenklinik der RWTH, Pauwelstraße, D-5100 Aachen

WIEMER, C., Dr. med.,
Universitäts-Augenklinik, Klinikum Rudolf Virchow der FU Berlin, Spandauer Damm 130, D-1000 Berlin 19

Vorwort

Mit dem Kongreßband Nr. 3 der DGII, der bis auf wenige Ausnahmen alle Beiträge des 3. Kongresses der DGII vom 2. bis 4. März 1989 in Wien in sich vereinigt, gibt die erst vor drei Jahren gegründete Gesellschaft wieder ein ganz kräftiges Lebenszeichen von sich, übertrifft dieser Band doch den ersten seiner Art doch um gut das Doppelte an Umfang. Nicht aufgenommen wurden lediglich die Beiträge mit dem bei DGII-Kongressen völlig neu inaugurierten Schwestern- und Technikerprogramm, das, wenn auch von einem extrem regen Publikumsinteresse getragen, doch vorwiegend Fortbildungscharakter besaß.

Der Inhalt des vorliegenden Bandes ist der besseren Übersicht halber in sieben Hauptkapitel gegliedert. Darin werden praktisch alle relevanten Aspekte der IOL-Implantation angesprochen. Überwogen in den beiden vorangegangenen Kongreßbänden Fragen der Operationstechnik bei IOL-Implantation im Inhalt, so nehmen in diesem Band Physiologie, Pathophysiologie und Pathohistologie einen besonders breiten Raum ein. Dieser Umstand demonstriert sicher am deutlichsten, wie wir der Bewältigung der mit der IOL-Implantation verbundenen Probleme für das Kataraktauge immer näherrücken. Aber auch über Innovationen aus jüngster Zeit, wie flexible IOL und multifokale IOL, erfährt der Leser den letzten Stand der Dinge. Abgeschlossen wird der Band durch das Kapitel „Refraktive Hornhautchirurgie", das vieles von dem, was vor Jahren noch utopisch erscheinen mußte, als in nächster Zukunft realisierbar darstellt. Denken wir in diesem Zusammenhang nur etwa an die Intrakorneallinsen aus Hydrogelmaterial. In einem Appendix wird eine Zusammenfassung des synchron abgehaltenen Treffens der Epikeratophakie-Zertifikatsinhaber abgedruckt. Die Herausgeber waren bemüht, in der Gestaltung des Layout dieses Bandes an die beiden vorangegangenen anzuknüpfen. Insbesondere sollte nach Vorstandsbeschluß der DGII der Einband dem des ersten Kongreßbandes, was Farbe und Design anbelangt, angeglichen werden, um den Mitgliedern schon einmal durch das Cover den Eindruck eines stabilen Qualitätsniveaus des wissenschaftlichen Outputs der Gesellschaft zu vermitteln.

Die große Anzahl der mehrfarbigen Abbildungen kann sicher als eine Bereicherung in dieser Kongreßbandreihe angesehen werden. Sie wurde dankbarerweise durch die Firma Allergan Medical Optics ermöglicht. Dieser Firma verdanken wir es auch, daß sie durch ihren Forschungsbeitrag auf dem Sektor der Epikeratophakie (siehe Appendix) Ophthalmochirurgen durch Veranstaltung von einschlägigen Kursen die Chance bietet, sich auf diesem Operationszweig zu vervollkommnen.

Die Autorenliste am Beginn des Buches beschränkt sich auf die Zitierung der 70 Erstautoren. Mit der Nennung aller Koautoren wäre die Namensliste auf über 350 Nennungen angewachsen. Auf einen Index der Sachwörter wurde verzichtet. Die Kapiteleinteilung in sieben Hauptwissensgebiete ermöglicht es dem Leser wahrscheinlich rascher den gewünschten Artikel aufzufinden als durch eine Suche im Sachwörterverzeichnis mit einer Unzahl von Seitenangaben zu ein und demselben Begriff. Englischsprachige Titel und Zusammenfassungen sollen diesen Kongreßband auch dem nicht deutschsprachigen Leser zumindest in der Abstraktform lesbar machen und für eine weite Verbreitung der wissenschaftlichen Erkenntnisse, die auf dem 3. Kongreß der DGII in Wien gewonnen wurden, beitragen. Allen, die zum Gelingen dieses Bandes beigetragen haben, sei an dieser Stelle nochmals herzlichst gedankt.

H. FREYLER   Ch. SKORPIK   M. GRASL

Wien, Dezember 1989

Inhaltsverzeichnis

Einleitung

Begrüßung
K. W. Jacobi (Mit 1 Abbildung) 3

Laudatio für Cornelius D. Binkhorst anläßlich der Verleihung der Ehrenmitgliedschaft der Deutschen Gesellschaft für Intraokularlinsen-Implantation, Wien, 2.–4. März 1989
K. W. Jacobi (Mit 1 Abbildung) 5

Die Linsenkapsel und die intraokulare Linse. Die Moustache-Linse
C. D. Binkhorst (Mit 2 Abbildungen) 7

Historisches zur IOL-Implantation

Die Bedeutung Wiens für die Entwicklung und Verbreitung der Kataraktextraktion um 1800
M. Wenzel und U. Clasen
(Mit 3 Abbildungen und 1 Tabelle) 15

Physiologie und Pathophysiologie der IOL-Implantation

Fluoreszenzspektroskopie und -tomographie zur Früherkennung und Klassifikation der Katarakt
W. Lohmann, H. Wickert, Ch. Wolf, S. Oldenburg, O. Hain, B. Hirzinger, X. Shen, K. W. Jakobi, J. Strobel und M. Nowak
(Mit 6 Abbildungen) 27

Automatisierte Sehschärfenbestimmung unter speziellen Blendungs- und Kontrastbedingungen bei Normalaugen, Katarakt und pseudophaken Augen
J. Strobel und F. Jacobi (Mit 4 Abbildungen und 4 Tabellen)   35

Unkorrigierte Diplopie nach Einpflanzung einer IOL bei jahrzehntelang bestehender einseitiger Katarakt
E. Stangler-Zuschrott (Mit 1 Abbildung) 41

Sphärische und chromatische Aberration sowie optische
Phänomene an Implantatlinsen
F. SCHULZE und J. STAVE (Mit 10 Abbildungen) 45

Subjektiver Helligkeitsbedarf und Blendung bei Intraokularlinsen-
und Kontaktlinsenträgern
H.-W. SCHLOTE, H. LINDNER, K. HÜBNER und K. KOHLMAY
(Mit 6 Abbildungen und 2 Tabellen) 53

Sekundäre Kunstlinsenimplantationen bei langzeitig bestehender
einseitiger Aphakie
D. VON DOMARUS und E. SCHULZ
(Mit 1 Abbildung und 1 Tabelle) 58

Pathohistologie der IOL-Implantation und experimentelle Studien

Histopathologische Aspekte der Kataraktchirurgie
G. O. H. NAUMANN und G. K. LANG
(Mit 1 Abbildung) 65

Quantifizierung der Schrumpfungskräfte des Kapselsacks — Eine
experimentelle Studie
J. DRAEGER, R. GUTHOFF, F. ABRAMO, G. K. LANG und
W. NEUMANN (Mit 4 Abbildungen) 70

Der Einfluß der Hinterkammerlinsenimplantation auf die
Kammerwasserproduktion. Eine flourophotometrische Studie
M. DIESTELHORST, S. ROTERS und G. K. KRIEGELSTEIN
(Mit 3 Tabellen) 76

Experimentelle Messungen zum Zusammenhang zwischen
Verkippung der Kunstlinsenoptik und der Haptikgeometrie
R. GUTHOFF, J. DRAEGER und F. ABRAMO
(Mit 5 Abbildungen) 82

Verformung des Kapselsacks nach Implantation von intraokularen
Linsen
R. EFFERT, M. DANASSIS und TH. HEIM (Mit 5 Abbildungen)   87

Tierexperimentelle Ergebnisse nach Implantation von kompressiblen
Disk-Linsen
E. IMKAMP, S. OHMI, R. GERBER und D. J. APPLE
(Mit 4 Abbildungen) 93

Flexible Intraokularlinsen

Vor- und Nachteile sowie Komplikationen nach 100 IOGEL-Lin-
senimplantationen
U. DEMELER und R. RUDOLF-SPATNY (Mit 4 Tabellen) 101

Ergebnisse der kapselsackfixierten weichen IOL (Poly-Hema)
D.-T. Pham, J. Wollensak und C. Wiemer (Mit 5 Abbildungen) 105

Rückstellelastizität verschiedener Weichlinsentypen im Hinblick auf die Kapselsackbelastbarkeit
F. Abramo, R. Guthoff und J. Draeger (Mit 4 Abbildungen) 111

Eignung der flexiblen pHEMA-Linse IOGEL® PC-12 für die Sulkus- und Kapselsackfixation. Bericht über 200 Fälle
R. Menapace, Ch. Skorpik und A. Wedrich
(Mit 15 Abbildungen) 117

Technik der Kleinschnitt-Implantation und Kapselsackfixation für die flexible pHEMA-Linse IOGEL® PC-12
R. Menapace und Ch. Skorpik (Mit 11 Abbildungen) 130

Kapselsackfixierte 11,25- und 12,0-mm-IOGEL-Linsen im Vergleich
P. J. M. Bucher (Mit 1 Abbildung) 139

IOGEL-Linsenimplantation nach Faltung im Silikon-Sleeve, Technik und Ergebnisse
R. Welt (Mit 4 Abbildungen) 143

Klinische Ergebnisse nach Implantation von FV-II-Silikon-Intraokularlinsen in die Hinterkammer
H.-R. Koch, G. Fromberg, F. Weber, J. L. Douenne, E. Schütte, S. Pitrova, G. Meur, P. Racs, K. Kozamanoglu, R. Trau, N. Pivovarov, T. Engels, I. Nommensen und H. Schinz
(Mit 6 Abbildungen und 3 Tabellen) 148

Rasterelektronenmikroskopische Befunde an Intraokularlinsen aus Silikon
T. Bröhl, H.-J. Ensikat und H.-R. Koch
(Mit 5 Abbildungen) 157

Zellbiologische Untersuchungen zur Toxizität von Silikon-Intraokularlinsen
H. Rink (Mit 9 Abbildungen) 163

Repositionierung einer kapselsackfixierten dezentrierten IOGEL-Linse
D. Pötzsch (Mit 3 Abbildungen) 168

Kapselsacktamponade durch IOGEL-Linse nach Kapsulorhexis
G. O. Bastian und J. Kegel (Mit 2 Abbildungen) 171

Operationstechniken bei IOL-Implantation

Erfahrungen mit einem einfachen Saug-Spül-Gerät für interne und externe e.c. Kataraktchirurgie
W. Kypke (Mit 4 Abbildungen) 177

Zentrierverhalten kapselsackfixierter Hinterkammerlinsen nach Kapsulorhexis
E. G. WEIDLE, S. RIEMANN und W. LISCH
(Mit 2 Abbildungen und 5 Tabellen) 182

Tripleoperation bei LCAT-Mangel, Klinische und elektronenmikroskopische Kasuistik
W. LISCH, CHR. LISCH, E. G. WEIDLE und E. KAISERLING
(Mit 5 Abbildungen) 190

Osmo-Lavage – zur Nachstarverhütung
J. H. GREITE, P. KADEN, C. F. KREINER, H. KAIN und
W. HUNOLD (Mit 17 Abbildungen) 197

Probleme der Kernexpression bei e.o. Katarakt-Operationen
R. TÄUMER (Mit 4 Abbildungen) 208

Linsenimplantation bei traumatischer Katarakt
O.-E. SCHNAUDIGEL, W. HEIDER und K. J. SEZ
(Mit 2 Tabellen) 213

Zur Stabilität der Befunde kapselsackfixierter Linsen nach Kapsulorhexis
G. O. BASTIAN und D. MATZEN
(Mit 3 Abbildungen und 4 Tabellen) 217

Hinterkammerlinsenimplantation mit Nahtfixation im Sulkus. Mittelfristige Ergebnisse
F. GREHN (Mit 2 Abbildungen und 1 Tabelle) 223

Automatischer Linsen-Operationsbericht
U. SCHÖNHERR, K. RIEPL, G. K. LANG, G. O. H. NAUMANN und
die „Erlanger Augenblätter-Gruppe"
(Mit 4 Abbildungen) 229

Vorderkammerlinsenimplantation nach l.c. Kataraktextraktion bei Glaukom
C. D. QUENTIN und J.-J. REINBOTH)
(Mit 2 Abbildungen und 3 Tabellen) 235

Explantation und Komplikationen der Iol-Implantation

Explantierte Kunstlinsen – Ergebnisse einer bundesweiten Umfrage
A. NOVER und R. ROCHELS (Mit 4 Tabellen) 243

Malignes Glaukom nach Hinterkammerlinsenimplantation. Fünfjährige Beobachtung eines ungewöhnlichen Verlaufs
C. WIEMER, D. T. PHAM und J. WOLLENSAK
(Mit 4 Abbildungen) 248

Rasterelektronenmikroskopische und pathologische Befunde bei einem Fall von Endophthalmitis nach ECCE und Sulcus-cilliaris-Implantlinse
CHR. FASCHINGER (Mit 4 Abbildungen) 253

Zur Technik der Intraokularlinsen – Implantation in die Hinterkammer bei Glaskörperverlust
S. HARRER, CHR. WETZEL und K. RIGAL
(Mit 1 Abbildung und 3 Tabellen) 259

"Toxic-lens-Syndrom". Klinische und mikrobiologische Befunde
V. RUMMELT, K. W. RUPRECHT und A. A. BIALASIEWICZ 269

Beidseitige phakoanaphylaktische Reaktion nach einseitiger extrakapsulärer Kataraktextraktion mit Hinterkammerlinsenimplantation
K. P. STEUHL, H. P. NECKER, E. WEIDLE und J. M. ROHRBACH
(Mit 3 Abbildungen) 272

Ergebnisse und Komplikationen nach Hinterkammerlinsenimplantation bei Pseudoexfoliationssyndrom
P. SOMMERAUER, G. HAAS, G. SCHUMANN und H. HANSELMAYER
(Mit 4 Abbildungen) 278

Histologie der Hornhaut-Endothel-Epithel-Dekompensation nach Kunstlinsenimplantation
M. KÜCHLE, G. K. LANG, K. W. RUPRECHT und G. O. H. NAUMANN
(Mit 5 Abbildungen und 5 Tabellen) 282

Keratoplastik mit Linsentausch nach Vorderkammerlinsenimplantation
U. M. KLEMEN, P. NIEDERREITER, J. LEITNER und P. GORKA
(Mit 2 Tabellen) 292

Anästhesie bei IOL-Implantation

Narkose versus Retrobulbäranästhesie – hämodynamische Aspekte
V. HESSEMER, K. WIETH, A. HEINRICH und K. W. JACOBI
(Mit 4 Abbildungen) 299

Peribulbäranästhesie – eine effektive Methode für die Kataraktchirurgie?
V. HESSEMER, G. AKTAN und K. W. JACOBI
(Mit 3 Abbildungen) 300

Diverse IOL-Typen

Die Adatomed-„Vario-Haptik"-Intraokularlinse
F. SKJÄRPE (Mit 4 Abbildungen) 315

Heparinmodifizierte, bikonvexe PMMA-Linsen. Erste klinische Erfahrungen mit der Implantation in den Kapselsack.
F. J. Steinkogler, E. Huber, V. Huber-Spitzy und
E. Arocker-Mettinger
(Mit 4 Abbildungen und 2 Tabellen) 317

Prospektive, randomisierte Studie zum Vergleich zweier Hinterkammerlinsentypen
T. Schubert, R. Stodtmeister und R. Marquardt
(Mit 5 Abbildungen) 326

Erfahrungen mit der Implantation von lochlosen PMMA-Hinterkammerlinsen mit 7-mm-Optik und eingesetzten Bügeln
Chr. Skorpik, R. Menapace, M. Grasl und M. Amon
Mit 8 Abbildungen) 339

Multifokale Intraokularlinsen

Bifokale Intraokularlinsen nach Kataraktextraktion — eigene Erfahrungen. Europäische Multizentrische Studie und FDA-Studie
K. W. Jacobi, M. R. Nowak und J. Strobel
(Mit 3 Abbildungen und 2 Tabellen) 353

Erste Ergebnisse der Implantation einer bifokalen Intraokularlinse vom neuen Typ
I. Baumgartner, H. Huber-Spitzy und G. Grabner
(Mit 2 Abbildungen) 356

Erste klinische Erfahrungen mit einem völlig neuen Prinzip der multifokalen intraokularen Kunstlinse. Eine neue wirklich multifokale intraokulare Kunstlinse
L. Corydon 361

Biometrie der IOL-Implantation

Vergleich der am häufigsten angewandten Biometrieformeln anhand der nach Implantation einer Hinterkammerlinse aus PMMA erzielten Ametropie
M. Juchem, H. D. Gnad und J. Funder
(Mit 4 Abbildungen und 5 Tabellen) 368

Brechkraftkalkulation intraokularer Linsen bei Tripleoperationen
U. Pleyer, E. G. Weidle, W. Bachmann, W. Lisch, und
H.-J. Thiel
(Mit 8 Abbildungen und 1 Tabelle) 374

Vergleich verschiedener Formeln zur Berechnung sulkusfixierter
Hinterkammerlinsen
U. GIERS, R. STODTMEISTER und G. PINZ
(Mit 2 Abbildungen und 2 Tabellen) 383

Wie man die Genauigkeit der Kunstlinsenberechnung mit einer
computergestützten Methode verbessern kann
TH. OLSEN (Mit 7 Abbildungen) 391

Pharmakologie der IOL-Implantation

Zur chirurgischen Therapie der bakteriellen Entzündung nach
Intraokularlinsenimplantation
H. TREUMER (Mit 6 Tabellen) 403

Prostaglandinsynthesehemmer zur Vermeidung der intraoperativen
induzierten Miosis
M. R. NOWAK (Mit 2 Abbildungen und 2 Tabellen) 410

Nachstarprävention durch endokapsuläre Daunomycinapplikation
CHR. HARTMANN, P. WIEDEMANN, K. GOTHE, M. WELLER und K.
HEIMANN (Mit 5 Abbildungen) 414

Intraokulare Linsenimplantation bei Patienten unter
Antikoagulatientherapie
J. KAMMANN, G. DORNBACH und R. PURSCHKE
(Mit 3 Abbildungen) 423

Prostaglandin-E_2 – Konzentrationsbestimmungen im
Kammerwasser und Glaskörper nach intra- und extrakapsulärer Kataraktextraktion – ein Beitrag zur Pathogenese des zystoiden Makulaödems
R. ROCHELS (Mit 2 Abbildungen) 429

Refraktive Hornhautchirurgie: Techniken, Alternativen

Ergebnisse der intrakornealen Implantation von hypermetropischem
Hydrogel bei Primaten und Menschen
G. VAN RIJ, B. E. MCCAREY, P. KNIGHT und B. STORIE 437

Die Korrektur hoher Kurzsichtigkeit durch Implantation von
Intraokularlinsen in phaken Augen
P. U. FECHNER und J. G. F. WORST (Mit 3 Abbildungen) . . . 442

Astigmatismuskorrektur nach perforierender Keratoplastik mit
radialer Keratotomie
A. TENNER (Mit 3 Abbildungen) 447

Geführtes Trepansystem für perforierende Keratoplastiken
J. H. Krumeich, M. M. Grasl, P. S. Binder und A. Knülle
(Mit 9 Abbildungen und 2 Tabellen) 450

Ein neues geführtes Trepansystem (GTS) für die perforierende Keratoplastik. Morphologische Aspekte und erste klinische Ergebnisse
M. M. Grasl, R. Schranz, Ch. Skorpik, R. Menapace,
W. Scheidel und J. H. Krumeich
(Mit 4 Abbildungen und 1 Tabelle) 457

Intrastromale Implantation eines justierbaren Kunststoffringes zur Hornhautrefraktionsänderung
Chr. Hartmann, N. Pharmakakis und F. Vonley
(Mit 11 Abbildungen und 1 Tabelle) 465

Appendix

Treffen der Epikeratophakie-Zertifikatinhaber
J. Strobel 479

Einleitung

Begrüßung

KARL W. JACOBI

Als Präsident unserer Gesellschaft und damit als einer der Amtsträger und Mitorganisator des diesjährigen Kongresses fühle ich mich nicht eigentlich als Gast der Tagung, aber doch als Gast in Wien, und hierfür möchte ich mich auch im Namen aller Kongreßbesucher, Kolleginnen und Kollegen bei Ihnen, meine Damen und Herren aus Österreich und Wien, die Sie den Kongreß mitgestaltet haben, bedanken. Es ist mir eine Ehre und Freude, Sie, meine sehr verehrten Damen und Herren, hier in dieser wundervollen Stadt zum 3. Kongreß der Deutschen Gesellschaft für Intraokularlinsen Implantation begrüßen zu dürfen.

Morgen geht die erste Präsidentschaft unserer jungen Gesellschaft zu Ende. Ein neuer Präsident wird in der Mitgliederversammlung am Samstagvormittag gewählt werden. Ich möchte deshalb die Mitglieder unserer Gesellschaft schon

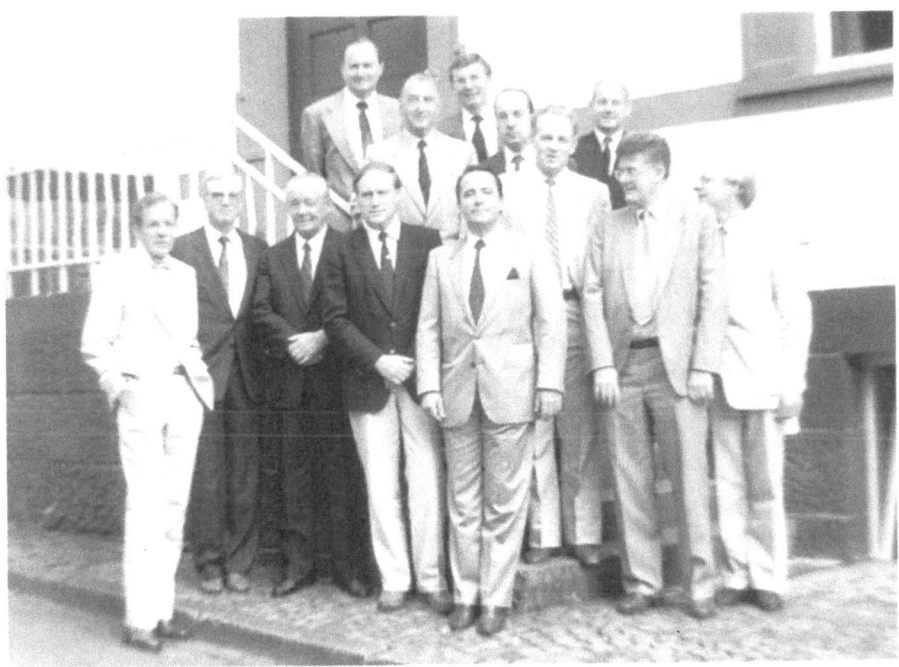

Die Gründungsmitglieder der DGII vor der Gießener Augenklinik am 20. Juni 1986. 1. Reihe v. r. n. l.: J. Wollensak, B. Gloor, H. Freyler, H. J. Thiel, W. Doden, M. Reim, K. Schott; 2. Reihe v. r. n. l.: G. O. H. Naumann, M. Vogel, J. Draeger; 3. Reihe v. r. n. l.: Notar Krämer, K. W. Jacobi, D. Vörösmarthy

jetzt bitten, am Samstagvormittag die sehr wichtige Mitgliederversammlung nicht zu versäumen.

Ich möchte mich an dieser Stelle bei den Kollegen und Freunden bedanken, die an der Wiege dieser Gesellschaft standen, die sich am 20. Juni 1986 zur Gründungsversammlung der Deutschen Gesellschaft für Intraokularlinsen Implantation in Gießen zusammengefunden haben.

Aber Sie, sehr verehrte Kolleginnen und Kollegen, die Sie in den wenigen Jahren unseres Bestehens Mitglied geworden sind, sind die Träger dieser Gesellschaft. Ohne Sie wären wir lediglich eine kleine Interessengemeinschaft geblieben. Durch Ihre Mitarbeit sind wir zu einer bedeutenden wissenschaftlichen Gesellschaft herangewachsen.

Ich lade Sie, Kolleginnen und Kollegen aus Österreich, der Schweiz, der Bundesrepublik Deutschland und alle anderen Kollegen, die sich durch unsere Ziele angesprochen fühlen, zur Mitgliedschaft in unserer Gesellschaft ein.

Der Deutschen Gesellschaft für Intraokularlinsen Implantation möchte ich als eine der letzten präsidialen Amtshandlungen mit auf den Weg geben nicht „in aeternam", aber doch „ad multos annos".

KARL W. JACOBI

Laudatio für Cornelius D. Binkhorst anläßlich der Verleihung der Ehrenmitgliedschaft der Deutschen Gesellschaft für Intraokularlinsen Implantation, Wien, 2.–4. März 1989

Hochverehrter, lieber Herr Binkhorst!

Es ist uns allen eine große Ehre und mir persönlich eine Freude, heute Herrn Dr. Cornelius D. Binkhorst auf dem 3. Kongreß der Deutschen Gesellschaft für Intraokularlinsen Implantation zum 1. Ehrenmitglied beglückwünschen zu können.

Ihm eine Laudatio zu halten, fällt nicht schwer. Lob verdient er als Wissenschaftler, als Kliniker und als Ophthalmochirurg. Die Augenheikunde verdankt Ihnen, hochverehrter, lieber Kaes Binkhorst, historische Taten, Erkenntnisse und Erfindungen auf vielen Gebieten.

Da auch für eine Laudatio die Zeit begrenzt ist, lassen Sie mich nur auf drei herausragende Meilensteine aufmerksam machen, die Ihren wissenschaftlichen Lebensweg kennzeichnen.

Vor über 30 Jahren beschieb Cornelius Binkhorst zum ersten Male in den Klinischen Monatsblättern für Augenheilkunde die Iris-Clip-Linse, die später auch unter dem Namen Binkhorst-4-Schlingen-Linse Eingang gefunden hatte. Sie löste

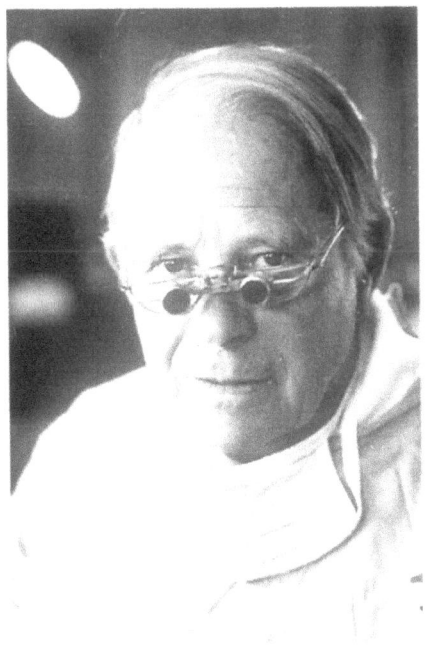

die mit vielen Komplikationen behaftete Ridley-Linse ab und bahnte eigentlich erst den Weg zur Kunstlinsenimplantation.

Wir wissen heute, daß mit der 4-Schlingen-Linse in der damaligen Form auch nicht die „endgültige Verträglichkeit künstlicher Augenlinsen" gefunden war. Dies jedoch nicht wegen der Linse selbst, ihrem Material oder den Konstruktionsprinzipien, sondern wegen der damals üblichen intrakapsulären Operationstechnik in Verbindung mit dieser Linse. Diese Zusammenhänge hatte Binkhorst früh erkannt, und er führte die heute nahezu ausschließlich geübte geplante extrakapsuläre Katarakt-Operation mit Linsenimplantation ein.

Anfang der achtziger Jahre kam dann ein weiterer wichtiger Schritt hinzu. In einer Arbeit der „Fortschritte der Ophthalmologie" schreibt Binkhorst folgendes: „Als Antwort auf die Frage ‚In welche Richtung sollte sich die routinemäßige Linseneinpflanzung entwickeln?' möchte ich sagen, daß es wichtig ist, jeden Uvea-Kontakt zu vermeiden mit Einpflanzung einer Alles-im-Sack-Linse."

Viele Arbeiten über Berechnung von Intraokularlinsen, über Iseikonie, traumatische und kindliche Katarakte sollen nur erwähnt werden.

Cornelius Binkhorst ist eine historische Gestalt, er hat die ophthalmologische Welt bewegt. Sein Können und sein unermüdlicher Erfindungsgeist sind uns Vorbild. Sie werden nur übertroffen von seiner steten Freundlichkeit, seiner großen Bescheidenheit und seiner unvergleichlichen Liebenswürdigkeit.

KARL W. JACOBI

Die Linsenkapsel und die intraokulare Linse
Die Moustache-Linse

C. D. Binkhorst[1]

Zusammenfassung. Die Linsenkapsel spielte bereits seit der ersten Linsenimplantation durch Ridley eine Rolle. Die Erhaltung der Ebene, die durch Hinterkapsel und Zonulafasern gebildet wird, war eine absolute Notwendigkeit, um eine Luxation der Linse nach hinten zu verhindern. Der Kapselsack wurde erst zu Beginn der sechziger Jahre als solcher definiert. Seinerzeit wurden die Schlingen der iridokapsulären Binkhorst-Linse bei Operationen nach der extrakapsulären Methode bei Kindern oder traumatischer Katarakt gelegentlich unter die vordere Linsenkapsel gelegt. Während der sechziger Jahre wurde dieses auch bei seniler Katarakt praktiziert, als die Implantation der iridokapsulären Linse allmählich zur Routine wurde.

Heute werden die Linsenimplantate immer häufiger in den Kapselsack verlegt, und zwar sowohl der optische als auch der haptische Teil. Die Linsen sind so konstruiert, daß sie in den Kapselsack passen. Eines dieser in den Kapselsack passenden Modelle ist die sogenannte „Moustache-Linse", für deren Implantation die „Envelope-Technik" sowie die intrakapsuläre Chirurgie nachfolgend beschrieben werden.

In traumatischen Fällen oder bei Operationen, bei denen der Kapselsack nicht mehr intakt ist, erhalten die irisgetragenen Zweischlingen- oder Vierschlingen-Vorderkammerlinsen den Vorzug vor den im Vorderkammerwinkel fixierten Linsen.

Summary. The lens capsule has played a role from the very first Ridley lens implantation. The capsule-zonular membrane was a must to prevent luxation of the lens posteriorly. The capsular bag was not defined as such until the beginning of the sixtier years. Then the loops of the Binkhorst irido-capsular lens sometimes were placed underneath the anterior lens capsule, in surgery of children and in surgery of traumatic cataract which had to be done by the extracapsular method. The same happened during the sixtier years in senile cataracts when the iridocapsular lens gradually came into use as a routine lens.

Nowadays more and more lens implants are placed into the capsular bag, as well the optical part and the haptic part. Lenses are designed to fit the capsular bag. One such design for the capsular bag is the so-called Moustache lens, for which the envelope technique and intercapsular surgery are described in detail. For traumatic cases or in surgery where the capsular bag is no longer intact, the two-loop or four-loop prepupillary lenses are to be prefered over the AC angle supported lenses.

Einleitung

Lange bevor die erste intraokulare Linse (IOL) durch Ridley implantiert wurde, war die extrakapsuläre Extraktion durch die intrakapsuläre Methode ersetzt worden. Die intrakapsuläre Extraktion war zu einer fast perfekten Operationsmethode entwickelt worden. Es ist daher verständlich, daß Ridley, obgleich für seine IOL die extrakapsuläre Technik erforderlich war, die intrakapsuläre Technik an einer kleinen Versuchsreihe untersuchte.

---

[1] Axelstraat 54, NL-4537 AL Terneuzen.

In den fünfziger Jahren wurde mir klar, daß die Operation nach Ridley für allgemeine Anwendung nicht geeignet war. So entwickelte ich die Vierschlingen-Cliplinse, die nach ICCE eingesetzt wurde. Im Jahr 1963 begann ich wieder mit der extrakapsulären Extraktion zu experimentieren. Ich folgerte, daß die extrakapsuläre Extraktion die bessere Methode im Hinblick auf die Stabilisierung der IOL sowie auf das Auge selbst sei. Heute sind sich die meisten auf dem Gebiet der IOL tätigen Chirurgen einig, daß die extrakapsuläre Technik trotz des ungelösten Problems der Sekundärkatarakt die vorzuziehende Methode ist. Das Auge ist nach extrakapsulärem Eingriff weniger gefährdet, und zwar nicht nur während der Operation, sondern während des ganzen Lebens. Es gibt weniger Fälle von Endophthalmodonesis, die Stabilität innerhalb des Auges ist größer, und daher ist die Gefahr von Läsionen geringer. Von großer Bedeutung ist die Frage, an welcher Stelle die IOL direkten Kontakt mit dem Auge hat. Besonders der Kontakt mit dem Uveagewebe kann zu Läsionen führen. Alle eventuellen Uvealäsionen können unter dem Begriff „Uvea-touch-Syndrom" zusammengefaßt werden. Uvealäsionen werden oft von Odemen der Retina begleitet. Sie treten nach ECCE weit weniger auf als nach ICCE. Die Kapsel der Augenlinse zeigt nicht die Reaktionen, wie es bei der Ueva der Fall sein kann. Schon vor 25 Jahren wurde die iridokapsuläre Membran als Halt der IOL verwendet. Später wurden die Schlingen zwischen Vorder- und Hinterkapsel verlegt. Als zwölf Jahre später die Hinterkammerlinse entwickelt wurde, geschah dieses auch mit der Absicht, die Haptic im Kapselsack unterzubringen. Bei Verwendung der Hinterkammerlinse stellte sich jedoch bald heraus, daß der Kapselsack oft verfehlt wurde, und so glaubte man, im Sulcus ciliaris die Lösung gefunden zu haben. Heute wissen wir, daß dies nicht zutrifft.

Bei Fixierung einer IOL sollte der Kontakt mit dem Uveagewebe unbedingt vermieden werden, und auch die nichthaptischen Teile der IOL sollten die Ueva an keiner Stelle berühren. Mit der „all-in-the-bag"-Position der IOL könnte diese erreicht werden. Es ist einleuchtend, daß eine auf Dauer gesicherte Position der IOL im Kapselsack davon abhängt, in welcher Weise die Kapsel geöffnet wird, was um so wichtiger ist, wenn man beabsichtigt, den größtmöglichen Teil der IOL im Kapselsack unterzubringen. Eine große zirkuläre Kapsulektomie ist mit Sicherheit nicht besonders günstig. Der schmale verbleibende Rand der vorderen Kapsel neigt dazu, sich unter die Iris zurückzuziehen, und kann leicht an der hinteren Kapsel haften. Dadurch ist es schwierig, die Fornix des Kapselsacks auszumachen. Es kann hilfreich sein, etwas Visco-Material in die Fornix einzubringen, wodurch allerdings die Gefahr der Luxation aus der Fornix während der frühen postoperativen Phase vergrößert wird. Die Chancen, den Kapselsack zu finden und darin zu verbleiben, sind sehr viel besser, wenn nur eine Kapsulotomie durchgeführt und von Anfang an nichts von der vorderen Kapsel entfernt wird. Wird die Inzision im oberen Teil der Vorderkapsel gemacht, so sind die Möglichkeiten, in den Kapselsack zu gelangen und dort zu bleiben, optimal. Diese Technik wurde von Sourdille vorgeschlagen, einige Male von Baikoff praktiziert und ist von Galand und mir weiter untersucht worden. Während der ganzen Operation – sowohl Kataraktextraktion wie auch Linsenimplantation – bleibt die Vorderkapsel intakt. Auf diese Weise wird die IOL fast vollständig von der Linsenkapsel bedeckt und das Auge gegen die IOL gesichert.

Die Linsenkapsel und die intraokulare Linse

Material und Methoden

Das für eine Linsenimplantation vorgesehen Auge hat meist eine intakte Linsenkapsel und ein intaktes System von Zonulafasern. Eine intakte Linsenkapsel bietet sich an für die Spezialtechnik einer „interkapsulären" Chirurgie, i.e. Katarakt- und Linsenchirurgie bei einer intakten vorderen Linsenkapsel. Wird die Vorderkapsel so hoch, wie es die Pupillenweite erlaubt, geöffnet, eventuell in einem sektorförmigen Kolobom, wird die Methode auch „Envelope-Technik" genannt. Die Katarakt wird entfernt, und die intraokulare Linse wird durch die Öffnung im „Kapselumschlag" eingeführt. Bereits vorhandene Linsenmodelle wurden bei dieser Technik verwendet [1, 2, 3].

Später wurden spezielle Linsenmodelle konstruiert. Der Autor entwickelte das „Moustache"-Prinzip eines Linsenmodells [4, 5]. Seit 1982 habe ich selbst die „Moustache-Linse" in fast 1000 Fällen verwendet. Bisher wurden insgesamt etwa 5000 „Moustache-Linsen" eingesetzt (Abb. 1).

Das „Moustache"-Prinzip dieser Linsen wird am besten dadurch beschrieben, indem man darauf hinweist, daß die Linse keine speziellen Haptics in der 12-Uhr-Position hat und daß es keiner Mühe bedarf, den oberen Teil der Vorderkapsel in der richtigen Position über die Linse zu bringen. Die Linse wird in der 3- und 9-Uhr-Position im Kapselsack getragen. Die Insertion findet in einem einzigen Schritt statt, wobei die Linse direkt in horizontale Position ohne weitere Drehung gebracht wird (Abb. 2).

Das ursprüngliche Modell der „Moustache-Linse" besticht durch seine Einfachheit und die Leichtigkeit der Insertion. Sie besteht aus einem 5,8 mm konvex-planen PMMA-optischen Teil (Morcher Typ 17) oder einem konvex-planen UV-absorbierenden PMMA-optischen Teil (Morcher Typ 37) mit zwei „schnurrbartähnlichen", sehr weichen Hapticschlingen, d.h. Polipropylen-Schlingen, welche

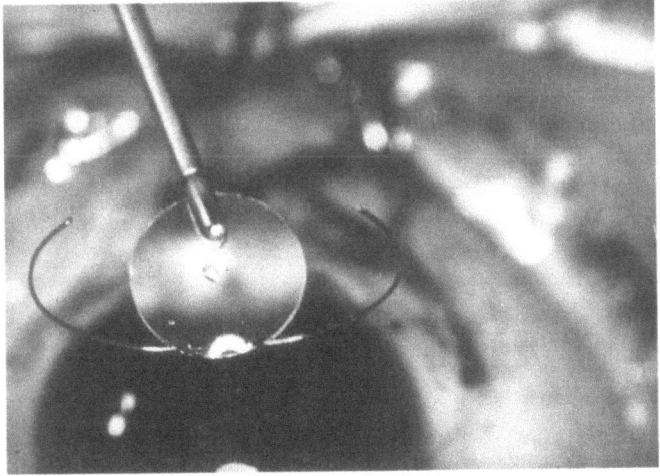

Abb. 1. Die „Moustache"-Linse. Zur Beachtung: die unkonventionelle Orientierung der Linsenschlingen

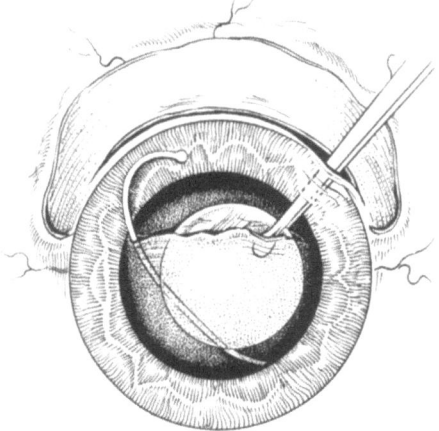

Abb. 2. Insertion der „Moustache"-Linse. Die unkonventionelle Orientierung der Linsenschlingen ermöglicht eine fast direkte Insertion und verhindert artifizielle Drehung

die zirkuläre Konfiguration des Kapselsacks nicht deformieren. Es gibt keine Positionsimpressionen.

In die Vorderkapsel wird nach maximaler Mydriasis eine Reihe Punktionen gemacht, und zwar mittels einer geraden, scharfen Nadel durch eine schmale Cornea-Sclera-Inzision nach Aufstellung der Vorderkammer durch eine Luftblase. Die Reihe feiner Einstiche wird anschließend zu einem durchgehenden Einschnitt mittels einer feinen Repositor gemacht, die gleichzeitig die Vorderkapsel von der darunterliegenden Rinde löst. Die weiche Rinde um den Nucleus ermöglicht die Extraktion der Kataraktlinse durch einen Kapseleinschnitt, der schmäler ist als der Durchmesser der Augenlinse. Eine hoch angebrachte Inzision gewährt größeren Schutz durch die Kapsel für das Hornhautendothel und die Iris als eine niedriger angelegte Inzision. Die Enden des Einschnitts sind mehr oder weniger radial angelegt und schonen die radial orientierten Zonulafasern an der Oberfläche der Vorderkapsel. Hat die Katarakt einen großen Kern, sollte die Inzision etwas niedriger angelegt werden. Das „Moustache"-Prinzip der Linse ergibt eine horizontale und symmetrische Position der Linse. Die Implantation ist leicht auszuführen. Es sind keine zusätzlichen Drehbewegungen notwendig.

Die schnurrbartähnlichen haptischen Teile verhindern eine artifizielle Drehung, nachdem die Linse sich in der richtigen Lage befindet. Eine minimale Menge eines visco-elastischen Materials, das in den Kapselsack injiziert wurde, besonders an der Insertionsstelle, ist sehr hilfreich bei der Implantation der Linse. Ist die Linse plaziert und die Vorderkammer mit Luft aufgestellt, erleichtert ein weiterer Tropfen visco-elastischen Materials zwischen Linse und Vorderkapsel die Fenster-Exzision der Vorderkapsel mittels einer scharfen Nadel, feiner Schere und Pinzette, eventuell nach Schließen der Cornea-Sclera-Inzision.

Diskussion

Die Linsenkapsel ist eine „tote" Kollagenstruktur, die sich nicht abnutzt und keine reaktiven Eigenschaften besitzt. Es gilt als gesichert, daß das unverletzte und gesunde Befestigungssystem der Zonulafasern imstande ist, die Linse während des ganzen Lebens zu tragen. Man sollte darauf achten, das Pseudo-Exfoliations-Syndrom, bei welchem das System der Zonulafasern geschädigt werden könnte, nicht zu übersehen.

Nur eine hoch plazierte Kapsulotomie garantiert optimalen Schutz des Hornhautendothels, des Irispigmentepithels, des Ziliarkörpers und der Zonulafasern. Durch eine niedriger angebrachte Inzision könnten die Augenlinse und die künstliche Linse leichter passieren, aber die Möglichkeit einer Luxation der Linse aus dem Kapselsack – entweder während der Operation oder später – ist größer. Das „Moustache"-ähnliche Schlingenmodell verhindert eine artifizielle Drehung der Linse aus dem Kapselsack während der ersten postoperativen Tage. Die Linse kann gezielt eingesetzt werden, und eine zusätzliche Drehung entfällt. Sie wird in horizontaler Richtung gehalten, eine Fixierung in der 12-Uhr-Position ist nicht erforderlich. Unter etwa 1000 Fällen wurde nur bei drei Fällen eine Iriscapture beobachtet, was hauptsächlich auf falsche Behandlung der Pupille zurückzuführen ist.

Sollten an der Vorderkapsel bei Entfernung der Katarakt Risse auftreten, ist die Implantation der „Moustache-Linse" in den meisten Fällen trotzdem möglich. Falls nötig, kann eine two-plane-two-loop-kapsuläre Linse verwendet werden*. Sollte die hintere Kapsel reißen, so ist eine Two-plane-four-loop-Cliplinse die beste Alternative, nachdem die Pupille gereinigt und Vitrektomie des vorderen Glaskörpers erfolgte*.

Das Fenster in der vorderen Kapsel läßt zu, daß nicht nur der haptische Teil der Linse, sondern auch der größere Teil des Randes des optischen Teils durch die vordere Kapsel bedeckt bleibt – als Schutz des Auges gegen die Linse. Dadurch entsteht quasi eine Art Linsenrand-Schranke, die das Eindringen von kataraktogenen Elementen hinter der Linse erschwert.

Die Two-plane-IOL sind noch von Wert in Fällen mit Verletzung des Kapselsacks, bei denen die Implantation einer ganz von dem Kapselsack getragenen Linse unmöglich ist, oder in Fällen, wo die Zonulafasern verletzt wurden und die Iris zum Tragen herangezogen werden muß. Die Schlingen einer Two-plane-Linse sind wegen ihren geringen Umfanges leichter zwischen Iris und Kapselmembran unterzubringen, während der optische Teil in der Vorderkammer bleibt.

Literatur

1. Baikoff G (1981 a) L'insertion capsulaire des implants de Simcoe. J Fr Ophthalmol 4: 19–24
2. Baikoff G (1981 b) Insertion of the Simcoe posterior chamber lens into the capsular bag. Am Intraocul Impl Soc J 7: 267–269
3. Galand A (1982) L'insertion d'un implant dans le sac capsulaire. Bull Soc Belge Ophthalmol 198: 55–62
4. Binkhorst CD (1983 b) A new all-in-the-bag retropupillary lens. Improved intercapsular technique of cataract removal and lens insertion. In: Intraocular Implants and Contact Lenses in Aphakia. Sobeveco, Bruges, pp 165–171
5. Binkhorst CD (1984 a) Safe all-in-the-bag pseudoaphakia with a new lens design (the moustache lens). 3rd Int Cataract Congress, Florence, Italy

---

* Mit dem Rückgang der Verwendung von Vorderkammerlinsen ist ein Wiederaufleben der beiden two-plane-intraokularen Linsen in Fällen von Verletzungen des Kapselsacks vorauszusehen.

Historisches zur IOL-Implantation

Die Bedeutung Wiens für die Entwicklung und Verbreitung der Kataraktextraktion um 1800

M. Wenzel[1] und U. Clasen[1]

Zusammenfassung. Sowohl für die Einführung einer selbständigen Ophthalmologie in das Universitätswesen als auch für die Einführung und Verbreitung der Starextraktion hatte Wien zu Beginn des 19. Jahrhunderts eine international führende Bedeutung. Diese Entwicklung ist untrennbar mit G. J. Beer (1763–1821) verbunden. Ohne wesentliche Protektion arbeitete er sich vom anatomischen Zeichner in der Jugend über den Armenaugenarzt zum ersten Ordinarius der Ophthalmologie hoch. Im Gegensatz zu vielen Zeitgenossen setzten er und seine Schüler sich persönlich in besonderem Maße für die Ausbildung ungezählter Ärzte in der Augenheilkunde ein, so daß zumindest in unserem Sprachraum kaum ein Augenarzt sich nicht auf die Wiener Schule Beers beziehen kann.

Summary. *The contribution of the Vienna school to cataract surgery.* Up to 1812, ophthalmology was considered an appendix to anatomy or surgery. In 1773, J. Barth (1745–1818) had been appointed professor for anatomy and ophthalmology in Vienna by Maria Theresia. He learned the cataractextraction from the french oculist de Wenzel in 1777. G. J. Beer (1763–1821) was a disciple of Barth who, however, appreciated him merely as a capable draughtsman of anatomic specimens. Barth did not encourage him in any way when Beer approached him for training in ophthalmology on his own with an iron energy. In 1802, he established himself as privat dozent, and, though self-taught, soom was in great demand as an oculist and a teacher in his speciality. Beer was appointed professor for ophthalmology in 1812, the first in the world. In 1818, Beer was made full professor for ophtalmology. But in 1819 he had to give up his chair and his practice because of a stroke. Friedrich Jaeger, assistant and son-in-law of Beer, was professor of ophthalmology at the medico-surgical Josef academy in Vienna. An excellent physican and surgeon, he made his method of choice the cataractextraction with the section above.

In der Kataraktchirurgie hatte sich etwa 2000 Jahre lang wenig geändert. Vorchristliche Beschreibungen der Staroperation gleichen bereits Ausführungen, die von Georg Bartisch (1535–1606) in seinem deutschsprachigen Lehrbuch der Augenheilkunde verzeichnet sind. Man hielt die Katarakt noch für ein Häutchen, das vor der Linse liege, die Linse galt als zentraler Sehrezeptor im Auge. Nur zögernd setzte sich im 17. und 18. Jahrhundert die Erkenntnis über den wahren Sitz des Stares durch. Pfuscher und Bader übten die Operationen aus, studierte Ärzte hielten es meist für unter ihrer Würde, sich dieses operativen Gebietes anzunehmen. An Festtagen wurde auf den öffentlichen Märkten eine Bude aufgeschlagen, und es wurden Reklamezettel verteilt, die von ungezählten Erfolgen und adligen Privilegien berichteten. Einziges Operationsinstrument war die Starnadel, mit der versucht wurde, „den Staar" aus der Pupille nach hinten in den Glaskörper zu drücken oder in Einzelteile zu zerstückeln, bis daß die Pupille frei wurde. Sobald der Patient wieder Licht sah, ließ sich der Starstecher bezahlen. Der Patient erhielt Salben und einen Verband, den er erst nach zwei Wochen

---

[1] Augenklinik der Rheinisch-Westfälischen Technischen Hochschule Aachen, Pauwelsstraße, D-5100 Aachen.

ablegen durfte. Diese Zeit reichte oft aus, daß ein Pfuscher verschwinden konnte, ehe ein kurzer Erfolg durch Entzündungen, Wiederaufstieg der Linse oder Glaukom zunichte gemacht wurde. Unter den Opfern waren auch so Berühmte wie die Komponisten J. S. Bach und G. F. Händel.

Neben den reisenden Okulisten gab es im 18. Jahrhundert zunehmend Ärzte und Professoren, die sich der Starchirurgie widmeten. Sehr bekannt wurden Lorenz Heister (1683–1758), August Gottlieb Richter (1742–1812), Johann Heinrich Jung, gen. Stilling (1740–1817) u.v.a. Aber noch gab es keine selbständigen Professoren der Augenheilkunde. Jung-Stilling, aus dem Freundeskreis von Goethe, war promovierter Arzt, hatte aber eine Professur der „Stadtrechnungswissenschaft"! [2, 3, 8, 12, 14].

Ab 1745 ging der Franzose Jaques Daviel (1696?–1762) dazu über, die Linse extrakapsulär zu extrahieren. Schon andere hatten vereinzelt eine Extraktion vorgenommen; frühe Berichte darüber stammen bereits aus der Antike [12, 18]. Aber erst Daviel erkannte voll deren Wert und sah in ihr allein die Standardoperation der Katarakt. G. J. Beer, der in seiner Bibliotheca Ophthalmica (1799) eher kritisch seine Zeitgenossen kommentierte, begann seine Abhandlung voll des Lobes über Daviel [3]:

„Wie viele Tausend glückliche segnen wohl schon den Erfinder der Staarausziehung, wie viele tausende werden ihn noch segnen? – Möchtest Du Verklärter alle die Freuden sehen und fühlen, die Du durch deinen Fleiß, durch deinen Unternehmungsgeist über einen großen Teil der leidenden Menschheit verbreitet hast, ... nie werden auch unsere späteren Nachkommen

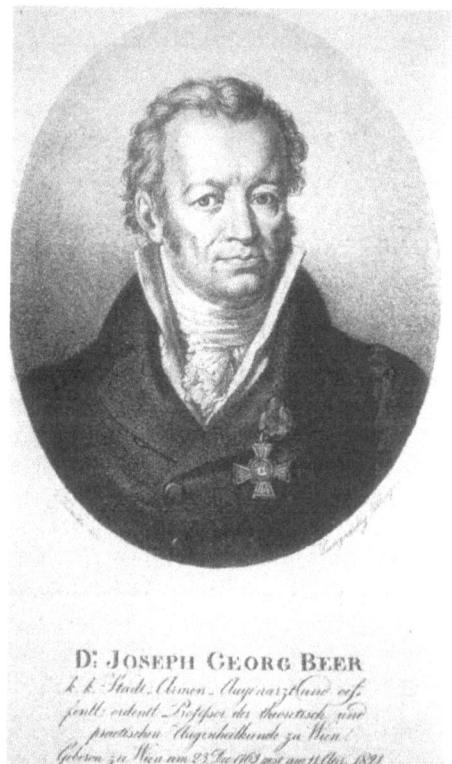

Abb. 1. Georg Josef Beer (1763–1821), seit 1812 weltweit erster Ordinarius für Ophthalmologie

aufhören, dein Andenken mit Wärme des Herzens zu ehren, und deinen Namen mit Ehrfurcht und Dankbarkeit zu nennen."

Die Extraktion fand als „Mode-Operation" (Pott: A kind of fashion!, zit. in [8]) verbreitetes Interesse, wegen Komplikationen wurde sie aber oft wieder aufgegeben. Zu Beginn des 19. Jahrhunderts drohte sie in Frankreich und anderen Ländern wieder in den Hintergrund gedrängt zu werden, überzeugte Verfechter der Reklination waren Pott (England), Scarpa (Italien) und Dupuytren (Frankreich) [8]. In dieser Zeit hat sich Wien als internationales Zentrum der Starextraktion bewährt. Dazu bedurfte es einer längeren Entwicklung, die auch von der Kaiserin Maria Theresia gezielt gefördert wurde.

Zur Behandlung von Augenkrankheiten am Hof ließ Maria Theresia wiederholt einen Okulisten aus dem verbündeten Paris kommen. Als dieser 1760 bei ihr eine einseitige Ptosis erfolgreich behandelte, extrahierte er anschließend noch bei vielen den Star [18]. Die Kaiserin schrieb darüber ihrer Jugendfreundin Rosalie Gräfin Edling [1]:

„Liebste Sallerl ... Es ist hier ein sehr habiler Okulist, Wenzel genannt, der Vielen völlig geholfen, als wie Feldmarschall Moltke, Frau von Mensshengen und Anderen. Er operirt viel geschwinder, weniger schmerzlich, und kann der Staar niemals mehr zurückkommen, weil er ihn nicht sticht, sondern herausnimmt und die ganze Operation eine und eine halbe Minute dauert und nicht mehr Schmerzen als ein Aderlass macht..."

Für einen solchen mehrmonatigen Aufenthalt erhielt der Okulist v. Wenzel bis zu 75000 Gulden. Zum Vergleich erhielt J. Barth als Professor jährlich 800,

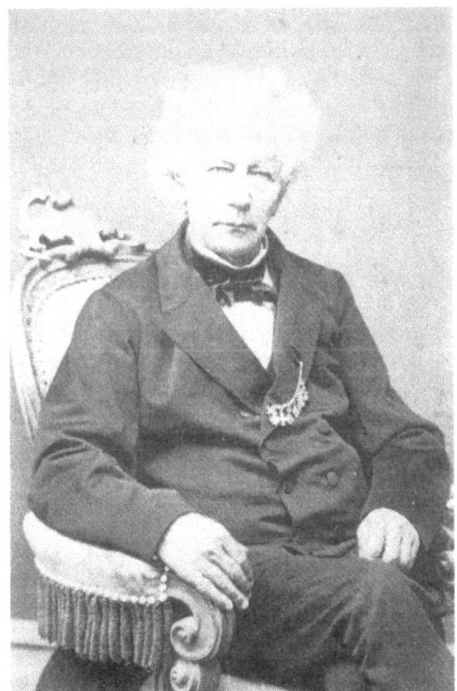

Abb. 2. Friedrich Jaeger Ritter von Jaxthal (1784−1871), erster Assistent und Schwiegersohn von Beer, später Professor am Josephinum

G. J. Beer als Armenarzt 400 Gulden [12]. Beer [3] bezeichnete ihn als einen Starschneider, der den Namen Augenarzt nicht verdiente. Über dessen Operationsberichte [18] schrieb Beer jedoch,

„daß man dem Verfasser wirklich für diese Schrift Dank wissen muß, denn auch erfahrene Männer werden noch manches Lehrreiche darin finden".

Die Vielfalt an Operationsinstrumenten war zu dieser Zeit beachtenswert; man benutzte zur intraokularen Chirurgie Skalpelle, Häkchen, Nadeln, Küretten, Scherchen und Pinzetten. Wenn sich nach der Extraktion und dem Entfernen der Rindenreste die hintere Kapsel als trüb erwies, wurde sie mit einer Kapselpinzette unter ausdrücklichem Schutz der Glaskörpergrenzmembran ausgerissen [18]. Schwierige Operationen konnten durchaus dreiviertel Stunden dauern, bei zufriedenstellenden Resultaten [8, 18]. Dies geschah noch ohne Anästhetika und ohne Mydriatica! Im Gegensatz zu dem damals überwiegend geübten Hornhautschnitt nach unten schätzte man in Wien bereits den Schnitt nach oben, der später durch Beer und Jaeger typisch für die Wiener Schule wurde. Er bedeutete eine bessere Heilung und Schutz der Wunde durch das Oberlid. Seit dieser Zeit ist es, heute mit moderneren Instrumenten durchgeführt, die Schnittführung der Wahl bei der Staroperation [9, 12, 18, 21].

1777 schließlich wies v. Wenzel den Wiener Professor für Anatomie und Augenkrankheiten Joseph Barth (1745–1818) in seine Technik des Starschnitts ein [7]. Damit war auf das Bemühen der Kaiserin Maria Theresia hin die Starex-

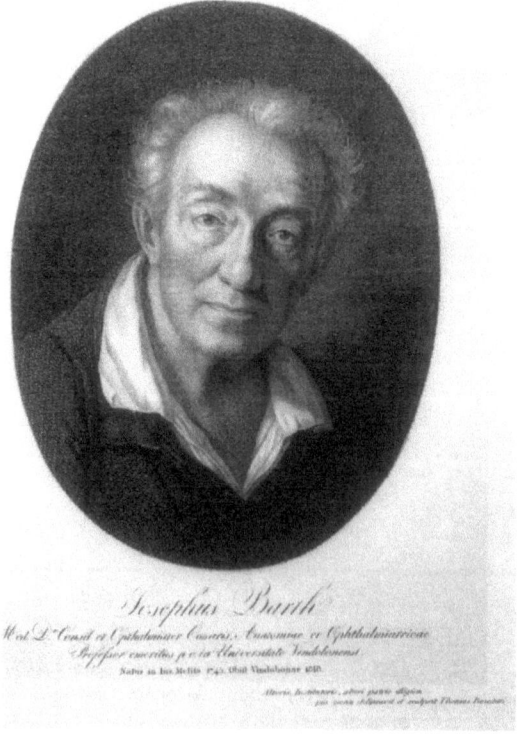

Abb. 3. Joseph Barth (1745–1818), erlernte als Anatom und Augenarzt 1777 von einem Okulisten aus Paris die Extraktion der Katarakt und führte sie von da ab an der Universität Wien ein

traktion an der Universität in Wien eingeführt. Über das Jahr gibt es unterschiedliche Angaben. Münchow nennt das Jahr 1773, Hirschberg berechnete „um 1778". Nach den Jahresangaben der „31. Beobachtung" vom Okulisten [18] wäre entsprechend den Berechnungen von Hirschberg das Jahr 1777 anzunehmen.

Barth galt als geschickter Operateur, seine wissenschaftliche Arbeit konzentrierte sich jedoch auf die Anatomie. Schon mit 45 Jahren zog er sich von der Universität zurück und widmete sich ganz seiner Privatpraxis. Er genoß und mißbrauchte vielleicht auch seine bevorzugte Stellung als Starschneider in Wien. Als Maria Theresia ihm einmal für eine Behandlung am Hof dankte, deutete sie auf einen Geldbeutel, der in einer Schatulle auf einem Tischchen lag, mit der Aufforderung, er möge das dort deponierte Honorar nehmen. Nachdem die Kaiserin den Raum verlassen hatte, klappte Barth das edelsteinbesetzte Kästchen zu, ergriff es, klemmte auch den wertvollen Ebenholztisch unter den Arm und verschwand [12]. Beer schrieb über Barth [3]:

„Daß Barth ein Mann von hervorstechenden Talent ist, daß er mechanische Geschicklichkeit im vorzüglichsten Grade besitzt, wird niemand läugnen, der ihn nur einigermaßen kennt; nur schade, daß er niemals eine ordentliche Bildung erhalten hat, es liegt Alles verworren nichts entwickelt in ihm, daher kömmt es auch, daß er Viel (das heißt Mancherley) aber nur wenig gründlich weiß, daß er viel anfing, und wenig oder gar nichts endete. – Für das Beste der in Wien studierenden Mediciner, hat er wirklich wesentlich und sehr wohlthätig gearbeitet; denn ihm haben wir einen Sectionssaal, ... ein eigentliches anatomisch-pathologisches Museum; ... eine eigene medicinisch-chirurgische Bibliothek und andere treffliche Anstalten mehr zu danken; ... Aber so liebens und achtunswerth auch sein Charakter ist, wenn man ihn bloß als Gesellschafter oder als Gelehrten betrachtet, so unausstehlich ist er als Vorgesetzter; denn Arrogans und Despotismus entfernen jeden seiner Untergeordneten, dem das Speichellecken nicht angebohren ist, früher oder später von ihm."

Später erst harmonisierte sich ihr Verhältnis wieder.

Ein Schüler von Barth war Johann Adam Schmidt (1759–1809). 1789 lernte er bei Barth den Starschnitt. Er war am Josephinum Professor für Anatomie und Chirurgie, ab 1796 lehrte er dort auch allgemeine Pathologie, Therapie, Materia Medica und – die Augenheilkunde. Von Schmidts vielen wissenschaftlichen Abhandlungen sei hier nur auf eine verwiesen, in der er 1801 über die Iritis nach Starextraktionen berichtete [15]. Er beschrieb eine schwere Entzündung, die plötzlich mehrere Tage nach der Starextraktion einsetzte. Diesem Krankheitsbild gab er den bis dahin noch ungebrauchten Terminus „Iritis". Erst Beer verallgemeinerte den Begriff auch auf nicht postoperative Entzündungen, so wie wir ihn heute noch gebrauchen [12]. Dem Musikfreund ist Schmidt auch als Arzt und Freund Ludwig van Beethovens bekannt. Im „Heiligenstädter Testament" von 1802 schrieb Beethoven [10, 16]:

„ – allen Freunden danke ich, besonders Fürst Lichnowski und Professor Schmidt – ... sobald ich tod bin und professor Schmid lebt noch, so bittet ihn in meinem Namen, daß er meine Krankheit beschreibe, und dieses hier geschriebene Blatt füget ihr dieser meiner Krankengeschichte bei, damit wenigstens so viel als möglich die Welt nach meinem Tode mit mir versöhnt werde – "

Doch Schmidt starb lange vor Beethoven, so daß die Fragen um Beethovens Krankheit ungelöst blieben.

Mit Barth und Schmidt lebten zwei bedeutende Professoren und geschickte Starschneider in Wien, beide sind aber wegen vielfältigster anderer Aufgaben nicht als Begründer der Wiener Schule zu bezeichnen. Die Entwicklung einer selbständigen wissenschaftlichen Augenheilkunde weltweit verdanken wir Joseph Georg Beer (1763 – 1821), einem dritten großen Wiener Ophthalmologen um die Jahrhundertwende. Er stammte aus einer früher jüdischen Familie. Seine Laufbahn begann 1776 als anatomischer Zeichner bei Barth. Barth verweigerte sich ihm jedoch als ophthalmologischer Lehrer, so daß sie sich 1783 im Unfrieden trennten. Nach Abschluß seines Medizinstudiums ließ sich Beer 1785 als Augenarzt in Wien nieder und richtete eine private Augenklinik ein. Während sich Reiche zu Hause operieren ließen, versorgte Beer in seiner Klinik unentgeltlich Arme. Erst 20 Jahre später fand seine aufopfernde Tätigkeit offizielle Anerkennung, er wurde vom Lande Niederösterreich als Armenaugenarzt verpflichtet [11, 20]. Nach seiner Niederlassung hatte er zunächst Probleme mit seinen Kollegen; über diese Zeit schrieb er [3]:

„Bald darauf bekam ich Streitigkeiten; man suchte mich auf verschiedene Art zu kränken, mir das Zutrauen des Publikums, das ich grossentheils schon besaß, zu rauben; und meine Praxis in Augenkrankheiten, obwohl ich ein hier promovirter Arzt war, auf alle mögliche Weise zu mindern, auch wohl gar aufzuheben. Nun mußte ich freilich äußerst behutsam seyn; zweifelhafte Fälle lieber gar nicht annehmen, ...da meine Feinde oder vielmehr mein Feind trotz dem geübtesten Polizeybeamten, auf jeden meiner augenärztlichen Schritte genau acht hatte..." *Nach unglücklichen Operationen mußte er seine Patienten* „...welche ganz arm waren, durch Geschenke zum Stillschweigen..." *bringen. Er wagte sich* „...erst dann wieder an zweifelhafte Fälle, als meine Streitigkeiten wenigstens öffentlich geendiget waren, und ich für meine baare Bezahlung das Diplom eines Augenarztes erhalten hatte."

Beer bemühte sich, sein autodidaktisch erworbenes Wissen anderen mitzuteilen. Bis 1803 hatte er bereits 289 Schüler in der Augenheilkunde ausgebildet. Seine umfassenden Literaturkenntnisse dokumentieren ein Werk von 1799, in dem er alle bis dahin veröffentlichten augenärztlichen Publikationen besprach [3]. 1802 habilitierte er sich und hielt nun offiziell Vorlesungen. Das stete aufopfernde Bemühen Beers wurde 1812 mit dem heute weltweit ältesten Lehrstuhl für Augenheilkunde belohnt. Aber erst nach dem Tode Barths wurde aus dieser außerordentlichen Professur ein volles Ordinariat. Damit waren zwei Neuerungen eingeführt, die uns heute selbstverständlich erscheinen: Die Augenheilkunde wurde aus der Hand der niederen Okulisten in die der Ärzte gelegt, und darüber hinaus wurde die Augenheilkunde Pflichtfach für alle Ärzte. Rasch entstanden im großen österreichischen Staatsgebiet weitere Lehrstühle, die mit Schülern Beers besetzt wurden. Andere deutschsprachige Länder folgten zögernd. Dies war oft auf die Weigerung von Chirurgen zurückzuführen, die Ophthalmologie als Spezialfach abzugliedern. So erhielt Albrecht von Graefe erst 56 Jahre nach der Schaffung des Lehrstuhls in Wien das erste ophthalmologische Ordinariat in Preußen. Der Ruhm Beers und seiner Schüler reichte weit über die Sprachgrenzen in Europa und besonders nach Amerika [2, 5, 6, 7, 8, 12, 13, 17]. Die Bedeutung der Wiener Schule liegt nicht nur in der Begründung der selbständigen wissenschaftlichen Augenheilkunde, sie liegt besonders auch in der Standardisierung der Staroperation. Die von Beer gesetzten Maßstäbe gelten vielfach heute noch, und es ist erstaunlich, welche aktuellen Fragen er damals bereits diskutiert hatte:

1. Er setzte durch, daß die Staroperation nur noch durch studierte Ärzte ausgeführt werde.

Die Bedeutung Wiens für die Kataraktextraktion um 1800

Tabelle 1. Das Leben von Barth und Beer im zeitgeschichtlichen Überblick

J. Barth	G. J. Beer	Andere Augenärzte	Kultur, Politik
1745 geboren		J. Daviel: erste Extraktion	(1749): * J. W. v. Goethe
1756		(1758) L. Heister†	* W. A. Mozart
1759		* J. A. Schmidt	* F. Schiller G. F. Händel†
1762		J. Daviel†	
1763	geboren 23. 12.		Siebenjähriger Krieg beendet
1773 Ruf als Anatom und Augenarzt nach Wien			(1769): J. Watt Dampfmaschine
1777 erlernt von Wenzel die Extraktion	(1776–1783) anatomischer Zeichner bei Barth, dann Medizinstudium		(1775) Amerikanischer Unabhängigkeitskrieg
1780			Maria Theresia†
1784		* Fr. Jaeger	(1783) Montgolfiere
1786	Promotion		(1789) Französische Revolution
1791 zieht sich von der Universität zurück		G. Prochaska Nachfolger Barths	W. A. Mozart†
1802	Habilitation	* J. Sichel	
1809	(1806): Armen-Augenarzt	J. A. Schmidt†	J. Haydn† Besetzung Wiens
1812	erhält 1. Lehrstuhl für Ophthalmologie	A. G. Richter† * F. Arlt	Napoleons Rückzug in Rußland
1818 gestorben	erhält volles Ordinariat für Ophthalmologie	* E. Jaeger (1817) Jung-Stilling†	* Karl Marx
1821	11. 4. gestorben		Napoleon†
1828		* A. v. Graefe	(1827): L. v. Beethoven†

2. Er kämpfte für die absolute Priorität der Extraktion gegen die Reklination.
3. Er erkannte die Vorzüge des oberen gegen den unteren Hornhautschnitt.
4. Nach langen kontroversen Überlegungen empfahl er schließlich doch die extrakapsuläre gegenüber der intrakapsulären Starextraktion [4, 12].
5. Er erkannte und verurteilte die damals bereits geübten Versuche der Implantation künstlicher Linsen oder der refraktiven Linsenchirurgie Myoper [3].

Leider erkrankte Beer früh; nach einem Schlaganfall 1819 übernahm sein Schwiegersohn und erster Assistent, Friedrich Jaeger, die Vertretung. Am 4. September 1784 wurde Jaeger in Kirchheim an der Jaxt geboren. 1808 kam er nach Wien und erwarb sich, als Ausländer, 1812 die Rechte eines an der Wiener Hochschule graduierten Doktors der Medizin. So konnte er Assistent von Beer werden. 1815 heiratete er dessen einzige Tochter Therese. Nach dem Tode Beers 1821 schien Jaeger als Nachfolger auf dem Lehrstuhl prädestiniert [20]. Wegen fehlender organisatorischer Erfahrungen wurde er aber nicht gewählt. Es blieb ihm nur eine Professur am Josephinum. Daraus entwickelte der eher stille Jaeger ein von vielen aufgesuchtes Zentrum der Starextraktion, in dem auch Vater und Sohn v. Graefe mehrmals hospitierten [9, 10, 19, 20, 21]. Er starb nach langer Krankheit am 26. Dezember 1871 [21]. Sein Sohn Eduard Jaeger (1818 – 1884), der Enkel Beers, kämpfte 1855 wie sein Vater vergeblich um den wieder frei werdenden Lehrstuhl; diesen erhielt F. v. Arlt. Ein Jahr vor seinem Tode erhielt Eduard Jaeger das Ordinariat der neu geschaffenen zweiten Universitäts-Augenklinik. F. v. Arlt und A. v. Graefe galten in ihrer Zeit als die beiden herausragenden klinisch-ophthalmologischen Kapazitäten. Leider aber lag die Zwietracht zwischen den Jaegers und Arlt als dunkler Schatten über der Wiener Augenheilkunde in der Mitte des 19. Jahrhunderts [11, 19].

Danksagung

Mein besonderer Dank gilt Herrn Prof. Dr. H. Wyklicky, Vorstand des Instituts für Geschichte der Medizin der Universität Wien, für seine wertvolle Diskussion und Hilfe bei der Beschaffung von Literatur zum Thema sowie das Zurverfügungstellen der hier gedruckten Abbildungen.

Literatur

1. Arneth AR (1881) Briefe der Kaiserin Maria Theresia an ihre Kinder und Freunde, Bd IV. W. Braumüller, Wien, S 515–516
2. Amington GE (1959) A history of ophthalmology. MD Publications, Inc., New York, pp 89–96
3. Beer GJ (1799) Bibliotheca Ophthalmica. 3. Theil. C. Schaumburg, Wien
4. Beer GJ (1799) Methode den grauen Staar sammt der Kapsel auszuziehen. C. Schaumburg, Wien
5. Chance B (1937) A sketch of the early days of ophthalmology in Philadelphia. Arch Ophthalmol (Chicago) 18: 23–45
6. Chance B (1954) Baron Wenzel's operation for the extraction of cataract; with an exhibition of such instruments as were used. Amer J Ophthalmol 38: 518–524
7. Fuchs A (1938) Über die Beziehungen der Augenheilkunde zwischen Frankreich und Österreich. Festschrift zum 80. Geburtstag. M. Neuburger, Wien, S 170–180
8. Hirschberg J (1908) Geschichte der Augenheilkunde. In: Graefe-Saemisch, Handbuch der gesamten Augenheilkunde, Bd 13, Kap XXII. Verlag W. Engelmann, Leipzig
9. Jähne M (1988) Carl Ferdinand von Graefe (1787–1840) und seine Relevanz für die Augenheilkunde. Klin Monatsbl Augenheilkd 193: 310–314
10. Lauber J, Wyklicky H (1962) 150 Jahre Wiener Augenheilkunde. Ausstellungskatalog. Eigenverlag Med. Akademie, Wien
11. Lesky E (1978) Die Wiener medizinische Schule im 19. Jahrhundert. H. Bölaus, Graz-Köln, S 78–89 und 220–232
12. Münchow W (1983) Geschichte der Augenheilkunde. In: Velhagen K, Der Augenarzt, Bd IX. VEB Thieme, Leipzig

13. Pillat A (1953) The contribution of the Vienna school to ophthalmology. Am J Ophthalmol 36: 15–25
14. Sasse C (1947) Geschichte der Augenheilkunde. Enke, Stuttgart, S 35–40
15. Schmidt JA (1801) Über Nachstaar und Iritis nach Staaroperationen. Albert Camesina, Wien
16. Schmitz A (1927) Beethoven. Verlag d Buchgemeinde, Bonn, S 36–40
17. Terson A (1910) Remarques sur l'opération de la cataracte dans la première moitié du XIXe siècle. a propos d'un tableau historique. Arch d'Ophthalmol (Paris): 685–693
18. Wenzel MJ (1804) Abhandlung vom Staar nebst Anweisung, die Hornhaut und die Kapsel der Krystallinse auf verschiedene Art zu öfnen. Palmsche Buchhandlung, Passau
19. Wyklicky H (1984) Zur Geschichte der Augenheilkunde in Wien. 100 Jahre II. Universitäts-Augenklinik. C. Brandstätter, Wien
20. Wyklicky H (1988) Die Ophthalmologie in Wien vor und nach der Begründung der I. Universitäts-Augenklinik. Spektrum Augenheilkd 2/2 A: 2–8
21. NN (1872) Nekrologe. Friedrich Jaeger, Ritter v. Jaxtthal. Klin Monatsbl Augenheilkd 10: 177–181

Physiologie und Pathophysiologie der IOL-Implantation

Fluoreszenzspektroskopie und -tomographie zur Früherkennung und Klassifikation der Katarakt

W. Lohmann[1], H. Wickert[1], Ch. Wolf[1], S. Oldenburg[1], O. Hain[1],
B. Hirzinger[1], X. Shen[1], K. W. Jacobi[2], J. Strobel[2] und M. Nowak[2]

Zusammenfassung. Eine nichtinvasive, zerstörungsfreie Fluoreszenzmethode, die die in der Linse natürlich vorkommenden Fluorophore benutzt, ist entwickelt worden. Sie kann für eine objektive In-situ-Klassifikation der verschiedensten Kataraktzustände eingesetzt werden. Wegen ihrer Empfindlichkeit ist sie zudem in der Lage, eine Kataraktentstehung sehr früh zu erkennen, was besonders wichtig ist, wenn ein Anticataracticum als Medikament zur Verfügung steht. Diese fluoreszenzspektroskopischen Untersuchungen können mit einer Zeiss-75 SL-Spaltlampe durchgeführt werden, deren Optik wegen der Anregung bei 365 nm nur geringfügig geändert werden muß.

An ungefärbten 18 µm dicken Gefrierschnitten von Linsen läßt sich mittels eines Fluoreszenzmikroskops (z. B. Axiophot) die 2D-Verteilung des Fluorophors in der Linse feststellen. Dabei zeigt sich, daß der Fluorophor an gewisse Faserstrukturen gebunden zu sein scheint, die im Kataraktareal dicker und härter sind. Diese bisher in vitro erfolgten Untersuchungen sollen demnächst in situ durchgeführt werden und mittels einer konfokalen Optik auf dreidimensionale Messungen ausgedehnt werden.

Des weiteren konnte gezeigt werden, daß gewisse Kunstlinsen (z. B. Hema) gewisse Pharmaka (wie z. B. Tetrazykline und Kortison) aufnehmen und nach Anregung mit gewissen Wellenlängen ein bestimmtes Fluoreszenzlicht emittieren. Die Fluoreszenzintensität kann als Maß für die Pharmaka-Konzentration in der Linse benutzt werden. Da auch der umgekehrte Fall der graduellen Ausscheidung aus einer mit einem Pharmakon beladenen Linse möglich ist, wäre zu überlegen, solche Kunstlinsen als kontinuierliche Medikamentengeber zu verwenden, speziell wenn es sich um einen Bedarf in der unmittelbaren Umgebung der Linse handelt.

Die Fluoreszenzmethode eignet sich auch sehr gut zum Nachweis von Melanomen am Auge. In diesem Fall wird nur mit 365 nm angeregt. Während im Bereich eines Melanoms keine Fluoreszenz auftritt, ist die Fluoreszenzintensität in dem dem Melanom direkt benachbarten gesunden Gebiet im Vergleich zum gesunden Gewebe beträchtlich erhöht. Diese Methode ist bisher nur im vorderen Augenbereich und an Lidern eingesetzt worden, soll aber demnächst auch am Fundus ausprobiert werden.

Summary. *Fluorescence-spectroscopy and fluorescence-tomography.* And non-invasive, non-destructive fluorescence method has been developed which is based on the fluorophores being present naturally in the lens. It can be used for an objective in situ classification of the different cataract stages. Because of its sensitivity it can detect catarct at a very early stage. This is important if drugs are available for treating cataract. The fluorescence-spectroscopical investigations can be done with a Zeiss-75 SL-slit lamp, the optics of which has to be modified slightly because of the excitation at 365 nm.

The 2D distribution of the fluorophore within the lens can be determined by means of a fluorescence microscope (e.g. Zeiss Axiophot) using unstained 18 µm freeze-dried sections of the lens. The results show that the fluorophore is bound to certain fibers, which seem to be stronger and thicker within the cataract area. These in vitro investigations shall be done, next, in situ and shall be extended to a three dimensional area by means of a confocal optics.

---

[1] Institut für Biophysik, Justus-Liebig-Universität Gießen, Leihgesterner Weg 217, D-6300 Gießen.
[2] Universitäts-Augenklinik Gießen, Friedrichstraße 18, D-6300 Gießen.

Moreover, it could be shown that certain artifical lenses (e.g. Hema) incorporate certain drugs (e.g. tetracyclin and cortison) and emit a distinctive fluorescence light if excited with certain wavelenghts.

The fluorescence intensity can be used as an indicator for the drug concentration within the lens. Since also the reversed case of gradual release of a drug from a lens can occur, such artifical lenses might be used also as a continuous drug source especially if the drug is needed in the immediate environment of the lens.

The fluorescence method developed can be also used for detection of melanomas at and within the eye. In this case, excitation occurs only with 365 nm. While no fluorescence can be seen within the melanom area, the fluorescence intensity in the surrounding is higher that in the healthy tissue. This technique has been used thus far only for the anterior eye area and for lids, shall be extended, however, to the posterior area, too.

Einleitung

Es ist aus verschiedenen Gründen wünschenswert, eine objektive Kataraktklassifikation zu haben, die sowohl vom Arzt als auch vom Patienten unabhängig ist. Zur Feststellung kleinster Unterschiede ist es notwendig, eine sehr empfindliche Methode zu haben. Eine solche sensitive Methode sollte dann auch in der Lage sein, zur Früherkennung der Katarakt beizutragen, was dann besonders wichtig ist, wenn ein Anticataracticum als Medikament zur Verfügung steht.

Eine der empfindlichsten Techniken ist die Fluoreszenzmethode, die natürlich voraussetzt, daß mindestens ein Fluorophor in der Linse vorhanden ist oder sich bei der Kataraktentstehung und Progression bildet und in einem geeigneten Wellenlängenbereich absorbiert. In den letzten Jahren konnte gezeigt werden, daß im Wellenlängenbereich zwischen 350 und 500 nm einige Fluorophore, wie z. B. NADH, Oxidationsprodukte von Vitamin C und Kynurenin, in der Linse vorhanden sind und nach Absorption im genannten Bereich Fluoreszenzlicht bei längeren Wellenlängen emittieren [1 – 5].

Im vorliegenden Bericht wird die Fluoreszenztechnik zur In-situ-Klassifikation des Zustandes einer Kataraktlinse (Fluoreszenzspektroskopie), zur In-vitro-Bestimmung der Fluorophorenverteilung in Kataraktlinsen (Fluoreszenztomographie), zur In-vitro-Bestimmung der Aufnahme von gewissen Pharmaka in Kunstlinsen und zum Nachweis von Melanomen am Auge und seiner Adnexe eingesetzt.

Material und Methode

Es wurde deshalb eine Methode entwickelt, die es erlaubt, die Linse in situ mit verschiedenen Wellenlängen zwischen 350 und 500 nm anzuregen, wobei besonderes Augenmerk darauf gelegt wurde, daß speziell bei 365 nm Anregung die von der Linse erhaltene Belichtungsintensität minimal ist. Entsprechende Messungen, die mit einer modifizierten (Quarzoptik) Zeiss-75 SL-Spaltlampe durchgeführt wurden, ergaben etwa 1 mW/cm^2, was etwa 10 × kleiner ist als die vom Sonnenlicht bewirkte Belichtung. Umgekehrt sollte die Detektorseite sehr empfindlich und schnell sein, schon allein, um mögliche Fehler durch Augenbewegungen zu vermeiden. Dies konnte durch die Verwendung eines optischen Vielkanalanalysators erreicht werden, der es erlaubt, die Fluoreszenzspektren innerhalb von etwa 20 ms aufzunehmen [6].

Die fluoreszenztomographischen Untersuchungen (zweidimensionale Verteilung des Fluorophors) wurden an 18 µm dicken Gefrierschnitten an extrahierten Linsen durchgeführt. Nach Einbettung in tissue-tec wurden sie bei −10 °C in einem Gefriermikrotom geschnitten und gleich anschließend im Auflichtverfahren mit einem Axiophot (Fa. C. Zeiss) untersucht, wobei die Belichtung mit 365 nm erfolgte. Zur Registrierung wurde ein Kodak-Ektachrome-400-Tageslicht-Film benutzt. Die Belichtungszeit wurde computerkontrolliert und variierte zwischen 1 und 40 s.

Das genannte Fluoreszenzmikroskop wurde ebenfalls zur Bestimmung der Aufnahme von gewissen Medikamenten in die Kunstlinsen verwendet. Bei diesen, zunächst in vitro durchgeführten, Untersuchungen wurden Hema-Linsen (Firma Alco, Fort Worth, Texas) für 24 Stunden in einer 1 mM-Tetracyclin-(Doxycyclin-)Lösung (0,9% physiologische NaCl-Lösung) inkubiert, dann abgewaschen und für zehn Stunden in eine 0,9%-NaCl-Lösung gelegt, die jede Stunde erneuert wurde. Danach wurden die Gefrierschnitte, wie oben für natürliche Linsen angegeben, hergestellt und mittels des Fluoreszenzmikroskops untersucht. Dabei erfolgte die Anregung bei 365 nm. Das Fluoreszenzmaximum liegt bei diesem Medikament bei etwa 520 nm. Die Ergebnisse, die mit anderen Medikamenten und anderen Kunstlinsen erhalten wurden, sowie die relevanten Absorptions- und Fluoreszenzspektren und die Aufnahme- und Abgabekinetiken werden in einer separaten Veröffentlichung diskutiert.

Da ziemlich oft Melanome innerhalb oder in der Nähe von Augen beobachtet werden können, wurde die Fluoreszenztechnik (modifizierte 75 SL-Spaltlampe) ebenfalls für In-situ-Messungen bei Patienten mit diesen Melanomtypen eingesetzt. In diesem Fall genügt eine Anregung mit 365 nm. Die bei etwa 475 nm emittierte Fluoreszenz hat die höchste Intensität im den Tumor umgebenden gesunden Gewebe, während sie im Tumor selbst fast Null ist. Die beobachtete Fluoreszenz scheint vom NADH/NAD-Redox-System zu kommen. Dieses weist auf gewisse Stoffwechselveränderungen in den Zellen und Geweben während der Bildung und Progression von Krebs hin.

Ergebnisse und Diskussion

Eine gesunde Linse emittiert Fluoreszenzlicht mit relativ geringer Intensität bei etwa 440 nm, wenn sie bei 365 nm angeregt wird [2−5]. Eine Belichtung mit längeren Wellenlängen, jedenfalls im Bereich bis 500 nm, ergibt keine Fluoreszenz. Die bei der gesunden Linse beobachtete Fluoreszenz-Intensität scheint mit zunehmendem Alter zuzunehmen.

Bei Kataraktentstehung erzeugt auch die Belichtung bei 405 nm eine Fluoreszenzbande, deren Intensität zunächst kleiner als die durch 365 nm erzeugte ist. Mit der Progressin der Katarakt führen auch die Anregungen mit längeren Wellenlängen zu Fluoreszenzen, deren Intensitäten wesentlich höher als die bei kür-

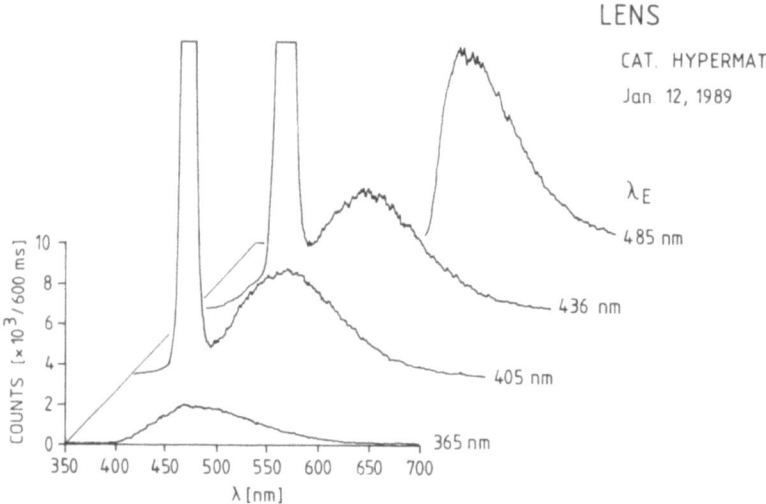

Abb. 1. Fluoreszenzspektren einer Linse mit einer hypermaturen Katarakt nach Anregung mit den angegebenen vier Wellenlängen (λ_E). Im Falle der beiden mittleren Spektren sind auch noch die Anregungswellenlängen gezeigt, die ansonsten durch geeignete Kantenfilter eliminiert werden

Abb. 2. Native Fluoreszenz eines 18 µm dicken Gefrierschnittes einer gesunden Linse nach Anregung mit 365 nm. Vergrößerung × 160

zeren Wellenlängen erhaltenen sind. In Abb. 1 sind die Fluoreszenzspektren gezeigt, die nach Anregung einer hypermaturen Kataraktlinse mit vier verschiedenen Wellenlängen (λ_E) erhalten wurden. Bei den beiden mittleren Wellenlängen sind auch die Anregungswellenlängen mit gezeigt, die durch Kantenfilter, wie bei 485 nm, eliminiert werden können.

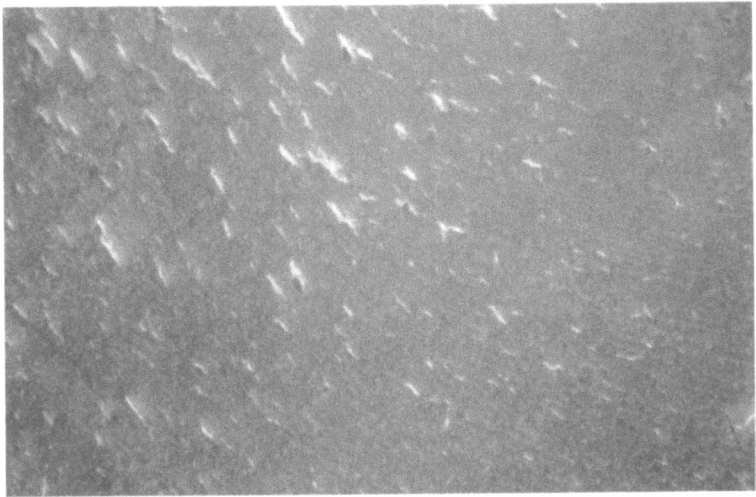

Abb. 3. Native Fluoreszenz eines 18 µm dicken Gefrierschnittes einer Linse mit einem frühen bis mittleren Stadium einer Kararakt nach Anregung mit 365 nm. Vergrößerung × 160

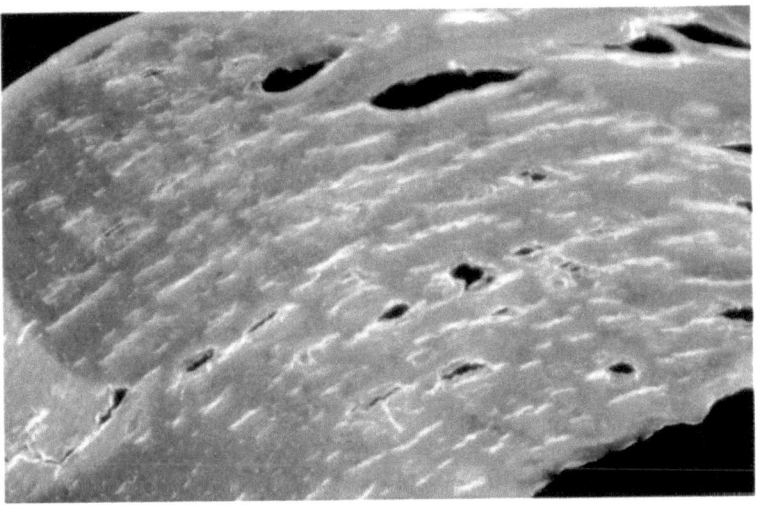

Abb. 4. Native Fluoreszenz eines 18 µm dicken Gefrierschnittes einer Linse mit hypermaturer Katarakt nach Anregung mit 365 nm. Vergrößerung × 160

Von großem Interesse – und Aussagekraft – sind natürlich nicht nur die Fluoreszenzspektren und deren „Fingerprints", sondern auch die Verteilung der Fluorophore innerhalb der Linse. In Abb. 2 ist ein 18 µm dicker, ungefärbter Gefrierschnitt einer gesunden Linse gezeigt. Eine faserähnliche Struktur (Lamellen) ist sehr schön zu erkennen. In einem frühen bis mittleren Stadium von Katarakt (s. Abb. 3) kommt es zu einer Anreicherung der Fluorophore an diesen Fasern,

Abb. 5. 2 D-tomographische Fluoreszenzaufnahme einer mit Doxycyclin inkubierten Hema-Linse nach Anregung mit 365 nm. Details s. Text. Vergrößerung × 160

die auch dicker zu werden scheinen. Letzteres ist besonders gut in Abb. 4 zu sehen, wo es sich um eine Linse mit einer hypermaturen Katarakt handelt. Die schwarzen Löcher sind sicherlich Artefakte, die evtl. beim Schneiden der Linse entstanden sind. Es handelt sich dabei wahrscheinlich um Fasern mit größerer Härte.

Die Gefrierschnitte geben sehr schön die Verteilung der Fluorophore wieder, die, wie zu erkennen ist, bei Katarakt nicht homogen verteilt sind und an Fasern gebunden zu sein scheinen.

Die Fluoreszenztechnik kann auch bei Kunstlinsen angewandt werden. Es ist bekannt, daß gewisse Medikamente in implantierte Linsen hineindiffundieren. Wenn diese fluoreszenzfähig sind, kann man sie mit bestimmten Wellenlängen anregen und dann das zugehörige Fluoreszenzspektrum messen. In Vorversuchen wurden Hema-Linsen mit dem Tetracyclin Doxycyclin inkubiert und dann sowohl die Absorptionsspektren als auch die Fluoreszenzspektren und die Verteilung der Fluorophore (Tomographie) bestimmt. In Abb. 5 ist die 2 D-tomographische Fluoreszenzaufnahme nach Anregung mit 365 nm zu sehen. Weitere Details werden separat veröffentlicht werden.

Als letztes Beispiel soll der Nachweis eines Melanoms am linken unteren Lid eines 56 Jahre alten Patienten mittels der Fluoreszenztechnik diskutiert werden. Wenn der Tumor mit 365 nm angeregt wird, ist, wie erwartet, keine Fluoreszenz zu sehen. An der inneren und äußeren Kante des Tumors betrug die Zählrate 20 bzw. 50 Impulse/100 ms und in 0,5 cm Abstand vom Tumor etwa 200 Impulse/100 ms (Fig. 6). Mit zunehmender Entfernung nahm die Zählrate wieder ab und erreichte etwa 20 Impulse/100 ms in ca. 2,5 cm Abstand, welches dem gesunden Gewebe entspricht.

Da ein solches Intensitätsverhalten typisch für ein Melanom zu sein scheint

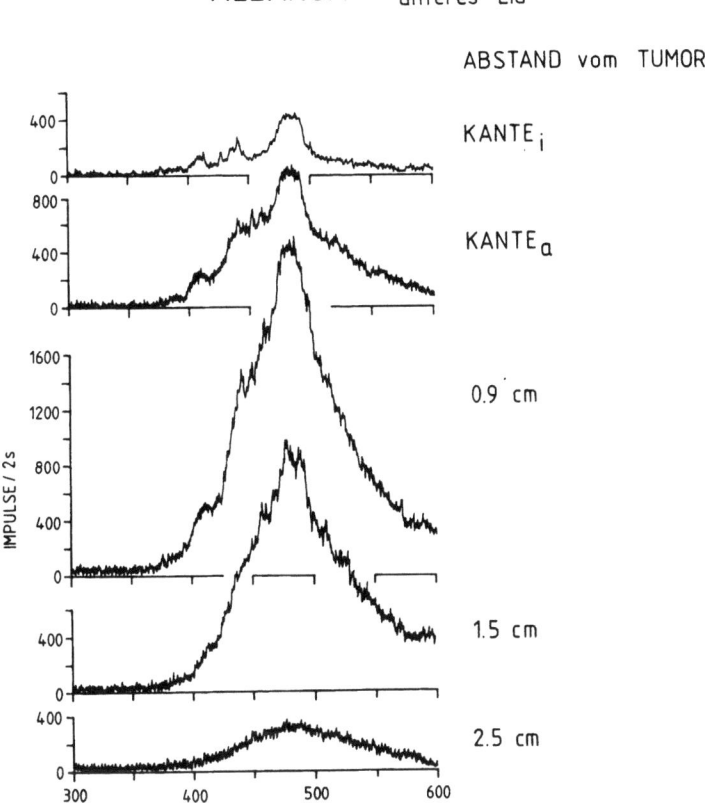

Abb. 6. Fluoreszenzspektren eines sich am linken unteren Lid befindlichen Melanoms nach Anregung mit 365 nm. Details s. Text

und nicht bei Entzündungen, Urticaria, Psoriasis oder Naevuszell-Naevus auftritt [7], sollte es möglich sein, Melanome am Auge zu detektieren. Detaillierte In-situ-Untersuchungen werden zur Zeit durchgeführt.

Danksagung

Besonderer Dank gebührt Frl. S. Bletz und Frl. S. Spindler für ausgezeichnete technische Assistenz. Diese Arbeit wurde z. T. unterstützt vom BMFT, der DFG und vom Fonds der Chemischen Industrie.

Literatur

1. Bensch KG, Fleming JE, Lohmann W (1985) The role of ascorbic acid in senile cataract. Proc Natl Acad Sci USA 82: 7193–7196
2. Lohmann W, Wunderling M, Schmehl W, Strobel J, Bensch KG (1986) Nuclear cataract and ascorbic acid. Naturwissenschaften 73: 266–267
3. Lohmann W, Schmehl W, Strobel J (1986) Nuclear cataract: Oxidative damage to the lens. Exp Eye Res 43: 859–862
4. Lohmann W (1987) Ascorbic acid and cataract. New York Acad of Sci 498: 307–311
5. Lohmann W (1988) Native fluorescence of lenses with nuclear cataract. Lens Res 5: 33–39
6. Lohmann W, Schmehl W, Bernhardt P, Wickert H, Ibrahim M, Strobel (1988) Device for measuring native fluorescence of lenses. J Biochem Biophys Methods 17: 155–158
7. Lohmann W, Paul E (1988) In situ detection of melanomas by fluorescence measurements. Naturwissenschaften 75: 201–202

Automatisierte Sehschärfenbestimmung unter speziellen Blendungs- und Kontrastbedingungen bei Normalaugen, Katarakt und pseudophaken Augen

J. STROBEL[1] und F. JACOBI[1]

Zusammenfassung. Der Computersehtest (CST) ist eine verfeinerte Untersuchungsmethode zur Prüfung von Blendung und Kontrastempfindung. Am Beispiel eines Normalauges, eines Kataraktauges und einer Pseudophakie wird gezeigt, mit welcher Empfindlichkeit die Untersuchungsergebnisse interpretiert werden können.

Summary. *The automatic computerized test* is a special device for testing visual acuity, glare and contrast sensitivity. We picked up three examples to show the differences of a normal eye, a cataract and a pseudophacic eye.

Einleitung

Die Indikation zur Kataraktoperation ist bei einer weit fortgeschrittenen Linsentrübung nicht schwierig. Problematisch wird die Indikationsstellung bei nur leichten Linsentrübungen. Bisher wurden die Operationsentscheidungen getroffen in Abhängigkeit vom Wunsch des Patienten, der Reduktion der zentralen Sehleistung und gegebenenfalls dem Ergebnis der Retinometermessung. Hierbei wird wenig berücksichtigt, daß die zentrale Sehschärfe im täglichen Leben nicht unter den Idealbedingungen einer standardisierten Prüfsituation erbracht werden muß. So wurde von Neumann und Mitarbeitern [1] gezeigt, daß der zentrale Visus nach Snellen unter Standarduntersuchungsbedingung geprüft, nur ein sehr schlechter Indikator für das Sehvermögen bei Kataraktpatienten ist. Es wurde vorgeschlagen, die Prüfung der Sehleistung nach Snellen unter Außenbedingungen unter freiem Himmel bei Kataraktpatienten zu prüfen [2]. Da derartige Teste in der Praxis nur schwer realisierbar sind, wurden eine Reihe von Kontrast- und Glaretestern entwickelt. Zu nennen sind der Miller-Nadler-Test von Titmus, der Brightness-Acuity-Tester (BAT) von Mentor, der True-Vision-Analyzer (TVA) von Inno Med, der VCT 8000 von VisTech und der EyeCon 5 von EyeCon. Vergleichende Untersuchungen dieser Teste wurden vorgenommen [1]. Bei diesen Untersuchungen zeigte sich, daß es keinen Standard für Kontrast- und Blendungsuntersuchungen gibt. Die vorhandenen Teste werden als schwierig in der Beurteilung beschrieben und in der Genauigkeit als ungenügend beurteilt [1].
    Die Notwendigkeit, einerseits zuverlässige Testverfahren mit hochempfindlicher Differenzierbarkeit für Glare- und Kontrastbedingungen zur Verfügung zu haben, und den Schwierigkeiten andererseits mit den handelsüblichen, hierfür vorgesehenen Geräten, führten zur Entwicklung eines eigenen Systems [4, 3].

---

[1] Universitäts-Augenklinik Gießen, Friedrichstraße 18, D-6300 Gießen.

Patientengut und Methode

Zur Verfügung steht der Computersehtest (CST), wie er an anderer Stelle ausführlich beschrieben worden ist [3]. Das übergeordnete, steuernde Computerprogramm des CST ist derart programmiert, daß zunächst ein Zuverlässigkeitstest erfolgt. Bei hohem Kontrast, ausgeschalteter Blendung und größten Optotypen wird die jeweilige Lage des Optotypen abgefragt. Bei einer Zuverlässigkeit von unter 70% bricht der Sehtest hier automatisch ab. Der Zuverlässigkeitstest kann wiederholt werden. Bei ausreichender Mitarbeit des Patienten erfolgt ohne Blendung und bei maximalen Kontrastenine Bestimmung der zentralen Sehleistung nach Snellen. Es schließt sich die Prüfung auf Kontrastempfindlichkeit an. Hierzu wird die Kontrastempfindlichkeit sowohl im Hellbereich, d. h. heller Hintergrund auf dem Computerbildschirm und langsam heller werdende Optotypen, geprüft. Die nächste Untersuchung erfolgt zur Bestimmung der Kontrastempfindlichkeit im Dunkelbereich, d. h. die Optotypen werden dunkel abgebildet und der Hintergrund wird schrittweise dunkler (Abb. 1).

Ist die Kontrastempfindlichkeit im Hellbereich und im Dunkelbereich geprüft, so erfolgt für die bestimmten Kontrastempfindlichkeiten sowohl im Hellbereich als auch im Dunkelbereich die Testung, bis zu welcher Blendungsstufe die Kontrast noch unterschieden werden können.

Die Untersuchungen wurden insgesamt an 100 Patienten vorgenommen. Eine statistische Auswertung dieses Patientengutes erfolgt an anderer Stelle. Hier sollen drei Patienten exemplarisch für die mit dem vorliegenden System erhaltenen Ergebnisse vorgestellt werden.

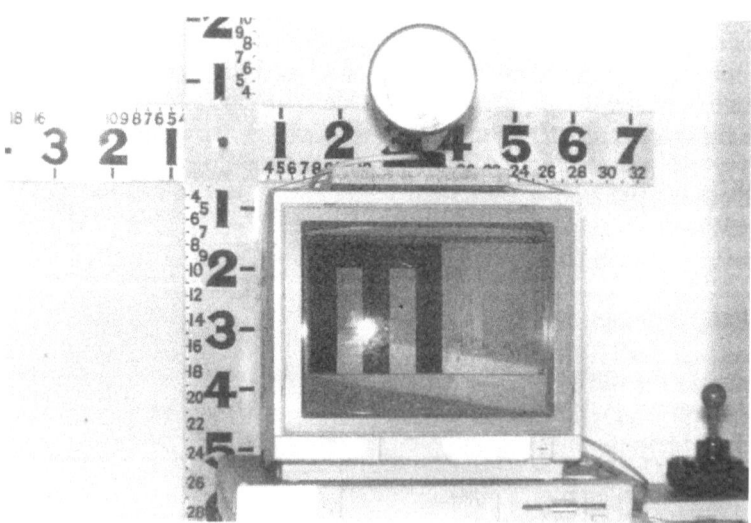

Abb. 1. Computersehtest (CST) mit Bildschirm, Rechner, Halogen-Blendlicht und Joystick für den Prüfling. Auf dem Bildschirm ist die größte Prüfmarke (E) eingestellt, die Hintergrundhelligkeit ist zur Prüfung des Dunkelkontrastes reduziert, und die Blendung ist mit einem sehr geringen Wert eingeschaltet

Patient 1 ist 60 Jahre alt, hat eine am Projektor gemessene Sehleistung von 1,0 und weist keine pathologischen Augenveränderungen auf.
Patient 2 ist 60 Jahre alt und hat eine mittelgradig ausgebildete Kernkatarakt.
Patient 3 ist 60 Jahre alt und hat vor drei Monaten eine Hinterkammerlinse vom Typ 720 A der Firma Pharmacia implantiert erhalten. Die Operation wurde extrakapsulär durchgeführt, ein Nachstar besteht nicht.

Ergebnisse

Die Messungen der auf dem Bildschirm möglichen Grauwertabstufungen lassen sich einer Berechnung der Hellkontraste in Prozent zugrunde legen. In Tabelle 1 ist die Formel aufgeführt, nach der die Hellkontraste in Prozent berechenbar sind. Abb. 2 zeigt die Hellkontraste, bei denen mit dem Computersehtest geprüft werden kann. Die Dunkelkontraste lassen sich nach der in Tabelle 1 aufgeführten Formel berechnen. Die Prüfmöglichkeiten für die Dunkelkontraste sind in Abb. 3 graphisch dargestellt. Für die Blendung läßt sich mit einem Luxmeter die Helligkeit in 5 m messen. Die Ergebnisse sind graphisch in Abb. 4 dargestellt.

Die Ergebnisse am Beispiel eines Normalauges sind in Tabelle 2 angeführt. Die Sehschärfe wurde automatisch ohne subjektiven Einfluß des Untersuchers ermittelt. Sie beträgt 1,2. Die Zuverlässigkeit beträgt 100%, die Testperson hat also alle Zuverlässigkeitstestsehzeichen richtig erkannt. Der Hellkontrast konnte bis

Tabelle 1. Formeln für die Berechnung der Kontrastempfindlichkeit (K). Die maximale Helligkeit (I max) und die minimale Helligkeit (I min) werden in Candilla pro Quadratmeter (cd/qm) gemessen

$$K = \frac{I\,max - I\,min}{I\,max + I\,min}$$

I Helligkeit in cd/qm

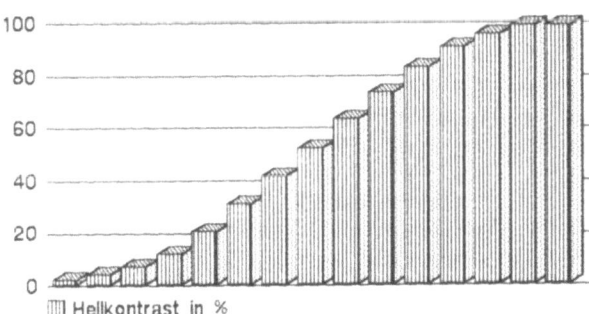

Abb. 2. Prüfmöglichkeiten für den Hellkontrast in Prozent

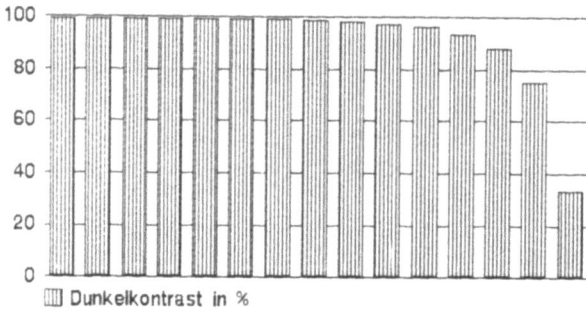

Abb. 3. Prüfmöglichkeiten für den Dunkelkontrast in Prozent

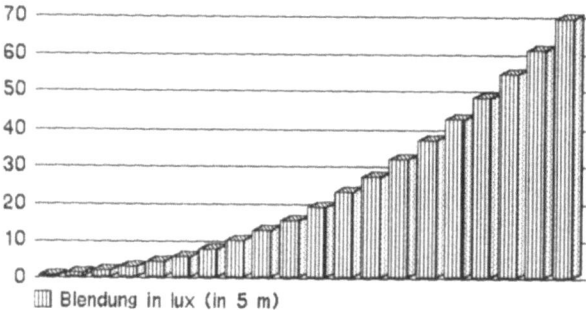

Abb. 4. Prüfmöglichkeiten für die Blendung in Lux

auf einen Wert von 12% reduziert werden und wurde immer noch richtig erkannt. Es wurden mit einer Optotypengröße von 1,0 diese Testung wie auch alle weiteren Testungen vorgenommen. Alle Untersuchungen sind abgestimmt auf den individuell ermittelten Visus. Sämtliche weitergehenden Untersuchungen erfolgen bei derjenigen Visusstufe, die eine Visusstufe unter dem ermittelten Visus liegt. Die nachfolgende Prüfung des Dunkelkontrastes ergab, daß bis zu einem Dunkelkontrast herauf bis zu 99% Dunkel gegen Dunkel noch erkannt werden konnte. Bei der Blendung konnten 16 Lux eingestellt werden, und die im Dunkelkontrast erkennbaren Bilder wurden noch immer erkannt. Bei den Bildern unter Hellkon-

Tabelle 2. Prüfergebnis des CST für ein Normalauge

Visus	1.2
Zuverlässigkeit	100%
Hellkontrast	12%
Dunkelkontrast	99%
Blendung/Dunkelkonstrast	16 lux
Blendung/Hellkontrast	69.8 lux

Tabelle 3. Prüfergebnis am CST für ein Auge mit einer beginnenden nukleären Katarakt

Visus	0.6
Zuverlässigkeit	90%
Hellkontrast	31%
Dunkelkontrast	75%
Blendung/Dunkelkonstrast	4.4 lux
Blendung/Hellkontrast	7.3 lux

Tabelle 4. Prüfergebnis am CST für ein Auge mit einer Pseudophakie (Typ 720 A, Pharmacia) drei Monate nach Implantation

Visus	0.8
Zuverlässigkeit	100%
Hellkontrast	12%
Dunkelkontrast	86%
Blendung/Dunkelkonstrast	10 lux
Blendung/Hellkontrast	27.3 lux

trast konnte mit der Blendung heraufgegangen werden bis auf 69,8 Lux, die entsprechenden Optotypen wurden dann noch erkannt.

Am Kataraktauge (Tabelle 3) war der Visus reduziert auf 0,6. Die Zuverlässigkeit war mit 90% leicht reduziert, die Messung jedoch noch durchführbar. Bei der Untersuchung des Hellkontrastes konnte nur bis auf einen Wert von 31% heruntergegangen werden. Beim Dunkelkontrast war das Unterscheidungsvermögen bei 75% Kontrastunterschied bereits beendet. Beim Dunkelkontrast betrug die einstellbare Blendung 4,4 Lux und beim Hellkontrast 7,3 Lux (vgl. Abb. 4).

Am pseudophaken Auge drei Monate postoperativ (Tabelle 4) war der Visus 0,8. Die Zuverlässigkeit betrug 100%. Der Hellkontrast lag bei 12% und der Dunkelkontrast bei 86%. Bei der Blendung konnten beim Dunkelkontrast 10 Lux eingestellt werden, und bei Blendung und Hellkontrast konnten 27,3 Lux erreicht werden.

Diskussion

Die Prüfmöglichkeiten des Computersehtestes schalten durch die automatische Bedienung und Steuerung des Patienten die subjektiven Einflüsse des Untersuchers aus. Durch die Untersuchung sowohl des Hellkontrastes als auch des Dunkelkontrastes und durch die Untersuchung für beide Kontrasttypen bei Blendung kann eine sehr differenzierte Aussage getroffen werden über die Sehmöglichkeiten des zu Untersuchenden. Da die zu prüfenden Werte beim Hellkontrast im unteren Bereich der Kurve liegen, muß insbesondere in diesem Bereich eine sehr feine Abstufung möglich sein. Diese feine Abstufung ist gegeben und ermöglicht damit sehr genaue Aussagen. Bei der Untersuchung des Dunkelkontrastes liegt der zu messende Bereich knapp unter 100% und muß insbesondere in diesem Bereich sehr fein ausgeprägt sein. Die Kurve der Prüfmöglichkeiten (Abb. 3) zeigt, daß diese feine Abstufung im relevanten Meßbereich realisiert werden konnte. Die Blendung ist ebenfalls sehr fein abgestuft, wie aus der Abb. 4 hervorgeht. Weitere Abstufungen sind durchaus programmierbar, jedoch wenig praktikabel, da eine gewisse Ermüdung des zu Untersuchenden eintritt.

Vergleicht man die Ergebnisse der drei als typisch ausgewählten Beispiele, so ergibt sich beim Visus, daß dieser beim Normalauge mit 1,2 im Normalbereich liegt, am Kataraktauge mit 0,6 auf etwa auf die Hälfte reduziert ist und nach der Operation am pseudophaken Auge wieder deutlich angestiegen ist. Die Zuverlässigkeit beträgt 100% mit Ausnahme des Kataraktauges. Die Erkennung des Hellkontrastes ist am Normalauge und am pseudophaken Auge auf dem gleichen Wert von 12% möglich. Die Erkennung des Hellkontrastes ist am Kataraktauge mit 31% deutlich verschlechtert. Der Dunkelkontrast beträgt am Normalauge 99%, ist am pseudophaken Auge mit 86% leicht verschlechtert und am Kataraktauge mit 75% wesentlich herabgesetzt. Bei der Untersuchung der Blendung kann diese bis auf 16 Lux am Normalauge betragen. Sie ist mit 10 Lux am pseudophaken Auge deutlich niedriger und am Kataraktauge mit 4,4 Lux wesentlich erniedrigt. Bei der Messung der Blendung bei Darbietung der Optotypen unter Hellkontrast ergibt sich gegenüber den Normalaugen eine deutliche Einschränkung am pseudophaken Auge und eine noch viel stärkere Einschränkung am Kataraktauge.

Diese Untersuchungen zeigen, daß differenzierte Teste der Kontrast- und Blendempfindlichkeiten mittels des Computersehtestes möglich sind und zu differenzierten Aussagen führen. Differenzierte Aussagen hinsichtlich der Implantation unterschiedlicher Intraokularlinsentypen werden zur Zeit durchgeführt. Hier sind signifikante Unterschiede bereits absehbar.

Literatur

1. Neumann AC, McCarty GR, Locke J, Cobb B (1988) Glare disability devices for cataractous eyes: A consumers's guide. J Cataract Refract Surg 14: 213–16
2. Neumann AC, McCarty RR, Steedle TO, Sanders DR et al (1988) The relationship between indoor and outdoor Snellen visual acuity in cataract patients. J Cataract Refract Surg 14: 35–39
3. Strobel J, Jacobi F (1989) Automatisierter Computertest für präoperative Untersuchungen bei Linsentrübungen. 2. Kongreß der Deutschen Gesellschaft für Intraokularlinsen Implantation in Erlangen. Enke, Stuttgart, S 20–22
4. Strobel J (1988) Neue diagnostische Hilfen zur Indikationsstellung der Kataraktoperation. 1. Kongreß der Deutschen Gesellschaft für Intraokularlinsen Implantation, Gießen. Springer, Berlin, Heidelberg, New York, London, Paris, Tokyo

Unkorrigierbare Diplopie nach Einpflanzung einer IOL bei jahrzehntelang bestehender einseitiger Katarakt*

E. STANGLER-ZUSCHROTT [1]

Zusammenfassung. Die Interfixationsbewegungen von vier Erwachsenen, deren Fusion durch eine einseitige Katarakt 17 bis 35 Jahre lang unterbrochen gewesen war, wurden mittels binokularer Infrarot-Reflexions-Okulographie aufgezeichnet. Als Ursache unkorrigierbarer Diplopie unter dem Bild eines Horror fusionis konnte erstmals eine Fixationsunruhe beider Augen nachgewiesen werden, das deprivierte Auge ist wesentlich stärker betroffen als das führende. Charakteristisch sind sinusförmige Pendelschwankungen bis zu einer Amplitude von 5° bei einer Frequenz um 0,25 Hz, häufiger vertikal als horizontal. Je größer die Amplitude und je geringer die Frequenz ist, umso größer ist die visuelle Schädigung, und umso störender ist das Doppelbild. Bereits vor der Operation einer einseitigen Katarakt kann durch den Nachweis von Fixationsschwankungen die Kontraindikation der primären Einpflanzung einer IOL gestellt werden.

Summary. The fixation movements of 4 grown-ups, whose fusion was interrupted for 17–35 years by unilateral cataract, were recorded by binocular infrared-reflexion-oculography. For the first time the cause of intractable diplopia with the clinical feature of Horror fusionis is shown to be unquiet fixation of both eyes, much more of the deprived than of the fixing eye. Typically we find sinusoidal pendular movements, amplitude up to 5°, frequency about 0,25 Hz, more often in vertical than in horizontal direction. The higher the amplitude and the lower the frequency of those movements is, the deeper is the visual impairment and the more disturbing is diplopia. Examination of fixation movements already before the operation of an unilateral cataract is recommended to decide, wether the implantation of an IOL is indicated or not.

Einleitung

Vereinzelt kommen einseitig pseudophake Personen zur Beobachtung, die über ständige Diplopie klagen und nach prismatischer Korrektur des Schielwinkels das Bild eines Horror fusionis zeigen, d. h. ein binokular fixiertes Objekt wird in knapp nebeneinanderliegenden und sich ständig bewegenden Doppelbildern wahrgenommen.

Es gibt darüber nur wenige Literaturstellen. Tillson und Pratt-Johnson [8] berichteten über 15 Erwachsene mit dieser Symptomatik nach einer Fusionsunterbrechung zwischen 3,5 und 40 Jahren durch einseitige Katarakt oder unkorrigierte Aphakie; sie halten die ständige, vorwiegend vertikale Bewegung der Doppelbilder für ein typisches Symptom des Fusionsverlustes.

---

* Gefördert durch den Jubiläumsfonds der Oesterreichischen Nationalbank zur Förderung der Forschungsaufgaben der Wissenschaft.
[1] I. Universitäts-Augenklinik Wien, Allgemeines Krankenhaus der Stadt Wien, Spitalgasse 2, A-1090 Wien.

Unserer Studie lag der Gedanke zugrunde, daß Horror fusionis vielleicht nicht, wie bisher angenommen, ein rein sensorisches Phänomen sei und das Schwanken der Doppelbilder durch eine gestörte Okulomotorik bedingt sein könnte.

Untersuchungsmethode und Krankengut

Die Interfixationsbewegungen von vier Erwachsenen zwischen 32 und 57 Jahren wurden mittels Infrarot-Reflexions-Okulographie (IROG) am binokularen Okulometer nach Bouis [4] untersucht, die Fixationskurven beider Augen wurden synchron mit einem 4-Kanal-Schnellschreiber registriert. Die Probanden hatten einen in 2 m Distanz befindlichen Punkt von 0,7° Durchmesser zu fixieren. Vorhandene Refraktionsfehler wurden mittels Vorsteckgläsern korrigiert.

Das Alter der Patienten bei Fusionsverlust betrug 10 – 24 Jahre, die Dauer der Fusionsunterbrechung 17 – 35 Jahre. Drei Patienten waren einseitig pseudophak, Visus dieses Auges 0,4 – 0,9, Fixation zentral. Die einseitige Katarakt des vierten Patienten war noch nicht operiert, die Untersuchung erfolgte zur Erstellung einer postoperativen Prognose.

Kurzbeschreibung der Fälle

Fall 1. J. H., 46 J., Dauer der Fusionsunterbrechung 35 Jahre.
Seit Implantation einer IOL war Pat. durch störende Diplopie arbeitsunfähig, eine Okklusions-Kontaktlinse mußte verordnet werden.
Binokulare Kurven: Depriviertes Auge: sinusförmige Pendelbewegungen in der Vertikalen, Amplitude (A) bis 3°20′, Frequenz (F) 0,25 Hz; Horizontalschwankungen geringer und unregelmäßig. Führendes Auge: Vergrößerung der Interfixationsbewegungen in beiden Richtungen bis max. 38′.
Monokulare Kurven: Das pseudophake Auge schwankt geringer als bei binok. Prüfung, bis 2° und unregelmäßiger. Die Fixationsunruhe des führenden Auges stellt sich noch deutlicher dar.

Fall 2. Z. E., 57 J., Fusionsunterbrechung 37 Jahre, Pseudophakie li., Verlaufskontrolle durchgeführt.
Jänner 1988 nur monokulare Kurven: Pseudophakes Auge: sinusähnliche Pendelschwankungen horizontal 4°30′, F 0,25 Hz, vertikal 1°30′. Führendes Auge: Vertikalschwankungen bis 1°, F 0,5 Hz.
Dezember 1988: Monokular: Depriviertes Auge wesentlich ruhiger, max. Schwankungen 1°30′ horizontal. Normale Mikromotilität des führenden Auges. Binokular: Bewegungsunruhe des pseudophaken Auges noch wellenförmig zu erkennen, A horiz. bis 1°18′, F 0,38. Mit Prismenausgleich war der Pat. jetzt kaum noch durch Doppelbilder gestört.

Fall 3. L. K., 46 J., Fusionsunterbrechung 17 Jahre, Pseudophakie re.
Bald nach der IOL-Implantation konnte der Pat. unter Prismenausgleich des Schielwinkels fusionieren. Normale Mikromotilität des führenden Auges, das pseudophake Auge schwankte vertikal bis 40′, F 0,35 Hz.

Fall 4. B. Z., 32 J., einseitige posttraumat. Katarakt seit 18 J. o. s., mit diesem Auge nur quantitatives Sehvermögen.
Die binokular aufgezeichneten Fixationskurven (Abb. 1.) zeigen die für diese Fälle typischen sinusförmigen Pendelbewegungen in der Vertikalen, durchschnittl. A 3°12′, F 0,22 Hz, des de-

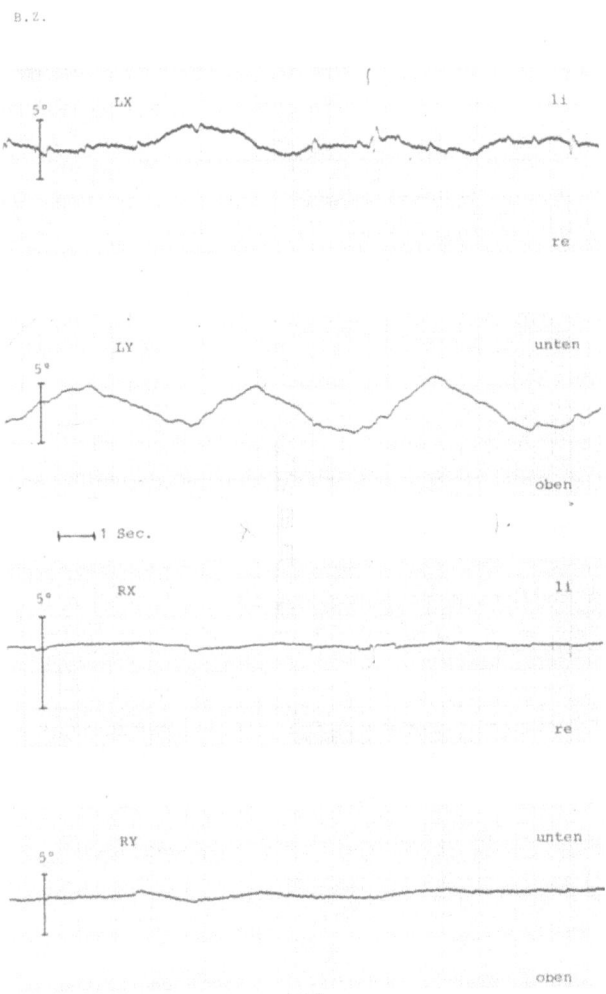

Abb. 1. Binokular registrierte Interfixationsbewegungen bei Fall 4. X Horizontalbewegungen, Y Vertikalbewegungen

privierten linken Auges, die Schwankungen in der Horizontalen sind unregelmäßig, A um 1°50′. Das fixierende Auge zeigt lediglich etwas vergröberte Mikromotilität.

In Anbetracht dieses Befundes wurde von einer primären Linsenimplantation abgeraten, Horror fusionis wäre mit Sicherheit zu erwarten.

Diskussion

Unkorrigierbare Diplopie nach Operation einer lange Zeit bestehenden einseitigen Katarakt im Erwachsenenalter mit oder ohne Implantation einer IOL ist mehrfach beschrieben [1, 2, 3, 4, 5, 8]. Das klinische Bild ist das eines Horror fusionis, wobei dieser, in seinem Wesen ungeklärt [2], keine einheitliche Ursache hat.

Mit Hilfe der IROG [6] konnte erstmals aufgezeigt werden, daß aufgrund visueller Deprivation im Erwachsenenalter entstandener Diplopie eine wesentliche Vergröberung der monokularen und binokularen Interfixationsbewegungen zugrunde liegt.

In jedem Fall sind beide Augen von der Fixationsunruhe betroffen, das deprivierte weit stärker als das führende. Ersteres zeigt in schweren Fällen sinusförmige Pendelschwankungen [3] bis zu 5° A bei einer F um 0,25 Hz. Dies ist die gleiche Frequenz, die wir auch bei Deprivationsamblyopien im Kindesalter gefunden haben [7]. Je größer die Amplitude und je geringer die Frequenz ist, um so größer ist die visuelle Schädigung. Diese Fixationsunruhe, vom Patienten auch subjektiv als eine solche beschrieben, scheint die Ursache der Fusionsunfähigkeit zu sein, womit das klinische Bild des Horror fusionis eine mögliche Erklärung findet.

Die praktische Bedeutung der Befunde (weitere acht einschlägige Fälle miteinbezogen) liegt darin, daß bereits vor der Operation einer einseitigen Katarakt mittels IROG eine Progonose hinsichtlich postoperativer Diplopie erstellt werden kann: Liegen die Fixationsschwankunen des sehgeschädigten Auges um 1° oder darunter, ist mit einer kurzfristigen Besserung postoperativer Diplopie zu rechnen; liegen sie wesentlich darüber, sollte von der Einpflanzung einer IOL abgeraten werden.

Die Besserungsfähigkeit des Horror fusionis, in der Literatur überwiegend negativ beurteilt, wurde anhand des beschriebenen Falles 2 nachgewiesen.

Literatur

1. Hamed LM, Helveston EM, Ellis FD (1987) Persistent binocular diplopia after cataract surgery. Amer J Ophthal 103: 741–744
2. Kushner BJ (1986) Abnormal sensory findings secondary to monocular cataracts in children and strabismic adults. Amer J Ophthal 102: 348–352
3. Ohm J (1958) Nystagmus und Schielen bei Sehschwachen und Blinden. Enke, Stuttgart
4. Pratt-Johnson JA (1988) Fusion ability lost and regained in visual adults. Albrecht v. Graefes Arch klin exp Ophthal 226: 111–112
5. Pratt-Johnson JA, Tillson G (1989) Intractable diplopia after vision restoration in unilateral cataract. Amer J Ophthal 107: 23–26
6. Stangler-Zuschrott E, Bouis D (1987) Ein neues binokulares Okulometer zur simultanen Registrierung feinster Augenbewegungen. Spektrum Augenheilkd 1: 113–116
7. Stangler-Zuschrott E (1987) Störungen der Okulomotorik während Punktfixation des führenden Auges bei einseitiger Deprivationsamblyopie, Schielamblyopie und einseitigem Organschaden. Klin Monatsbl Augenheilkd 191: 403–408
8. Tillson G, Pratt-Johnson JA (1987) In: Lenk-Schäfer M (ed) Fusion loss from longstanding unilateral cataracts in adults. Transactions of the VI International Orthoptic Congress 1987.

Sphärische und chromatische Aberration sowie optische Phänomene an Implantlinsen

F. SCHULZE[1] und J. STAVE[1]

Zusammenfassung. Die Autoren berichten über ihre Erfahrungen mit der Implantation von über 1700 PMMA-Intraokularlinsen verschiedener Typen in den Jahren 1977 bis 1988.
Bereits 1984 zeigten eigene Untersuchungen bei diesen Patienten eine Reduzierung der Sehschärfe unter mesopischen Bedingungen bei gleichzeitiger Zunahme der Blendungsempfindlichkeit, obwohl unter photopischen Bedingungen eine optimale Sehschärfe vorlag. Mit einem Forschungs-Mikroskop konnten die optischen Daten der Implantlinsen mit denen eines Plan-Achromaten verglichen werden. Die sphärische Aberration betrug bei den Vorderkammerlinsen nach Fjodorow 1,5%, bei den Hellgrebe-Implantlinsen bis zu 2% und bei den Maimex-Hinterkammerlinsen − eine 3 M-Lizenz-Produktion − mehr als 2%.
Die chromatische Aberration war bei allen PMMA-Implantlinsen analog der chromatischen Operation einer normalen Augenlinse. Die Reduzierung der mosopischen Sehschärfe und die Zunahme der Blendungsempfindlichkeit, vorwiegend bei Patienten mit Vorderkammerlinsen, ist bedingt durch den Lichtleitereffekt der in die Optik eingepaßten Haptikschlaufen. So gelangt Licht zusätzlich hinter die Iris und verändert a priori den Adaptationszustand des Auges.

Summary. The authors report about on their experiences with the implantation of 1700 PMMA-intraocular-lenses different types 1977−1988.
The own investigations show in this patients 1984 a diminished twilight − mesopic vision and a increase susceptibility to glare. With a special bank the optical data of implant lenses and an Plan-Achromat can analysed.
The sphäric aberration was in anterior chamber lenses by Fjodorow 1.5 per cent, in Hellgrebe lenses till 2 per cent, in Maimex posterior chamber lenses more than 2 per cent. The chromatic aberration was in all PMMA-implant-lenses analog of the eye lenses.
The diminished mesopic vision and the increase susceptibility to glare is the result of a light faser optic effect in the haptic loop behind the iris of the anterior chamber lenses.

Von 1977 bis 1988 implantierten wir über 1700 Intraokularlinsen verschiedener Firmen und Modelle mit PMMA-Optiken und sehr variablen Haptiken, kammerwinkelfixierte, irisgetragene, sulcus-ciliaris-gestützte und in den Linsenkapselsack implantierbare IOL. Schon 1984 fanden wir bei Patienten mit Implantlinsen aus PMMA unter photopischen Bedingungen einen optimalen Visus, aber bei herabgesetzter Leuchtdicke − im Mesopischen von 0,003 bis 3,0 cd/m^2 − eine enorme Visusminderung während der Sofortadaptation und nach definierter Blendung. Die Ursachen waren bislang unbekannt. Mit einem Forschungsmikroskop, einer optischen Bank, Spezialfiltern, einer Bürker-Meßkammer und einem Präzisionsmeßokular untersuchten wir die sphärische und chromatische Aberration

---

[1] Universitäts-Augenklinik der Wilhelm-Pieck-Universität Rostock, Doberauer Straße 140, DDR-2500 Rostock.

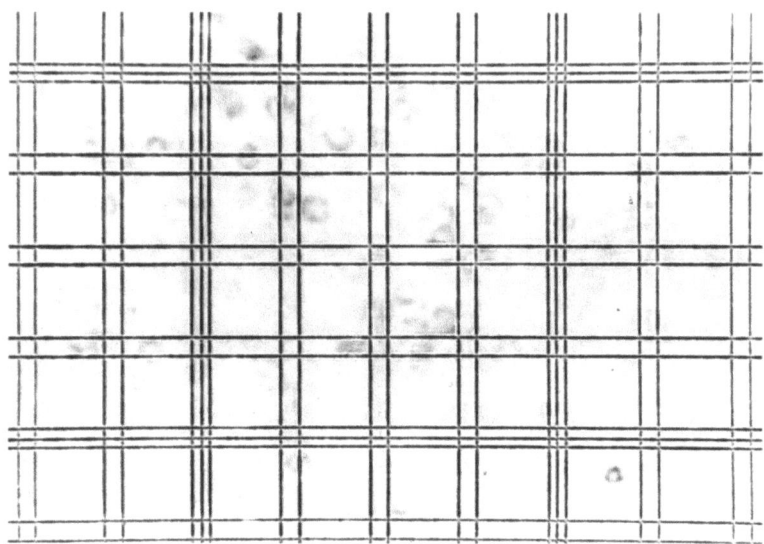

Abb. 1. Plan-Achromat: Liniensystem der Bürker-Meßkammer, Verzeichnung 0,1 bis 0,2%

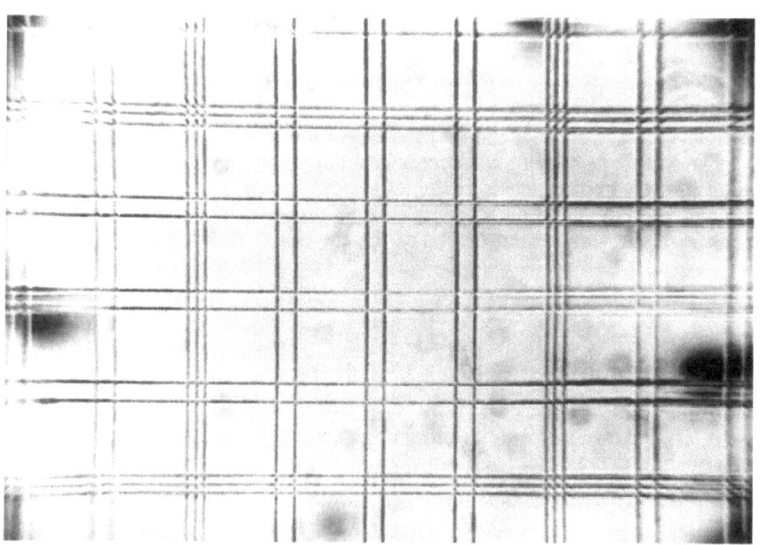

Abb. 2. PMMA-Optik, irisgestützte Fjodorow-Linse, Typ 03, sphärische Aberration bis zu 1,5%

Sphärische und chromatische Aberration

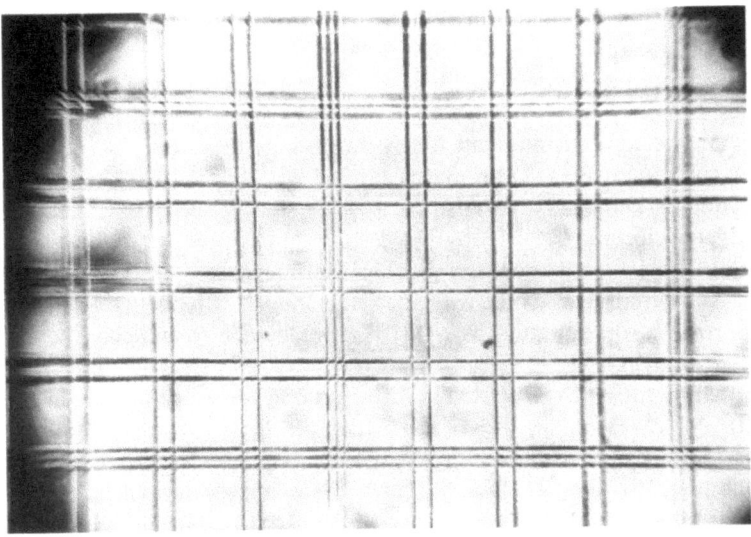

Abb. 3. PMMA-Optik, Hellgrebe-Hinterkammerlinse, sphärische Aberration bis 2%

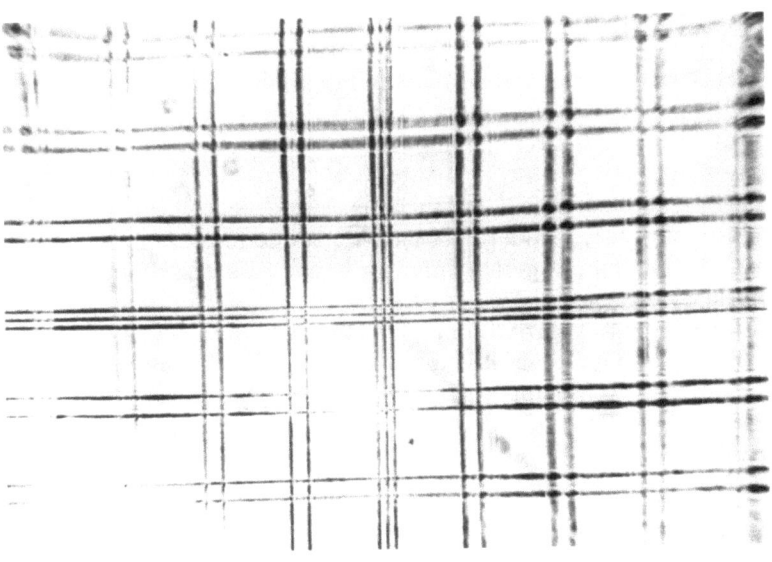

Abb. 4. PMMA-Optik, Maimex-Hinterkammerlinse aus Perspex, sphärische Aberration über 2%, Relation zum Achromaten über 1:10

der PMMA-Optiken und Streulichtphänomene der variablen Haptiken sowohl der Vorderkammer- als auch der Hinterkammerlinsen.

Die monochromatische Aberration, d. h. die Abweichung einer punktuellen Abbildung eines Linsensystems, beinhaltet ja die sphärische Aberration, Symmetriefehler, Coma, Astigmatismus und Bildfeldwölbungsstörungen.

Im Vergleich mit einem Plan-Achromaten fanden wir bei allen Implantlinsen keine Symmetriefehler, keinen Astigmatismus, aber eindeutige sphärische Aberrationen und Bildverzeichnungen.

Die Abb. 1 gibt das Liniensystem der Bürker-Meßkammer – aufgenommen mit einem Plan-Achromaten – exakt wieder, Verzeichnung 0,1 bis 0,2%.

Bei der Fjodorow-Vorderkammerlinse, Typ 03, erreichte die sphärische Aberration bis zu 1,5% (Abb. 2).

Die Hellgrebe-Implantlinsen variierten in ihrer sphärischen Aberration von 1,0 bis 2% (Abb. 3).

Die Maimex-Hinterkammerlinsen aus PMMA – eine 3 M-Lizenz – wiesen eine Bildverzeichnung bis über 2% auf (Abb. 4). Sie ist also zehnmal höher als die des Plan-Achromaten.

Die sphärische Aberration der sehr einfach konstruierten, optisch nicht korrigierten Implantlinsen hängt von folgenden Faktoren ab:
– vom Brechungsindex des genutzten PMMA, von der Polymerisation, den Monomeren Anteilen, der Kettenlänge und der chemischen Reinheit. Ein höherer Brechungsindex des PMMA bedingt eine geringere sphärische Aberration.
– Einfluß haben die Pupillenweite, das Delta s, sphärische Aberration, die direkt proportional ist zu Delta h, dem Abstand des paraxialen zum axialen Strahlengang. Daher weisen irisgestützte Implantlinsen mit starrer, weiter Pupille eine höhere sphärische Aberration auf (Abb. 5).
– Entscheidend sind auch die Krümmungsfläche der Implantlinsen plankonvex bzw. bikonvex und
– die Wellenlänge, die bei allen Untersuchungen zur sphärischen Aberration angegeben werden sollte, Standard 500 nm, Metallinterferenzfilter.

Die Verzeichnung der unkorrigierten einfachen Implantlinsen ist bemerkenswert hoch, kissenförmig 1 bis 2%.

Auch für Lichtbündel geringer Öffnung – Untersuchungen bei enger Pupille – tritt eine Bildfeldwölbung ohne Bildunschärfe auf, denn für die verschieden weit von der optischen Achse entfernten Gegenstände ändert sich mit diesem Abstand auch der Abbildungsmaßstab. Dieses ist meßtechnisch exakt zu erfassen. Für das menschliche Auge wird die Bildfeldwölbung deshalb bedeutungslos, da nur in der Foveola die exakte Abbildung erfolgt und in den korrespondierenden Netzhautarealen die „retinale Abbildauflösung" exzentrisch zu gering ist.

Auch die chromatische Aberration ließ sich stets bei allen PMMA-Implantlinsen nachweisen. Auf Abb. 6 sehen wir das Meßgitter der Bürker-Kammer, Linienabstand 0,25 mm ohne Farbsaum, aufgenommen mit einem Achromaten. Abb. 7 zeigt die gleiche Region mit deutlicher chromatischer Aberration bei einer Fjodorow-Vorderkammerlinse, Typ 03, am gleichen Objekt.

Bei den Hellgrebe-Hinterkammerlinsen aus „Standard-PMMA" und bei den Maimex-3 M-Hinterkammerlinsen aus „Perspex" erreichte die chromatische Aberration 1 bis 2 Dioptrien.

Sphärische und chromatische Aberration

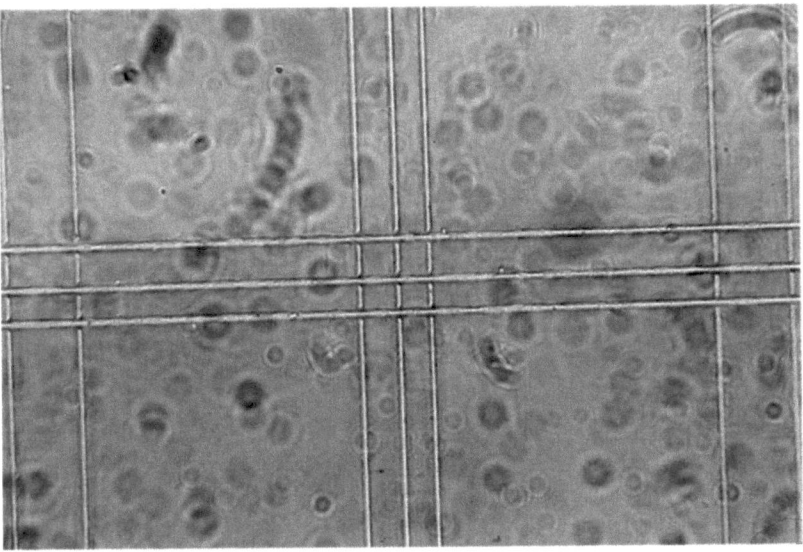

Abb. 5. Achromat, Linien der Bürker-Meßkammer ohne chromatische Aberration

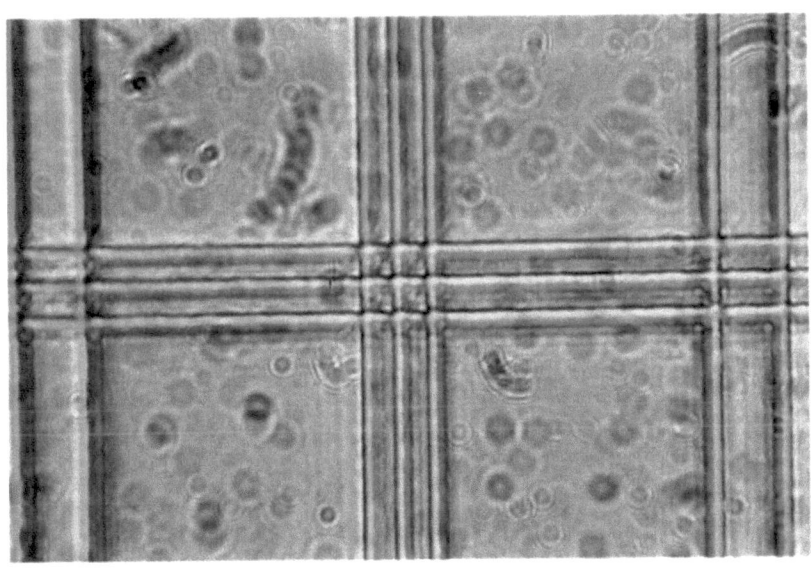

Abb. 6. PMMA-Optik, Fjodorow-Linse, Typ 03, Bürker-Meßkammer, Farbsaum an den Grenzlinen, chromatische Aberration 1 bis 2 dpt

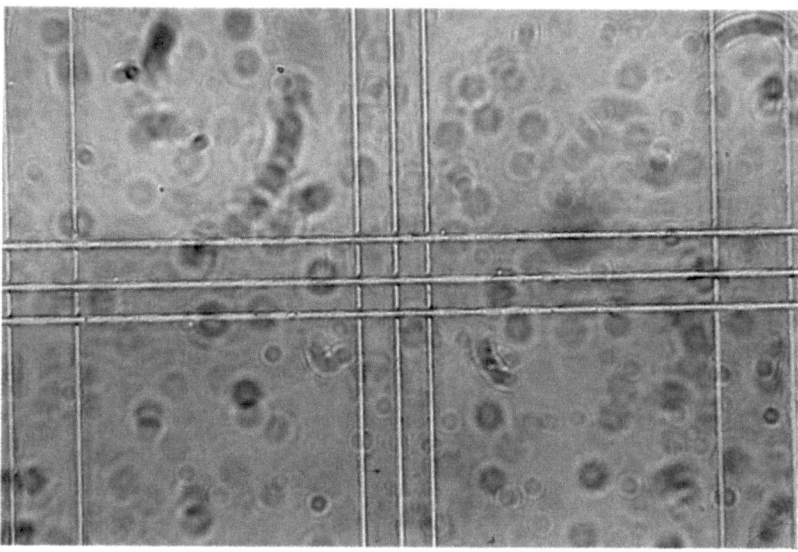

Abb. 7. PMMA-Optik, Hellgrebe-Hinterkammerlinse, Bürker-Meßkammer, Farbsaum, chromatische Aberration bis 2%

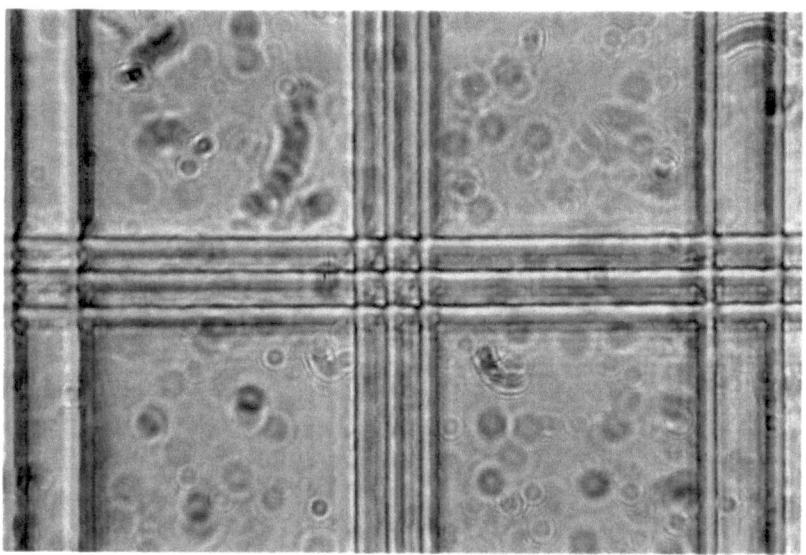

Abb. 8. PMMA-Optik Perspex, Maimex-Hinterkammerlinse, Bürker-Meßkammer, Farbsaum, chromatische Aberration bis 2%

Sphärische und chromatische Aberration

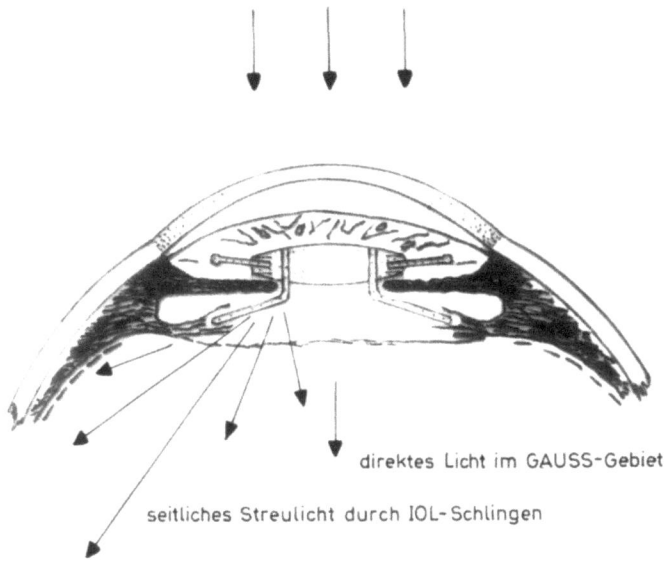

Abb. 9. Schematische Darstellung zur Entstehung der Streulichtphänomene in der Haptik der irisgestützten PMMA-Implantlinsen durch die hinter der Iris gelegenen Prolene-Schlingen

Damit liegt die chromatische Aberration der von uns untersuchten PMMA-Implantlinsen etwa in der gleichen Größenordnung wie die der natürlichen Linse. Eine Kompensation wäre durch die Kombination zweier Kunststoffe mit unterschiedlichen Brechungsindices analog zum Achromaten nicht erforderlich.

Die chromatische Aberration des menschlichen Auges variiert für polychromatisches „weißes Licht". Sie wird physiologisch genutzt, da beim Blick in die Ferne vorwiegend auf die rote Linie, beim Blick in die Nähe vorwiegend auf die blaue Linie eingestellt werden kann.

Die Streulichtphänomene der Prolene-Haptiken untersuchten wir mit einem Mikroblendensystem und linear polarisiertem Licht.

Sowohl bei den Fjodorow-Linsen, Typ 03, als auch bei den irisfixierten Binkhorst-Linsen entdeckten wir einen Lichtleitereffekt des polarisierten Lichtes an den Eintrittsflächen und im Verlauf der bogenförmigen Haptik.

Linear polarisiertes Licht wird an den Grenzflächen eingekoppelt und im Schlaufenbereich depolarisiert. Es entsteht eine zusätzliche Streulichtquelle hinter der Iris. Deckt man die lichteinkoppelnden Haptik-Grenzflächen in der Optik schwarz ab, so gelangt hier kein Streulicht mehr über die Haptikschlaufen hinter die Iris.

Das Schema erläutert die Lichteinkopplung, den Lichtleitereffekt sowie die zwei Möglichkeiten des Lichteinfalles in das Augeninnere bei irisgeschützten Implantlinsen:

a) direkter Lichteinfall durch die PMMA-Optik bei relativ weiter, fixierter vier- oder sechseckiger Pupillenöffnung,

b) Einfall des Streulichtes über die hinter der Iris gelegenen Haptikschlaufen.

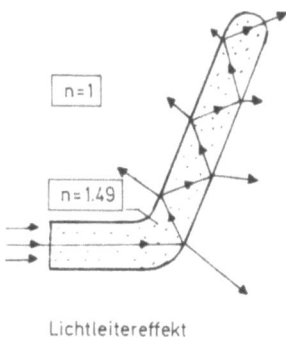

Abb. 10. Detaildarstellung zur Lichteinkopplung, Lichtleitereffekt, Streulichtphänomene hinter der Iris bei Vorderkammerlinsen

Bei Hinterkammerlinsen sind die Streulichtphänomene geringer, sie entstehen nur an den Grenzflächen der Optik und an den Zentrieröffnungen, wenn diese beim Pupillenspiel in der Pupillarregion sichtbar werden. Jedoch müssen wir bei allen PMMA-Optiken beachten, daß eine erhöhte Lichttransparenz von etwa 30% und eine wesentlich veränderte spektrale Transmission des Lichtes durch die PMMA-Implantlinsen bestehen.

Ergebnisse

1. Bei allen Implantlinsen mit einer PMMA-Optik kann man eine sphärische und chromatische Aberration ermitteln. Bei Einhaltung der Qualitätsparameter der Minioptik wurden aber bisher keine praxisrelevanten Visusbeeinträchtigungen objektiv nachgewiesen trotz der höheren Lichttransparenz von 30% und der veränderten spektralen Transmission.
2. Bei irisgetragenen Implantlinsen gelangt wesentlich mehr Licht in das Augeninnere sowohl über die relativ weite fixierte Pupille als auch durch den Lichtleitereffekt über die hinter die Iris reichende Haptik. Beide Phänomene erklären – bei optimalem Visus unter photopischen Bedingungen – die nachgewiesenen Visusminderungen der gleichen Patienten bei mesopischen Leuchtdichten während der Sofortadaptation und nach definierter Blendung.
3. Jeder Operateur sollte bei der Wahl der Implantlinsen auch die optisch-physikalischen Besonderheiten des Linsentyps aus PMMA, HEMA oder Silikon beachten.
4. Bei der Weiterentwicklung von Material und Design der Implantlinsen müssen wir der Lichttransparenz, der spektralen Transmission, der sphärischen und chromatischen Aberration sowie den Streulichtphänomenen besondere Beachtung schenken.

Subjektiver Helligkeitsbedarf und Blendung bei Intraokularlinsen- und Kontaktlinsenträgern

H.-W. SCHLOTE[1], H. LINDNER[1], K. HÜBNER[1] und K. KOHLMAY[1]

Zusammenfassung. Es wird über vermehrte Blendenempfindlichkeit, Einschränkung des Dämmerungssehens und den subjektiven Helligkeitsbedarf bei Kontaktlinsenträgern und Trägern von Intraokularlinsen (irisgestützte Vorderkammerlinsen und sulcusgestützte Hinterkammerlinsen) berichtet. Intraokularlinsenträger und Kontaktlinsenträger erreichen bei Sofortadaptation und Blendempfindlichkeit der Kontaktlinsenträger war am höchsten.

Summary. Here is a report about on higher-than-normal sensitivity to disability glare, restricted scotopic vision and subjective lighting needs in subjects wearing contact lenses and intraocular lenses, more specifically with iris-supported anterior chamber lenses and with sulcusfixed posterior chamber lenses. Subjects wearing intraocular lenses and those wearing contact lenses do not usually reach the age related standard value on immediate adaptation and sensitivity to glare. The sensitivity to glare ob subjects wearing contact lenses was the highest.

In letzter Zeit mehren sich Mitteilungen über vermehrte Blendungsempfindlichkeit und Einschränkungen des Dämmerungssehens bei Kunstlinsenträgern [1, 2, 3, 4, 5]. Dabei wurden in der Mehrzahl der Fälle erhebliche Funktionsverluste festgestellt, die in einzelnen Ländern, u. a. in der DDR, zum Entzug der Fahrerlaubnis selbst bei gutem Visus Anlaß sein können [6, 7, 8].

Angaben zum *subjektiven Lichtbedarf* fehlen bisher vollends. In einer ersten Untersuchung prüften wir insgesamt 75 IOL-Träger – davon 44 mit irisgetragenen Vorderkammerlinsen und 31 mit sulkusfixierten Hinterkammerlinsen – im Vergleich zu einer Normalgruppe von 50 Personen (Tabelle 1). Wir haben zunächst die gewünschte optimale Beleuchtungsstärke zur Lösung relativ leichter Nahaufgaben – Lesen der Nahsehprobentafeln Nieden IX – ermittelt. Alle Patienten und Probanden hatten einen wesentlich besseren Nahvisus, als er hier gefordert wurde (Abb. 1).

Erstaunlicherweise wählten die Patienten mit Iriscliplinsen die höchste Beleuchtungsstärke, obschon sie durch die fixierte Pupillenweite eher geblendet sein müßten. Der Unterschied zu den Patienten mit Hinterkammerlinsen ist sogar signifikant. Ursache könnte die fehlende Naheinstellungsreaktion der Pupille oder die unphysiologisch größere Ausblendung der Retina sein, die zu einem höheren Lichtbedarf führt.

Es wurde in einem weiteren Versuch die obere Komfortgrenze für „weiße" und „warme" Lichtfarben bestimmt, d. h. es wurde jene Raumbeleuchtung ermittelt, die nicht mehr als angenehm empfunden wurde (Abb. 2). Die Hinterkammerlin-

---

[1] Klinik für Augenheilkunde, Medizinische Akademie Magdeburg, DDR-3090 Magdeburg.

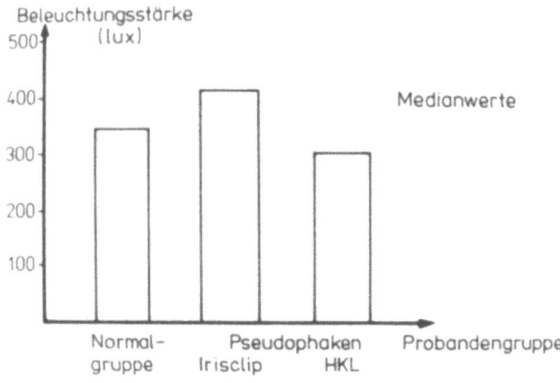

Abb. 1. Optimale Beleuchtungsstärke bei relativ leichten Nahsehaufgaben (Lesen von Nd. IX)

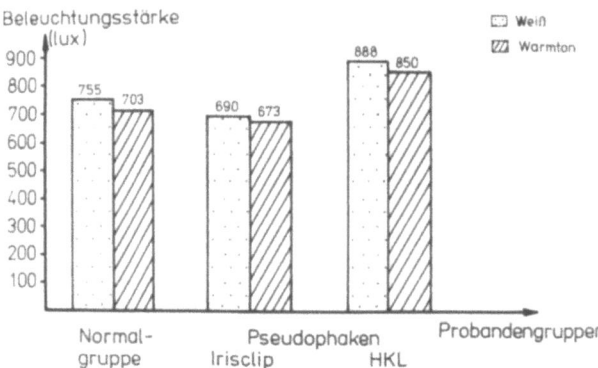

Abb. 2. Obere Komfortgrenze der Beleuchtungsstärke für „weiße" und „Warmton"-Lichtfarben (Medianwerte)

senträger hatten eine signifikant höhere Komfortgrenze als die Vorderkammerlinsenträger, was sicherlich auf die normale Pupillenreaktion zurückgeführt werden kann.

Läßt man unsere Probandengruppen ein Schwarzweiß-Fernsehbild konstanter Bildhelligkeit betrachten, so verlangen die Patienten mit HKL ein höheres Be-

Tabelle 1. Probandengruppen zur Untersuchung optimaler Beleuchtung bei Naharbeit (Nd. IX), der Behaglichkeitsbeleuchtung und optimaler Zusatzbeleuchtung am Fernsehlesegerät

Versuchsgruppe	Probanden n	Geschlecht		Durchschnittl. Alter in Jahren
		♂	♀	
Normalpersonen	50	23	27	47 (24–81)
Pseudophake mit Iriscliplinse	44	31	13	69 (52–81)
Pseudophake mit Hinterkammerlinse	31	17	14	63 (31–82)

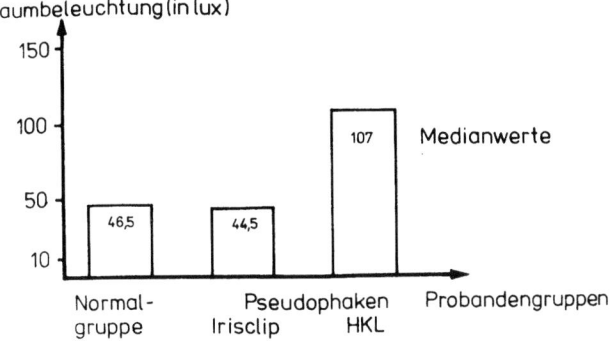

Abb. 3. Optimale Raumbeleuchtungsstärke zum Lesen am Fernsehlesegerät bei konstanter Bildschirmhelligkeit

leuchtungsniveau als die VKL-Träger und unsere Normalgruppe (Abb. 3). Diesen Befund können wir bis jetzt nicht interpretieren.

Die Blendung spielt für aphake und pseudophake Patienten eine große Rolle, verlieren sie doch ihr natürliches „Filter", die eigene menschliche Linse [9].

Weitere Probleme, wie Streuung an den Haptikfußpunkten, Störung der Pupillomotorik, Nachstar usw. können postoperativ hinzukommen [2].

Wir untersuchten 171 Patienten in folgenden Gruppen, die in Tabelle 2 dargestellt sind.

Als Untersuchungsmethoden kamen das Registriernyktometer des VEB Carl Zeiss Jena und der Blendungswinkel nach Lindner und Knoche [10] zur Anwendung.

Die Sofortadaptation war bei allen operierten, unterschiedlich korrigierten Patienten weit unterhalb der Normgrenze für 50- bis 60jährige Personen (Abb. 4). Ebenso war die Blendungsempfindlichkeit bei allen operierten Patienten größer, als es dem altersbezogenen Normalwert entspricht (Abb. 5). Alle Patienten hatten dabei einen guten Tagesvisus. Die gefundenen Werte verlangen in der DDR in der Regel den Entzug des Führerscheins. In einzelnen Fällen ist durch eine Entscheidung des Med. Dienstes des Verkehrswesens eine beschränkte Fahrerlaubnis möglich.

Das Blendungsgesichtsfeld oder der Blendungswinkel nach Lindner und Knoche wurden an der Halbkugel des Kugelperimeters erhoben. Zentral ist eine Blendquelle

Tabelle 2. Probandengruppen für die Untersuchung am Registriernyktometer und Blendgesichtsfeld

	n	Durchschnittl. Alter
Normalgruppe	30	52
Pseudophake mit Iriscliplinse	53	62
Pseudophake mit Hinterkammerlinsen	44	64
Kontaktlinsenträger	44	57

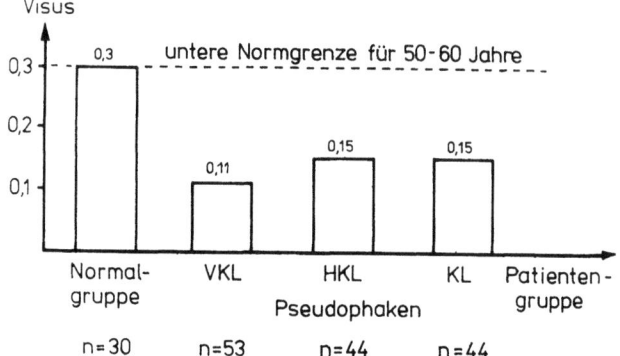

Abb. 4. Sofortadaptation von Kunstlinsenträgern und Kontaktlinsenträgern am Registriernyktometer

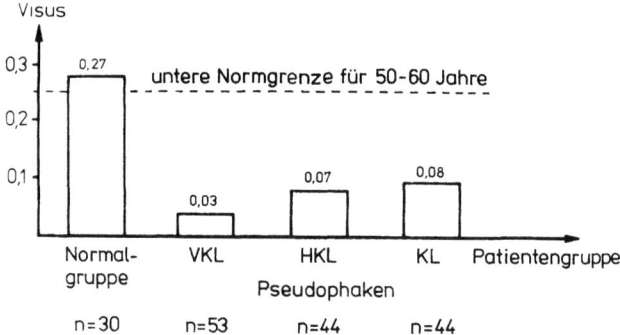

Abb. 5. Blendungsempfindlichkeit von Kunstlinsenträgern und Kontaktlinsenträgern am Registriernyktometer (Blendstufe 8)

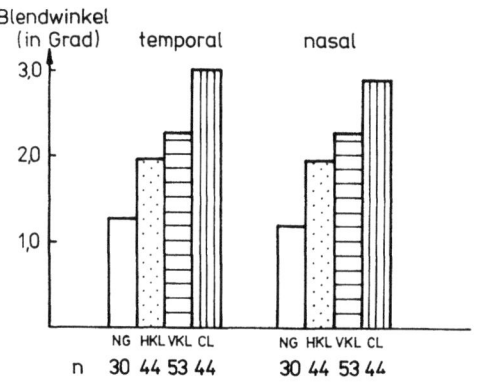

Abb. 6. Blendwinkel für zwei Gesichtsfeldbereiche von Kunstlinsenträgern und Kontaktlinsenträgern

angeordnet, die in ihrer Helligkeit etwa einem entgegenkommenden Fahrzeugscheinwerfer entspricht. Ein Testobjekt, das fixiert wird, wird von der Peripherie zum zentralen Blendungsgebiet genähert, bis es in ihm verschwindet. Bei jungen Menschen lassen sich auf diese Weise „Blendgesichtsfelder" um etwa 2°, bei älteren oder bei Katarakt-Patienten um 5° erheben. Bei unseren Untersuchungsgruppen konnten wir deutliche Differenzen der operierten Patienten von der Normalgruppe ermitteln (Abb. 6). Die größten Blendwinkel, d. h. das größte Ausmaß an Blendung, fanden wir bei Trägern von harten und weichen Kontaktlinsen. Aber auch die Patienten mit Intraokularlinsen weisen ein größeres Blendgesichtsfeld auf als unsere Normalgruppe.

Zusammenfassend kann gefolgert werden:
1. Intraokularlinsen- und Kontaktlinsenträger erreichen am Nyktometer in der Regel nicht den altersbezogenen Normalwert.
2. Das Blendgesichtsfeld als Maß der Blendung ist bei Kontaktlinsenträgern am größten.

Literatur

1. Zrenner E, Lund OE (1984) Die erhöhte Strahlungsbelastung der Netzhaut nach Implantation intraokularer Linsen und ihre Behebung durch farblose Filtergläser. Klin Monatsbl Augenheilkd 184: 193–196
2. Aust W (1986) Streulicht bei implantierten Kunstlinsen im Modellversuch. Klin Monatsbl Augenheilkd 188: 69–71
3. Aust W, Stärk M (1985) Dämmerungssehvermögen und Blendungsempfindlichkeit nach Implantation von Vorderkammer- und Hinterkammerlinsen. Fortschr Ophthalmol 82: 179–180
4. Lachmayr B, Pateras N (1987) Dämmerungssehvermögen und Blendempfindlichkeit bei Pseudophaken. Fortschr Ophthalmol 84: 173–179
5. Behrendt S, Trier HG, Altenöhr A, Hildenbrand G (1988) Der Einfluß von Hinterkammerlinsen oder YAG-Linsen-Kapsulotomie auf Blendempfindlichkeit und Dämmerungssehen im Vergleich zu phaken Kontrollgruppen. Klin Monatsbl Augenheilkd 193: 249–256
6. Sachsenweger M, Sachsenweger U (1986) Untersuchungen der Blendungsempfindlichkeit von Patienten mit intraokularen Linsen. Folia Ophthalmol 11: 125
7. Sachsenweger M, Pittasch K (1988) Untersuchungen über die Blendempfindlichkeit von Patienten mit Hinterkammerlinsen. Folia Ophthalmol 13: 195–197
8. Broschmann D (1988) Zur Berufstauglichkeit und gutachterliche Beurteilung von Trägern intraokularer Kunstlinsen. Folia Ophthalmol 13: 275–278
9. Schrödel C, Schweitzer D, Jütte A (1984) Erhöhte retinal Lichtbelastung durch Intraokularlinsen und Kontaktlinsen bei aphaken Augen. Folia Ophthalmol 9: 371–373
10. Lindner H, Knoche H (1980) Zur Blendempfindlichkeit im nächtlichen Straßenverkehr. Verkehrsmed und ihre Grenzgeb 27: 15–24

Sekundäre Kunstlinsenimplantationen bei langzeitig bestehender einseitiger Aphakie

D. von Domarus[1] und E. Schulz[1]

Zusammenfassung. Es wird über insgesamt 4 Patienten berichtet, bei denen durch ein Trauma eine einseitige Aphakie vorlag und bei denen nach einem langen Intervall von 1 × 3 Jahren und 3 × 10 – 17 Jahren sekundär eine Kunstlinse implantiert wurde. Dem Patienten wurde praeoperativ wegen der Gefahr der Doppelbilder von der Operation abgeraten, die Operation aber dennoch auf dringlichen Wunsch der Patienten durchgeführt. Postoperativ erzielten 3 Patienten ein binokulares Einfachsehen, bei einem Patienten allerdings erst nach einer Strabismus-Operation. Ein vierter Patient erzielte keine Binokularfunktion wegen einer praeoperative nicht bekannten Makulaveränderung.

Summary. A report on 4 patients with unilateral traumatic aphacia. After a long time interval a secondary intraocular lens was implanted (1 patient after 3 years, 3 patients after 10 – 17 years). In two patients there was a Binkhorst-4-loop lens, in one patient a Choyce-lens and one patient with a Surefitlens. The patient was not recommended because of the risk of diplopia. After operation three patients received a good binocular function, one patient did not received binocular function because of macula disease.

Sekundäre Kunstlinsenimplantationen werden in unserer Klinik nur außerordentlich selten durchgeführt, wenngleich sie zweifellos in Einzelfällen eine sinnvolle Operationsmethode darstellen.

Der Grund für unsere zurückhaltende Einstellung liegt u. a. darin, daß es sich um meist traumatisch vorgeschädigte Augen handelt. Die möglichen Risiken einer sekundären Implantation betreffen insbesondere Probleme der Hornhautendothelschädigung, des Sekundärglaukoms, der chronischen Irisirritation oder der Glaskörper- bzw. Retinaschädigung.

Nachfolgend soll ein besonderer Aspekt der Sekundärimplantation betrachtet werden, nämlich der der Binokularfunktion nach einer langzeitig bestehenden einseitigen Aphakie. Daß es nach derartiger einseitiger Aphakie insbesondere bei mangelhafter optischer Rehabilitation zu sekundären Divergenzen mit Fusions- und Suppressionsstörungen kommen kann, ist seit langem bekannt (Nesser und Thaller-Antlanger, 1982). Besonders betroffen sind naturgemäß Patienten, die im späteren Kindesalter einseitig aphak wurden, da in diesem Alter die optische Rehabilitation häufiger Probleme bereitet als im Erwachsenenalter. Daß nach langer Unterbrechung der Beidäugigkeit trotz optischer Rehabilitation eine Binokularfunktion nicht mehr aufgebaut werden kann, darauf wurde von Schulz und Haase (1982) hingewiesen. Binokulare Störungen im Sinne von Doppelbildern u. a. sind die Folge.

---

[1] Augenklinik des AK Bornbeck, Rübenkamp 148, D-2000 Hamburg 60.

Sekundäre Kunstlinsenimplantation bei langzeitig bestehender einseitiger Aphakie

Tabelle 1. Sekundäre Kunstlinsenimplantation bei langzeitig bestehender einseitiger Aphakie

Patient	Alter bei Trauma	Ursache der Aphakie	Visus praeoperativ	Art der IOL	Visus postoperativ
P. F.	13	Dornenzweig	1,0	Binkhorst-4-Schlingen	1,0
N. M.	11	Pfeilspitze	1/50	Binkhorst-4-Schlingen	1/35
H. A.	22	perf. Splitterverletzung	0,8	VK-Linse Choyce	0,8 – 1,0
H. K.	20	Glassplitter	0,6 – 0,8	VK-Linse Surefit	1,0

Tabelle 2. Sekundäre Kunstlinsenimplantation bei langzeitig bestehender einseitiger Aphakie

Patient	Intervall traumat. Aphakie – IOL	Zwischenzeitl. Binokularversuch	Praeop. (OP) Binokularfunktion	Postop. (OP) Binokularfunktion
P. F.	17 Jahre	2 × Schiel-OP + KL	periphere Fusion	BES
N. M.	10 Jahre	keiner	nicht sinnvoll (Nachstar)	keine
H. A.	3 Jahre	ja	ja	DB, Strab.-OP → Parallelstand BES
H. K.	15 Jahre	1 × Schulung + KL	kurze Fusion	BES

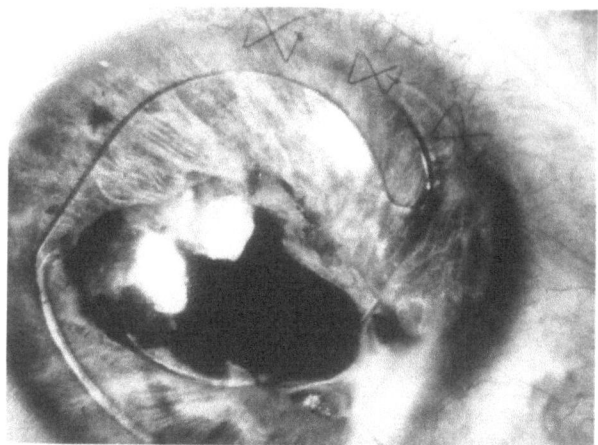

Abb. 1. Pat. H. K.: Trauma (Glassplitterverletzung) im Alter von 20 Jahren. 15 Jahre später Implantation einer Vorderkammerlinse Typ Surefitt und gleichzeitige Nachstarexcision mit dem Klöti-Stripper. Spaltlampenfoto.

Von den insgesamt weniger als zehn sekundären Implantationen der letzten 15 Jahre an unserer Klinik fallen nur vier Patienten in die hier zu besprechende Gruppe (Tabelle 1).

Alle vier Patienten hatten eine perforierende Verletzung erlitten durch Dornenzweig, Pfeilspitze oder bei zwei Patienten durch Glassplitter. Das Alter lag zum Zeitpunkt des Traumas zwischen 11 und 22 Jahren. Vor der späteren Linsenimplantation war der Visus in drei Fällen relativ gut zwischen 0,6 und 1,0, während in einem vierten Fall der Visus nur 1/50 betrug. Daß dieser schlechte Visus vorwiegend retinal durch eine Makulanarbe bedingt war, war vor der Linsenimplantation nicht bekannt.

Bei zwei Patienten wurde in der Mitte der siebziger Jahre die damals von uns favorisierte Binkhorst-4-Schlingen-Linse implantiert, die wir heute wegen der ihr eigenen Nachteile nicht mehr verwenden würden. Beide Patienten haben die Linse bisher reizfrei vertragen, die Hornhaut weist bisher keinen makroskopisch sichtbaren Schaden auf. Bei unserem dritten Patienten wurde 1982 eine Choyce-Linse implantiert; auch diese Linse machte bisher keine intraokularen weiteren Probleme. 1987 implantierten wir die in Abb. 1 dargestellte Linse vom Typ Surefitt bei einem Patienten, dessen Nachstar gleichzeitig mittels des Klöti-Strippers entfernt werden mußte. Auch diese Linse wurde bisher gut vertragen, der Visus betrug 1,0, die Tension lag im Normbereich.

Allen vier Patienten hatten wir präoperativ von der Linsenimplantation abgeraten, nicht nur wegen der möglichen intraokularen Schädigung der ohnehin z. T. traumatisch erheblich vorgeschädigten Augen, sondern auch wegen der möglicherweise auftretenden Fusions- und Doppelbildprobleme. Tabelle 2 faßt die Binokularproblematik bei unseren vier Patienten zusammen: Bei drei Patienten war das Intervall zwischen dem ursprünglichen Trauma und der Implantation der

Kunstlinse über 10 Jahre, sogar bis zu 17 Jahren. Nur in einem Fall betrug dieses Intervall lediglich drei Jahre. In dem Zeitraum zwischen dem Trauma und der Implantation der Kunstlinse wurde außer bei einem Patienten versucht, eine Binokularfunktion zu erzielen oder aufrechtzuerhalten. Bei dem ersten Patienten wurde zweimal eine Schieloperation wegen sekundären Strabismus divergens durchgeführt und anschließend eine Kontaktlinsenanpassung versucht. Vor der Implantation der Kunstlinse konnte immerhin eine periphere Fusion mittels Phasendifferenzhaploskops dargestellt werden. Nach der Kunstlinsenimplantation lag binokulares Einfachsehen vor (in der Tabelle 2 abgekürzt als BES). Bei dem zweiten Patienten war zwischen Trauma und Kunstlinsenimplantation kein Binokularversuch durchgeführt worden. Es lag auch präoperativ wegen eines Nachstars keine Binokularfunktion vor. Daß auch postoperativ eine solche nicht erzielt werden konnte und der Visus nur bei 1/35 lag, war durch eine retinale Veränderung bedingt. Der dritte Patient, der ebenfalls zwischenzeitlich pleoptisch therapiert worden war, zeigte präoperativ eine Binokularfunktion und postoperativ zwar zunächst Doppelbilder, die aber nach einer Strabismus-Operation zu Parallelstand und binokularem Einfachsehen führten. Der vierte Patient war ebenfalls zwischenzeitlich pleoptisch behandelt und mit Kontaktlinsen versorgt worden. Allerdings kam auch er wie die drei anderen mit den Kontaktlinsen nicht auf Dauer zurecht. Trotz eines Strabismus divergens bestand bei diesem Patienten präoperativ jeweils für kurze Zeit eine Fusion und postoperativ binokulares Einfachsehen. Dennoch benötigte der Patient zur Erzielung einer dauerhaften Binokularfunktion eine Zeit von rund zwei Monaten. Erst danach gelang es dem Patienten, seine Sportfluglizenz wieder zu erhalten, was sicherlich für ihn als deutliches Motiv angesehen werden muß.

Obgleich die hier dargestellte Gruppe mit nur vier Patienten sehr klein ist, glauben wir doch, daß es in Sonderfällen möglich ist, auch nach langem Intervall eine Intraokularlinse zu implantieren und dabei ein befriedigendes Ergebnis zu erzielen. Immerhin hatten drei von unseren vier Patienten postoperativ ein binokulares Einfachsehen, wenn auch einmal erst nach zusätzlicher Strabismus-Operation. Dennoch würden wir nach wie vor empfehlen, den Patienten nicht kritiklos zur Sekundärimplantation zu raten. Immerhin berichten Pratt-Johnson und Tillson (1989) über 24 Patienten, die nach länger bestehender einseitiger traumatischer Katarakt bzw. Aphakie keine Binokularfunktion mehr erzielen konnten und unter Doppelbildern litten. Wir halten es deshalb für unbedingt erforderlich und unabdingbar, präoperativ eine orthoptisch-pleoptische Untersuchung durchzuführen. Günstig scheint es zu sein, wenn bereits vor Implantation der Kunstlinse eine Fusion nachweisbar ist, auch wenn dies evtl. nur kurzzeitig der Fall sein sollte. Anderenfalls kann die Gefahr postoperativer Doppelbilder nicht ausgeschlossen werden. Voraussetzung für ein gutes und beschwerdefreies Binokularsehen ist auch eine möglichst geringe intraokulare Bildqualitätsdifferenz, d. h. das Fehlen von selbst kleineren Bildgrößenunterschieden, Verzerrungen oder monokularen Doppelbildern.

Literatur

Nesser U, Thaller-Antlanger H (1982) Die Kontaktlinsenkorrektur der posttraumatischen einseitigen Aphakie. Visuelle und orthoptische Spätergebnisse. Klin Monatsbl Augenheilkd 181: 346

Schulz E, Haase W (1982) Long term visual results on bilateral congenital cataracts. Letter to the Editor. Am J Ophthalmol 94: 691

Pratt-Johnson JA, Tillson G (1989) Intractable diplopia after vision restoration in unilateral cataract. Am J Ophthalmol 107: 23–26

Pathohistologie der IOL-Implantation und experimentelle Studien

Histopathologische Aspekte der Kataraktchirurgie

G. O. H. NAUMANN[1] und G. K. LANG[1]

Weder die manifeste Katarakt- noch eine Linsen(sub)luxation mit Zonuladefekt (mit Ausnahme der Linsensubluxation bei Amotio chorioideae) lassen sich medikamentös behandeln. Wir müssen uns daher auf absehbare Zeit weiter um eine optimale Chirurgie bemühen. Die *ideale* Katarakt-Linsenchirurgie *zielt* auf 1. eine bleibende Beseitigung des optischen Hindernisses mit 2. Aphakieausgleich, und zwar unter Erhaltung bzw. Wiederherstellung der *Akkommodation*, und dies 3. bei vollständiger Schonung aller anderen intraokularen Strukturen.

Dieses heute noch utopische Ziel zeigt, daß uns noch viel Raum für Verbesserungen aller Varianten der extra- und intrakapsulären Kataraktchirurgie bleibt.

Technische Entwicklungen sind dazu ebenso nötig wie ein genaues Verständnis der biologischen Verhaltensweise der tangierten − ohne Berührung der Strukturen geht es bis auf weiteres wohl nicht − intraokulären Gewebe (Lang et al., 1989).

Unsere Aufgabe ist es, einige histologische und cytologische Gesichtspunkte zu skizzieren bzw. zu rekapitulieren, die für die operative Therapie der Katarakt- bzw. Linsensubluxation von Bedeutung sind.

Aus dem breiten Spektrum beschränken wir uns auf einige Teilaspekte in Stichworten, die Arbeitsgruppen an unserer Augenklinik mit Poliklinik der Universität Erlangen-Nürnberg besonders interessieren.

I. Wahl des operativen Zugangs zur Linse bzw. Katarakt

1. Prinzipiell sind ein kornealer, korneoskleraler oder Pars-plana-Zugang möglich: Der bevorzugte Weg in der Standardsituation geht über den korneoskleralen Limbus oben (siehe Naumann und Gloor, 1980; Naumann und Sautter, 1988).

2. *Vorhersehbare Komplikationen* wie eine *intraoperative Blutung* durch abnorm verlaufende Gefäße (kongenital zilioepisklerale Gefäße, erworbene Neovaskularisationen, insbesondere Rubeosis iridis etc.) lassen sich oft durch genaue präoperative Untersuchung erkennen: *Eine Gonioskopie ist vor jeder Kataraktextraktion unerläßlich!* Liegen gonioskopisch sichtbar atypische Gefäße oder eine haemorrhagische Diathese vor, bevorzugten wir einen kornealen Zugang.

3. Vor- und Nachteile eines Zugangs durch die *Bowmansche Membran* bzw. peripher dazu sind gegeneinander abzuwägen: Dies bedeutet auch eine Wahl zwischen

---

[1] Augenklinik und Poliklinik der Universität Erlangen-Nürnberg, Schwabachanlage 6, D-8520 Erlangen.

einer *avaskulären* und einer *vaskulären* Wundheilung (siehe Naumann und Glorr, 1980; Naumann und Sautter, 1988). Der postoperative Astigmatismus unmittelbar nach dem Eingriff ist bei einem kornealen Weg höher. Bei vorbestehenden funktionierenden Filterkissen bevorzugen wir aber einen kornealen Zugang.
Störungen der Wundheilung bei Diabetes mellitus und Werner-Syndrom (Jonas und Mitarb., 1988) sind zu berücksichtigen.
4. *Bezug zur Glaskörperbasis* ist bei jeder Linsenchirurgie zu bedenken: Er ist für den operativen Zugang über die Pars plana von besonderer Bedeutung. *Jede* andere Manipulation an der Linsenkapsel wirkt sich aber auch an der Glaskörperbasis aus.
5. *Spezielle* Situationen für die Wahl des operativen Zugangs:
a) Buphthalmus: Korneoskleralgewebe extrem und variabel verdünnt und mechanisch instabil, daher vorzugsweise kornealer Zugang.
b) Skleritis und chronische Uveitis: Entzündliche Infiltration konzentriert sich oft im Bereich der Sklera bzw. des episkleralen Gewebes, während die Kornea verschont bleibt.
c) Tränenfilminsuffizienzen: Sicca-Syndrome und Muccusmangel-Syndrome: Bevorzugung eines korneoskleralen Zugangs, um eine vaskuläre Wundheilung zu ermöglichen. Notfalls vorangehende freie autologe Nasenschleimhautplastik (Naumann und Lang, 1989).

II. Chirurgische Anatomie der Linse

Folgende Gesichtspunkte erscheinen uns von Belang:
1. Präoperative Erkennung von *Zonuladefekten* bei:
a) *Spontane* Subluxation bei Allgemeinerkrankungen, Stoffwechselstörungen bzw. einer idiopathischen, progressiven Linsensubluxation.
b) *Traumatische* Subluxationen (Hinweise darauf liefern Kontusionsdeformität des Kammerwinkels, Kontusionsrosette der Linse, Aderhautrupturen oder Siegerist-Hutchinson-Neubauer-Syndrom; siehe Lang et al., 1984).
c) *Pseudoexfoliationssyndrome:* Die Veränderung ist nicht nur in der Glaukom-Diagnostik und Therapie von Bedeutung. Sie stellt für die Linsenchirurgie keine harmlose Variante, sondern eine potientiell katastrophale Komplikationsgefahr dar. Frühzeichen sind auffallende oder asymmetrische Trabekelpigmentierung, Irisatrophie, mangelnde Mydriasis, neben dem auffallenden Pseudoexfoliationsmaterial auf der Linsenvorderfläche (siehe Henke et al. 1987, Hiller et al. 1982 Naumann et al., 1982, 1988, 1989).
d) Echte Feuerlamelle bei Glasbläsern (Abb. 1).
2. *Linsenkapsel:*
Als intakte Barriere von offensichtlich nicht zu überschätzender Bedeutung. Spezielle Aufmerksamkeit erfordern:
a) Hypermature Katarakt: Die Linsenkapsel ist verdünnt und epithelzellfrei.
b) *Vorderer Kapselstar durch fibröse Pseudometaplasie:* Bei der vorderen Kapsulektomie muß er am besten peripher umgangen werden, sonst ist er nicht mit dem Messer, sondern nur mit der Schere zu durchtrennen.

Histopathologische Aspekte der Kataraktchirurgie

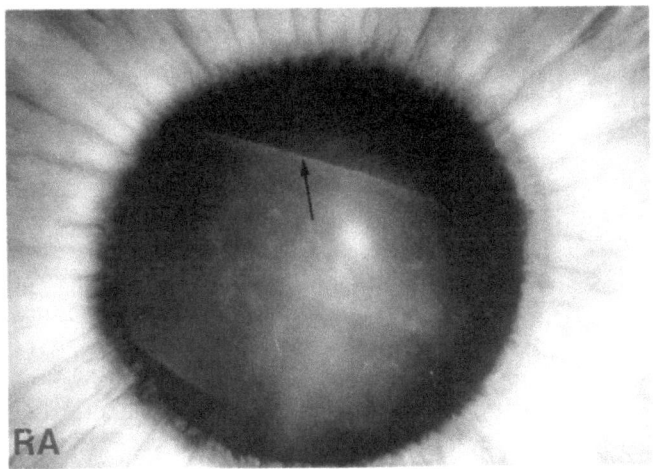

Abb. 1. RA: Glasbläser- oder Feuerstar bei einem 77jährigen Patienten, der mit 15 Jahren eine Lehre als Glasbläser begann und den Beruf 40 Jahre ausübte. Eine Schutzbrille hatte der Patient am Hochofen als Behinderung empfunden und nur „gelegentlich" getragen. Visus RA: ca. 0,4; Augeninnendruck im Normbereich; Feuerlamelle der Vorderkapsel (Pfeil) sowie beginnende Cat. corticalis posterior bei Subluxatio lentis. LA: Vor zwei Jahren extrakapsuläre Kataraktextraktion mit Kapseldefekt, Glaskörpervorfall und Vorderkammerlinsen-Implantation. Jetzt: 2-Quadranten-Ablatio-Retinae

3. *Quantitative Untersuchung des menschlichen Linsenepithels* in Flachpräparaten der vorderen Linsenkapsel. An unserer Klinik haben mehrere Arbeitsgruppen Beobachtungen gemacht, die von klinischer Bedeutung sein dürften.
a) Kataraktlinsen (Konofsky und Mitarb., 1987): Signifikante Verminderung der Zellzahl jenseits des 50. Lebensjahres, signifikante Verminderung der Linsenepithelzahl mit zunehmender Linsenrindenbeteiligung. Geschlechtsunterschiede: Alpha-6-Chromatin 54% bei Frauen, 8% bei Männern.
b) Linsenepithel in Flachpräparaten der menschlichen Linsenvorderkapsel in Spenderaugen: In allen Präparaten höhere absolute Zellzahlen, ca. 10% höhere Zellzahlen von Frauen (siehe Guggenmoos-Holzmann und Mitarb., 1989).
c) Schlußfolgerung: Falls die Cataracta secundaria von der Linsenepithelzelldichte abhängig ist, wäre mit einer ca. 10% höheren Secundariarate bei Frauen zu rechnen.
4. *Individuelle Morphometrie der Linse:* Das Gewicht menschlicher Linsen von Männern ist signifikant höher als das der Frauen. Das gleiche gilt für die absoluten Dimensionen der äquatorialen Linsendurchmesser. Weder die Geschlechtsunterschiede noch die individuellen Unterschiede im Linsenkapseldurchmesser werden in der Praxis unserer heutigen Kataraktchirurgie berücksichtigt. Wir alle verwenden ausschließlich standardisierte Linsentypen mit einem Durchmesser von 12,5–14 mm *ohne Rücksicht auf individuelle Maße.* Letzteres erschiene aber im Hinblick auf einen besseren anatomischen Sitz wünschenswert!

III. Chirurgische Anatomie der Iris

Bei jeder Variante der Kataraktchirurgie tangieren wir unvermeidbar Irisgewebe. Dabei erscheinen folgende Details von Bedeutung.

1. *Hintere Synechien:* Infolge der Iriskontraktion entwickelt sich im betroffenen subkapsulären Linsenepithel eine fibröse Pseudometaplasie, die besondere chirurgische Maßnahmen erforderlich macht.
2. *Eingeschränkte Mydriasis* erfordert stets besondere Aufmerksamkeit des Kataraktchirurgen:
a) *Sphinkterfibrose* ist zu erwarten sowohl bei 1. lang dauernder Miotikatherapie bei Glaukom-Patienten; 2. bei chronischer vorderer Uveitis mit hinteren Synechien und, stets zu bedenken, 3. beim Pseudoexfoliationssyndrom.
b) Eine *Dilatator-Hypoplasie* ist zu berücksichtigen beim Marfan-Syndrom, bei der Rötelnophthalmopathie und bei einer Herpes-Virus-Kerato-Uveitis (Herpes simplex oder Zoster): siehe Naumann, G. O. H., Pathologie des Auges, Kapitel 4 und 8.
3. *Wundheilung der Iris:* Bei der Standard-Kataraktchirurgie streben wir an, eine mechanische Irritation der Iris zu vermeiden. Bei allen Erkrankungen, die die Iris in Mitleidenschaft ziehen (siehe 1–2), ist aber eine direkte Irritation der Iris unvermeidlich. Es gilt dann abzuwägen zwischen einer Sektor-Iridektomie bzw. einer Iridotomie. Falls eine radiäre Iridotomie gewählt wird, muß man berücksichtigen, daß eine Wundheilung nur erreichbar ist bei richtiger Adaptation durch *mindestens zwei* Nähte (siehe Demeler et al., 1979). Allerdings läßt sich damit in der Regel eine Mobilität der Irismuskulatur nicht wiederherstellen: Es resultiert eine irreversible enge Pupille, die die Fundusbeurteilung sehr erschweren kann.

IV. Chirurgische Anatomie des Ziliarkörpers

Unsere Kataraktchirurgie mit Implantation von Kunstlinsen in die Hinterkammer betrifft unmittelbar – nicht nur bei einer Position der Haptik im Sulcus ciliaris, sondern auch bei der intrakapsulären Fixation – mehr oder weniger ausgeprägt den vorderen Ziliarkörper. Insbesondere folgende Aspekte dürften von Bedeutung für den Kataraktchirurgen sein, wenn sie auch der klinischen Beurteilung schwer zugänglich sind.

1. *Gefäßverläufe:* Die genaue vaskuläre Versorgung des Ziliarkörpers ist im Einzelfall präoperativ nicht zu erkennen. Es lassen sich allenfalls zilioepisklerale Gefäße bei der *Gonioskopie* erkennen. Sie sind zu erwarten, wenn *großkalibrige Gefäße unmittelbar am Limbus austreten.*
2. *Relation Ziliarzotten – Linsenäquator:* Die Haptik der heute gebräuchlichen Hinterkammerlinse liegt bei einer Plazierung in den Kapselsack in unmittelbarer Nachbarschaft zu den Spitzen der Ziliarzotten. Dies dürfte ein Faktor für deren mechanische Irritation und in manchen Fällen für die verzögerte fibrinoide Reaktion nach der endokapsulären Kataraktextraktion mit endokapsulärer Fixation der Hinterkammerlinse sein.
3. *Dimensionen:* Veränderungen mit dem Alter des Ziliarkörpers sind exakt quantifiziert untersucht (Schlötzer-Schrehardt und Mitarb., 1989). Sonstige individuelle Variationen, abhängig von Bulbuslänge, Refraktion etc., bedürfen aber noch der

genaueren Aufklärung, um die Kataraktchirurgie wirklich der chirurgischen Anatomie der Kataraktextraktion jedes einzelnen Patienten anzupassen (Neumann, 1987)

Die Kataraktchirurgie der letzten 20 Jahre ist durch eine vorher unvorstellbare Entwicklung technischer Möglichkeiten gekennzeichnet. Blodi hat mit Recht festgestellt, daß sich die ophthalmologische Chirurgie „im Auge eines chirurgischen Sturms" befindet (Blodi, 1978). Entscheidend für unsere Patienten ist aber, wie die technischen Möglichkeiten von den okulären Geweben unserer Patienten akzeptiert werden.

Wir möchten dafür plädieren, daß wir uns weiter intensiv sowohl um eine Histologie und Zytologie der beteiligten Strukturen im Labor wie auch um deren „Biomikroskopie" und „Biozytologie" bemühen.

Literatur

Blodi F (1978) A surgical storm. Arch Ophthalmol 96: 427
Demeler U, Hinzpeter EN, Bujarak (1979). Die Einflüsse von Kortikosteroiden auf die Iriswundheilung beim Kaninchen. In: Naumann GOH, Gloor B (Hrsg). Wundheilung des Auges und ihre Komplikationen. Springer, Berlin, Heidelberg, New York, S 325 – 330
Guggenmoos-Holzmann I, Engel B, Henke V, Naumann GOH (1989) Cell density of human lens epithelium in women higher than in men. Invest Ophthalmol 3: 330–332
Henke V, Naumann GOH (1987) Zur Häufigkeit des Pseudo-Exfoliations-Syndroms in enukleierten Augen. Klin Mbl Augenhk 190: 173–175
Hiller R, Sperduto R, Krueger DE (1982) Pseudoexfoliation, intraocular pressure, and senile lens changes in a population-based-survey. Arch Ophthalmol 100: 1080–1082
Jonas J, Ruprecht KW, Schmith-Valkenberg P, Brambring B, Platt D, Gebhart E, Schachtschnabel DO, Haumann GOH (1988) Opthalmic surgical complications in Werner Syndrome. Opthalmic Surg 18: 760–764
Konofsky K, Naumann GOH, Guggenmoos-Holzmann I (1987) Cell density and sex chromatin in lens epithelium of human cataracts. Ophthalmology 94: 875–880
Lang GK, Schröder E, Koch JW, Yanoff M, Naumann GOH (1989) Excimer laser keratoplasty: II. Elliptical keratoplasty Ophthalmic Surg 20: 342–346. Kodi JW
Lang GK, Schröder E, Yanoff M, Naumann GOH (1989) Excimer laser keratoplasty: I. Basic concepts. Ophthalmic Surg 20: 262–267
Lang GK, Lang GE, Ruprecht KW (1984) Postkontusionelle ischämische Aderhautinfarkte (Hutchinson-Siegrist-Neubauer). Fortsch Ophthalmol 81: 75–79
Naumann GOH (1980) Intraokulare Entzündungen; Uvea und Linse. In: Naumann GOH et al (1980) Pathologie des Auges. Springer, Berlin, Heidelberg, New York, S 408–500
Naumann GOH, Gloor B (1980) Wundheilung des Auges und ihre Komplikationen. Bergmann Verlag, München
Naumann GOH (1982) Ultraschall-Operationen in der Augenheilkunde. Münch Med Wochenschr 124: 17–18
Naumann G (1987) Surgery of the ciliary body. In: Heilmann K, Paton D (eds) Atlas of Ophthalmic Surg, Vol 3. Thieme, Stuttgart
Naumann GOH und die „Erlanger Augenblätter Group" (1988) Exfoliation syndrome as a risk factor for vitreous loss in extracapsular cataract surgery. Acta Ophthalmol 66 (Suppl) 184: 129–131
Naumann GOH, Sautter H (1988) Chirurgie der Kornea. In: Mackensen G, Neubauer H (Hrsg) Ophthalmologische Operationslehre, Bd 1. Springer, Berlin Heidelberg New York Tokyo
Naumann Gott, Lang GK (1989) Autologuous Nasal Mucosa Transplantation in Bilateral Conjunctival Mucous Deficiency Syndrome; Abstract: Ophthalmol 96: 106
Schlötzer-Schrehardt U, Naumann GOH, Wirtz PM (1989) Morphometric Analysis of Age-Related Changes in Humen Cilary-Body. Abstract: Suppl Invest Ophthalmol Vis Sci 30: 232

Quantifizierung der Schrumpfungskräfte des Kapselsacks — Eine experimentelle Studie

J. Draeger[1], R. Guthoff[1], F. Abramo[1], G. K. Lang[2] und W. Neumann[3]

Zusammenfassung. Mit Hilfe eines elektronischen Dynamometers werden die zur Verformung von Linsenhaptiken erforderlichen Kräfte mit hoher Präzision bestimmt.

Anschließend werden in einer tierexperimentellen Studie anhand der dort im Kapselsack postoperativ aufgetretenen planimetrisch gemessenen Verformungen Rückschlüsse auf die Schrumpfungskräfte im Gefolge eine Kapselsackfibrose gezogen.

Die dabei gewonnenen Erkenntnisse führen zur Überlegung, daß wahrscheinlich Haptiken, die eine Verklebung zwischen vorderem und hinterem Kapselblatt erlauben, insgesamt weniger zu Spätluxationen bzw. Dezentrierungen von Kunstlinsen führen dürften, als dies etwa bei völlig geschlossenen Modellen der Fall ist.

Summary. *Quantifying the shrinkage forces of the capsular bag — an experimental study.* Electronic dynamometer measurements of elastic resistance forces of haptic loops of an experimental prototype IOL made of pure silicone rubber permitted us to precisely define the relationship of these forces to the degree of deformation of the lens haptics. Silicone rubber exhibits much higher and essentially constant elastic memory in comparison with other currently employed IOL materials. Observation of progressive deformations of the loops of these lenses by forces of capsular shrinkage over time following implantation can be reliably correlated with the causative forces being exerted by the capsule against the lens haptic. In an experimental study designed to measure forces of capsular shrinkage, we implanted the prototype IOLs into the capsular bag of dogs and found after a 5 – 8 months observation period that progressive postoperative capsular bag fibrosis (documented by histopathology) had resulted in net forces against the loops ranging from an outwardly pulling force of 0.002 N to an inwardly compressive force of 0,012 0,23 N. These forces are fully capable of decentering or dislocating IOLs in current clinical use.

We consider the merits of designs of soft IOLs which attempt to allow planned anterior-posterior lens capsular adhesions to occur in order to prevent dislocation. The relevance of the findings of this study to use of presently available soft IOLs and the future possibilities for design improvements are discussed.

Vor mehr als 100 Jahren berichteten Dietrich (1824) und Textor (1842) über Kapselsackdeformierungen und -schrumpfungen nach extrakapsulärer Kataraktextraktion. Dies hat heutzutage im Zusammenhang mit der Implantation kapselsackfixierter Hinterkammerlinsen noch weit größere Bedeutung.

Es geht nun nicht mehr nur um die mit dem Nachstar verbundenen optischen Phänomene, die Verschlechterung der Transmission, vielmehr spielen die mechanischen Wechselwirkungen zwischen der Kunstlinsenhaptik und den Schrump-

---

[1] Universitäts-Augenklinik, Martinistraße 52, D-2000 Hamburg 20.
[2] Augen- und Poliklinik der Universität Erlangen-Nürnberg, Schwabachanlage, D-8520 Erlangen.
[3] Veterinär-medizinische Hochschule Gießen, Frankfurter Straße 108, D-6300 Gießen.

fungskräften des Kapselsacks eine entscheidende Rolle für die Langzeitergebnisse der Implantationschirurgie.

Das Ziel unserer Untersuchung war es also, mit einem mechanisch definierten Modell eine Quantifizierung der Schrumpfungskräfte des Kapselsacks zu erreichen.

Es ist bekannt, daß die Umwandlung von Linsenepithelzellen in Myofibroblasten möglich ist (Green, 1985) und daß die kontraktilen Elemente dieser Zellen wesentlich zur Verformung und Verlagerung des Kapselsackinhalts verantwortlich sind.

Derartige Verformungen der Haptik, über die ausführliche Berichte vorliegen (McDonald et al., 1983, 1984, 1987; Apple, 1985), sind bei Schlingen aus Polypropylen und PMMA irreversibel. Diese Materialien haben nur ein begrenztes Formerinnerungsvermögen, und dies nur für kurze Zeit. Demgegenüber weisen z. B. spezielle Silikonkautschukzubereitungen ein Formerinnerungsvermögen von ca. 85% im Vergleich zu etwa 10% bei voll hydratisiertem Polyhema, 3% bei Polypropylen und nur 1% bei PMMA auf.

Diese Daten legen nahe, daß sich Haptikmaterial aus Silikonkautschuk besonders gut, nach sekundärer Deformation gewissermaßen als implantiertes Meßinstrument für die bei der Verformung auftretenden Kräfte, verwenden läßt (Abb. 1).

Im Rahmen einer tierexperimentellen Studie, die Auskunft über die resultierende Verformung von hoch gereinigtem, heiß vulkanisiertem Silikonkautschuk geben sollte, wurden derartige 3-Schlingen-Linsen aus diesem Material in den Kapselsack von Versuchstieren implantiert (Guthoff et al., 1989).

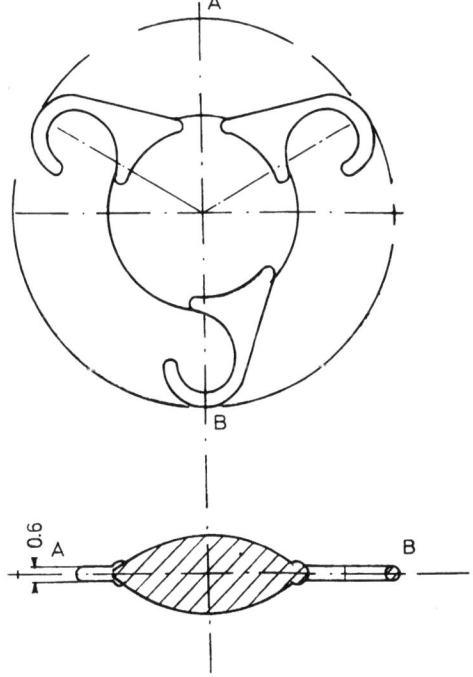

Abb. 1. Linsengeometrie zur Implantation im Hundeauge: Material hoch temperaturvulkanisierter Silikonkautschuk. Durchmesser der Optik 7,0 mm, Brechkraft 32 dpt., Durchmesser der Haptik 13,5 mm

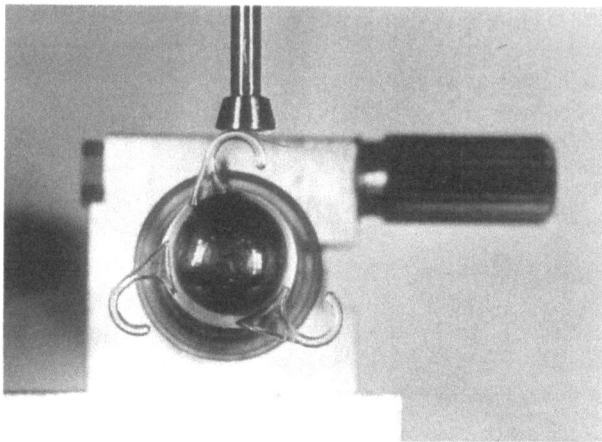

Abb. 2. Silikon-3-Schlingen-Linse während der Messung im Dynamometer

Die einhüllende der äußeren Bügelbegrenzung beträgt 13,5 mm und entspricht den Gegebenheiten des Kapselsackäquators des Hundeauges. Über die dabei beobachteten Gewebsreaktionen bei diesen Experimenten haben wir auf der letzten Tagung dieser Gesellschaft bereits berichtet.

Zur Kalibration dieses „Intrakapsulären Meßinstrumentes" wurde die Rückstellelastizität der Silikonhaptikbügel mit einem elektronischen Dynamometer in vitro bestimmt (Draeger et al., 1989) (Abb. 2).

So läßt sich eine Korrelation zwischen dem Ausmaß der Verformung und der jeweils aufzuwendenden Rückstellkraft erhalten.

Dem Grad der Verformung entspricht jeweils eine definierte Kraft mit einer Genauigkeit von ± 0,0001 N. Die Operationen wurden jeweils in Intubationsnarkose im mikrochirurgischen Operationssaal der Veterinär-chirurgischen Klinik in Gießen vorgenommen. Wir folgten dabei der auch in unserer klinischen Routine bewährten Briefschlitztechnik von Baikoff (1981).

20 dieser Linsen wurden auf diese Weise implantiert. Nach komplikationslosem, postoperativem Verlauf wurden die Bulbi nach jeweils sechs bzw. acht Monaten makrophotographisch und histopathologisch aufgearbeitet.

Ergebnisse

17 dieser 20 implantierten Linsen fanden sich optimal zentriert, nur drei Linsen waren jeweils gering dezentriert. Die Zonulafasern in der Nachbarschaft der Haptikscheitel wiesen keinerlei, etwa durch chirurgische Manipulationen hervorgerufene, Veränderungen auf (Abb. 3).

28 derartige Haptikbügel ließen sich ausreichend gut photodokumentieren, um das Ausmaß der Verformung planimetrisch quantifizieren zu können. Danach kam es zu Verlagerungen bei 24 der 28 gemessenen Bügel um einen Betrag von

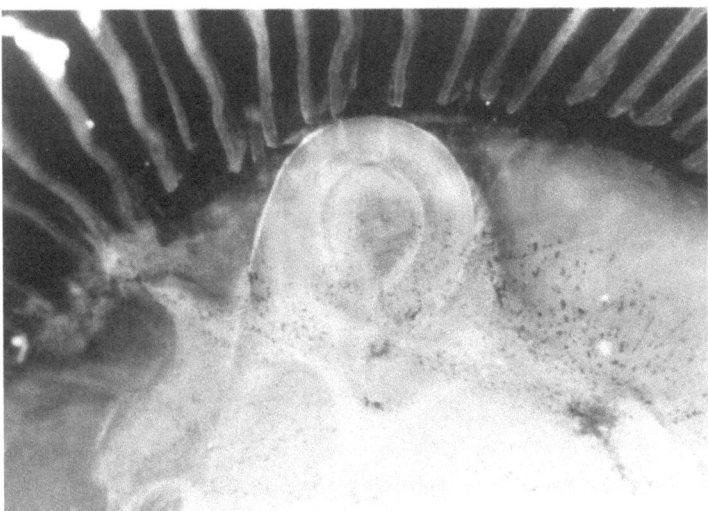

Abb. 3. Durch Nachstarbildung stark verformte Haptikschlaufe nach acht Monaten Verweildauer im Hundeauge. Der hier vorliegenden Auslenkung von 1,4 mm entspricht eine Rückstellkraft von 1,0123 N

0,4 und 1,4 mm. In dieser Größenordnung wurde also jeweils der Scheitel der Haptik in Richtung auf die Linsenoptiken komprimiert.

Wir konnten nun aufgrund der in vitro gewonnenen Elastizitätskurve diesen Verlagerungen jeweils Rückstellkräfte zwischen 0,002 und 0,014 N zuordnen. (Im gezeigten Beispiel beträgt die Schlingenverformung 1,43 mm in Richtung auf die Kunstlinsenoptik, die dazu notwendige Kraft beträgt 0,0123 N.)

Die Richtung der Verformung wurde nun keineswegs immer durch makroskopisch sichtbare Fibrosestränge angezeigt. Nur in drei Fällen hatte der Haptikscheitel im Kapselsackäquator im Bereich der Berührung eröffnet. Dies waren jeweils auch die Fälle mit den größten Deformierungen: Ihre Verlagerung von 1,4 mm hätte einer Schrumpfungskraft von 1,0123 N entsprochen (Abb. 4).

In einer Zusammenschau aller gefundenen Bügellagen dokumentiert sich der von Fall zu Fall ganz unterschiedliche Schrumpfungsprozeß, dessen histopathologisches Korrelat in den Myofibroblasten zu suchen ist, die in der Lage sind, die Linsenkapsel in auffälliger Weise zu kräuseln und damit die zur Verfügung stehende Kapselstrecke zu verkleinern.

Nach den grundlegenden Arbeiten von McDonnell und Mitarb. (1983, 1984, 1987) sowie Green und Mitarb. (1985) handelt es sich um derart modifizierte Linsenepithelzellen, die für eine solche Verformung und gegebenenfalls sogar Verlagerung von Haptikschlaufen verantwortlich sind. Tierexperimentelle Studien und histopathologische Befunde enukleierter menschlicher Augen haben gezeigt, daß die hintere Linsenkapsel als Matrix dient und die Kräfte dieser Myofilamente auf die Umgebung übertragen. Die von uns gemessenen Schrumpfungskräfte sind sehr wohl in der Lage, auch konventionelle Linsenhaptiken soweit zu verformen, daß sie sich den optischen Teilen des Implants anlegen.

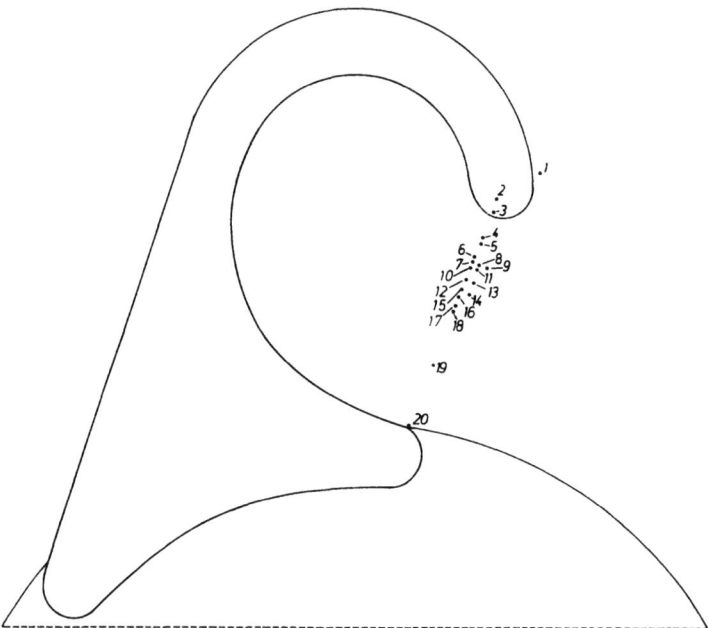

Abb. 4. Synopsis der Schlingenpositionen von 20 Haptik-Bügeln

Glücklicherweise bedarf es erheblicher Dezentrierung, bis es zu funktionell störenden optischen Effekten kommt. Nicht jede derartig verursachte Dezentrierung ist also unmittelbar klinisch relevant.

Möglicherweise sind es Verklebungen zwischen vorderer und hinterer Linsenkapsel, die die Kunstlinsenhaptiken verhältnismäßig rasch postoperativ am Ort fixieren, so daß es dann bei der Nachstarbildung zu einer Verteilung dieser Kräfte auf einen verhältnismäßig großen Sektor des Implantates kommt.

Dieser Mechanismus wird allerdings bei den gegenwärtig erhältlichen Linsen aus weichen Werkstoffen nicht wirksam, da sie ausschließlich flächige Haptiken ohne Adhäsionsmöglichkeiten zwischen vorderem und hinterem Kapselblatt aufweisen. Wir folgern, nicht zuletzt aus unseren Ergebnissen heraus, daß Linsenformen, die keine Adhäsionsmöglichkeiten zwischen vorderer und hinterer Linsenkapsel im Bereich der Haptiken ermöglichen, eher zu Spätluxationen neigen, als dies bei konventionellen offenen oder geschlossenen Haptiksystemen der Fall ist.

Literatur

1. Apple DJ, Reidy JJ, Googe JM, Mamalis N, Novak LC, Loftfield K, Olson RJ (1985) A comparison of ciliary sulcus and capsular bag fixation of posterior chamber intraocular lenses. Am Intraocular Impl Soc J 11: 44–63

2. Baikoff G (1981) Insertion of a Simcoe posterior chamber lens into the capsular bag. Intraocular Impl Soc J 7: 267–269
3. Dietrich J. (1969) Über die Verwundungen des Linsensystems. Tübingen 1824 (zit. nach Duke-Elder, System of Ophthalmology, Vol 11. Henry Kimpton, London)
4. Draeger J, Guthoff R, Wirt H, Neumann W, Lang GK (1988) Experimentelle Untersuchungen mit neuem Linsenmaterial, neuer Geometrie, insbesondere zur Gewebsverträglichkeit im Tierversuch. In: Jacobi KW, Schott K, Gloor B, Bericht, 1. Kongreß der Deutschen Gesellschaft für Intraokularlinsen Implantation. Springer, Berlin, Heidelberg, New York, Tokyo, S 15–19
5. Draeger J, Guthoff R, Abramo F (1989) Zur Biomechanik der Intraokularlinsenhaptik: Vergleichende Messungen von Elastizitäts- und Rückstellkraft in Abhängigkeit von Materialeigenschaften und Konstruktion. In: Lang GK, Ruprecht KW, Jacobi KW, Schott K (Hrsg) Bericht, 2. Kongreß der Deutschen Gesellschaft für Intraokularlinsen Implantation. Enke, Stuttgart, S 42–45
6. Drews RC, Kreiner C (1987) Comparative study of the elasticity and memory of intraocular lens loops. J Cataract Refract Surg 13: 525–530
7. Faulkner ED (1986) Early experiences with star silicone elastic lens implants. J Cataract Refract Surg 12: 36–39
8. Kreiner Ch (1989) Chemical and physical aspects of clinically applied silicones. Dev Ophthalmol (in press)
9. Green WR, McDonnell PJ (1985) Opacification of the posterior capsule. Trans Ophthalmol Soc UK 104: 727–739
10. Galand A (1988) La technique de long velopes une méthode d'operation de la cateract avec implantations dans le sac capsulaire. Pierre Mardaga, Ed Liège, Bruxelles
11. Guthoff R, Draeger J, Lang GK, Neumann W (1989) Kapselsackgestützte Silikonlinsen. Klinische und histopathologische Ergebnisse nach 8 Monaten Verweildauer im Hundeauge. In: Lang GK, Ruprecht KW, Jacobi KW, Schott K (Hrsg) Bericht, 2. Kongreß der Deutschen Gesellschaft für Intraokularlinsen Implantation. Enke, Stuttgart, S 42–45
12. McDonnell PJ, Green WR, Maumenee AE, Iliff WJ (1983) Pathology of intraocular lenses in 33 eyes examined postmortem. Ophthalmology 90: 386–403
13. McDonnell PJ, Stark WJ, Green WR (1985) Comparison of intraocular and extracapsular cataract surgery. Histopathologic study of eyes obtained postmortem. Ophthalmology 92: 1208–1225
14. McDonnell PJ, Champion R, Green WR (1987) Location and composition of haptics of posterior chamber intraocular lenses. Histopathologic study of postmortem eyes. Ophthalmology 94: 136–142
15. Textor T (1842) Über die Wiedererzeugung der Kristallinse. Würzburg 1842 (zit. nach Duke-Elder, System of Ophthalmology, Vol 11. Henry Kimpton, London 1969)

Der Einfluß der Hinterkammerlinsenimplantation auf die Kammerwasserproduktion
Eine fluorophotometrische Studie

M. Diestelhorst[1], S. Roters[1] und G. K. Krieglstein[1]

Zusammenfassung. In einer fluorophotometrischen Studie wurde der Einfluß der Sulkusfixation und der Kapselsackfixation von Hinterkammerlinsen auf die Kammerwasserproduktion 61 bzw. 65 Tage nach extrakapsulärer Kataraktextraktion untersucht.

Bei 34 Patienten wurde die Kammerwasserproduktion vor und nach Implantation einer Hinterkammerlinse nach extrakapsulärer Kataraktextraktion mit der Hornhaut-Depot-Methode beidseits fluorophotometrisch gemessen. Alle Patienten wiesen abgesehen von einer senilen Katarakt keine Augenpathologie auf. Hinweise auf allgemeine und ophthalmologische Erkrankungen mit möglichem Einfluß auf die Kammerwasserproduktion bestanden nicht.

Neun Wochen postoperativ zeigten die operierten Augen eine Erhöhung der Kammerwasserproduktion um durchschnittlich 2,13 µl/min bei Sulkusfixation und um durchschnittlich 2,54 µl/min bei kapselsackfixierten Hinterkammerlinsen. Die Kontrolle der Partneraugen zeigte keine signifikanten Veränderungen der Kammerwasserproduktion.

61 und 65 Tage postoperativ fanden sich keine signifikanten Unterschiede im Flow (µl/min) zwischen sulkusfixierten und kapselsackfixierten Hinterkammerlinsen.

Summary. *The influence of different types of posterior chamber lens implantations on the aqueous humor flow. A fluorophotometric study.* Using computerized fluorophotometry the influence of two different types of posterior chamber lens implantations on the aqueous humor flow was investigated. 34 patients underwent fluorophotometry measurements before and after extracapsular cataract extraction. Patients with preexisting glaucoma or those having a history of ocular or systemic inflammation were excluded from the study, also those taking topical or systemic drugs with potential influences on the aqueous humor production. Nine weeks postoperatively a mean increase in aqueous humor flow of 2.13 µl/min after extracapsular cataract extraction plus sulcusfixated IOL and a mean increase of 2.54 µl/min after extracapsular cataract extraction plus capsulefixated IOL was notified. There was no significant change in flow on the unoperated fellow eyes, which served as controls. 61 and 65 days postoperatively there was no significant difference in flow (µl/min) between the two different types of posterior chamber lens implantations.

Einleitung

Am 10. März 1881 berichtete Ehrlich über eine intensive Farbstofferscheinung in der Vorderkammer operierter Kaninchenaugen. Goldmann legte 1950 theoretische Betrachtungen über die Kammerwasserdynamik unter Anwendung von Fluoreszein vor. In den letzten Jahren haben empfindlichere Untersuchungsmethoden unter Verwendung verschiedener Fluorophotometer weitere Hinweise auf die Kammerwasserdynamik und Kammerwasserproduktion geben können.

Bewährt hat sich zur Kammerwasserdynamikbestimmung die Hornhaut-Depot-

---

[1] Universitäts-Augenklinik, Joseph-Stelzmann-Straße 9, D-5000 Köln 41.

Methode: Nach Lokalanästhesie der Hornhaut wird Fluoreszein in den Bindehautsack mehrfach appliziert. Die Diffusion des Farbstoffes in die Vorderkammer kann bei Probanden und Patienten über längere Zeiträume hin beobachtet werden. Die Vorderkammerkonzentration erreicht nach wenigen Stunden ein Maximum, um dann langsam über mehrere Stunden abzufallen. Es handelt sich hauptsächlich um die Diffusion von freiem Fluoreszein in die Vorderkammer und dessen Abtransport über das Trabekelmaschenwerk.

Langzeitbeobachtungen nach Hinterkammerlinsenimplantation haben gezeigt, daß bei sulkusfixierten Hinterkammerlinsen trophische Veränderungen im Bereich der Haptik und des umliegenden Gewebes, besonders des Corpus ciliaris, festzustellen sind. Morphologische Studien belegen in einigen Fällen das Eindringen der Haptik in den Ziliarkörper bzw. in die Nähe des Circulus iridis major und die Atrophie benachbarter Gewebestrukturen.

Außerdem konnte bei Patienten mit initialen intraokularen Druckwerten > 20 mmHg postoperativ ein statistisch signifikanter Druckabfall an den operierten augen registriert werden. In diesem Zusammenhang interessierte uns, welchen Einfluß die extrakapsuläre Kataraktextraktion mit Implantation von Hinterkammerlinsen in den Sulkus bzw. in den Kapselsack auf die Kammerwasserdynamik ausübt.

Methodik

34 Patienten mit beidseitiger Katarakt wurden vor und nach geplanter extrakapsulärer Kataraktextraktion mit Hinterkammerlinsenimplantation in den Sulkus (S) und in den Kapselsack (C) fluorophotometrisch untersucht. Das Durchschnittsalter der Patienten betrug 63,1 Jahre (S) und 69,7 Jahre (C).

Alle Patienten wurden zur Operation stationär aufgenommen. Bei Patienten (14 RA, 10 LA) wurde eine Hinterkammerlinse Typ 16 (Firma Morcher) im Sulkus fixiert. Zehn Patienten (6 RA, 4 LA) wurde die gleiche Linse nach der Briefschlitztechnik interkapsulär implantiert.

Vor der Operation wurde der Hornhautkrümmungsradius mit dem Zeiss-Keratometer beidseits bestimmt. Die Vorderkammertiefenmessung wurde mit dem G.B.S.-Griesshaber-Biometric-System-A-Bild, 10 mHz Schallkopf, durchgeführt (Immersionsmethode). Zur Berechnung des Vorderkammervolumens wurde die Formel der Tabelle 1 angewandt.

Tabelle 1. Berechnung des Vorderkammer- und Hornhautvolumens

Volumen der Vorderkammer	$1/3 \, (3R - H) \times H^2 x$
Volumen der Vorderkammer + Hornhaut	$1/3 \, (3(R+D) - (H+D)) \times (H+D)^2 x$
Volumen der Hornhaut	Volumen Vorderkammer + Hornhaut − Volumen Vorderkammer

R = Krümmungsradius der Hornhaut
H = Vorderkammertiefe
D = Hornhautdicke

Patienten mit vorausgegangenen Augenoperationen, Glaukom, Augenentzündungen, bekannten Stoffwechselerkrankungen oder renaler Insuffizienz wurden von der Studie ausgeschlossen.

Die fluorophotometrische Kontrolle erfolgte bei den Patienten mit sulkusfixierten Hinterkammerlinsen (S) im Durchschnitt 61 Tage postoperativ; bei den Patienten mit interkapsulär fixierten Hinterkammerlinsen (C) durchschnittlich 65 Tage postoperativ.

Vor der ambulanten fluorophotometrischen Kontrolle wurde eine ophthalmologische Grunduntersuchung ausgeführt und die Vorderkammertiefe erneut in der oben genannten Weise bestimmt. Zum Zeitpunkt der Kontrolluntersuchung waren alle Patienten ohne eine die Kammerwasserproduktion beeinflussende Medikation. Die fluorophotometrische Untersuchung erfolgte nach der Hornhaut-Depot-Methode mit Hilfe eines Computer-Fluorophotometers (Fluorotron-Master, Firma Coherent).

Das Gerät besteht aus einem Photometer und einem Computer, der den Untersuchungsablauf des Photometers steuert und die Meßwerte speichert. Bei der Messung wird ein blauer Lichtstrahl in das Auge gesandt und die Intensität des emittierenden grünen Lichtes von einem Photodetektor bestimmt. Der Fokus des blauen Lichtes ändert sich bei jeder Messung, die ca. 20 Sekunden dauert. Auf diese Weise speichert der Computer 148 Meßdaten, die auf einer gedachten Achse von der vorderen Kornea bis zum vorderen Glaskörper liegen. Die Meßwerte werden auf dem Bildschirm graphisch dargestellt und ausgedruckt.

Nach vorheriger beidseitiger Lokalanästhesie der Hornhaut mit Tetracainhydrochlorid (Ophthocain, Firma Dr. Winzer) wird ein Tropfen 5%iges Fluoreszeinnatriumchlorid in den Bindehautsack appliziert. Zwei bis drei Minuten später werden beide Augen mit Ringer-Lösung gespült, um überflüssiges Fluoreszein zu entfernen. Nach Erreichen eines „steady states" zwischen der Hornhaut und der Vorderkammer werden beide Augen im Abstand von einer Stunde sechsmal fluorophotometrisch kontrolliert. In gleicher Weise erfolgt die Kontrolle 61 (S) bzw. 65 (C) Tage postoperativ.

Ergebnisse

Sowohl bei den Patienten mit sulkusfixierten Hinterkammerlinsen als auch mit kapselsackfixierten Hinterkammerlinsen zeigt sich neun Wochen postoperativ an den operierten Augen ein deutlicher Anstieg der Kammerwassersekretion pro Minute (Tabelle 2 und 3). Die Durchschnittswerte für die sulkusimplantierten Linsen betrugen vor Operation 2,14 µl/min und postoperativ 4,27 µl/min. Für die kapselsackfixierten Hinterkammerlinsen betrugen die Durchschnittswerte 1,75 µl/min vor Operation und postoperativ 4,29 µl/min. Die Standardabweichungen verhalten sich für beide Operationstechniken in gleicher Weise (Tabelle 2 und 3). Der deutliche Anstieg der Kammerwasserproduktion läßt sich an den Partneraugen nicht nachweisen. Hier liegen die Durchschnittswerte präoperativ für sulkusfixierte Hinterkammerlinsen bei 2,43 µl/min und postoperativ bei 1,83 µl/min. Bei den kapselsackfixierten Hinterkammerlinsen beträgt der Flow präoperativ 1,45 µl/min

Tabelle 2. Sulkusfixation (S)

Flow praeop. (OP) µl/min	x = 2.14	s. d. ± 0.97
Flow postop. (OP) µl/min	x = 4.27	s. d. ± 2.66
Flow praeop. (P) µl/min	x = 2.43	s. d. = 1.34
Flow postop. (P) µl/min	x = 1.83	s. d. = 0.86
VK-Volumen praeop. (OP)	x = 274.16	s. d. ± 61.08
VK-Volumen postop. (OP)	x = 319.70	s. d. ± 60.80

n = 24
x = 61 Tage postop.
P = Partnerauge

Tabelle 3. Kapselsackfixation (C)

Flow praeop. (OP) µl/min	x = 1.75	s. d. ± 0.67
Flow postop. (OP) µl/min	x = 4.29	s. d. ± 2.55
Flow praeop. (P) µl/min	x = 1.45	s. d. = 0.40
Flow postop. (P) µl/min	x = 1.62	s. d. = 0.81
VK-Volumen praeop. (OP)	x = 244.90	s. d. ± 55.42
VK-Volumen postop. (OP)	x = 318.35	s. d. ± 53.1

n = 10
x = 65 Tage postop.
P = Partnerauge

und postoperativ 1,62 µl/min. Eine signifikante Änderung der Kammerwasserdynamik ist an den Partneraugen nicht nachweisbar.

Das Vorderkammervolumen änderte sich postoperativ sowohl bei den sulkusfixierten als auch bei den kapselsackfixierten Augen in gleicher Weise: Vorderkammervolumen präoperativ 274,16 µl und postoperativ 319,7 µl.

Entsprechend änderte sich das Vorderkammervolumen nach Kapselsackfixation: präoperativ 244,9 µl und postoperativ 318,35 µl. Auch hier sind die Standardabweichungen annähernd gleich. Bei beiden Implantationstechniken vergrößert sich das Vorderkammervolumen im gleichen Verhältnis. Ein signifikanter Unterschied zwischen beiden Implantationstechniken besteht diesbezüglich nicht.

Der durchschnittliche Augendruck zeigte sowohl bei Sulkusfixation (S) als auch bei Kapselsackfixation (C) keine signifikante Änderung.

(S) präoperativ: 15,04 mmHg   (C) präoperativ: 15,3 mmHg
    postoperativ: 14,17 mmHg   postoperativ: 15,5 mmHg

Diskussion

Der Vergleich Sulkusfixation/Kapselsackfixation wurde unter der Annahme durchgeführt, daß die Haptik der sulkusfixierten Hinterkammerlinsen im Bereich des Corpus ciliaris eine Veränderung im Sinne einer Atrophie der kammerwasserproduzierenden Zellen verursacht.

Im Gegensatz zur Prüfhypothese, daß die Implantation einer Hinterkammerlinse in den Sulkus bzw. in den Kapselsack zu einer Erniedrigung der Kammerwasserproduktion an den operierten Augen führt, zeigen fluorophotometrische Messungen an 34 Augen durchschnittlich neun Wochen nach Operation eine signifikante Erhöhung der Kammerwasserproduktion in µl/min. Diese Steigerung der Kammerwasserproduktion läßt sich unabhängig von der gewählten Implantationstechnik fluorophotometrisch nachweisen.

Trotz einer deutlich erhöhten Kammerwasserproduktion wurde keine Erhöhung der intraokularen Druckwerte vor und nach Operation festgestellt.

Die von uns gemessenen Ausgangsflowwerte der operierten Augen als auch der Partneraugen befinden sich im Einklang mit früheren photometrischen Untersuchungen, die eine deutliche Abnahme der Kammerwasserproduktion im Schlaf, aber auch im höheren Alter nachgewiesen haben. Eigene Untersuchungen an zehn Probanden mit einem Durchschnittsalter von 23 Jahren ergaben Normalwerte von 3,2 µl/min. Diese Daten entsprechen Ergebnissen von Brubaker und Araie.

Die signifikante, reflektorische Zunahme des Flows führt bei keinem Patienten zu einer zu erwartenden Steigerung des intraokularen Druckes. Eine Erklärung hierfür ist möglicherweise die Verbesserung des uveoskleralen Abflusses postoperativ bzw. eine mögliche Steigerung der Fazilität durch den postoperativ erweiterten Kammerwinkel. Es scheint auch denkbar, daß das „Operationstrauma" der Hinterkammerlinsenimplantation sowohl bei Sulkusfixation als auch bei Kapselsackfixation zu „Mikroläsionen" der hinteren Kapsel führt, die ophthalmoskopisch trotz genauester Kontrolle nicht wahrgenommen werden, bei Fluorophotometrie jedoch ein Abdriften des Fluoreszein nach Vorderkammeraufsättigung in den Glaskörper erlauben. Hierdurch würde dann allerdings ein falsch-positiver Anstieg der Kammerwasserproduktion vorgetäuscht, da im Verhältnis zur Zeit wesentlich mehr Fluoreszein die Vorderkammer verlassen würde. Es ist bisher unbekannt, inwieweit die unterschiedliche intraoperative Hinterkapsel-„Politur" zu solchen „Mikroläsionen" führt. Ebenfalls ist es denkbar, daß Fluoreszein-Moleküle aus der Vorderkammer durch „physiologische Poren" der Hinterkapsel in den Glaskörper gelangen, die sich im Bereich der Verbindung zwischen hinterer Kapsel und Zonulafasern befinden. Die Quantifizierung des Abdriftens von Fluoreszein nach Vorderkammeraufsättigung in den Glaskörper ist nach der Hornhaut-Depot-Methode nicht quantifizierbar. Die Klärung dieser Fragen wird Gegenstand zukünftiger Untersuchungen sein.

Literatur

Araie M, Takase M (1981) Effects of various drugs on aqueous humor dynamics in man. Jpn J Ophthalmol 25: 91–111
Bloom JN, Ralph ZL, Thomas G, Kimura R (1976) Fluorophotometry and the rate of aqueous flow in man. Arch Ophthalmol 94: 435–447
Bloom JN, Levene RZ, Thomas G, Kimura R (1976) Fluorophotometry and the rate of aqueous flow in man. I. Instrumentation and normal values. Arch Ophthalmol 94: 435–443
Brubaker RF, Nagataki S, Townsend D, Burns R, Higgins R (1981) The effect of age in aqueous humor formation in man. Ophthalmol 88: 283–287

Brubaker RF (1985) Measurement of aqueous humor flow with fluorophotometry. Graefe's Arch Ophthalmol 222: 190–193

Brubaker RF (1986) Clinical evaluation of the circulation of aqueous humor. Clin Ophthalmol 3: 1–11

Coakes RL, Brubaker RF (1976) Method of measuring aqueous humor flow and corneal endothelial permeability by using a fluorophotometry monogramm. Invest Ophthalmol Vis Sci 18: 288–302

Cunha-Vaz J, Maurice DM (1969) Fluorescein dynamics in the eye. Doc Ophthalmol 26: 61–72

Cunha-Vaz JG (1985) A brief historical note on ocular Fluorophotometry. Graefe's Arch Ophthalmol 222: 168–169

Ehrlich P (1881) Über provozierte Fluoreszenzerscheinungen am Auge. Dtsch med Wochenschr 2: 21–22

Giers U (1988) Intraokularlinsenberechnung. Grenzen und Fehlerquellen. Augenärztl Fortbildung II 14: 127–137

Goldmann H (1950) Über Fluoreszein in der menschlichen Vorderkammer: Das Kammerwasserminutenvolumen des Menschen. Ophthalmol 119: 65–95

Johnson SB, Coakes RI, Brubaker RF (1976) A simple programmatic method of measuring anterior chamber volume. Am J Ophthalmol 85: 469–474

Jones RF, Maurice DM (1966) New methods of measuring the rate of aqueous humor flow in man with fluorescein. Exp Eye Res 5: 208–220

Kupfer C, Ross K (1977) Studies of aqueous humor dynamics in man, I. Measurements of normal subjects. Invest Ophthalmol Vis Sci 10: 518–522

Maurice DM (1967) The use of fluorescein in ophthalmological research. Invest Ophthalmol Vis Sci 6: 464–477

Miyake K, Asakura M, Kobayashi H (1984) Effect of intraocular lens fixation on the blood-aqueous-barrier. Am J Ophthalmol 98: 451–455

Nagataki S, Brubaker RF (1981) The diffusion of fluorescein in the corneal stroma. Invest Ophthalmol Vis Sci 20: 66–69

Nagataki S (1985) Aqueous humor dynamics of human eyes as studied using fluorescein. Jpn J Ophthalmol 19: 235–249

Ramxlaar JAM, Boot JP, van Haeringen NJ, van Best JA, Oosterhuis JA (1988) Corneal epithelial permeability after instillation of ophthalmic solutions containing local anaesthetics and preservatives. Curr Eye Res, Vol 7, Nr 9, 947–950

Sanders DR, Kraff MC, Liebermann ML, Payman GA, Tarabisny S (1982) Breakdown and reestablishing of blood-aqueous-barrier with implant surgery. Arch Ophthalmol 100: 588–589

Sponagel ID, Gloor B (1986) Ist die Implantation einer Hinterkammerlinse ein drucksenkender Eingriff? Klin Monatsbl Augenheilkd 188: 495–499

Trier HG, Lepper RD (1983) Refraction after intraocular lens implantation: Results with a computerized system for ultrasonic biometry and for implant lens power calculations. Ophthalmic Ultrasonography. Junk, The Hague, pp: 243–248

Trier HG, Lepper RD (1984) The accuracy of ultrasonic biometry of the eye independence of the examiners skill. Proc Siduo 10: 23–28

Trier HG, Lepper RD (1987) Measurements of accomodative changes in human eyes by means of a high resolution ultrasonic system. Ophthalmic Echography Junk, The Hague, pp 157–162

Experimentelle Messungen zum Zusammenhang zwischen Verkippung der Kunstlinsenoptik und der Haptikgeometrie

R. GUTHOFF[1], J. DRAEGER[1] und F. ABRAMO[1]

Zusammenfassung. Bei 27 Intraokularlinsentypen wurde die mechanische Stabilität in der Sagittalachse vermessen. Die Fixierung der Linsen erfolgte in einer zylindrischen Plexiglashalterung mit einem Innendurchmesser von 10,5 mm. Eine Kraft von 0,005 N war in der Lage, das optische Zentrum der Linse um 0,05 – 0,5 mm auszulenken. Bei Anlenkung des Linsenäquators verlagerte sich der Meßpunkt um 0,05 – 2 mm. Der Einfluß der Haptikgeometrie auf die axiale Stabilität der unterschiedlichen Linsenmodelle wird diskutiert.

Summary. *Correlations between haptic geometry and axial stability (tilting) in various types of intraocular lens implants.* In 27 types of IOL implants in vitro measurements concerning axial stability were performed. The implants were fixated using a notched PMMA-tube with an internal diameter of 10.5 mm. An electronic dynamometer applied various forces towards the optical axis and the equatorial region of the lenses and the resulting deformation was plotted out in a diagram. 0.005 N applied to the optical axis of the implant caused a displacement between 0.05 and 0.5 mm. Equal force applied to the lens equator resulted in a displacement of 0.05 – 2.0 mm. The influence of haptic design and haptic material on axial stability is discussed.

Betrachten wir die mechanischen Wechselwirkungen zwischen Kapselsack und Pseudophakos, so standen bei den bisherigen Überlegungen die in der frontalen Ebene wirkenden Kräfte im Vordergrund. Sie sind für die Deformierung des Kapselsackäquators in der frühen postoperativen Phase und für die Dezentrierungen der Kunstlinsenoptik während der Nachstarbildung und der Kapselsackschrumpfung verantwortlich (Green et al., 1985; Rochels et al., 1988; Hartmann et al., 1989).

Kräfte in sagittaler Richtung, mit denen wir uns hier beschäftigen möchten, spielen

1. bei der Entstehung des Iris-capture-Phänomens eine Rolle,
2. wird diskutiert, ob nicht eine glaskörperwärts gerichtete Konvexität der Linse die Einbeziehung der optischen Achse in die Nachstarbildung verhindert oder zumindest verzögert.

Material und Methode

Vor diesem klinischen Hintergrund haben wir vergleichende Messungen zur Stabilität verschiedener Kunstlinsenoptiken in der Sagittal-Achse durchgeführt.

---

[1] Universitäts-Augenklinik, Martinistraße 52, D-2000 Hamburg 20.

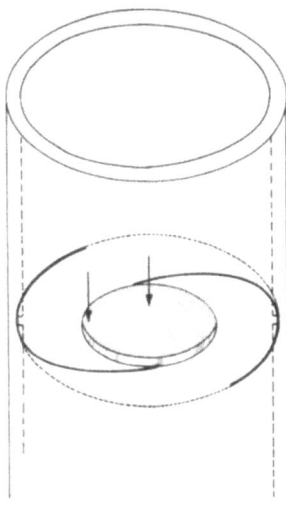

Abb. 1. Plexiglashalterung zur Aufnahme der Kunstlinsenprüflinge. Die Haptikschleifen rasten in einer Nut mit Außendurchmesser 10,5 mm ein. Die Auslenkung aus dieser Position wurde im Linsenzentrum und am Linsenäquator (Pfeile) gemessen

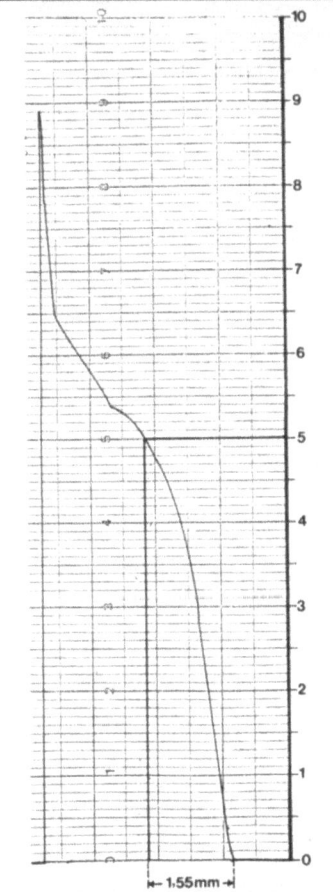

Abb. 2. Meßkurve bei axialer Auslenkung einer Kunstlinse. Im vorliegenden Beispiel führte eine Kraft von 0,005 N zu einer Verlagerung des Anlenkpunktes auf der Linse um 1,5 mm

Dazu wurden die Prüflinge in eine röhrenförmige Plexiglashalterung gespannt (Abb. 1), wobei die Haptik in eine Nut mit einem Durchmesser von 10,5 mm dem Kapselsack entsprechend einrastet. Aus dieser Position wurde die Auslenkung gemessen, die durch eine Kraft von 0,005 N hervorgerufen wird. Wir haben zwei Anlenkungspunkte bei jeder Untersuchung gewählt:
1. das Linsenzentrum und
2. den Linsenrand in einem Meridian, der in der Winkelhalbierenden zwischen den Haptikbefestigungspunkten liegt.

Die Registrierung erfolgte über einen Schreiber, dessen Kurven die Zusammenhänge zwischen Auslenkung und Rückstellkraft wiedergeben. Im Beispiel aus Abb. 2 war die Kraft von 0,005 N in der Lage, den Anlenkpunkt auf der Linse um 1,5 mm zu verlagern.

Ergebnisse

Es wurden insgesamt 27 Linsenmodelle vermessen. Die Ergebnisse sind in Tabelle 1 zusammengestellt. Daraus geht hervor, wie unterschiedlich die einzelnen Kunstlinsenmodelle sich im Hinblick auf ihre axiale Stabilität verhalten. Die härtesten unterscheiden sich von den weichsten um den Faktor 40.

Diskussion

Einige grundsätzliche Überlegungen lassen sich besser an einer repräsentativen Auswahl von Haptikgeometrien erläutern (Abb. 3): Das Konzept geschlossener Schlaufen, wie sie bei der Linse von Anis und den Modifikationen, wie sie von

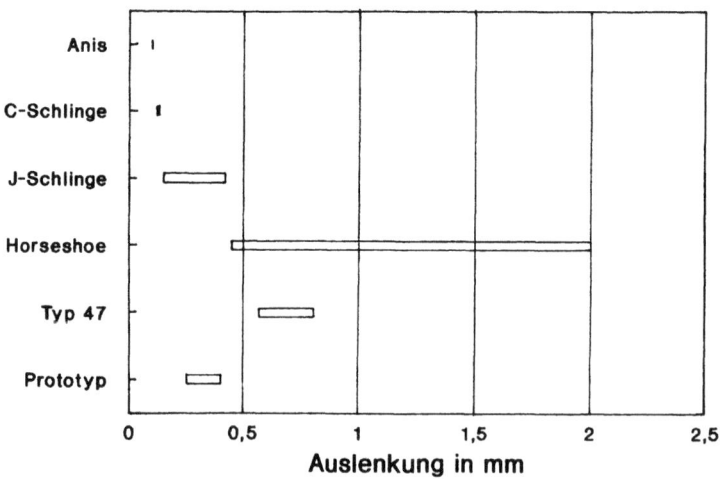

Abb. 3 Axiale/Maxim. Auslenkung IOL-Haptiken bei 0,005 N Belastung

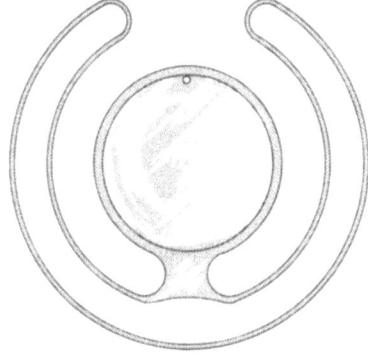

Abb. 4. Schemazeichnung der Horseshoe-Linse nach Worst

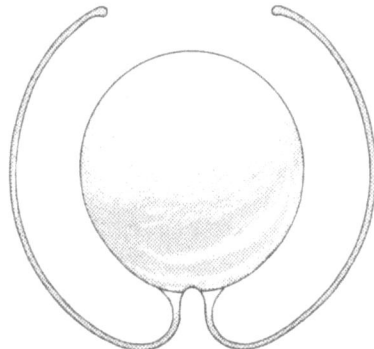

Abb. 5. Schemazeichnung der Linse nach Meurs

Apple und von Charleux verwendet werden, liefert durch den kurzen Weg, den die Haptik von der Linsenoptik zum Kapselsackäquator zurücklegen muß, die stabilste Verankerung. Bei J- und C-Schlingen wirken die frei durch den Kapselsack ziehenden Schlingen als verlängerte Drehstäbe und schützen so die Linse weniger gut vor einer Verkippung.

Die von Worst vorgeschlagene Horseshoe-Linse (Abb. 4) mit einer als Nachstarfalle gedachten doppelten Schlingenführung erwies sich bei unserem Versuchsaufbau als besonders instabil. Die Halterung fixiert jedoch ausschließlich den peripheren Bügel, so daß die Optik über einen besonders ungünstigen Hebelarm mit dem stabilisierenden Teil der Haptik verbunden ist. Das entspricht sicher nicht der Situation im Kapselsack und einer gut dosierten, mäßig großen Kapsulotomie.

Die verbreiterten radiären Stege einiger neuer Linsentypen (Abb. 5) wirken trotz ihrer eng benachbarten Anlenkstellen mit dem daraus resultierenden großen Hebelarm einer Verkippung relativ gut entgegen.

Möchten wir die von vielen Autoren erhobene Forderung einer möglichst zirkulären Kapselsackausspannung mit einer doppelten Schlingenführung zur Nachstarprophylaxe und einer befriedigenden Stabilität im Hinblick auf die sagittale Achse kombinieren, ist folgende Lösung vorstellbar:

Moderne Fertigungstechniken erlauben es, Kunstlinsen mit integrierten PMMA-Schlaufen herzustellen, deren Haptikquerschnitt nicht rund, sondern in sagittaler Richtung vergrößert ist. Auf diese Weise läßt sich eine Verkippung um die Querachse und damit der Entstehung des Iris-capture-Phänomens entgegenwirken. Einige Prototypen solcher Linsen haben wir vermessen und dabei, was ihre Stabilität angeht, recht befriedigende Resultate erhalten.

Welchen Nutzen können wir aus solchen In-vitro-Untersuchungen ziehen? Messungen, über die auch Draeger (1989) und Abramo (1989) berichteten, stellen den Versuch dar, den Implantations- und Wundheilungsvorgang von ihrer mechanischen Seite her zu quantifizieren. Wir sind uns darüber im klaren, daß diese Betrachtungsweise mit einer Vereinfachung des sehr viel komplexeren Geschehens während einer Operation verbunden ist. Wir hoffen jedoch, daß so Arbeitshypothesen entstehen und in Grenzen auch überprüft werden können (Drews et al., 1987; Guthoff et al., 1989), die schließlich bei der Auswertung unserer Operationsergebnisse auf ihre klinische Bedeutung hin zu untersuchen sind.

Literatur

1. Abramo F, Guthoff R, Draeger J (1990) Rückstellelastizität verschiedener Weichlinsentypen im Hinblick auf die Kapselsackbelastbarkeit. Freyler H, Skorpik C, Grasl M (Hrsg) 3. Kongreß der Deutschen Gesellschaft für Intraokularlinsen Implantation. Springer, Wien, New York
2. Draeger J, Guthoff R, Abramo F, Lang GK (1989) Quantifizierung der Schrumpfungskräfte des Kapselsackes. Freyler H, Skorpik C, Grasl M (Hrsg) 3. Kongreß der Deutschen Gesellschaft für Intraokularlinsen Implantation. Springer, Wien, New York, S 70–75
3. Drews RC, Kreiner C (1987) Comparative study of the elasticity and memory of intraocular lens loops. J Cataract Refract Surg 13: 525–530
4. Green RW, McDonald PJ (1985) Opacification of posterior capsule. Trans Ophthalmol Soc UK 1904: 727–739
5. Guthoff R, Abramo F, Draeger J (1989) Messungen zur Rückstellelastizität von Intraokularlinsenhaptiken. Klin Monatsbl (im Druck)
6. Hartmann Ch, Krieglstein GH, Kolb M (1989) Kapselsackveränderungen nach endokapsulärer PMMA-Disc-Linsenimplantation. Lang GK, Ruprecht KW, Jacobi KW, Schott K (Hrsg) Bericht, 2. Kongreß der Deutschen Gesellschaft für Intraokularlinsen Implantation. Enke, Stuttgart
7. Rochels R, Nover A (1988) Untersuchungen zur Häufigkeit und Entstehung der Dezentrierung kapselsackfixierter Hinterkammerlinsen. Klin Monatsbl Augenheilkd 193: 585–588
8. Rochels R (1989) „Iris tuck"-Phänomen durch Hinterkammerlinsenhaptik als Ursache rezidivierender Vorderkammer-Glaskörperblutungen. Lang GK, Ruprecht KW, Jacobi KW, Schott K (Hrsg) Bericht, 2. Kongreß der Deutschen Gesellschaft für Intraokularlinsen Implantation. Enke, Stuttgart

Verformung des Kapselsackes nach Implantation von intraokularen Linsen

R. Effert[1], M. Danassis[1] und Th. Heim[1]

Zusammenfassung. Um die Verformung des Kapselsaches nach Implantation von intraokularen Linsen zu quantifizieren, wurde bei n = 30 Schweineaugen 4 bis 6 Stunden nach der Enukleation Hornhaut und Linse extrakapsulär entfernt. Vor der Linsenextraktion wurde die Linse zusammen mit einer Messkala unter dem Operationsmikroskop photographiert. Anschließend erfolgte die Implantation einer intraokularen Linse und der verformte Kapselsack mit Linse und Messkala wurde nach einer Stunde erneut photographiert. Die Auswertung erfolgte unter zu Hilfenahme eines Diaprojektors mit einer Genauigkeit von 0,5 mm. Unter der Annahme, der Äquatordurchmesser der Linse sei im natürlichen Zustand überall gleich groß (Mittelwert X = 10,2 mm, Standardabweichung s = 0,2 mm, n = 30), wurden folgende Änderungen nach Implantation von n = 11 Sinskey-Kratz J-loop Linsen bzw. n = 19 Simcoe-C-loop Linsen gemessen: Die größte Änderung der Durchmesser erfolgt an den Stellen, an denen die Haptik den Kapselsack maximal ausspannt. Hier nimmt der Durchmesser im Mittel nach Implantation einer Sinskey Linse um 22,8% (X = 12,5 mm, s = 0,2 mm, n = 11) und nach Implanation einer Simcoe Linse dagegen nur um 14,1% (X = 11,7 mm, s 0,4 mm, n = 19) zu. Senkrecht zur größten Änderung ergeben sich folgende Wert: Sinskey Linse 0,9% (X = 10,3 mm, s 0,4 mm), Simcoe Linse −0,3% (X 10,2 mm, s = 0,4 mm). Schräge Durchmesser: Sinskey Linse 3,0% bzw 3,7% (X1 = 10,5 mm; s1 = 0,3 mm bzw X2 = 10,6 mm, s2 = 0,4 mm); Simcoe Linse 3,6% bzw 4,1% (X1 = 10,6 mm; s1 = 0,4 mm, X2 = 10,3 mm, s2 = 0,3 mm).
Die Ergebnisse zeigen, daß die Dehnung des Kapselsackes und damit die Veränderung der Anatomie bei Verwendung verschiedener Linsentypen unterschiedlich ist.

Summary. *Deformation of the capsular bag following implantation of an IOL.* In order to quantify the shape of the capsular bag following implantation of an IOL, n = 11 lenses (Typ Sinskey-J-loop) and n = 19 lenses (Typ Simcoe-C-loop) from two different manufacturers were implanted in the capsular bag of pig eyes. The cornea and iris were removed before implantation. Photographs of the capsular bag before and after implantation, with a measuring rod for comparison, were taken under a microscop. Using a slide projector, the diameters were measured in four quadrants to an accuracy of 0.5 mm. Assuming the capsular bag to be round in its natural state [mean (X) = 10.2 mm, standard error (s) = 0.3 mm], the change in the major diameter averages 22.8% (X = 12.5 mm, s = 0.2 mm) for the J-loop lenses and 14.1% for the C-loop lenses (X = 11.7 mm, s = 0.4 mm). (X = mean, s = standard deviation.)
The diameter perependicular to the major diameter changes by 0.9% (X = 10.3 mm, s = 0.4 mm) for the J-loope lenses and −0.3% for the C-loop lenses (X = 10.2, s = 0 4 mm). The corresponding changes in the first oblique quadrant are: 3.0% (X = 10.5 mm, s = 0.3 mm) for the J-loop lenses and 3.7% (m = 10.6 mm, s = 0.4 mm) for the C-loop lenses. Changes in the second oblique quadrant: 3.6% (X = 10.5 mm, s = 0.2 mm) for the J-loop lenses and 4.1% (X = 10.3 mm and s = 0.3 mm) for the C-loop lenses.
Two interpretations of the results are possible. If we compare the size of the major diameter in relation to the diameter of the capsular bag before implantation, the difference between the two lense types is 8.7% (= 22.7% − 14.1%). However, if we just compare the changes of the major diameter made by the two lense types − X 1 = 2.3 mm for the J-loop lenses and X 2 = 1.4 mm for the C-loop lenses − the difference between X 1 and X 2 is 64%.

---

[1] Augenklinik der Rheinisch-Westfälischen Technischen Hochschule Aachen, Pauwelstraße, D-5100 Aachen.

Einleitung

Obwohl derzeit ein eindeutiger Trend besteht, Kunstlinsen in die Hinterkammer – d. h. in den Kapselsack oder in den Sulkus – zu implantieren, ist die Frage, welcher Linsentyp am geeignetsten ist, keineswegs entschieden. Die Industrie bietet eine Vielzahl von Hinterkammerlinsentypen an, die sich in dem verwendeten Material für die Optik und Haptik und in ihrer Geometrie unterscheiden.

Vergleicht man dabei z. B. nur die Linsentypen verschiedener Hersteller, deren Haptiken aus Polypropylen bestehen, so finden sich oft nur geringe Unterschiede in der Geometrie. Die Haptiken nehmen dabei in der überwiegenden Mehrzahl als Extrema entweder die Form eines „C" (sog. Simcoe-Linse) oder eines „J" (sog. Sinskey-Linse) an. Außerdem gibt es Zwischenformen, sog. Modified-„J"- oder -„C"-Linsen. Für den Operateur stellt sich somit die Frage, welchen Linsentyp er implantieren soll. Bei Alpar und Fechner (1984) sind allgemeine Kriterien für eine ideale Linse angegeben.

Bei Linsen, die für die Kapselsackfixation vorgesehen sind, bestimmt die Geometrie im wesentlichen den Implantationsvorgang und die Dauerverformung des Kapselsackes. Bekanntlich nimmt der Kapselsack, der in seiner usprünglichen Form rund ist, nach Implantation einer intraokularen Linse fast immer die Form einer Ellipse an. Uns interessierte die Frage, inwieweit sich die Durchmesser dieser Ellipsen bei Implantation von C-Loop-Linsen bzw. J-Loop-Linsen unterscheiden.

Methode

Von n = 30 Schweineaugen wurden ca. 3 – 4 Stunden nach der Enukleation Hornhaut und Iris entfernt. Nach Stabilisation des jeweiligen Auges mit einer Saugvorrichtung wurde eine Photographie der Linse zusammen mit einer 1-mm-Skala unter Zuhilfenahme eines Operationsmikroskops durchgeführt. Anschließend wurde die Vorderkapsel eröffnet und der Linseninhalt entfernt. Dazu erfolgte zunächst ein kleiner Schnitt in der Vorderkapsel mit einem Skalpell, danach wurde mit einer Pinzette der Schnitt nach Art einer Kapsularhexis erweitert, so daß eine annähernd kreisrunde Öffnung mit glattrandigem Schnittrand entstand. Nach Implantation einer Linse wurde nach einer Stunde ein zweites Photo angefertigt. Die Abb. 1 zeigt den Kapselsack mit ursprünglichem Linseninhalt (linke Bildhälfte), nach Implantation einer J-Loop-Linse (Bildmitte) und nach Implantation einer C-Loop-Linse (rechte Bildhälfte). Man erkennt weiterhin den glattrandigen Schnitt der eröffneten Kapsel.

Die Auswertung erfolgte nach Projektion der Dias auf einen 18 × 18 cm großen Bildschirm. Für diese Bildschirmgröße wurde eine transparente Folie zugeschnitten, auf der die entsprechenden Radien strahlenförmig von einem Zentrum ausgehend aufgezeichnet waren. Der Untersucher mußte die Folie bei jedem Dia so positionieren, daß ein Durchmesser der Folie mit den maximalen Ausdehnungspunkten des Kapselsackes übereinstimmten (= größter Durchmesser). Damit war die Lage aller anderen Durchmesser, die untersucht werden sollten, automatisch festgelegt. Die Millimeterskala auf dem Photo diente als Referenzgröße zur Mes-

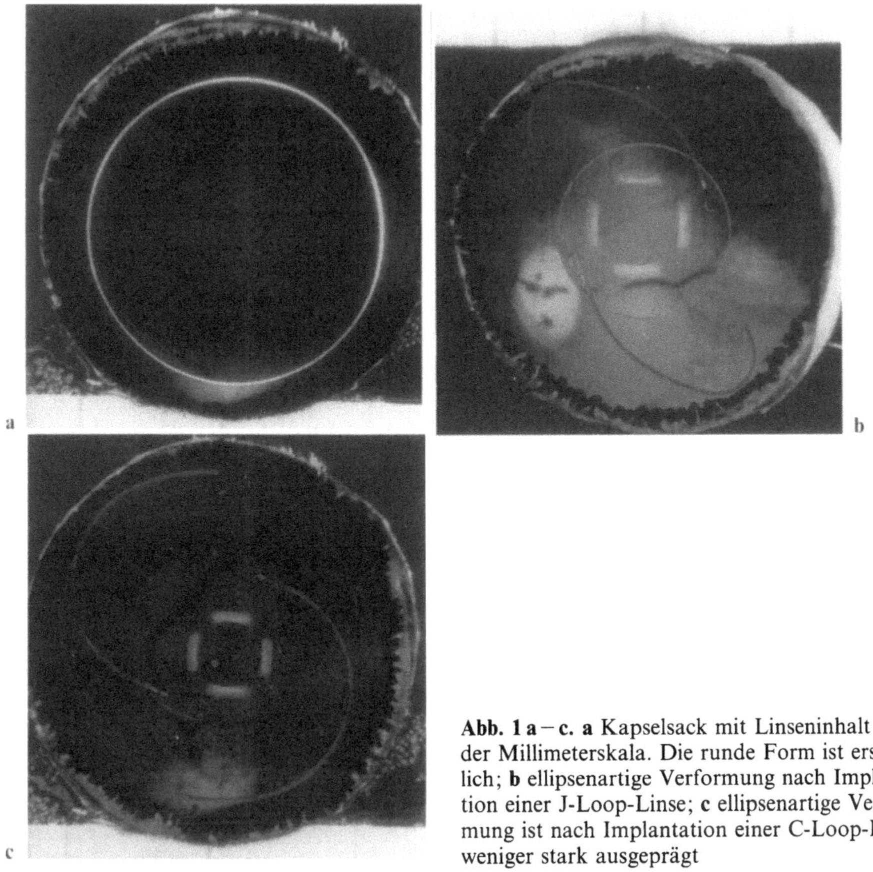

Verformung des Kapselsackes nach Implantation von intraokularen Linsen 89

Abb. 1 a–c. a Kapselsack mit Linseninhalt und der Millimeterskala. Die runde Form ist ersichtlich; **b** ellipsenartige Verformung nach Implantation einer J-Loop-Linse; **c** ellipsenartige Verformung ist nach Implantation einer C-Loop-Linse weniger stark ausgeprägt

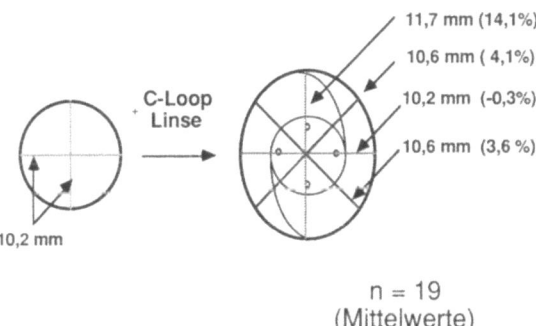

n = 19
(Mittelwerte)

Abb. 2. Änderung des Kapselsackdurchmessers nach Implantation einer J-Loop-Linse. Es sind jeweils die Mittelwerte aufgetragen. Auf der linken Seite ist die vor der Implantation kreisrunde Außenbegrenzung des Kapselsackes schematisch aufgezeichnet, rechts die ellipsenförmige Deformierung mit den entsprechenden Durchmessern, die untersucht werden

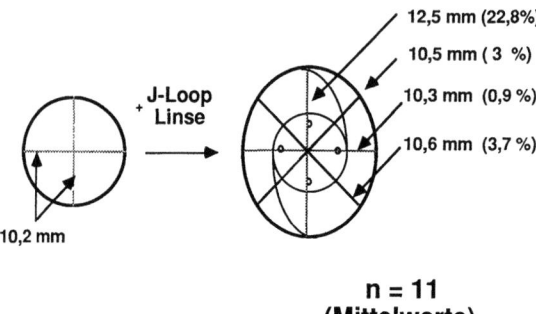

Abb. 3. Änderung des Kapselsackdurchmessers nach Implantation einer C-Loop-Linse. (Vgl. Legende zu Abb. 2.) Neben den absoluten Werten sind in Klammern die Prozentzahlen angegeben. Dabei wurde der Durchmesser vor Implantation zu 100% gesetzt

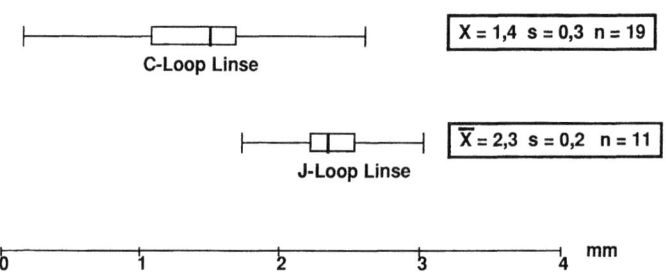

Abb. 4. Änderung des Kapselsackdurchmessers nach Implantation von intraokularen Linsen. Graphische Darstellung beider untersuchter Linsentypen in Form einer Box-&-Whiskers-Plot. In der „Box" liegen 50% aller Meßwerte, die schwarze senkrechte Linie zeigt die Lage des Medians an. Zusätzlich sind der Mittelwert und die Standardabweichungen angegeben

sung der absoluten Größen. Es wurden n = 11 J-Loop-Linsen vom Typ Sinsky-Kratz (sieben der Firma Adatomed Typ 53 P und vier der Firma Pharmacia Typ 102 H) und n = 19 Simcoe-C-Loop-Linsen (elf der Firma Allergan Medical Optics Typ PC 20 AB und acht der Firma Intermedics Typ UV 34 L) untersucht. Alle verwendeten Typen haben einen Durchmesser von 14 mm. Abb. 2 zeigt die Ergebnisse der J-Loop-Linsen, Abb. 3 die der C-Loop-Linsen. In Abb. 4 sind die Meßergebnisse der größten Durchmesseränderung beider Linsentypen in Form einer sog. Box-&-Whiskers-Plot aufgetragen. Bei dieser Art der graphischen Darstellung können die Spannweite (= Differenz zwischen größtem und kleinstem Meßwert), der Median (= der „mittelste Wert", 50% aller Meßwerte liegen oberhalb und 50% liegen unterhalb des Medians) und der Quartilsabstand (= Differenz zwischen dem ersten und dritten Quartil, 50% aller Werte werden vom ersten und dritten Quartil eingeschlossen) mit einem Blick erfaßt werden. Außerdem sind in der Abb. 4 die Mittelwerte und die Standardabweichungen aufgezeichnet.

Diskussion

Trotz ausgiebiger Literaturrecherchen konnten wir nur eine einzige Arbeit finden, wo eine ähnliche Fragestellung schon einmal bearbeitet wurde (Galand et al., 1984). In der genannten Arbeit wurde die Form des Kapselsackes von Autopsieaugen nach extrakapsulärer Kataraktextraktion vermessen.

Vergleicht man die Meßergebnisse der beiden untersuchten Linsentypen in Abb. 2, 3 und 4, so ergeben sich wesentliche Unterschiede nur an den Stellen, wo die Haptik den Kapselsack maximal ausspannt (22,8% bei der J-Loop-Linse und 14,1% bei der C-Loop-Linse). Wir haben zusätzlich mit den Meßwerten für alle untersuchten Durchmesser den ungepaarten t-Test durchgeführt. Für die größte Durchmesseränderung ist das Ergebnis des Testes auf dem $p = 0,01$-Niveau signifikant, während für alle anderen Durchmesser keine signifikanten Unterschiede nachgewiesen werden konnten, obwohl gesagt werden muß, daß aufgrund der Zahl der Messungen die Anwendung eines statistischen Testes nur eine begrenzte Aussagekraft hat. Trotzdem ist davon auszugehen, daß wesentliche Unterschiede bei den untersuchten Linsentypen vorliegen, allerdings nur für den größten Durchmesser. Bereits in einem Durchmesser, der 45 Grad vom größten Durchmesser abweicht, finden sich keine Unterschiede mehr. Ob die Differenz im größten Durchmesser als groß oder klein anzusehen ist, hängt davon ab, welche Bezugsgröße herangezogen wird. Vergleicht man die Änderung Δd des Durchmessers in Relation zum ursprünglichen Durchmesser d (Abb. 5), dann ist der Unterschied zwischen beiden Linsentypen nicht sehr groß (J-Loop-Linse 22,8%, C-Loop-Linse 14,1%, Differenz 8,7%). Setzt man dagegen die Änderungen Δd beider Linsentypen in Beziehung zueinander, dann beträgt der Unterschied 64%.

Es erscheint rational, eine Linse zu implantieren, die den Kapselsack so gering wie möglich verformt. Nach dem derzeitigen Kenntnisstand gibt es allerdings keine zwingenden klinischen Gründe, die die in dieser Arbeit vorgestellten Differenzen als relevant erscheinen lassen. So sind uns keine Arbeiten bekannt, wo quantitativ untersucht wurde, ob die Zentrierung bei im Kapselsack implantierten C-Loop-Linsen besser ist als bei J-Loop-Linsen. Auch ist nicht geklärt, ob die Nachstarbildung bei dem einen oder anderen Linsentyp weniger ausgeprägt ist. Aus diesem

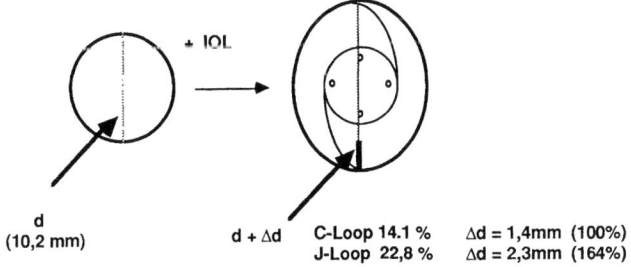

Abb. 5. Vergleicht man die Änderung $\triangle$ d des größten Durchmessers mit dem ursprünglichen Durchmesser, dann beträgt der Unterschied bei beiden Linsentypen 8,7%. Setzt man dagegen die Änderung $\triangle$ d beider Linsentypen direkt miteinander in Beziehung, dann ergibt sich ein Unterschied von 64%

Grund sind wir auch nicht dazu übergegangen, C-Loop-Linsen zu implantieren, weil diese unserer Meinung nach schwieriger zu implantieren sind als J-Loop-Linsen.

Literatur

Alpar JJ, Fechner PU (1984) Intraokularlinsen. Grundlagen und Operationslehre. 2. Aufl. Enke, Stuttgart

Galand A, Bonhomme l, Collee M (1984) Direct measurement of the capsular bag. J Am Intraocul Implant Soc 10: 475–476

Tierexperimentelle Ergebnisse nach Implantation von kompressiblen Disk-Linsen

E. IMKAMP[1], S. OHMI[2], R. GERBER[1] und D. J. APPLE[2]

Zusammenfassung. In einer prospektiven Studie wurden 20 kompressible Disk-Linsen in den Kapselsack von New-Zealand-Hasen implantiert. Nach acht Wochen wurden die Augen enukleiert und makroskopisch, histologisch und elektronenmikroskopisch hinsichtlich der Ausprägung der relativen Hinterkapseltrübung und der Linsendezentrierung untersucht. Die Ergebnisse zeigen, daß die kompressible Disk-Linse das Ausmaß der relativen Hinterkapseltrübung reduziert.

Summary. *Experimental findings on prototype compressible disc lenses in the rabbit model.* In a prospective study 20 eyes of New Zealand white rabbits were implanted with two different styles of a compressible disc lens. After a postoperative period of eight weeks the globes were enucleated and analyzed macroscopically and histological to determine the relative amount of posterior capsular opacification (PCO) and lens decentration. The results show that the prototype disc lens is efficacious in reducing posterior capsular opacification.

Einleitung

Die Implantation einer intraokularen Linse gilt als erfolgreiches chirurgisches Vorgehen in der Behandlung von Kataraktpatienten.

Eine häufige postoperative Komplikation ist jedoch durch die sekundäre Eintrübung der Hinterkapsel nach extrakapsulärer Kataraktextraktion gegeben.

Zur Reduzierung des Ausmaßes einer Hinterkapseltrübung hat in den vergangenen Jahre neben der Entwicklung neuer Biomaterialien und chirurgischer Techniken auch die Formgebung der Intraokularlinsen an Interesse und Bedeutung gewonnen.

In dieser prospektiven und randomisierten Tierstudie an New-Zealand-Hasen wurde das Ausmaß der Hinterkapseltrübung nach Implantation einer kompressiblen Disk-Linse untersucht.

Material und Methoden

Bei der kompressiblen Disk-Linse handelte es sich um ein Labormodell (Prototyp), das speziell für die Implantation im Hasenmodell konstruiert wurde. Diese One-Piece-PMMA-Linse besitzt eine bikonvexe Optik mit einem Durchmesser von 6 mm und einen zirkulären äußeren Ring, der über zwei Verbindungsstege mit der Optik verbunden ist. Der Gesamtdurchmesser der Linse beträgt 10,0 cm.

---

[1] Augenklinik der RWTH, Pauwelstraße, D-5000 Aachen.
[2] Department of Ophthalmology, Center of Intraocular Lens Research, South Carolina, U.S.A.

An 20 Hasenaugen wurde eine extrakapsuläre Kataraktextraktion (ECCE) durchgeführt. Es wurde die interkapsuläre Technik, auch „envelope-technique" genannt, angewandt. Das Linsenmaterial wurde durch Phakoemulsifikation entfernt. Die kompressible Disk-Linse wurde durch eine Limbusinzision mit einer Länge von 7,0 mm in den Kapselsack implantiert. Nachfolgend wurde das vordere Kapselblatt durch eine Kapsulorhexis entfernt [1, 2].

Die Tiere wurden acht Wochen postoperativ an der Spaltlampe untersucht. Dann schläferte man die Tiere ein und enukleierte die Augen. Nach Fixierung in Formalin wurden die Bulbi in der Äquatorialebene halbiert, und ihr Vorderabschnitt wurde unter standardisierter Beleuchtung und Vergrößerung von der Rückseite her photographiert. Die Projektion dieser Dia-Positive wurde zur Ermittlung der relativen Hinterkapseltrübung und der Linsendezentrierung verwendet.

Ergebnisse und Diskussion der Ergebnisse

Bei der Kontrollgruppe erfolgte eine extrakapsuläre Kataraktextraktion ohne Linsenimplantation.

Das klinische Bild der Kontrollgruppe weist eine Sequestrierung verbliebenen und neugebildeten Linsenmaterials in der Peripherie der Linsenkapsel durch eine Verklebung des Vorderkapselrestes mit der Hinterkapsel auf. Es entsteht eine zirkuläre Abdichtung, eine biologische Barriere für das Vorwachsen von Linsenepithelzellen und Cortexmaterial auf die Hinterkapsel [3, 4, 5, 6].

Die zentralen Bereiche der Hinterkapsel bleiben klar (Abb. 1).

Die kompressible Disk-Linse zeigte sowohl klinisch als auch histopathologisch sehr geringe Werte der relativen Hinterkapseltrübung und der Linsendezentrierung.

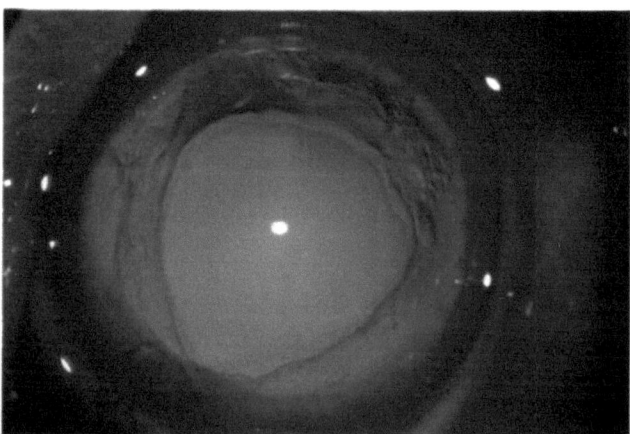

Abb. 1. Klinisches Bild eines Hasenauges acht Wochen postoperativ (Kontrollgruppe). Der Rand der Vorderkapsel nach Kapsulorhexis ist mit der Hinterkapsel verwachsen. Die Hinterkapsel ist in den zentralen Bereichen zellfrei und klar

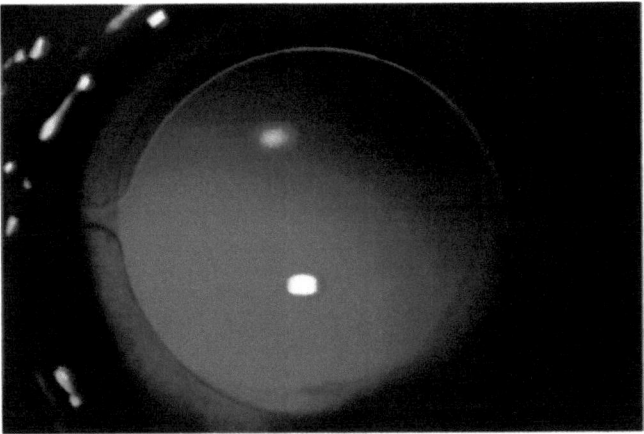

Abb. 2. Klinisches Bild eines Hasenauges acht Wochen nach Implantation einer kompressiblen Disk-Linse mit zwei Verbindungsstegen. Die zentrale optische Zone ist klar. Regeneriertes und intraoperativ verbliebenes Linsenmaterial befindet sich in der Peripherie des Kapselsackes

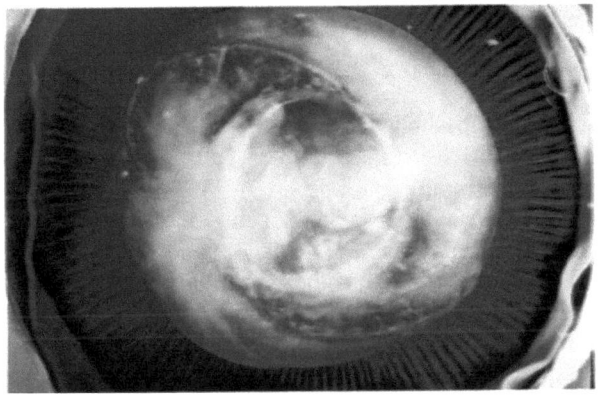

Abb. 3. Makroskopische Aufnahme eines Hasenauges, von der Rückseite her photographiert. Acht Wochen nach Implantation einer Three-Piece-Linse (plano-posterior) findet sich eine signifikante Trübung der Hinterkapsel, auch in den zentralen Bereichen der Linse, in der optischen Achse

Diese Linse paßt sich den physiologischen Gegebenheiten des Kapselsackes in Form und Größe gut an.

Nach achtwöchiger Implantationsdauer zeigte sich keine Faltenbildung der Hinterkapsel. In der Peripherie des Kapselsackes ließ sich regeneriertes und intraoperativ verbliebenes Linsenmaterial finden.

Das Vorderkapselblättchen verklebte im Zwischenraum zwischen Ringhaptik und Linsenoptik mit der Hinterkapsel und sorgte dadurch für eine zusätzliche Fixierung der Linse im Kapselsack und eine stabile und gute Zentrierung.

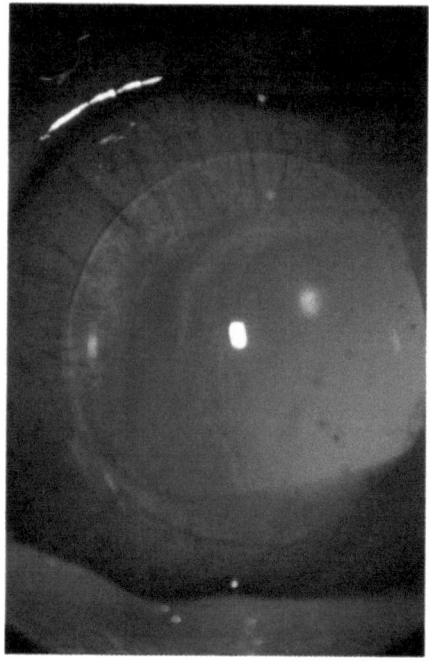

Abb. 4. Klinisches Bild einer kompressiblen Disk-Linse mit nur einem Verbindungssteg zwischen Ringhaptik und Optik (vier Wochen postoperativ). Die Linsenoptik ist aus dem Kapselsack vor die Iris getreten

Die zentralen Bereiche der Hinterkapsel blieben zell- und trübungsfrei (Abb. 2).

Im Vergleich zeigten One-Piece-PMMA-Linsen ähnlich gute Ergebnisse hinsichtlich der relativen Hinterkapseltrübung [7].

Three-Piece-Linsen (plano-posterior) hingegen haben im Tiermodell eine signifikante Trübung der Hinterkapsel zur Folge [7] (Abb. 3).

In einer gleichzeitig durchgeführten Versuchsreihe wurde ein weiteres Disk-Linsenmodell mit lediglich einem Verbindungssteg implantiert.

Im Hasenauge zeigte sich hier jedoch in ca. 90% der Fälle ein sog. Pupillary-capture-Phänomen, oder auch „pea-podding" genannt, wobei die Linsenoptik aus dem Kapselsack glitt und vor die Iris trat. Es bleibt hier die Frage, ob dieser Effekt auch im menschlichen Auge auftritt oder durch den extrem hohen posterioren Druck im Hasenauge verursacht wurde (Abb. 4).

Zusammenfassend läßt sich folgendes festhalten:

Die neue Studie bestätigt nachdrücklich früher gewonnene Versuchsergebnisse nach Implantation einer kompressiblen Disk-Linse im Hasenmodell [8].

Die kompressible Disk-Linse zeigt nicht nur ein geringes Ausmaß der relativen Hinterkapseltrübung, sondern auch eine ausgezeichnete Zentrierung der Linse im Kapselsack.

Die Implantation einer kompressiblen Disk-Linse mit lediglich einem Verbindungssteg zwischen Ringhaptik und Optik führte im Tierversuch zu einem sog. Pea-podding-Effekt in ca. 90% der Fälle.

Literatur

1. Apple DJ et al (1987) Intercapsular implantation of various posterior chamber IOLs: Animals test results. Ophthalmic Practice 5: 100–104 und 132–134
2. Neumann T (1987) Theorie und Operationstechnik der Kapsulorhexis. Klin Monatsbl Augenheilkd 190: 542–545
3. Apple DJ et al (1989) Intraocular Lenses Evolution, Design, Complications and Pathology. Williams & Wilkins, Baltimore
4. Cobo LM et al (1984) Pathogenesis of capsular opacification after extracapsular cataract extraction: an animal model. Ophthalmology 91: 857–863
5. Elschnig A (1911) Klinisch-anatomischer Beitrag zur Kenntnis des Nachstares (Teil 1). Klin Monatsbl Augenheilkd 49: 444–451
6. Soemmerring DW (1828) Beobachtungen über die organischen Veränderungen im Auge nach Staroperationen. Wesche, Frankfurt am Main
7. Hasen SO et al (1988) Posterior capsular opacification and intraocular lens decentration. Comparison of various posterior chamber lens designs implanted in the rabbit model. J Cataract Refract Surg 14: 605–613
8. Tetz M et al (1988) Posterior capsular opacification and intraocular lens decentration. Experimental findings on a prototype circular intraocular lens design. J Cataract Refract Surg 14: 614–623

Flexible Intraokularlinsen

Vor- und Nachteile sowie Komplikationen nach 100 IOGEL-Linsenimplantationen

U. Demeler[1] und R. Rudolf-Spatny[1]

Zusammenfassung. Anhand von 100 IOGEL-Implantationen nach extrakapsulärer Katarakt-Extraktion-27 Kapselsack- und 3 Sulcusfixationen-, werden die intra- und postoperativen Vorteile, sowie die Nachteile und Komplikationen eingehend diskutiert.

Die intra- und postoperativen Vorteile liegen in der sehr guten Verträglichkeit der Linse, der äußerst leichten Implantationstechnik, der absolut sicheren Lage im Kapselsack, der seltenen Entwicklung eines regeneratorischen Nachstars, sowie in dem auffallend niedrigen Endothelzellverlust.

Als Nachteile und Komplikationen zählen vor allem eine relativ hohe Pigmentausschwemmung auf der Linsenvorderfläche, eine mögliche Dezentrierung der weichen IOGEL-Linse nach einer Kapselsackschrumpfung, sowie die durchaus bestehende Subluxationsgefahr nach einer zu großen YAG-Kapsulotomie.

Summary. *Advantages, disadvantages and complications after 100 IOGEL-lens-implantations.* The intra- and postoperative advantages, the disadvantages and the complications after the implantation of 100 IOGEL-lenses after an extracapsular cataract extraction are discussed.

97 IOGEL-lenses have been implanted in the capsular bag and 3 in the sulcus ciliaris. The advantages of this lens are the excellent compatibility, the easy technique of implantation, the safe fixation in the capsular bag, the rare development of a secondary cataract and the low rate of endothelial cell loss. The advantages predominate absolutely the disadvantages and complications such as the more or less massive pigment deposits on the surface of the lens, the possibility of decentration after late capsular shrinkage and the possible danger of subluxation after a too large YAG-capsulotomy. Based on these results, the authors recommend the further use of the IOGEL-lens.

An der Bremer Augenklinik wurden in den letzten 1½ Jahren 100 IOGEL-Linsen implantiert, und zwar ausschließlich nach extrakapsulärer Kataraktextraktion. 97 Linsen konnten im Kapselsack fixiert werden und die drei restlichen ausnahmsweise im Sulkus, da die hinter Kapsel während der Operation defekt wurde und daher eine Kapselsackfixation nicht mehr möglich war.

Im folgenden soll über die intra- und postoperativen Vorteile dieser weichen intraokularen Linse berichtet werden sowie über ihre Nachteile und Komplikationen.

1. Intraoperative Vorteile (Tabelle 1)

Der besonders hervorzuhebende Vorteil der IOGEL-Linse während der Operation ist die leichte Implantationstechnik. Da die Linse aus einem Stück gefertigt ist,

---
[1] Augenklinik, Zentralkrankenhaus St.-Jürgen-Straße, D-2800 Bremen 1.

Tabelle 1. Intraoperative Vorteile der IOGEL-Linse

Leichte Implantationstechnik
Sichere Lage im Kapselsack
Optimale Ausspannung der hinteren Kapsel
Bisher kein regeneratorischer Nachstar

---

ist die Einbringung in den Kapselsack – gleichgültig, nach welcher Methode dieser eröffnet wurde – einfach und sicher. Ein weiterer Vorteil ist die absolut sichere Lage im Kapselsack, was man bei koaxialer Beleuchtung sofort erkennen kann. Ist nämlich einer der beiden Flansche nicht im Kapselsack, ist die Linse sofort in Richtung des nicht im Kapselsack befindlichen Flansches dezentriert, so daß man dies noch während der Operation sofort korrigieren kann. Bei den herkömmlichen Hinterkammerlinsen mit Schlaufenhaptik ist dies nicht so deutlich festzustellen, weshalb ja auch ein hoher Prozentsatz dieser Linsen halb im Kapselsack und halb im Sulkus fixiert ist. Die Linse spannt den Kapselsack optimal aus und liegt der hinteren Kapsel so dicht an, daß bis heute noch kein einziger Patient mit einem regeneratorischen Nachstar gesehen worden ist.

2. Postoperative Vorteile (Tabelle 2)

Die postoperativen Vorteile der IOGEL-Linse sind folgende: einmal die klinisch bisher zu beobachtende hervorragende Verträglichkeit. Die Augen sehen schon nach wenigen Tagen absolut reizfrei aus, eine längere Steroidbehandlung ist – bis auf noch später zu besprechende Ausnahmen – in der Regel nur wenige Tage notwendig. Ein besonders hervorzuhebender Vorteil, der bei späteren retinalen Untersuchungen oder sogar Operationen zum Tragen kommt, ist der absolut reflexfreie Funduseinblick. Dies ist vor allem für den Amotiochirurgen von großem Wert. Aufgrund der sicheren Lage im Kapselsack ist es in den letzten 1½ Jahren noch bei keiner Linse zu einer spontanen Sub- oder totalen Luxation aus dem Kapselsack heraus gekommen. Auch wenn nicht bei allen Patienten eine Fundus-Fluoreszenzangiographie durchgeführt wurde bzw. werden konnte, ist bis heute noch keinem Patienten ein klinisch relevantes oder visusreduzierendes zystoides Makulaödem gesehen worden. Der Endothelzellverlust liegt mit 9,6% in durchaus

Tabelle 2. Postoperative Vorteile der IOGEL-Linse

Sehr gute Verträglichkeit
Reflexfreier Funduseinblick
Keine spontane (Sub-)Luxation
Bisher kein zystoides Makulaödem
Niedriger Endothelzellverlust (9,6%)
Gute Irisakzeptanz
Leichte Explantation

---

tolerierbarer Höhe. Die Auffassung der Autoren geht jedoch dahin, daß der Endothelzellverlust nach einer Kataraktextraktion weit mehr vom operativen Trauma bzw. der intraoperativen Schädigung des Endothels abhängt als vom Design oder Material der künstlichen Linse.

Zahlreiche irisangiographische Untersuchungen vor und nach der Implantation einer intraokularen Linse, wie vor Jahren noch die Binkhorst-Linse, später die Hinterkammerlinse und seit 1½ Jahren die IOGEL-Linse, haben gezeigt, daß durch die IOGEL-Linse nachweislich die geringste traumatische Schädigung der Irisgefäße auftritt, am deutlichsten sichtbar im Bereich des sehr empfindlichen, um den Pupillarsaum herum gelegenen Kapillarnetzes. Bei den früher implantierten Binkhorst-Linsen nach intrakapsulärer Kataraktextraktion ist es sehr häufig zu ausgedehnten hinteren Synechien mit extremer Schädigung des Kapillarnetzes und/oder auch der normalen radiären Irisgefäße gekommen, so daß sogar noch nach Monaten — in Ausnahmefällen sogar nach Jahren — Permeabilitätsstörungen der Irisgefäße fluoreszenzangiographisch nachweisbar waren. Bei den Hinterkammerlinsen waren die Komplikationen wesentlich geringer, aber auch hier sah man noch nach Monaten Fluoreszeinaustritte im Bereich des Pupillarsaums. Bei der IOGEL-Linse sind diese Schädigungen äußerst gering, so daß die Augen Wochen nach der Operation keine oder nur ganz geringe Fluoreszeinaustritte aufweisen. Insgesamt kann man daraus folgern, daß die IOGEL-Linse eine sehr gute Irisakzeptanz hat.

Ein zwar hoffentlich nur selten in Betracht kommender Vorteil ist die sehr leichte Explantation der Linse, und zwar dadurch, daß es zu keiner Verwachsung der IOGEL-Linse mit den Kapselblättern kommt. Dadurch ist die Linse selbst nach mehreren Monaten noch mit einem leichten Griff aus dem Kapselsack herauszuziehen.

3. Nachteile (Tabelle 3)

Nach Auffassung der Autoren besteht ein Nachteil der IOGEL-Linse darin, daß man bei einem intraoperativ auftretenden Defekt in der hinteren Kapsel die Linse nicht mehr in den Kapselsack fixieren kann und nach unserer Meinung eine Fixation im Sulkus nicht sicher und verläßlich genug ist. Bei einer in den Sulkus gelegten IOGEL-Linse ist es nach einigen Monaten durch den Defekt in der hinteren Kapsel durch ein Trauma zu einer Luxation in den Glaskörper gekommen mit Absinken der Linse bis auf die Netzhaut. Dieselbe Luxationsgefahr besteht auch dann, wenn bei einer notwendig werdenden YAG-Kapsulotomie eine zu große Lücke in die hintere Kapsel geschossen wird. Bei einer durchgeführten vorderen YAG-Kapsulotomie wegen zu dichter und zu weit nach zentral stehen-

Tabelle 3. Nachteile der IOGEL-Linse

Bei Defekt in der hinteren Kapsel sollte keine IOGEL-Linse implantiert werden.
Nach YAG-Kapsulotomie besteht erhöhte (Sub-)Luxationsgefahr.
---

gebliebener vorderer Kapsel kam es einen Tag postoperativ zu einer Luxation der Linse in die Vorderkammer, was wiederum beweist, wie leicht die Linse aus dem Kapselsack heraus — gewollt oder nicht — zu explantieren ist.

4. Komplikationen (Tabelle 4)

Was nun die Komplikationen angeht, so konnten wir bisher bei 18 Patienten eine mehr oder weniger starke Pigmentaussaat auf der Linsenvorderfläche beobachten. Durch eine mehrwöchige Steroidbehandlung verschwinden diese Auflagerungen in der Regel vollständig, so daß keine dauerhafte Visusbeeinträchtigung zurück-

Tabelle 4. Komplikationen der IOGEL-Linse

Pigmentaussaat auf Linsenvorderfläche (18)
Mögliche Dezentrierung nach Kapselschrumpfung (2)
Subluxationsgefahr nach YAG-Kapsulotomie (1) und bei Defekt in der hinteren Kapsel (2)
Ruptur der hinteren Linsenkapsel (6)
Kapselfibrose nach frühestens sechs Monaten (8)
„Toxic-Lens"-Syndrom (1)

---

bleibt. Bei zwei Patienten haben wir eine Dezentrierung gesehen, und zwar nach einer Kapselschrumpfung. Wir führen dies darauf zurück, daß die Linse eben nicht mit den Kapselblättern fest verklebt. Schrumpfen also z. B. vom Äquator her beide Kapselblätter zusammen, so wird der im Sack liegende weiche Flansch der Linse kontinuierlich nach zentral hin aus dem Kapselsack herausgedrückt.

Zu einer Ruptur der hinteren Kapsel während der Operation ist es bei insgesamt sechs Patienten gekommen. Bei vier Augen geschah dies in den ersten zwei Monaten nach Beginn mit der neuen Implantationstechnik, so daß wir glauben, daß dieser Umstand weniger der Linse als vielmehr dem ungewohnten Umgang mit den neuen Material anzulasten ist. Zu einer Kapselfibrose — nicht zu einem Nachstar — ist es nach frühestens sechs Monaten bei insgesamt acht Patienten gekommen. Aus visuellen Gründen war jedoch bisher keine YAG-Kapsulotomie notwendig. Bei einem Auge kam es zur Entwicklung eines sogenannten Toxic-Lens-Syndroms, welches sich jedoch konservativ mit massiven Gaben von lokalen und allgemeinen Steroiden sehr gut behandeln und letztlich beherrschen ließ.

Bei einer abschließenden kritischen Wertung der Vor- und Nachteile bzw. der möglichen Komplikationen der IOGEL-Linse sind wir nach jetzt 1½jähriger Erfahrung mit dieser Linse der Auffassung, daß die aufgeführten Vorteile die weitere Verwendung und vor allem Verbreitung dieser Linse eindeutig rechtfertigen. Die wenigen Nachteile und Komplikationen sind entweder nicht so gewichtig oder kommen nur zu selten vor, als daß sie schwerwiegend gegen den Einsatz dieser Linse sprechen könnten.

Ergebnisse der kapselsackfixierten weichen IOL (Poly-Hema)

D.-T. Pham[1], J. Wollensak[1] und C. Wiemer[1]

Zusammenfassung. Wir berichten mit eigenen Erfahrungen und Befunden über Poly-Hema-Linsen bei Kapselfixation, die mindestens ein Jahr beobachtet werden konnten. Die gute Bioverträglichkeit kann hierbei bestätigt werden. Nur in zwei Augen zeigten sich mäßige Präzipitate auf der Linsenoberfläche. Im späteren Verlauf wurden in zwei anderen Augen partielle hinter Synechien von der Iris mit dem vorderen Kapselrest festgestellt. Subklinische Linsendezentrierung fand sich in fünf Augen. Die Post-mortem-Befunde ließen die Ursache der Dezentrierung erkennen: Durch Kapselschrumpfung wurde ein Flansch deformiert und die Linse in Richtung Längsachse verschoben.

Summary. *Results of soft intraocular lens (p-HEMA) with capsular bag implantation.* Twenty Poly-Hema intraocular lenses were implanted in the capsular bag. Within one year of follow-up the lenses were well tolerated in most of the operated eyes. In the early postoperative period we could see very few cellular deposits or precipitates on the IOL. The later course showed in two cases a development of partial posterior synechiae to the anterior capsule flap. Subclinical decentration of IOL was found in five eyes. Post mortem findings in one eye showed severe deformation of a flange caused by capsular shrinkage.

Einleitung

Die Poly-Hema-Linsen stellen als weiche intraokulare Linsen (IOL) eine interessante Alternative zu den starren PMMA-Linsen dar. Auch wenn sie bisher nicht routinemäßig und nur in geringerer Anzahl eingesetzt wurden, haben sie sich rasch verbreitet (Barrett, 1987). Anfänglich wurden die Poly-Hema-Linsen geplant vorwiegend in den Sulcus ciliaris implantiert (Barrett, 1986; Epstein, 1986; Bleckmann, 1987; Bucher und Faggioni, 1988). Hierbei wurde eine Irritation im Bereich des Irispigmentblattes beobachtet. Eine Linsendezentrierung durch asymetrische Fixierung (Sulkus-Kapselsack) kann ebenfalls als Nachteil angesehen werden. Es wurde auch eine häufige sekundäre Kapseltrübung (Bleckmann, 1988) und das Propellerphänomen (Menapace, 1988) festgestellt. Zur Vermeidung dieser Komplikationen kommt eine Fixation im Kapselsack in Frage. Darüber möchten wir heute unsere Erfahrung berichten.

Material

Wir haben bisher 100 IOGEL-Linsen seit Anfang 1988 ausschließlich in den Kapselsack eingesetzt. In der ersten Phase wurden 20 Linsen implantiert. Bei 19 Patienten konnten mindestens zwölf Monate nach der Implantation Kontrollunter-

---
[1] Universitäts-Augenklinik Berlin, Spandauer Damm 130, D-1000 Berlin 19.

suchungen stattfinden. In einem Fall kam es drei Monate nach der Operation ad exitum, so daß die Linse post mortem untersucht werden konnte. Das Durchschnittsalter der Patienten lag bei 79 Jahren (71 – 92) und somit geringfügig höher als jenes der üblichen Kataraktpatienten unserer Klinik (72 Jahre). Alle Patienten wurden präoperativ sowie zu den Nachuntersuchungsterminen photodokumentiert.

Zur Operation ist hier zu erwähnen, daß die Vorderkapsel modifiziert nach Neuhann eröffnet wurde. Die Linse wurde ungefaltet durch die sklerale Inzision von ca. 6 mm mit dem unteren Flansch in den Kapselsack geschoben und mit Hilfe einer stumpfen Positionsnadel in den Kapselsack horizontal positioniert.

Ergebnisse

– *Visus:* Durchschnittlich lag der Visus präoperativ bei 0,2 (0,05 – 0,5), bei Entlassung 0,4 und bei der letzten Untersuchung 0,7. In keinem Fall war eine Visusminderung durch die IOL, wie z. B. durch Dezentrierung, Hornhaut- oder Netzhautkomplikationen, bedingt.
– *Frühpostoperative Befunde:* Bis auf Fältelungen der Hinterkapsel (Abb. 1), die in 14 Fällen zu beobachten waren, zeigten durchweg alle Patienten in der ersten postoperativen Woche eine sehr milde intraokulare Reaktion. In drei Augen konnten sehr zarte Fibrinexudate festgestellt werden, die bereits am nächsten Tag rückgebildet waren. Auch die extraokularen Entzündungszeichen waren minimal ausgeprägt.
– *Spätpostoperative Befunde:* In keinem Auge war die *Kapselfältelung* weiter nachzuweisen. Vielmehr zeigte sich die Kapsel gleichmäßig gespannt. Eine deutliche Zunahme der *hinteren Kapselfibrose* fand sich in zwei Augen. Die Trübungen lagen allerdings peripher, so daß die Sehschärfe dadurch nicht reduziert wurde. Im Gegensatz dazu waren die *Vorderkapselreste* stark fibrosiert. In zwei Fällen kam es zu einer Synechie der Vorderkapsel mit der Iris, welche eine Pupillenverziehung verursachte. In sieben Fällen konnte man mäßig pigmentierte *Präzipitate auf der Linsenvorderfläche* beobachten.

Interessanterweise war eine *leichte Dezentrierung der Linsen spätpostoperativ in fünf Augen* zu erkennen. Bei mittelweiter oder enger Pupille war eine solche Dezentrierung bzw. Kippung nur schwierig zu sehen. Unter seitlicher Spaltbeleuchtung ließ sich jedoch leicht feststellen, daß die zentrale optische Zone nach peripher bzw. axial verschoben war (Abb. 2). Bei zwei dieser Patienten zeigte sich eine deutliche periphere Vorbuckelung der Iris, die offensichtlich durch ein Vorbiegen des Linsenflansches hervorgerufen war.

Dieses Phänomen konnte ebenfalls durch die Befunde post mortem dokumentiert werden. Es handelte sich um eine 82jährige Patientin, bei der die Operation regelrecht verlaufen war. Die Kontrollen konnten bis vier Wochen postoperativ erfolgen. Die Linse war zentriert und saß einwandfrei im Kapselsack. Die Vorderkammer war gleichmäßig tief. Einen Tag vor der Nachuntersuchung, die sechs Monate nach der Operation stattfinden sollte, verstarb die Patientin.

Nach Bulbuseröffnung und Vitrektomie konnte man beim Aufblick von hinten

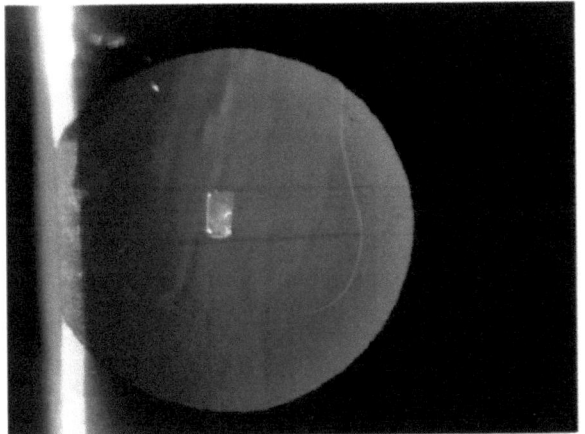

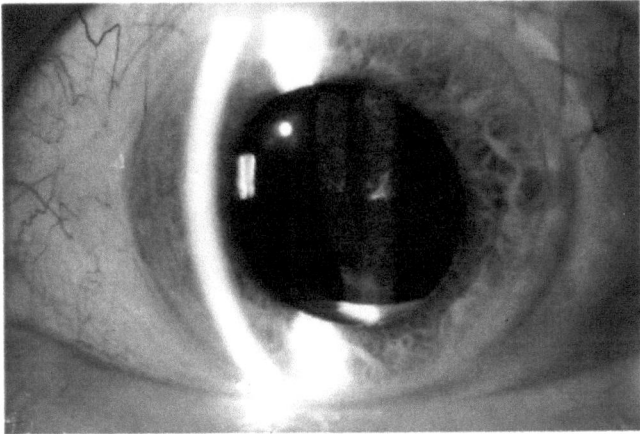

Abb. 1. Horizontale Fältelungen der Hinterkapsel unmittelbar nach der Implantation als Zeichen der richtigen Position im Kapselsack

Abb. 2. Durch seitliche Spaltbeleuchtung läßt sich die Linsendezentrierung am deutlichsten erkennen

gut erkennen, daß die Linse durch starke Kapselschrumpfung auf eine Seite verschoben war (Abb. 3). Hier war der periphere Anteil der Linsenhaptik nach vorne gefaltet (Abb. 4). Nach Entfernung der Kapsel hat die Linse ihre alte Formgebung sofort wieder eingenommen (Abb. 5).

Diskussion

Die Faltbarkeit der weichen Linse eröffnet eine neue Möglichkeit, die IOL durch eine kleine Inzision besonders nach Phakoemulsifikation zu implantieren.

Unsere Erfahrungen haben gezeigt, daß die Implantation der weichen IOL in

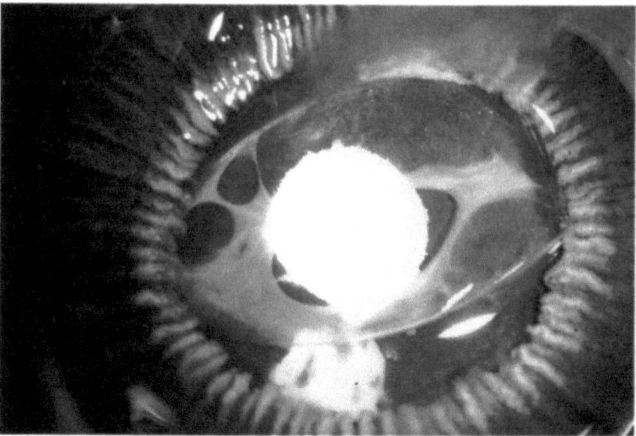

Abb. 3. Poly-Hema-Linse (IOGEL®) mit sechsmonatiger intraokularer Verweildauer. Aufblick von hinten zeigt, daß die Linse dezentriert ist

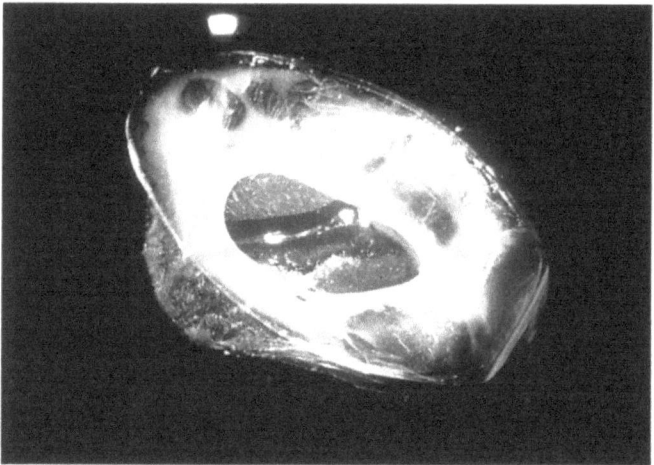

Abb. 4. Durch Kapselschrumpfung wurde der Linsendurchmesser verkleinert, wobei ein Flansch deformiert wurde.

der Anfangszeit einige Schwierigkeiten bereitet. Es hat sich bei uns bewährt, zunächst durch eine 6-mm-Inzision die Linse ungefaltet zu implantieren. Mit der so gewonnenen Erfahrung konnte die Linse dann auch ohne größere Schwierigkeit gefaltet durch eine kleinere Inzision implantiert werden. Dabei wurden allerdings vier Linsen nach dem Falten bzw. nach dem Durchtritt durch die 3,5-mm-Inzision beschädigt.

Die gute Verträglichkeit der Linse, die vor allem durch sehr geringe intraokulare Reaktion in der früh-postoperativen Phase charakterisiert ist (Barrett, 1987; Hu-

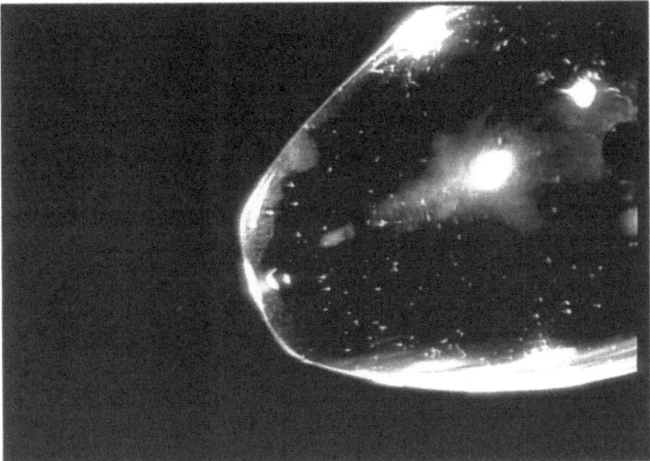

Abb. 5. Die entsprechende Linse nach Entfernung der Kapsel. Der deformierte Flansch nahm seine ursprüngliche Form sofort wieder ein. In diesem Bereich war kein Materialdefekt zu erkennen

ber-Spitzy, 1988), kann als ein Vorzug dieses Linsentyps angesehen werden. Besonders geeignet wäre eine Implantation der Poly-Hema-Linsen in den Fällen, bei denen eine stärkere Vorderkammer-Reaktion zu erwarten ist, wie z. B. bei Diabetikern, nach abgelaufenen Uveitiden oder bei geplanter Iridotomie. Hierbei ist zu bemerken, daß eine Synechie der Iris mit der Linse zwar in keinem Auge zu beobachten war, eine Synechie der Iris mit dem Vorderkapselrest fand sich jedoch in zwei Fällen von 20 nachkontrollierten. Wahrscheinlich kann man durch ausgiebiges Absaugen der Epithelzellen von der Vorderkapsel solchen Nebenerscheinungen vorbeugen.

Die Linsendezentrierung in der späten postoperativen Phase ist unseres Erachtens auf die mechanische Instabilität der Linse bzw. der Flansche in Verbindung mit Kapselschrumpfung zurückzuführen. Die klinisch erkennbare Vorbuckelung der Iris, von deren Ursache man sich intraoperativ durch Verschieben der Linse innerhalb des Kapselsackes überzeugen kann, sowie die Post-mortem-Befunde bestätigen unsere Hypothese. Die Linsendezentrierung fand sich in fünf von 20 Augen und ist somit eine nicht zu unterschätzende Komplikationsmöglichkeit, auch wenn bei diesen Patienten bisher keine subjektiven Beschwerden oder refraktiven Änderungen festzustellen sind. Die Poly-Hema-Linsen können unseres Erachtens zur Zeit die PMMA Linsen nicht ersetzen. In speziellen Fällen können sie jedoch vorteilhafter eingesetzt werden.

Literatur

Barrett GD, Constable IJ, Stewart AD (1986) Clinical results of hydrogel lens implantation. J Cataract Refract Surg 12: 623–631

Barrett GD, Beasley H, Lorenzetti OJ, Rosenthal A (1987) Multicenter trial of an intraocular hydrogel lens implant. J Cataract Refract Surg 13: 621–626

Bucher PJM, Faggioni R (1988) Erste Erfahrungen mit einer Intraokularlinse aus HEMA: Spektrum Augenheilkd 2: 14–17

Bleckmann H (1987) Vorläufige Ergebnisse nach Implantation weicher Hinterkammerlinsen. Sitzungsbericht. Klin Monatsbl Augenheilkd 191: 494

Epstein E (1986) Insertion techniques and clinical experience with HEMA lenses. In: Mazzocco TR, Rajacich GM, Epstein E (eds) Soft implant lenses in cataract surgery. Slack, Inc., New Jersey, pp 143–150

Huber-Spitzy V, Baumgartner I, Grabner G (1989) Hydrogel-Hinterkammerlinsen. Erste klinische Erfahrung. In: 2. Kongreß der Deutschen Gesellschaft für Intraokularlinsen Implantation. Enke, Stuttgart, S 184–187

Menapace R, Skorpik Ch, Juchem M, Scheidel W, Schranz R (1988) Kleinschnitt-Technik in der Kataraktchirurgie: Implantation flexibler P-HEMA-Hinterkammerlinsen über die Phakoemulsifikationsöffnung. Bericht über 100 Fälle. Spektrum Augenheilkd 2: 278–283

Neuhann T (1987) Theorie und Operationstechnik der Kapsulorhexis. Klin Monatsbl Augenheilkd 190: 542–544

Rückstellelastizität verschiedener Weichlinsentypen im Hinblick auf die Kapselsackbelastbarkeit

F. Abramo[1], R. Guthoff[1] und J. Draeger[1]

Zusammenfassung. Von insgesamt fünf Weichlinsentypen, zum Teil auf dem Markt erhältlich, zum Teil als experimentelle Prototypen, wurde die Verformung der Haptikschlaufen unter der Belastung von 0,5 N gemessen. Die Untersuchungen erfolgten an einem elektronischen Dynamometer, die Fixierung der Linsen war durch eine Vakuumhalterung sichergestellt. Die Verformung der Weichlinsen lag zwischen 0,05 und 2,5 mm, die Auslenkung konventioneller J- und C-Schlingen zwischen 2,7 und 3,8 mm. Daraus wird abgeleitet, daß der bei den Weichlinsen sehr viel größere Haptikquerschnitt für den vergleichsweise starren Halteapparat verantwortlich ist. Im Hinblick auf diese Ergebnisse ist eine besonders gute Anpassung der Linsengeometrie an den Implantationsort auch im nichtkomprimierten Zustand zu fordern.

Summary. *Elastic resisting forces of various soft lens types with regard to the capsular bag's ability to absorb and exert stress.* Elastic resisting forces of supporting elements of currently available and also of experimental prototype soft IOL's were measured by electronic dynamometry. Such quantitative measurements permitted a rational analysis of their mechanical properties. Elastic resisting forces of soft IOL's are critically dependent upon their geometric design. Presently available models have high elastic resisting forces which, when acted upon by capsular shrinkage forces, can sometimes lead to subluxations since the IOL's are not anchored within the bag by postoperative adhesions. Loop type design of supporting elements in an experimental prototype soft IOL resulted in lower elastic resisting forces more comparable to those of PMMA or PP loops and permitted a certain amount of anchoring of the lens. These findings would appear both to counsel restraint vis-à-vis widespread implantation of non-anchorable soft IOL designs and to point the way to further improvements in geometric design.

In den letzten Jahren haben sich viele experimentelle und auch klinische Studien mit der weichen Intraokularlinse beschäftigt (Epstein, 1962; Blumenthal, 1977; Mazzocco, 1984; Faulkner, 1987; Skorpik, 1988). Der Anteil dieser Linsentypen am Gesamtvolumen der Implantationschirurgie beträgt jedoch unverändert weniger als 1%.

Hauptargument für die Einführung der Weichlinsen besteht in der Faltbarkeit des optischen Anteils und damit einer Implantationsmöglichkeit durch eine für die Phakoemulsifikation geschaffene Inzisionsöffnung.

Während des Implantationsvorgangs kommen spezielle Faltungsinstrumente oder Injektoren zum Einsatz, die das Linsenmaterial unter großem Kraftaufwand verformen.

Im Auge nehmen diese Implantate u. U. sehr plötzlich ihre vorgegebene Form ein und üben an den Kontaktstellen zum Gewebe einen durch die elastischen Eigenschaften des Materials und die Implantatgeometrie vorgegebenen Druck aus.

---

[1] Universitäts-Augenklinik, Martinistraße 52, D-2000 Hamburg 20.

Material und Methode

Die nach dem Implantationsvorgang entstehenen Kräfte haben wir mit einem elektronischen Dynamometer bei vier verschiedenen Weichlinsentypen ermittelt. Der Versuchsaufbau wurde bereits ausführlich dargestellt (Guthoff, 1989).

Die Kunstlinsen werden durch eine Vakuumhalterung in Position gebracht und so ausgerichtet, daß der Meßfühler mit der äußeren Zirkumferenz der Haptik Kontakt aufnehmen kann. In Abb. 1 ist eine Hydrogel-Linse in Meßposition angesaugt.

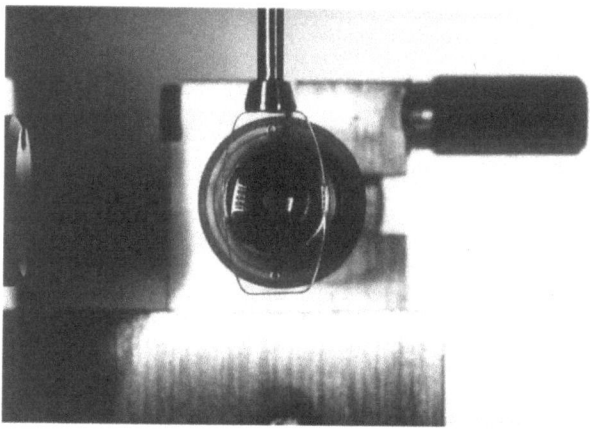

Abb. 1. Silikonlinse der Fa. Staar in Meßposition angesaugt

Ergebnisse

Beim Vergleich der Verformung von Linsenhaptiken weichen Materials mit denen konventioneller J- und C-Schlingen aus Polypropylen zeigt sich, daß eine Kraft von 0,5 N beispielsweise die Silikonlinsen der Fa. Staar um 0,05 bzw. 1,1 mm verformt, die Hydrogel-Linse der Fa. Alcon wird unter gleichen Bedingungen um 0,2 mm verformt (Abb. 2). Handelsübliche J- und C-Schlingen-Haptiken aus Polypropylen und PMMA werden von der gleichen Kraft um 2,6 – 3,8, also über das 10fache der Weichlinsenhaptiken, verformt.

Den konventionellen Linsentypen entsprechende Elastizitätsverhältnisse haben wir bisher nur bei Prototypen von Weichlinsen aus Silikonkautschuk gefunden, wie sie uns für Tierversuche zur Verfügung standen (Draeger, 1988). Im Bereich der Stege fanden wir den kommerziell erhältlichen Weichlinsen entsprechende Elastizitätsverhältnisse – diesen Meßorten entspricht die links dargestellte Kurve in Abb. 3. Im Bereich der Winkelhalbierenden zwischen den Stegen traten den bekannten C- und J-Schlingen-Haptiken aus konventionellen Materialien ver-

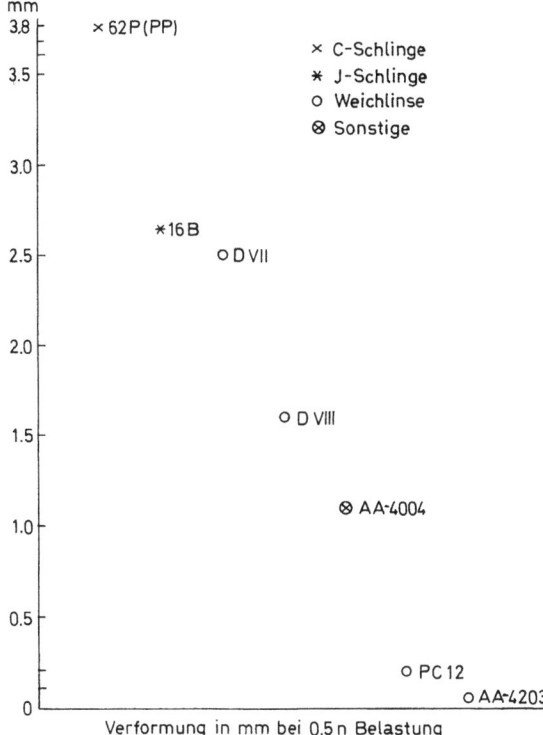

Abb. 2. Graphische Darstellung der Verformung von Kunstlinsenhaptiken, die bei einer Kraft von 0,5 N auftritt. Beim Vergleich von Linsenhaptiken aus weichem Material mit denen konventioneller J- und C-Schlingen aus Polypropylen zeigt sich, daß die gleiche Kraft Weichlinsen nur um ein Zehntel des Betrages verformen kann, um den sich konventionelle Haptikschleifen auslenken lassen

gleichbare Elastizitätsverhältnisse auf. Die rechte Kurve in Abb. 3 gibt die Verhältnisse in Meßposition wie in Abb. 4 gezeigt wieder: Eine Belastung von 0,5 N führt zu einer Auslenkung um 2,5 mm.

Diskussion

Vergleichen wir die Materialkonstanten der verschiedenen Werkstoffe, so fanden wir wie erwartet die höchste Flexibilität bei Silikonkautschukstäben, die trotz eines Durchmessers von 2,0 mm deutlich über der von Polypropylen und PMMA bei einem Durchmesser von 0,15 mm lag (Guthoff et al., 1989). Hydrogele standen uns für diese Versuchsanordnung nicht zur Verfügung.

Zwei klinisch wichtige Unterschiede lassen sich nach diesen Ergebnissen zwischen den konventionellen und den weichen Intraokularlinsen hervorheben:
1. Hydrogele und Silikonkautschuk-Zubereitungen sind von den Materialeigenschaften her sehr viel flexibler und weicher als Polypropylen und PMMA.
2. Die Haptiken der zur Verfügung stehenden Weichlinsen sind um ein Vielfaches härter als C- und J-Schlingen aus Polypropylen und PMMA.

Die Erklärung für diesen scheinbaren Widerspruch liegt in den Haptikquerschnitten, die bei den harten Materialien, einen Schlingendurchmesser von 0,15 mm

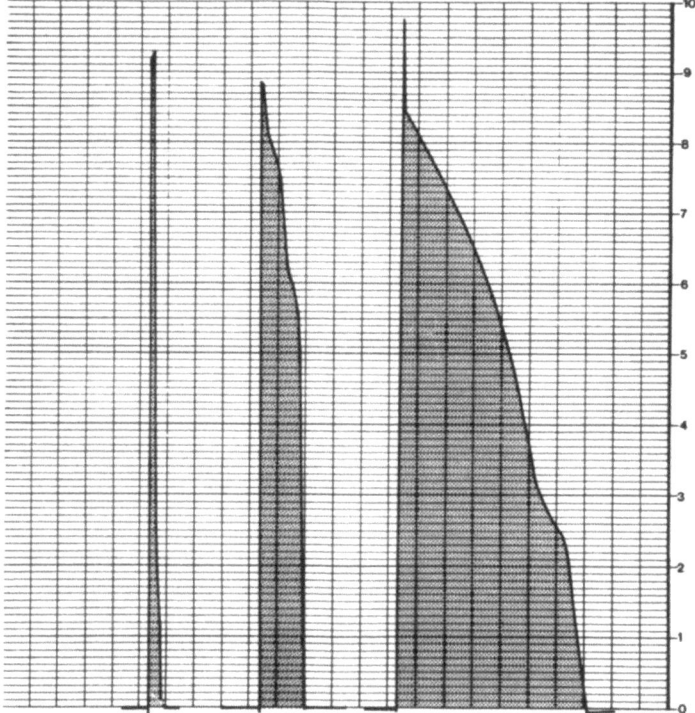

Abb. 3. Meßkurven eines Silikonlinsenprototyps mit zirkulärer Haptik. Meßorte: Kurve links im Bereich der Stege; Kurve Mitte 2 mm vom Zentrum eines Stegs entfernt; Kurve rechts Winkelhalbierende zwischen den Stegen

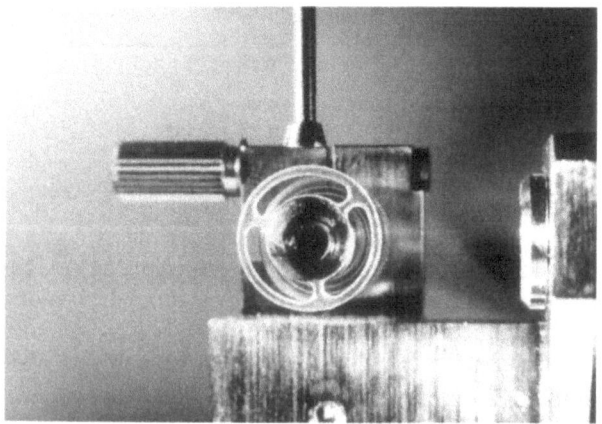

Abb. 4. Silikonlinsenprototyp in Meßposition (Außendurchmesser der Haptik 11,0 mm, Außendurchmesser der Optik 6,0 mm). Material: hochtemperaturvulkanisiertes Polydimethylsiloxan

vorausgesetzt, bei ca. 0,016 mm^2 liegen, bei den weichen Materialien zwischen 0,8 und 1,0 mm^2, Damit unterscheiden sich die Querschnitte mindestens um den Faktor 50.

Von einem Hersteller wird besonders darauf hingewiesen, daß zur Zeit noch keine Hydrogele zur Verfügung stehen, die eine genügende Steifigkeit aufweisen, um schlingenähnliche Haptiken ausreichender Stabilität herzustellen. Verallgemeinern wir diese Feststellung, so erklärt sich die flächige Ausformung der Haptik bei allen bisher kommerziell erhältlichen weichen Intraokularlinsen. Diese im Angelsächsischen auch als Taco-Form bezeichnete Konfiguration läßt in der Wundheilungsphase keine Adhäsion zwischen vorderer und hinterer Linsenkapsel im Bereich der Linsenhaptik zu. Es ist zu befürchten, daß die Schrumpfungskräfte, über deren Quantifizierung bereits berichtet wurde (Draeger et al., 1989), in der Lage sein werden, solche flächigen Linsen während des Wundheilungsprozesses aus dem Kapselsack herauszupressen. Von ähnlichen Beobachtungen berichteten Hartmann und Mitarb. bei Disk-Linsen aus PMMA, die in der frühen postoperativen Phase als sicher im Kapselsack lokalisiert beschrieben wurden. Wir glauben, uns auch in diesem Jahr dem Vorwort von Herrn Prof. Jacobi aus dem letzten Kongreßband unserer Gesellschaft anschließen zu können. Dort heißt es: „Weitere Erfahrungen und Langzeitbeobachtungen sind notwendig, um die Frage zu entscheiden, ob die weiche Intraokularlinse eine Zukunft hat."

Literatur

1. Blumenthal M (1977) Iris plane pseudophakic (Copeland lens): Prevention or synechial formation. Ophth Surg 3: 105–109
2. Epstein E (1962) Experience with modified Ridley lenses and others. Ann Inst Barraquer 3: 555–561
3. Draeger J, Guthoff R, Abramo F (1989) Zur Biomechanik der Intraokularlinsenhaptik: Vergleichende Messungen von Elastizitäts- und Rückstellkraft in Abhängigkeit von Materialeigenschaften und Konstruktion. In: Lang GK, Ruprecht KW, Jacobi KW (Hrsg) 2. Kongreß der Deutschen Gesellschaft für Intraokularlinsen Implantation. Enke, Stuttgart, S 4–44
4. Faulkner ED (1986) Early experiments with star silicone elastic lens implants. J Cataract Refract Surg 12: 36–39
5. Faulkner GD (1986) Folding and inserting silicone intraocular lens implants. J Cataract Refract Surg 13: 678–681
6. Guthoff R, Draeger J, Lang GK, Neumann W (1989) Kapselsackgestützte Silikonlinsen: Klinische und histopathologische Ergebnisse nach 8 Monaten Verweildauer im Hundeauge. In: Lang GK, Ruprecht KW, Jacobi KW (Hrsg) 2. Kongreß der Deutschen Gesellschaft für Intraokularlinsen Implantation. Enke, Stuttgart
7. Guthoff R, Abramo F, Draeger J (im Druck) Zur Rückstellelastizität von Intraokularlinsenhaptiken verschiedener Geometrie und verschiedenen Materials. Klin Monatsbl Augenheilkd
8. Guthoff R, Abramo F, Draeger J (1990) Experimentelle Messungen zum Zusammenhang zwischen Verkippung der Kunstlinsenoptik und der Haptikgeometrie. In: Freyler H, Skorpik Ch, Grasl M (Hrsg) 3. Kongreß der Deutschen Gesellschaft für Intraokularlinsen Implantation. Springer, Wien, New York, S 82–86
9. Hartmann Ch, Krieglstein GK, Kolb M (1989) Kapselsackveränderung nach endokapsulärer PMMA-Disklinsen-Implantation. In: Lang GK, Ruprecht KW, Jacobi KW (Hrsg) 2. Kongreß der Deutschen Gesellschaft für Intraokularlinsen Implantation. Enke, Stuttgart

10. Jacobi KW (1989) Vorwort zu den Berichten zum 2. Kongreß der DGII. In: Lang GK, Ruprecht KW, Jacobi KW (Hrsg) Enke, Stuttgart
11. Kreiner Ch (1987) Chemical and physical aspects of clinically applied silicones. Dev Ophthalmol 14
12. Mazzocco TR (1987) Progress report: silicone IOL's. Cataract 4: 18–19
13. Skorpik Ch (1988) Klinische und experimentelle Ergebnisse nach Implantation von Hinterkammerlinsen aus Silikonmaterial. Spektr Augenheilkd 2 [Suppl 3]: 1–29

Eignung der flexiblen pHema-Linse IOGEL® PC-12 für die Sulkus- und Kapselsackfixation. Bericht über 200 Fälle

R. MENAPACE [1], CH. SKORPIK [1] und A. WEDRICH [1]

Zusammenfassung. Von September 1987 bis Januar 1988 wurden an der I. Wiener Universitäts-Augenklinik insgesamt 200 flexible pHema-Linsen des Typs IOGEL®, Modell PC-12, implantiert. In einer ersten Phase wurde in den Sulkus (60 Linsen), seit April 1988 durchwegs in den Kapselsack implantiert (140 Linsen). Im Anfangsstadium gerieten fünf Linsen in eine asymmetrische „In-and-out"-Position. Bei beiden Fixationsarten ist die Sehschärfe mit der mit PMMA-Hinterkammerlinsen erzielbaren vergleichbar (94% 0,8 – 1,2, alle besser als 0,5). Nach Sulkusfixation kommt es jedoch typischerweise zu Pigmentdispersion mit gelegentlicher Erhöhung des intraokularen Druckniveaus. Ursache hierfür ist die stete Abschilferung von Pigment infolge mangelnden Abstandes der Linsenvorderfläche zur Irishinterfläche sowie der häufig feststellbaren bleibenden Beweglichkeit des Pseudophakos. Als Ausdruck eines Mißverhältnisses zwischen Linsen- und Sulkusdurchmesser sind einerseits Vorbuckelung der Irisbasis über den Haptikenden, andererseits Verkippung oder Rotation sowie Mikrodonesis der Linse zu beobachten. Eine In-and-out-Positionierung hat erwartungsgemäß zunehmende Dezentrierung in Richtung der sulkusfixierten Haptik zur Folge. Kapselsackfixierte Linsen hingegen zentrieren optimal und weisen durchwegs einen deutlichen Abstand zum Irisdiaphragma auf. Nicht abgesaugtes Healon kann bei klein gestalteter Rhexisöffnung hinter der Linse gefangen bleiben. Bei Diabetikern und anderen zu Fibrinreaktion neigenden Patienten empfiehlt sich das Anlegen eines basalen Koloboms und ein forciertes Pupillenspiel, um einer zirkulären iridokapsulären Synechisierung und den damit verbundenen Störungen der Kammerwasserdynamik vorzubeugen.

Für die Linse IOGEL® hat sich somit der durch Kapsularhexis geschaffene glattrandige Kapselsack als adäquater Fixationsort erwiesen. Da sie bei asymmetrischer Verankerung zu erheblicher Dezentrierung neigt, ist eine perfekte Rhexis- und Implantationstechnik unverzichtbare Voraussetzung für ihre Verwendung.

Summary. *Suitablility of the flexible pHema lens IOGEL PC-12 for sulcus and capsular bag fixation.* From September 1987 until January 1989 a total of 200 flexible pHema IOGEL lenses Model PC-12 were implanted at the First University Eye Hospital Vienna. In a first phase 60 lenses were implanted into the ciliary sulcus, five of which were inadvertently placed in an asymmetric "in and out" position; since April 1988, however, the subsequent 140 lenses were implanted into the capsular bag. Visual acuity in both sulcus and capsular bag fixation is comparable with the results of PMMA posterior chamber lenses (94% 0.8–1.2, all better than 0.5). Sulcus fixation is characteristically followed by pigment dispersion with occasional IOP rise. This is due to a permanent pigment abrasion caused by too short a distance between the anterior surface of the lens and the posterior surface of the iris. A frequently encountered mobility of the pseudophacos may be another reason for the above observations. Bulging of the iris base above the flange ends, tilting, rotation and microdonesis of the lens all manifest a disparity between lens- and sulcus diameter. As is to be expected, in-and-out positioned lenses show decentration in the direction of the sulcus-fixated haptic. Lenses fixated in the capsular bag, however, are always perfectly centered, with a marked distance to the posterior surface of the iris. If the viscoelastic material in the retrolental space is not properly evacuated, it may remain trapped behind the lens if the rhexis is small. In diabetics and patients predisposed to developing fibrin reactions, a peripheral coloboma and postoperative mydriatics are recommended in order

---

[1] I. Universitäts-Augenklinik, Allgemeines Krankenhaus der Stadt Wien, Spitalgasse 2, A-1090 Wien.

to prevent formation of circular iridocapsular synechiae associated with disturbances of the aqueous humor dynamics.

The capsular bag with its smooth rim formed by capsular rhexis has turned out to be the adequate place of fixation for the IOGEL lens. Since the lens has a tendency to considerable decentration if placed asymmetrically, a perfect rhexis- and implantation technique is imperative for obtaining good results.

Einleitung

Polymethylmethacrylat (PMMA) hat sich über vier Jahrzehnte als Linsenmaterial bewährt. Es ist verträglich und dauerhaft und weist gute optische Eigenschaften auf (Drews, 1982).

Dennoch kann es nicht als optimal gelten: Es ist hydrophob, hart und spröde. Die Gewebeadhärenz verursacht Zellverlust bei Endothelkontakt (Kaufman et al., 1977) und Entzündungsreaktionen bei Uveakontakt (Mondino et al., 1985; Apple et al., 1984; Wolter, 1985; Wenzel et al., 1987). Die Widerstandsfähigkeit gegenüber YAG-Lasereinwirkung ist gering (Levy et al., 1984; Keates et al., 1984).

Hydrogele, wie Polyethylmethacrylate (pHema), weisen demgegenüber Vorteile auf: Sie sind hydrophil, weich und elastisch (Boretos, 1973; Stone, 1981). Es lassen sich daraus Linsen hoher Oberflächenqualität herstellen (Rochels et al., 1989). Aufgrund der fehlenden Adhärenz ist die Gewebe- (Yalon et al., 1984), insbesondere die Endothelverträglichkeit gut (Barrett et al., 1984). Die Widerstandsfähigkeit gegenüber YAG-Lasereinwirkung ist hoch (Skelnik et al., 1987). Mit geeigneten Instrumenten lassen sich Hydrogel-Linsen ohne Schaden falten (Rochels et al., 1989) und so durch eine wesentlich kleinere als ihren Durchmesser entsprechende Öffnung implantieren.

Bestärkt durch positive Erfahrungsberichte in der Literatur (Barrett et al., 1986), haben wir vor 18 Monaten mit der Implantation von Hydrogel-Linsen begonnen ([1]Menapace et al., 1989).

Material und Methode

Von September 1987 bis Januar 1989 haben wir insgesamt 200 Hydrogel-Linsen implantiert. Verwendet wurde das Linsenmodell IOGEL® PC-12 der Firma Alcon (Abb. 1). Es ist aus Polymacon gefertigt, einem Polyethylmethacrylat, das in hydratisiertem Zustand einen Wassergehalt von 38% aufweist. Optik und plattenförmige Haptik („Flanschen") dieser Monoblocklinse weisen eine einheitliche, nach hinten weisende Kurvatur auf. Die Linse ist 12 mm lang und in der Mitte dem Optikdurchmesser entsprechend 6,5 mm breit. Sie wurde für die Sulkus- und Kapselsackimplantation entwickelt. Im Rahmen einer multizentrischen Studie wird sie auf ihre klinische Tauglichkeit geprüft (Barrett et al., 1987).

Um dem Patienten den Vorteil einer kleinen Inzision anbieten zu können, haben wir die Linse durchwegs mit der Faulknerschen Faltpinzette (Faulkner, 1987) durch die nur geringfügig erweiterte Phakoemulsifikationsöffnung implantiert (Abb. 2). Da eine Verformung der Linse in einem schrumpfenden Kapselsack

Eignung der flexiblen pHema-Linse IOGEL® PC-12 für die Sulkus- u. Kapselsackfixation 119

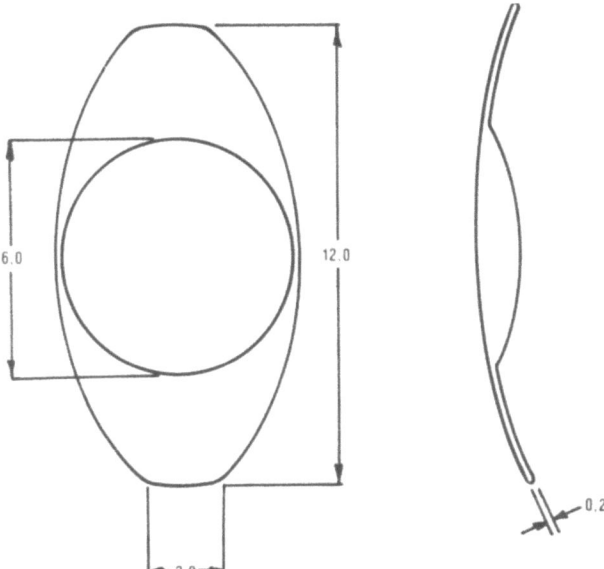

Abb. 1. Design und Dimensionen der Hydrogel-Linse IOGEL® PC-12

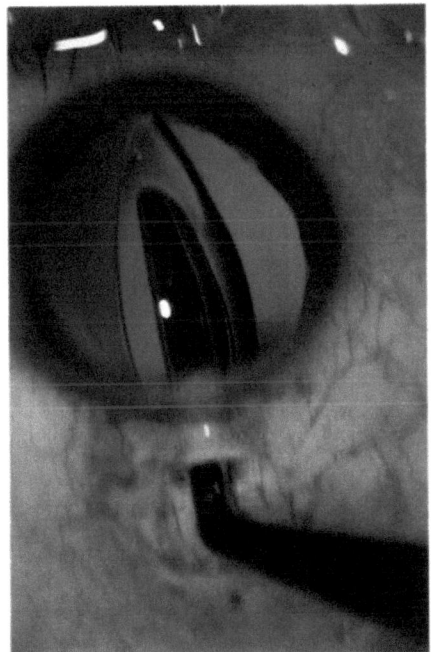

Abb. 2. Pinzettenimplantation über die Phakoemulsifikationsöffnung

primär nicht ausschließbar erschien, haben wir die ersten 60 Linsen vertikal im Sulkus verankert ([2]Menapace et al., 1989). Aufgrund der im folgenden darzustellenden Unzulänglichkeiten der Sulkusfixation und der in der Literatur berichteten Formstabilität bei adäquater Kapselsackfixation (Percival, 1987) haben wir mit April 1988 den Fixationsort gewechselt ([3]Menapace et al., 1989). Seitdem wurden mehr als 140 IOGEL®-Linsen horizontal in den durch Rhexis geschaffenen Kapselsack plaziert ([4]Menapace et al., 1989). Die Operationsmethode ist anderenorts im Detail ausgeführt (Menapace, Ocular Surgery News, Vol. 6, Nr. 23, December 1, 1988, pp. 18–19; [5]Menapace et al., 1989). Aufgrund der fehlenden Langzeiterfahrungen haben wir prinzipiell ein Patientenalter von mindestens 60 Jahren vorausgesetzt, im Mittel betrug es 75 Jahre.

Ergebnisse

Die IOGEL®-Linse ließ sich in der Regel problemlos handhaben. Schwierigkeiten traten vornehmlich durch Manipulationsfehler in der Beginnphase auf. Unvermeidlich blieben lediglich insgesamt dreimal zu beobachtende Längsbrüche von Optiken hoher Dioptrienstärke und damit Dicke entlang der Faltungslinie.

Folgende Komplikationen konnten zunehmend vermieden werden: Als Folge unexakten Einfaltens und ungenügender Schnittweite löste sich das Implantat viermal unkontrolliert aus den noch geschlossenen und fünfmal nicht spontan aus den geöffneten Branchen der Faltpinzette. Durch spitze Häkchen oder kantige Pinzetten wurden an sechs Linsen Dellen oder Einrisse erzeugt. Ein Austausch dadurch fehlgestellter oder beschädigter Linsen wurde in einem bzw. drei Fällen für notwendig und durchwegs als leicht und atraumatisch durchführbar empfunden.

Prinzipiell ließ sich die Linse sicher und bleibend im Sulkus und Kapselsack

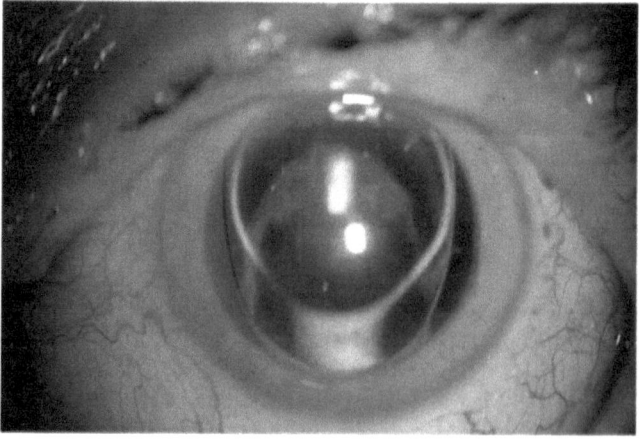

Abb. 3. Dezentrierung einer asymmetrisch fixierten IOGEL-Linse in Richtung der sulkusgeschützten Flansche

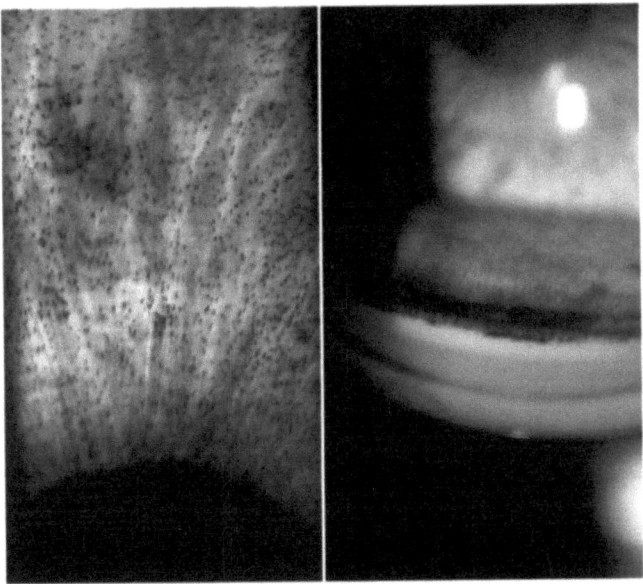

Abb. 4. Pigmentdispersion: Ablagerungen auf der Iris und im Kammerwinkel

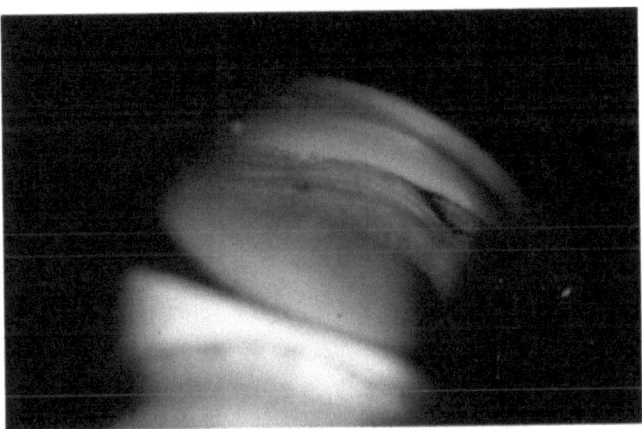

Abb. 5. Vorbuckelung der Irisbasis durch das Flanschenende

plazieren. Als Voraussetzung erwies sich eine integere Kapsulotomie und für unsere Technik der Einsatz einer viskoelastischen Substanz. Als Folge einer noch unzureichenden Kapsularhexis-Technik und eines zu hohen Infusionsdruckes beim Absaugen der viskoelastischen Substanz nach erfolgter Implantation ergab sich in der Anfangsphase bei beabsichtigter Sulkusfixation in fünf Fällen eine asymmetrische Fixation der Linse. Erwartungsgemäß stellte sich eine Verkippung und

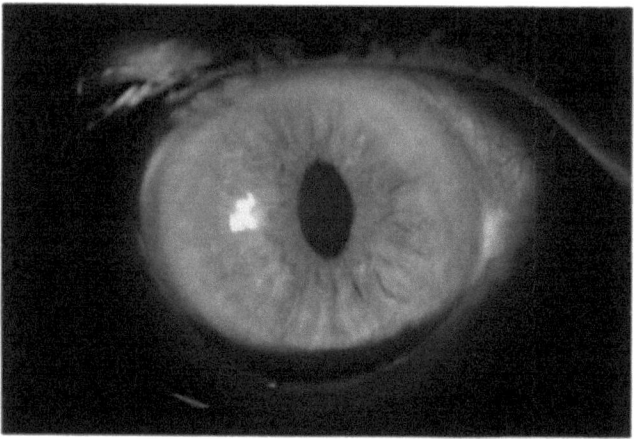

Abb. 6. Ovaläre Entrundung der Pupille in Achsenrichtung der Linse

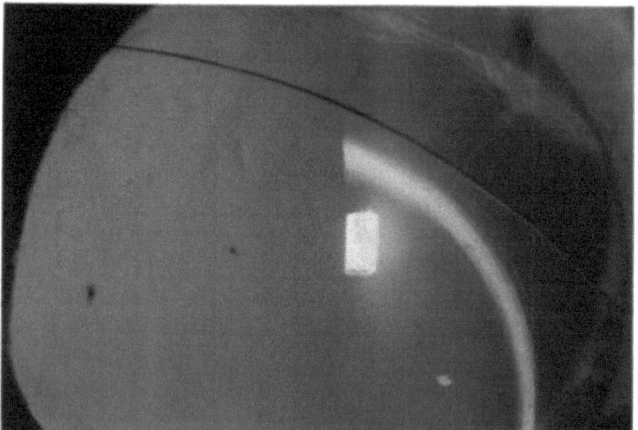

Abb. 7. Dezentrierung einer sulkusfixierten IOGEL-Linse

zunehmende Dezentralisierung der Linse in Richtung der sulkusgestützten Haptik ein, ohne jedoch eine Visusminderung nach sich zu ziehen (Abb. 3).

Die im folgenden präsentierten Resultate beziehen sich auf die ersten 200 IOGEL®-Linsen mit einem Beobachtungszeitraum von ein bis zehn Monaten, im Mittel von sechs Monaten: Schließt man die Augen mit sehschärfenmindernden Vorerkrankungen aus, so erreichten 94% der Augen mit 0,8–1,2, Jäger 1, eine volle Sehschärfe. In jedem Fall lag der korrigierte Visus über 0,5. Gelegentlich berichtete Erythropsien in Mydriase sind möglicherweise dem Fehlen eines UV-Filters zuzuschreiben.

Die Beurteilung des Linsensitzes umfaßte folgende Merkmale: Bei normal weiter Pupille wurde der Abstand der Linse zum Pupillarsaum und zur hinteren Kapsel,

Eignung der flexiblen pHema-Linse IOGEL® PC-12 für die Sulkus- u. Kapselsackfixation 123

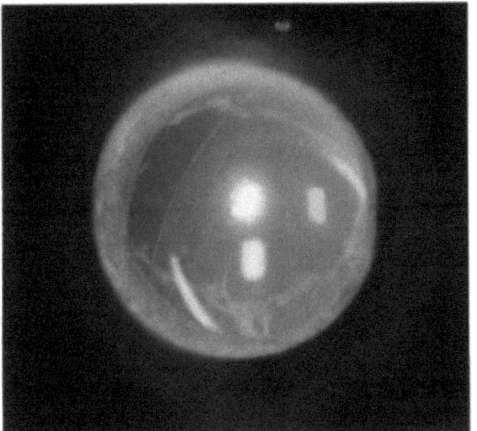

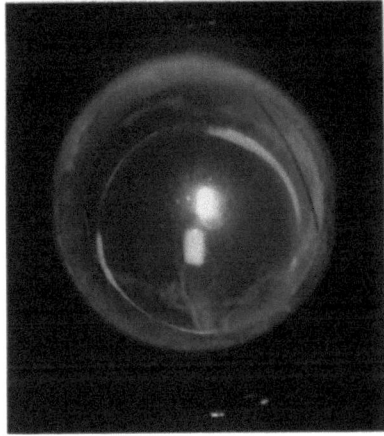

Abb. 8. a. b Beweglichkeit einer sulkusfixierten IOGEL-Linse

bei kapselsackfixierten Linsen der Abstand zum Rhexissaum, bei sulkusfixierten Linsen die Vorwölbung der Irisbasis über den Haptikenden festgehalten; in Mydriase wurde auf Zentrierung, evtl. Verkippung oder Verformung sowie spontane und provozierbare Beweglichkeit der Linse geachtet. Hier zeigten sich nun prinzipielle Unterschiede:

Sulkusfixierte Linsen wiesen bei nicht erweiterter Pupille in nur einem Drittel der Fälle einen deutlichen Abstand zur Irisrückfläche auf. Offenbar damit im Zusammenhang war bei 37% der Augen eine auffällige Pigmentaussaat mit Auflagerungen auf der Iris und im Kammerwinkel zu beobachten (Abb. 4). In 85% der Fälle war die Irisbasis über den Flanschenenden deutlich vorgebuckelt (Abb. 5). In 25% der Fälle wurde eine ovaläre Entrundung der Pupille in Richtung der Linsenlängsachse festgestellt (Abb. 6). Offenbar waren die Linsen für den Sulkus dieser Augen zu lang. 28% der Linsen sind gering- bis mittelgradig dezentriert (Abb. 7), ohne jedoch eine Visusminderung zu verursachen, da der Linsenrand unter physiologischen Bedingungen nicht in der Pupillaröffnung erscheint. 26% der Linsen zeigen eine Mikrodonesis, 9% der Linsen können durch entsprechende Kopfbewegung oder Bulbuseindellung hin und her oder im Kreis bewegt werden

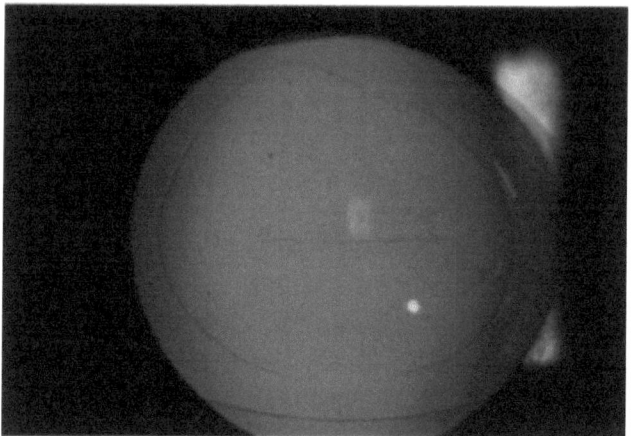

Abb. 9. Kapselspannfalten nach Kapselsackfixation

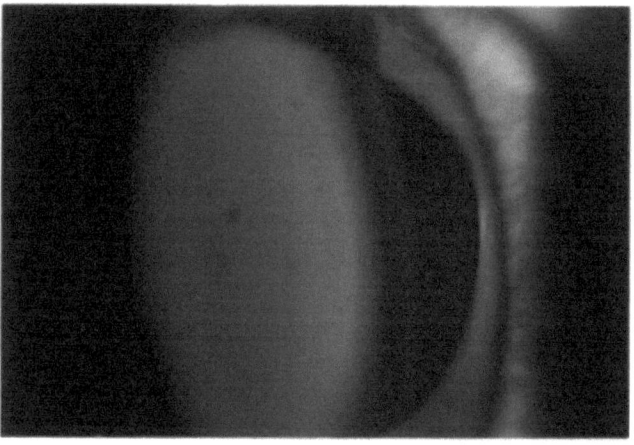

Abb. 10. Ausgeprägter Abstand des vorderen Kapselblattes über den Flanschen nach Kapselsackfixation

(Abb. 8). Dezentrierung und Beweglichkeit sind offensichtlich Ausdruck einer für den Sulkus der betroffenen Augen zu geringen Linsenlänge.

Kapselsackfixierte Linsen hingegen sitzen durchwegs zentrisch und stabil und weisen einen auffallend großen Abstand zur Irisrückfläche auf. Bereits intraoperativ fallen Kapselspannfalten (Abb. 9) in Richtung der Linsenlängsachse auf, die im Zuge der Straffung der hinteren Kapsel verstreichen. Verformungen der Linse im Sinne einer Einrollung oder Abknickung der Haptik wurden nicht beobachtet. Bei kleiner Rhexis und starker Fibrose des vorderen Kapselblattes scheint es zu einer verstärkten Durchbiegung der Linse zu kommen. In einem solchen Fall wurde eine Verkippung beobachtet. Ob diese Ausdruck einer Verformung der Linse ist,

Eignung der flexiblen pHema-Linse IOGEL® PC-12 für die Sulkus- u. Kapselsackfixation 125

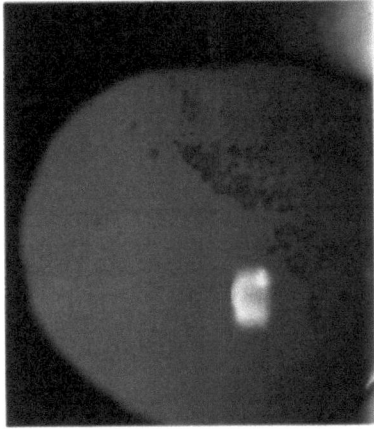

Abb. 11. Im Linsen-Kapsel-Interface eingeschlossene Erythrozyten

Abb. 12. Vom vorderen Kapselblatt auf die Optik einwandernde Makrophagen

läßt sich aufgrund der mangelnden Weitstellbarkeit der mit dem Rhexisrand synechierten Pupille nicht eruieren.

In beiden Gruppen liegt die hintere Kapsel der Linsenhinterfläche in der Regel in ganzer Ausdehnung an. Bei kapselsackfixierten Linsen liegt bei meist queroval aufgedehntem Rhexisrand das vordere Kapselblatt in der Regel im Bereich der Optik der Linse an, während es über den Haptiken absteht (Abb. 10). Wird bei Kapselsackimplantation der retrolentale Raum nicht abgesaugt, können Verunreinigungen, wie Blut und Pigment, aber auch Reste der viskoelastischen Substanz im Linsen-Kapsel-Interface eingeschlossen werden (Abb. 11). In zwei Fällen kam es zur Verklebung des Rhexissaumes mit der durch die verbliebene viskoelastische Substanz nach vorne gedrängten Optik, wodurch ein Abdiffundieren der Substanz verhindert wurde. Unmittelbar nach punktförmiger Eröffnung des Kapselsackes konnte man das in Gang kommende Abströmen der viskoelastischen Substanz

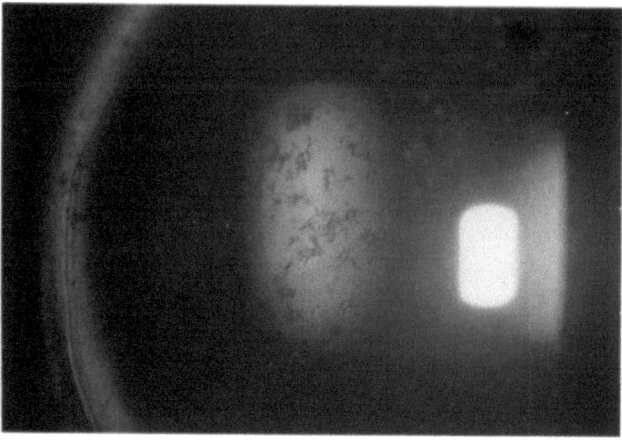

Abb. 13. Kristalline Ablagerungen, vermutlich Oxalat

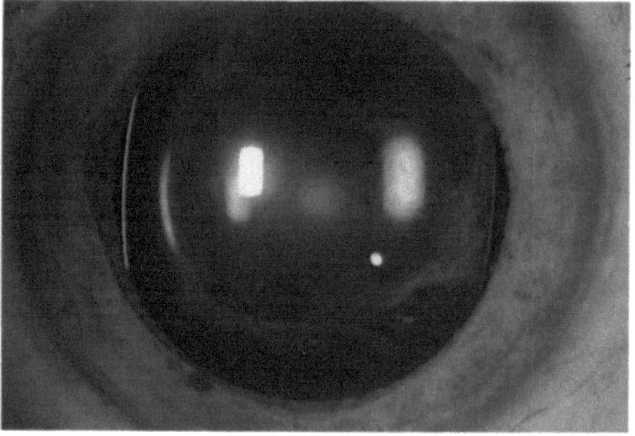

Abb. 14. Vom der Hinterkapsel anliegenden Rhexissaum ausgehende Fibrose nach Sulkusfixation

beobachten. Offenbar als Folge eines solchen „Healon capture" kam es einmal zur Luxation einer Haptik aus dem Kapselsackfornix in den Kammerwinkel. Nach Reposition ist die Linse nunmehr zentrisch im Sulkus fixiert.

Für die Beurteilung der Beständigkeit des Linsenmaterials ist der Beobachtungszeitraum zu kurz. Verfärbungen oder Oberflächenveränderungen haben wir jedenfalls bislang nicht beobachten können. Feinste zirkuläre Kratzspuren sind Relikte des Poliervorganges bei der Herstellung.

Die Verträglichkeit des Materials scheint dem von PMMA überlegen zu sein: Präzipitate traten allgemein in geringerem Maß auf, in der Regel fehlte ein Kammertyndall. Allerdings kam es in der Kapselsackgruppe in neun Augen zwischen

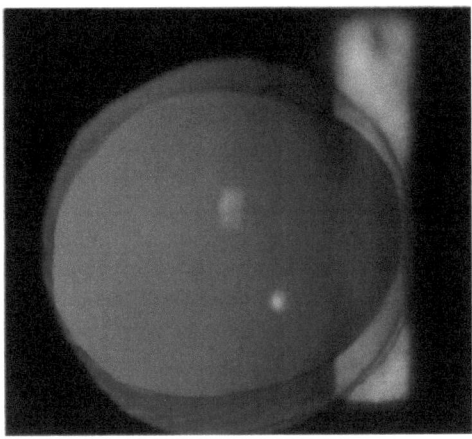

Abb. 15. Auf das vordere Kapselblatt beschränkt bleibende Fibrose nach Kapselsackfixation

dem fünften und zehnten postoperativen Tag zu einer fibrinoiden Uveitis, die sich in sechs Fällen unter Antiphlogistika-Gaben innerhalb von zwei Wochen zurückbildete, in drei Fällen mit Hypopyonbildung aber eine Vorderkammerpunktion notwendig machte. Dabei gelang einmal der Kulturnachweis von Staphylokokkus epidermis. In einem Fall einer chronisch-rezidivierenden Vorderkammer- und Glaskörperreaktion wurde zusätzlich eine Vitrektomie durchgeführt. Alle Augen sind nunmehr reizfrei.

In einigen Fällen wurden Riesenzellen beobachtet. Oft wandern sie von der Kontaktstelle mit dem Irispigmentblatt oder mit dem vorderen Kapselblatt ein (Abb. 12). Diese pigmentinkorporierenden Zellen traten bis auf eine Ausnahme in geringer Zahl auf. In fünf Fällen haben wir weißliche Präzipitate festgestellt. Bei diesen anfänglich für Talkum gehaltenen Auflagerungen scheint es sich um Oxalatkristalle zu handeln (Yalon et al., Ocular Surg. News, Vol. 5, Nr. 14, July 15, 1987, p. 13) (Abb. 13). Sehschärfenmindernde Kapselfibrosen traten bislang nur in der Sulkusgruppe auf und gehen dort typischerweise vom Rand des der hinteren Kapsel anliegenden vorderen Kapselblattes aus (Abb. 14). Zweimal wurde eine Kapsulotomie durchgeführt, wobei wir die Literaturberichte über die im Vergleich zu PMMA erhöhte Widerstandsfähigkeit gegenüber YAG-Lasereinwirkung bestätigt sahen. Ein zystoides Makulaödem ist nie aufgetreten. Bei kapselsackfixierten Linsen beschränkt sich die Fibrose bislang auf das vordere Kapselblatt (Abb. 15).

Diskussion

Prinzipiell scheint uns das Linsenmodell IOGEL® PC-12 für die Implantation ins menschliche Auge geeignet. Das Material ist einerseits so flexibel und gleichzeitig widerstandsfähig, daß es eine Faltung zuläßt, ohne bei richtiger Handhabung dadurch verletzt zu werden, andererseits rigide genug, um Verformungen in einem schrumpfenden Kapselsack sicher zu widerstehen, wenn die Kapselöffnung glattrandig und nicht wesentlich kleiner als der Optikdurchmesser ist. Die erzielte Sehschärfe war in der Sulkus- wie in der Kapselsackgruppe mit der mit herkömmlichen PMMA-Linsen erreichten (Cheng, 1986) vergleichbar. Das Material ist im Regelfall auffallend verträglich und über den allerdings noch kurzen Beobachtungszeitraum beständig. Der in einem der drei massiven fibrinoiden Uveitiden gelungene Keimnachweis und das zum Teil gleichzeitige Auftreten ähnlicher Reaktionen nach Implantation von PMMA-Hinterkammerlinsen läßt unwahrscheinlich erscheinen, daß es sich dabei um ein Toxic-lens-Syndrom gehandelt hat.

Wie schon für Silikonlinsen haben unsere Beobachtungen allerdings auch für Hydrogel-Linsen den Nachweis erbracht, daß im Falle eines Kontaktes zur Irisrückfläche Pigmentepithelzellen abgescheuert werden. Trotz der posterior-konvexen Gestaltung ist ein solcher Kontakt häufig. Dezentrierung und Beweglichkeit der Linse sowie Verziehung der Pupille und Vorbuckelung der Irisbasis zeigen, daß die Linse mit 12 mm Länge sowohl zu klein als auch zu groß für den stark variierenden Sulkusdurchmesser (Smith, 1987) sein kann, wobei wir keine brauchbare Relation zwischen letzterem und dem Durchmesser der Hornhaut ermitteln konnten. Somit scheint auch die Herstellung von Linsen unterschiedlicher Länge dieses Problem der Sulkusfixation nicht lösen zu können.

Die genannten Nachteile der Sulkusfixation haben uns bewogen, zur Kapselsackfixation überzugehen. Bei exakter Operationstechnik haben wir damit auch ein befriedigendes morphologisches Resultat erzielt. Spannfalten der hinteren Kapsel und Durchbiegen der Linse könnten durch Verringerung des Linsendurchmessers vermieden, übermäßiges Durchbiegen oder gar eventuelle Verformung der Linse durch entsprechende Rhexisgestaltung ausgeschlossen werden.

Literatur

Apple DJ, Craythorn JM, Olson RJ, Little LE, Lyman JB, Reidy JJ, Loftfield K (1984) Anterior segment complications and neovascular glaucoma following implantation of a posterior chamber intraocular lens. Ophthalmology 91: 403–419

Barrett GD, Constable IJ (1984) Corneal endothelial loss with new intraocular lenses. Am J Ophthalmol 98: 157–165

Barrett GD (1986) Hydrogel as an intraocular lens material. In: Proceedings of the XXV. Int. Congr. of Ophthalmology, Rome, May 4–10, 1986

Barrett GD, Beasley H, Lorenzetti OJ, Rosenthal A (1987) Multicenter trial of an intraocular hydrogel lens implant. J Cataract Refract Surg 13: 621–626

Boretos JW (1973) Concise Guide to Biomedical Polymers. Charles C. Thomas, Springfield, IL

Cheng HI (1986) Cataract Surgery: Interim Results. Brit J Ophthalmol 70: 402–410

Drews RC (1982) Lens implantation: Lessions from the first million. Trans Ophthalmol Soc, UK 102: 505–509

Faulkner GD (1987) Folding and inserting silicone intraocular lens implants. J Cataract Refract Surg 13: 678–681

Kaufman HE, Katz J, Valenti J, Sheets JW, Goldberg EP (1977) Corneal endothelium damage with intraocular lenses: contact adhesion between surgical materials and tissue. Science 198: 525–527

Keates RH, Steinert RF, Puliafito CA, Maxwell SK (1984) Long-term follow-up of Nd: YAG laser posterior capsulotomy. Am Intra-Ocular Implant Soc J 10: 164–168

Levy JH, Dodick JM (1984) Initial clinical results with YAG laser capsulectomy with a monomode, Q-switched unit (LASAG). Am Intra-Ocular Implant Soc J 10: 341–342

[1] Menapace R, Skorpik Ch (1989) Sulcus-Implantation von pHema-(IOGEL®)-Linsen durch die Phakoemulsifikationsöffnung. Erste Ergebnisse. 2. Kongreß der DGII 4.–5. März 1988, Erlangen. Enke, Stuttgart, S 188–191

[2] Menapace R, Skorpik Ch, Juchem M, Scheidel W, Schranz R (1989) Evaluation of the first 60 cases of polyHEMA posterior chamber lenses implanted in the sulcus. J Cataract Refract Surg 15: 264–271

[3] Menapace R, Skorpik Ch (1989) Technik und erste Ergebnisse der Kapselsackimplantation von Hydrogellinsen über eine kleine Schnittöffnung. Klin Monatsbl Augenheilkd

[4] Menapace R, Skorpik Ch (1989) Small-incision implantation of polyHEMA (IOGEL®) posterior chamber lenses in the bag: critical evaluation of the first 100 cases. Symposium on Cataract, IOL and Refract Surgery, Washington, April 25–28, 1989

[5] Menapace R, Skorpik Ch (1990) Technik der Kleinschnitt-Implantation und Kapselsackfixation für die flexible pHema-Linse IOGEL® PC-12. In: Freyler H, Skorpik Ch, Grasl M (Hrsg) 3. Kongreß der DGII. Springer, Wien, New York, S 130–138

Mondino BJ, Rado H (1983) Effect of intraocular lenses on complement lebels in human serum. Acta Ophthalmol 61: 76–84

Percival P (1987) Capsular bag implantation of the hydrogel lens. J Cataract Refract Surg 13: 627–629

Rochels R, Stofft E (1988) Rasterelektronenmikroskopische Untersuchungen an weichen HEMA-Hinterkammerlinsen. 2. Kongreß der DGII, Erlangen. Enke, Stuttgart

Skelnik DL, Lindstrom RL, Allarakhia L, Tamulinas Ch, Lorenzetti OJ (1987) Neodymium: YAG laser interaction with Alcon IOGEL hydrogel intraocular lenses: An in vitro toxicity assay. J Cataract Refract Surg 13: 662–668

Smith SG, Snowden F, Lamprecht EG (1987) Topographical anatomy of the ciliary sulcus. J Cataract Refract Surg 13: 543–547

Stone J, Philips AJ (eds) (1981) In: Contact Lenses; a Textbook for Practitioner and Student. Butterworths, London

Wenzel M, Reim M (1987) Zellen auf intraokularen Linsen: Vergleich von Spiegelmikroskopie und Spaltlampenbefund. Klin Monatsbl Augenheilkd 191: 279–282

Wolter JR (1985) Cytopathology of intraocular lens implantation. Ophthalmology 92: 135–142

Yalon M, Blumenthal M, Goldberg EP (1984) Preliminary study of hydrophilic hydrogel intraocular lens implants in cats. Am Intra-Ocular Implant Soc J 10: 315–317

Technik der Kleinschnitt-Implantation und Kapselsackfixation für die flexible pHema-Linse IOGEL® PC-12

R. MENAPACE[1] und CH. SKORPIK[1]

Zusammenfassung. Zur Implantation obigen Linsentyps wurde und wird an der I. Wiener Augenklinik prinzipiell der Faulkner-Folder verwendet. Für ein kontrolliertes Manövrieren dieser im Vergleich zu Silikonlinsen weit flexibleren Linse ist dieser Voraussetzung. Mit April 1988 sind wir von der Sulkus- auf die Kapselsackfixation übergegangen. Gründe hiefür waren die bei sulkusfixierten IOGEL-Linsen zu beobachtende Pigmentdispersion sowie mangelnde Stabilität und Zentrierung. Voraussetzung für die Wahl des Kapselsackes als Fixationsort wiederum war eine perfekte Rhexistechnik, da nur eine glattrandige Kapsulotomieöffnung eine sekundäre Dislokation und Dezentrierung sicher ausschließt. Hohe Flexibilität und Vulnerabilität der IOGEL-Linse erfordern eine besondere Handhabung während der Implantation und Fixation. Die unverzichtbar notwendige viskoelastische Substanz muß danach restlos aus dem Kapselsack wieder entfernt werden. Fehler im Detail können Komplikationen nach sich ziehen.
Eine adäquate Schnitt-, Rhexis- und Falttechnik schließt Komplikationen aus. Diese sowie die Vermeidung von Fehlern und die Beherrschung daraus resultierender Komplikationen werden besprochen.

Summary. *Technique of small-incision implantation and capsular-bag fixation for the flexible pHema intraocular lens IOGEL^R PC-12.* At the First University Eye Hospital Vienna we have been using the Faulkner folder for implanting flexible pHema IOGEL PC-12 lenses. This instrument is a prerequisite for controlled maneuvering of such a type of lens which is far more flexible than silicone lenses. As of April 1988, we have preferred placing the lens into the capsular bag. Following sulcus fixation, we observed pigment dispersion as well as lack of stability and decentration. Fixation in the capsular bag, however, requires a perfect rhexis technique since only a capsulotomy with smooth rims will exclude secondary dislocation and decentration. The flexibility and vulnerability of the IOGEL lens require adequate handling during implantation and fixation. Following lens placement, the viscoelastic substance, indispensable for this kind of surgery, has to be thoroughly removed from the capsular bag. Even "minor" technical inadequacies may lead to postoperative complications. Adequate incision, rhexis and folding techniques, however, exclude complications. The authors present details on how to avoid mistakes and how to cope with problems – should they occur.

Einleitung

Die IOGEL-Linse ist aus flexiblem Polymacon gefertigt und weist ein kahnförmig nach hinten konvexes Monoblockdesign auf (Allarakhia et al., 1987). Sie wurde bereits eingehend auf ihre klinische Eignung geprüft (Barrett et al., 1986 und 1987; Menapace et al., 1989). Materialeigenschaften und Formgebung machen sie für die Implantation mit dem von Faulkner beschriebenen Instrumentar (Faulkner,

---

[1] I. Universitäts-Augenklinik, Allgemeines Krankenhaus der Stadt Wien, Spitalgasse 2, A-1090 Wien.

1987) besonders geeignet: Rasterelektronische Untersuchunen haben gezeigt, daß dabei keine mechanischen Alterationen der Linsenoberfläche entstehen (Rochels et al., 1989). Die Rückstellkraft des Materials ist im Vergleich zu Silikonen deutlich geringer. Dies erlaubt einerseits eine stärkere Faltung, was den Pinzettenquerschnitt und die erforderliche Schnittweite verringert, andererseits ein sanfteres Entfalten, was die Stoßwelle und damit die Gefahr einer Kapsel- oder Endothelschädigung vermindert.

Wir haben die Faulkner-Pinzette für insgesamt über 400-Linsenimplantationen verwendet. Es hat sich gezeigt, daß sie sich für Silikon- wie Hydrogel-Linsen hervorragend eignet. Hydrogel-Linsen verlangen eine besonders exakte und etwas modifizierte Handhabung, deren Nichtbeachtung zu Komplikationen führen kann. Dies nehmen wir zum Anlaß, im folgenden die Technik der von uns nunmehr bevorzugten Kapselsackimplantation mit besonderer Bezugnahme auf wichtige Details zu beschreiben und die bei unsachgemäßer Handhabung zu erwartenden Komplikationen und ihre Beherrschung anzuführen.

Technik

2 – 3 mm hinter dem Limbus wird eine Skleratasche angelegt. Die Kapsulotomienadel wird eingeführt und das Kammerwasser gegen eine viskoelastische Substanz ausgetauscht. Es folgt die Kapsulorthexis: Die vordere Kapsel wird zentral inzidiert, ein Lappen aufgenommen und der entstehende Riß zunächst spiralförmig an den Pupillarsaum heran und dann diesem folgend weitergeführt, bis sich der Kreis schließt. Nach in der Regel einhändig durchgeführter Phakoemulsifikation und der Aspiration der Linsenreste wird die Rückfläche des ausgespannten vorderen Kapselblattringes von Linsenepithelzellen gereinigt.

Die nun folgende Implantation gliedert sich in vier Teilschritte:

(1) Vorbereitung:

Die IOGEL-Linse wird in ein Wasserbad überimpft. Der Kapselsack wird mit einer viskoelastischen Substanz entfaltet und aufgebläht, die Skleratasche mit einer kalibrierten Lanze je nach Linsenstärke auf 3,5 mm (unter 20 Dioptrien) bzw. 4,0 mm (über 20 Dioptrien) erweitert.

(2) Einfaltung:

Die IOGEL-Linse wird in einer atraumatischen Pinzette dem Wasserbad entnommen und so in die Faulkner-Haltpinzette eingelegt, daß sie von den speziell gerundeten Branchen exakt in der Längsachse gefaßt wird. Zur nun folgenden Faltung eignet sich nur jenes Modell der Faulknerschen Faltpinzette, deren Branchen im Mittelteil bombiert sind. Zum Einfalten werden diese nur wenig gespreizt und äquidistant zu den Branchen der Faltpinzette so auf das Implantat aufgesetzt, daß sich die Bombierung mit der Kurvatur der Optik deckt (Abb. 1). Sowie sich die Linse unter dem Druck der Faltpinzette um die Haltpinzette zu falten beginnt, werden in einer gegenläufig ineinander greifenden Bewegung die Branchen der Faltpinzette geschlossen und die leicht geöffneten Branchen der Haltpinzette in Längsrichtung der Linse herausgezogen. Dadurch wird die Linse symmetrisch

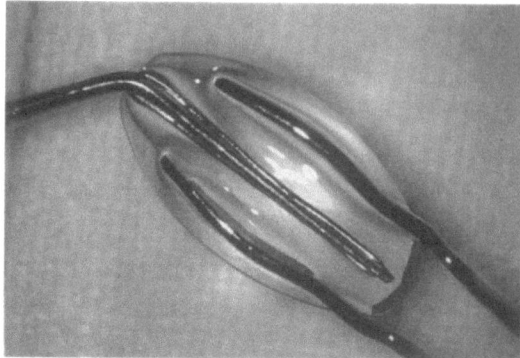

Abb. 1. Positionierung von Halt- und Faltpinzette

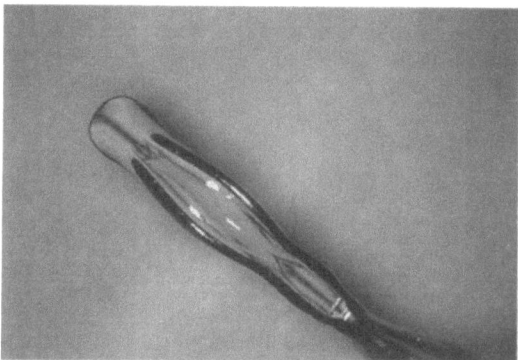

Abb. 2. In der Faulkner-Pinzette eingefaltete IOGEL-Linse

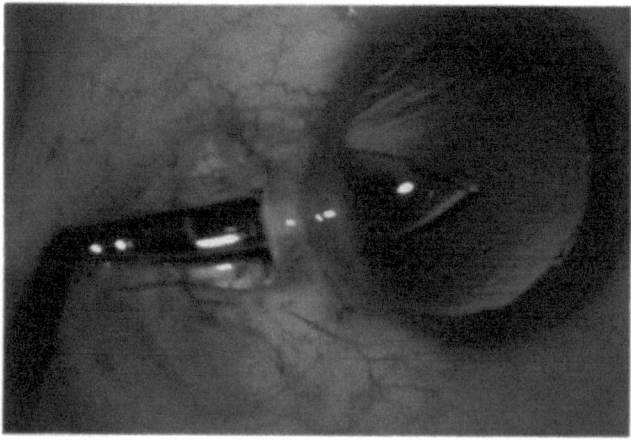

Abb. 3. Die eingefalteten IOGEL-Linse wird in horizontaler Lage durch den Skleratunnel ins Auge eingeführt

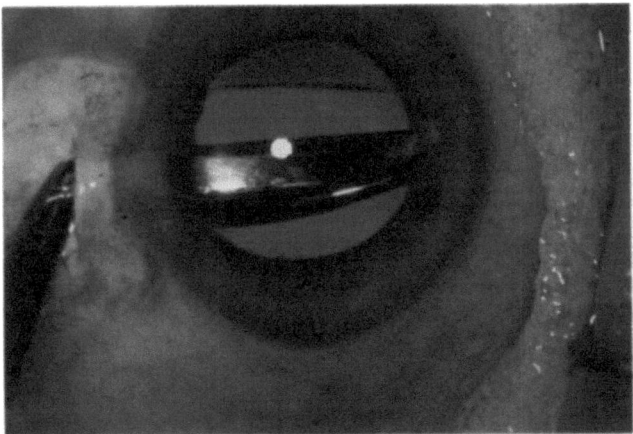

Abb. 4. Die führende Flansche wird tief in den unteren Kapselsackfornix vorgeschoben

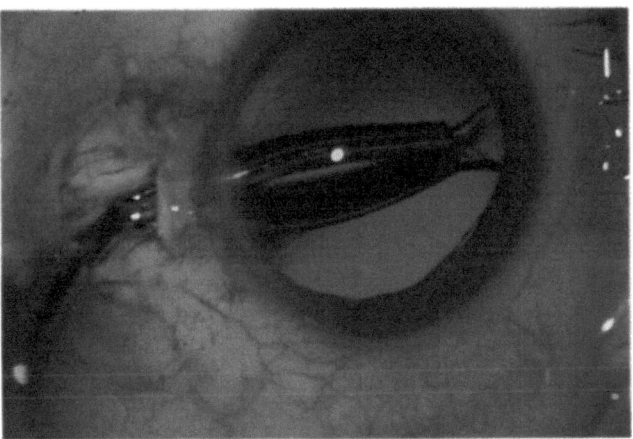

Abb. 5. Die Faltpinzette wird aufgerichtet und ...

nahe an ihrer Faltungslinie gefaßt (Abb. 2). Nach Wässerung und Inspektion unter dem Mikroskop folgt die

(3) Einführung der Linse ins Auge:

Die Branchen der Faltpinzette werden in horizontaler Lage schräg nach unten in Richtung 6 Uhr geschoben (Abb. 3). Ein Zwängen durch einen zu engen Sklerakanal muß vermieden werden. Ist eine Schnitterweiterung notwendig, muß die Linse in der Faltpinzette verbleiben und feucht gehalten werden. Hat die kaudale Haptik den Kapselsackfornix erreicht, werden die Branchen in die Senkrechte gedreht und geöffnet (Abb. 3 – 6). Eine richtig gefaßte Linse löst sich daraufhin spontan und symmetrisch nach unten aus der Pinzette, wobei die Branchen schützend zwischen Linse und Endothel zu liegen kommen. Unter angedeuteten Öff-

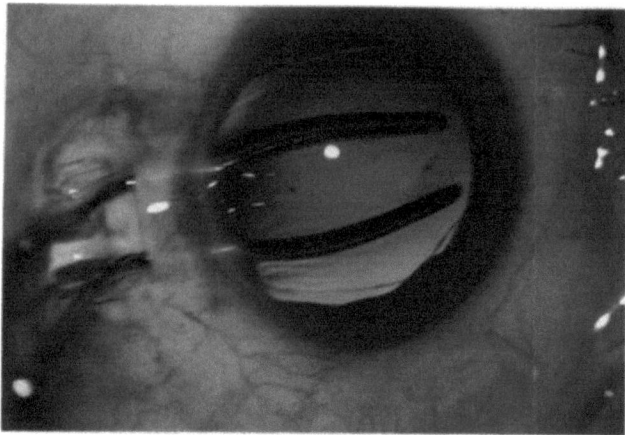

Abb. 6. ... geöffnet. Die sich entfaltende Linse gleitet nach unten aus den Branchen

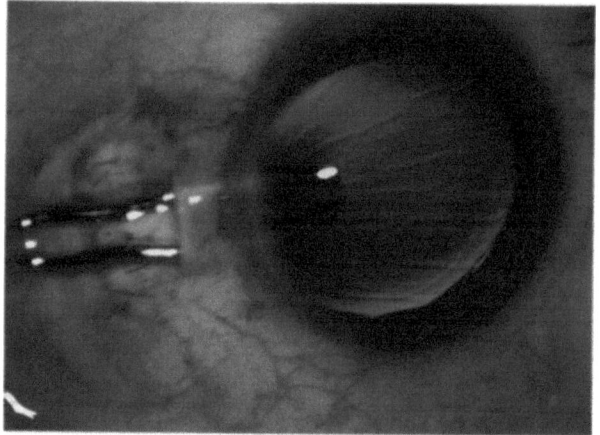

Abb. 7. Die Branchen der Faltpinzette werden zurückgezogen

nungs- und Schließbewegungen wird die Faltpinzette sodann zurückgezogen (Abb. 7).

(4) Verankerung im Kapselsack:

In der Regel kommt die kraniale Haptik auf der Iris zu liegen (Abb. 8). Mit einem stumpfen Zentrierhäkchen wird nun diese unter leichtem Druck auf den Übergang zur Optik über die Rhexiskante in den Kapselsack rotiert (Abb. 9). Nun wird die viskoelastische Substanz mit dem I/A-Handstück komplett entfernt: Die horizontal eingestellte Linse wird nach 6 Uhr gedrängt und die Spitze des Gerätes hinter die Linse geschoben, um bei nach oben gerichteter Saugöffnung den retrolentalen Raum abzusaugen (Abb. 10). Nach Rezentrierung wird der in der Kammer verbliebene Healonrest entfernt und nach Einbringung einer Luftblase der I/A-

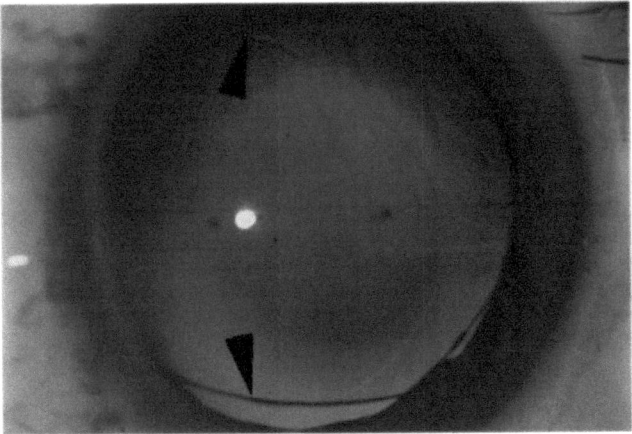

Abb. 8. Die untere Flansche kommt im Kapselsackfornix, die obere Flansche in der Regel auf dem vorderen Kapselblatt und der Iris zu liegen. Die Pfeilspitzen markieren die Überquerung des Rhexisrandes

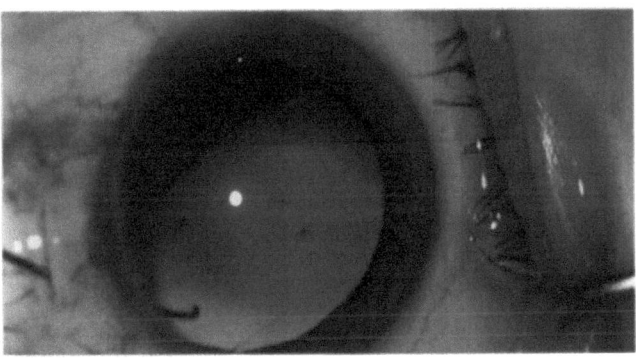

Abb. 9. Mit einem stumpfen Positionierhäkchen wird die obere Flansche über den Rhexisrand in den Kapselsackfornix einrotiert

Ansatz zurückgezogen. Die Pupille wird verengt, die Inzision mit einer Kreuzstichnaht verschlossen und der Knoten nach Auffüllen der Kammer versenkt (Abb. 11).

Typische Fehler, Komplikationen und ihre Beherrschung

Im folgenden werden typische Fehler sowie Maßnahmen zur Beherrschung daraus resultierender Komplikationen angeführt.
- Fassen die Branchen der Faltpinzette die Linsen nicht nahe der Faltungslinie,

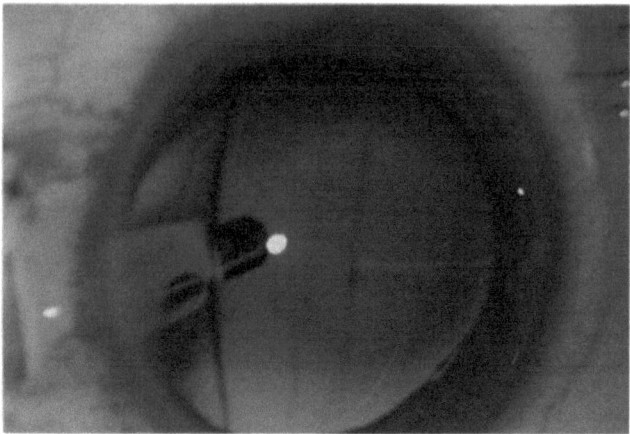

Abb. 10. Absaugen des retrolentalen Raumes (Healon; Pigment, Blut)

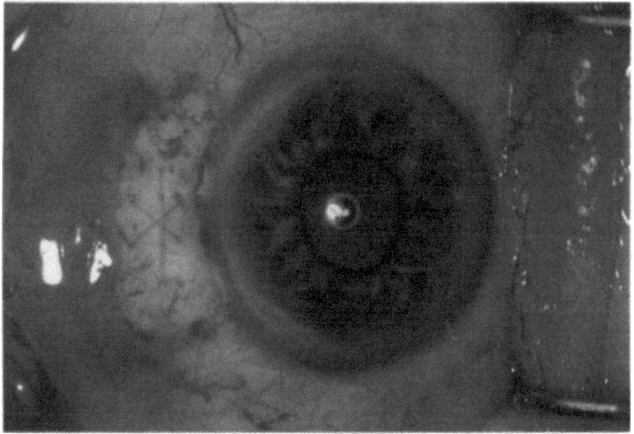

Abb. 11. Verschluß der Skleratasche mittels Kreuznaht

sondern in deren Randbereich, so kann sich die Linse unter Umständen nicht spontan aus der geöffneten Pinzette lösen („lens block"). In diesem Fall muß die Linse mit einem stumpfen Instrument nach unten herausgedrückt werden.
– Ist die Linse unsymmetrisch eingefaltet, kann sie unkontrolliert herausgleiten, insbesondere wenn sie durch einen engen Skleratunnel gedrängt wird („lens escape"). Als Folge kann sie sich hochkant stellen oder gar wenden. Im letzteren Fall muß der Schnitt erweitert, die Linse explantiert und durch eine neue ersetzt werden.
– Bei zu eng dimensioniertem Sklerakanal kann auch eine richtig eingefaltete Linse aus der Faltpinzette herausgedrückt werden. Spürt man einen zu großen Widerstand, muß die Pinzette mit der eingefalteten Linse zurückgezogen und der Schnitt nachträglich erweitert werden.

- Eine solcherart einmal mit einer viskoelastischen Substanz in Berührung gekommene Hydrogel-Linse muß in der Faltpinzette belassen werden, da sie sich auch nach gründlicher Spülung nicht erneut durch die Branchen der Faltpinzette fassen läßt.
- Eine einmal eingefaltete Linse muß feucht gehalten und zügig implantiert werden, da insbesondere stärkere Optiken entlang der Faltungslinie brechen können. Entsprechende Versuche haben allerdings ergeben, daß bei zehnminütiger Faltung in Wasser wie auch an der Luft im Regelfall keine Längsbrüche zu erwarten sind.
- Werden die Branchen der Faltpinzette nicht steil genug ins Auge eingeführt, kann die entfaltende Linse aufschwimmen und sich unter Umständen der Hornhautrückfläche anlegen. Im letzteren Fall kann es notwendig werden, die Linse nach Schnitterweiterung zu explantieren und durch eine neue zu ersetzen.
- Über eine kleine Rhexis läßt sich die kraniale Haptik nur schwer in den Kapselsackfornix einrotieren. Der dazu erforderliche erhöhte Druck des Zentrierhäkchens kann Dellen oder gar Einrisse in der Linsenoberfläche erzeugen. Durch Aufdehnen der Rhexis mit einem Retraktor kann die für das Einrotieren erforderliche Kraft verringert werden.
- Wird die Rhexiskante von der Iris verdeckt, wird die Plazierung unkontrolliert. Iris und eventuell auch Rhexis sollten dann während des Einrotierens mit einem Häkchen zurückgezogen werden. Ist ein starkes Ausladen oder gar ein Einriß der Rhexis entstanden, kann eine dort plazierte Haptik sekundär in den Sulkus geraten. Um dies zu verhindern, sollte die Linse normal dazu eingestellt werden.
- Manipulationen der Linse dürfen nur durch stumpfe Instrumente erfolgen, da sonst Dellen oder Einrisse entstehen können.
- Wird nach Plazieren der Linse der retrolentale Raum nicht abgesaugt, kann dieser durch Anlegen einer kleinen Rhexis an die nach vorne gedrückte Optik hermetisch verschlossen werden („Healon capture"). Abgesehen von einer Veränderung der Refraktion wurde infolge des Kontaktes zur Irishinterfläche eine Pigmentdispersion wie bei sulkusfixierten Weichlinsen beobachtet. Ein Abfluß des Healondepots ist dann nur durch YAG-Diszission des Kapselsackes möglich.

Schlußfolgerungen

Die beschriebene Kleinschnitt-Technik hat sich für die Implantation der IOGEL-Linse ausgesprochen bewährt.

Die Faulkner-Pinzette erlaubt eine schonende Faltung und ein Einführen der Linse durch einen 3,5 – 4 mm weiten Skleraltunnel. Pinzette und Rhexis gestatten ein gezieltes und bleibendes Plazieren der Linse im Kapselsack. Der schmale, taschenförmige Skleralschnitt verhindert eine Wundsprengung und umgeht die für die spontane Rückbildung des nahtbedingten Astigmatismus so wichtige Limbusspange. Operationszeit und Operationstrauma werden minimiert. Die Vorteile der Phakoemulsifikation bleiben erhalten, die physische und visuelle Rehabilitation des Patienten werden optimiert.

Die beschriebene Technik ist einfach und sicher. Die beschriebenen Komplikationen können durch adäquate Handhabung vermieden werden. Somit scheint es das derzeit für die Implantation der IOGEL-Linse optimale Verfahren zu sein.

Literatur

Allarakhia L, Knoll RL, Lindstrom RL (1987) Soft intraocular lenses. J Cataract Refract Surg 13: 607–620

Barrett GD, Constable IJ, Stewart AD (1986) Clinical results of hydrogel lens implantation. J Cataract Refract Surg 12: 623–631

Barrett GD, Beasley H, Lorenzetti OJ, Rosenthal A (1987) Multicenter trial of a intraocular hydrogel lens implant. J Cataract Refract Surg 13: 621–626

Faulkner GD (1987) Folding and inserting silicone intraocular lens implants. J Cataract Refract Surg 13: 678–681

Menapace R, Skorpik Ch, Wedrich A (1990) Eignung der flexiblen pHema-Linse IOGEL® PC-12 für die Sulkus- und Kapselsackfixation: Typische Befunde und Komplikationen. In: Freyler H, Skorpik Ch, Grasl M (Hrsg) 3. Kongreß der Deutschen Gesellschaft für Intraokularlinsen Implantation, Wien, 2.–4. März 1989. Springer, Wien, New York, S 117–129

Rochels R, Stofft E (1989) Rasterelektronenmikroskopische Untersuchungen an weichen HEMA-Hinterkammerlinsen. In: 2. Kongreß der Deutschen Gesellschaft für Intraokularlinsen Implantation. Enke, Stuttgart, S 169–173

Kapselsackfixierte 11,25- und 12,0-mm-IOGEL-Linsen im Vergleich

P. J. M. Bucher [1]

Zusammenfassung. Die 12 mm lange IOGEL-PC-12-Linse wurde für die Kapselsackfixierung von einigen Chirurgen als zu groß empfunden. Deshalb wurde die neue, 11,25 mm lange IOGEL-1103-Linse entwickelt. Diese Linse zeigt in der klinischen Anwendung ein etwas anderes Verhalten: Bei der Implantation ist sie leichter in den Kapselsack einzuführen. In den früh-postoperativen Tagen ist ihre Fixation im Kapselsack lockerer, was in dieser Zeit häufiger Lageveränderungen erlaubt. Wegen ihrer Länge muß sie im Normalauge obligat in den Kapselsack implantiert werden. Da sie sich in den früh-postoperativen Tagen eher bewegen kann, sollten Kapselsackverhältnisse geschaffen werden, welche ein postoperatives Herausgleiten einer Haptik verhindern. Als Kapsulotomietechnik ist deshalb eine Kapsulorhexis von 6 mm Durchmesser, ohne radiäre Inzisionen, erfolgreich angewandt worden.

Summary. The general opinion is, that the 12 mm long IOGEL PC-12 lens is slightly too large for capsular bag placement. Therefore the 11.25 mm long IOGEL 1103 lens has been developed. In clinical use this new lens behaves slightly different: Implantation into the capsular bag is easier. During the first postoperative days its fixation in the capsular bag is looser, which results in a more frequent rotation of the lens axis during this period. In normal size eyes it has to be implanted into the capsular bag. Due to the fact, that in the early postoperative period it might move easier, the capsulotomy has to be done in a way which postoperatively prevents one haptic from sliping out of the capsular bag. Therefore for the capsulotomy a capsulorhexis with a diameter of 6 mm without radial incisions has been used successfully.

Einleitung

Zur Implantation in die Hinterkammer entwickelte Barrett eine weiche Intraokularlinse (IOL) aus HEMA. Diese Linse, die IOGEL-PC-12-Linse, ist 12 mm lang und besitzt zur Zentrierung der Optik keine Bügel, sondern zwei plattenförmige Haptiken. Trotz der damit gegebenen festen Länge wird diese Linse zur Implantation sowohl in den Sulkus als auch in den Kapselsack empfohlen [1].

Zur Implantation in den Kapselsack wurde die IOGEL-PC-12-Linse von mehreren Chirurgen als zu groß empfunden. Bei Kapselsackplazierung wurde gelegentlich beobachtet, daß bei eher kleinem Kapselsack oder bei Schrumpfung desselben das Ende einer Haptik nach vorne eingerollt wurde. Es wurde deshalb die neue IOGEL-1103-Linse entwickelt, welche 11,25 mm lang, ansonsten aber mit der IOGEL-PC-12-Linse identisch ist. Im folgenden wird über erste klinische Erfahrungen mit IOGEL-1103-Linsen im Vergleich mit kapselsackfixierten IOGEL-PC-12-Linsen berichtet.

---

[1] Universitäts-Augenklinik, Mittlere Straße 91, CH-4056 Basel.

Material und Methode

Die verwendete Operationstechnik war konventionell: Entfernen der vorderen Kapsel mittels einer im Durchmesser 6 mm messenden Kapsulorhexis [2]. Extraktion der Linse mittels extrakortikaler Nukleusextraktion und Aspiration der Kortexmassen [3]. Implantieren der IOL in den Kapselsack mittels Pinzette und unter Führung durch einen Irisspatel [4].

Bei den postoperativen Kontrollen der Augen wurde neben den üblichen funktionellen und anatomischen Kontrollen insbesondere auf die Lage und das Verhalten der IOGEL-Linse geachtet.

Ergebnisse

Bei zwölf in den Kapselsack implantierten IOGEL-1103-Linsen mit einer postoperativen Beobachtungsperiode von mindestens drei Monaten beträgt die mittlere Nachkontrollzeit $4,9 \pm 1,6$ Monate (Bereich: drei bis sieben Monate). Bei diesen Augen sind bisher keine linsenbedingten Komplikationen aufgetreten, und die funktionellen und anatomischen Resultate sind gut.

Bei fünf Augen (42%) wurde in der früh-postoperativen Zeit (erste Woche) eine im Vergleich zur Implantation etwas veränderte Richtung der Linse festgestellt. Zu einem späteren Zeitpunkt wurde keine neue Veränderung der Linsenachse beobachtet. Bei einem Auge ist eine geringe Dezentrierung (weniger als 1 mm) der Linse festgestellt worden. Eine Linsendeformation wurde nicht beobachtet.

Im Vergleich zur IOGEL-PC-12-Linse ist die IOGEL-1103-Linse leichter in den Kapselsack einzuführen. Kapselsackfalten in Längsrichtung der Linse wurden bei IOGEL-PC-12-Linsen häufiger und deutlicher beobachtet als bei IOGEL-1103-Linsen. In der früh-postoperativen Zeit wurde bei einer von 21 in den Kapselsack implantierten IOGEL-PC-12-Linsen (5%) eine im Vergleich zur Operation veränderte Richtung beobachtet. Die Hypothese, daß die Häufigkeit der Richtungsänderung unabhängig vom Linsentyp sei, wird auf dem 1%-Niveau abgelehnt. Bei vier kapselsackfixierten IOGEL-PC-12-Linsen wurde eine geringe Dezentrierung (weniger als 1 mm) beobachtet. Dies ist nicht signifikant häufiger als bei IOGEL-1103-Linsen.

Diskussion

Die neue, kürzere IOGEL-1103-Linse hat den Vorteil, daß ihre Implantation in den Kapselsack leichter ist als die der IOGEL-PC-12-Linse. In der früh-postoperativen Zeit ist sie jedoch lockerer fixiert, was sich in einer Richtungsänderung der Linsenachse ausdrücken kann. Daß im späteren Verlauf keine Richtungsänderungen mehr beobachtet wurden, dürfte auf ein Stabilisieren der Linse durch Fibrose und Kapselschrumpfung zurückzuführen sein.

Asymmetrisch plazierte IOGEL-PC-12-Linsen, solche die mit einer Haptik im Kapselsack und der anderen im Sulkus liegen, dezentrieren mit hoher Wahr-

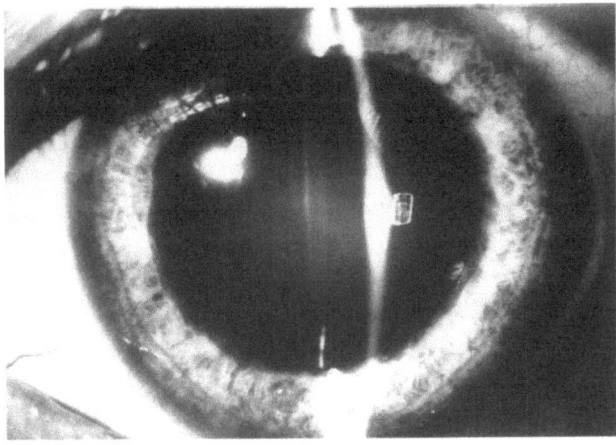

Abb. 1. Kapselsackfixierte, gut zentrierte IOGEL-1103-Linse vier Monate nach der Operation

scheinlichkeit [5]. Auch bei sulkusfixierten IOGEL-PC-12-Linsen kann eine leichte Dezentrierung vorkommen, sofern die Linse bei großem Sulkusdurchmesser zu kurz ist. Bei einer asymmetrisch oder in den Sulkus plazierten IOGEL-1103-Linse dürften Dezentrierungen ausgeprägter sein, so daß die Sehleistung beeinträchtigt werden könnte. Die IOGEL-1103-Linse muß deshalb bei normal großen Augen mit beiden Haptiken obligat in den Kapselsack implantiert werden.

Da sich in der früh-postoperativen Zeit einige kapselsackplazierte IOGEL-1103-Linsen bewegen können, müssen Kapselsackverhältnisse gegeben sein, welche ein postoperatives Herausgleiten einer Haptik mit möglicher Visusverminderung als Folge der Dezentrierung der Linse verhindern. Bei einer Kapsulorhexis von 6 mm Durchmesser, ohne radiäre Inzisionen oder Einrisse im belassenen peripheren vorderen Kapselanteil, ist ein Herausgleiten einer Haptik sehr unwahrscheinlich, eine IOGEL-1103-Linse aber leicht zu implantieren. Bei den bisher implantierten IOGEL-1103-Linsen wurde diese Technik zur Kapselsackpräparation mit Erfolg angewendet.

Die bisherigen Erfahrungen mit den neuen IOGEL-1103-Linsen beruhen auf nur wenigen implantierten Linsen mit noch kurzer Nachkontrollzeit. Über das längerfristige Verhalten dieser Linse können daher noch keine Aussagen gemacht werden. Die bisherigen kurzfristigen Resultate sind gut und vielversprechend. Sollte sich die neue Linse auch langfristig bewähren, dürfte sie aufgrund der leichteren Handhabung und geeigneterer Größe für die Kapselsackfixation der IOGEL-PC-12-Linse vorzuziehen sein. Voraussetzungen für ein gutes Resultat mit der IOGEL-1103-Linse sind jedoch eine saubere Kapselsackvorbereitung und sichere Implantation in den Kapselsack. Aufgrund der bisherigen Kenntnisse und theoretischer Überlegungen ist dem weniger sicheren Chirurgen die IOGEL-PC-12-Linse zu empfehlen, da bei dieser eine unbeabsichtigte asymmetrische oder Sulkus-Lage wahrscheinlich bessere funktionelle und anatomische Resultate ergibt.

Literatur

1. Barrett GD, Constable JJ, Stewart AD (1986) Clinical results of hydrogel lens implantation. Am J Cataract Refract Surg 12: 623–631
2. Neuhann T (1987) Theorie und Operationstechnik der Kapsulorhexis. Klin Monatsbl Augenheilkd 190: 542–544
3. Bucher PJM (1989) Small-incision lens extraction by en-bloc extracortical nucleus extraction. Eur J Implant Ref Surg 1: 23–26
4. Bucher PJM, Faggioni R (1988) Erste Erfahrungen mit einer Intraokularlinse aus HEMA. Spektrum Augenheilkd 2: 14–17
5. Bucher PJM, Schimmelpfennig B, Faggioni R (1989) One year follow-up of IOGEL lenses with ciliary sulcus fixation. Am J Cataract Refract Surg 15: 635–639

IOGEL-Linsenimplantation nach Faltung im Silikon-Sleeve, Technik und Ergebnisse

R. WELT[1]

Zusammenfassung. Es wird eine Faltimplantationstechnik für die IOGEL P-12-Linse vorgestellt, deren Hauptkriterium die Anwendung eines Silikon-Sleeves als Ummantelung der Linse darstellt. Vorteile sind geringer Materialaufwand, schonende Implantation durch sehr kleinen Schnitt, kontrollierte Entfaltung direkt in den Kapselsack.

Summary. Folding implantation technique of IOGEL P-12 lens is introduced which main critarion is using a silicon-sleeve for covering the lens. Advantages are low requirement of material, carefull implantation through very small incision, controlled unfolding directly into the capsular bog.

Einleitung

Die Kelman-Phakoemulsifikation erlaubt eine gezielte und kontrollierte extrakapsuläre Kataraktextraktion bei etwa 3,0–3,5 mm weiter limbusnaher Bulbuseröffnung. Zur Implantation herkömmlicher PMMA-Linsen ist eine Schnitterweiterung auf 6–7 mm notwendig. Bemühungen um Reduzierung der Schnittlänge durch Verkleinerung oder Formveränderung der Linsenoptik sind vielfach. Ovaläre Gestaltung, Verzicht auf Positionslöcher oder deren Verlagerung auf die Haptikansätze bringen nur geringen Raumgewinn, bei erweiterter Pupille oder Dezentrierung der Optik können schnell störende optische Phänomene auftreten.

In den letzten fünf Jahren sind flexible Intraokularlinsen überwiegend aus Hydrogel oder Silikon zur Anwendungsreife entwickelt worden, die bei schonender Faltung eine Implantation durch 3,5–4,5 mm lange Inzisionen gestatten. Die bislang hierzu erarbeiteten Implantationsinstrumente sind nicht problemlos. Bleibende Oberflächen- und Materialdefekte können entstehen (Mazzocco-Pinzette, Softtrans-Injektor), eine kontrollierte Entfaltung der Linse ist nicht möglich (Faulkner-Falter). Instrumente mit kontrollierter intraokularer Führung sind meist recht voluminös und reduzieren den Gewinn bei der Bulbuseröffnung. Ein ideales Falt- und Implantationssystem ist noch nicht gefunden; das im folgenden vorgestellte kann einen Schritt dazu darstellen.

Instrumentarium und Operationstechnik

Der Hersteller der Hydrogel-Linse IOGEL P-12 hat ein Implantationsbesteck entwickelt, das auf Material, Form und Eigenschaften dieser Linse abgestimmt

---

[1] Augenklinik des Klinikums Ludwigshafen, Bremserstraße 79, D-6700 Ludwigshafen.

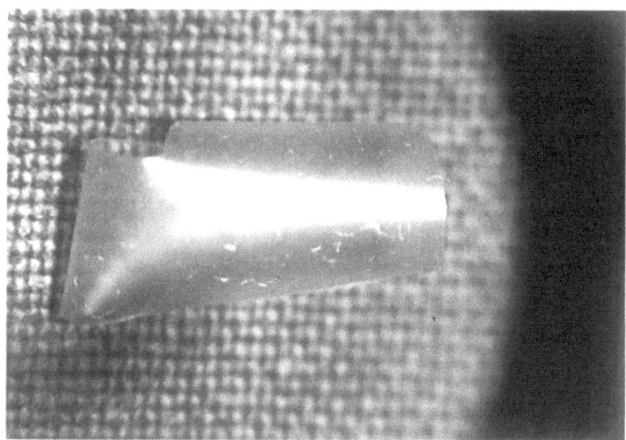

Abb. 1. Silikon-Sleeve im Lieferzustand, Fortsatz noch im Lumen positioniert

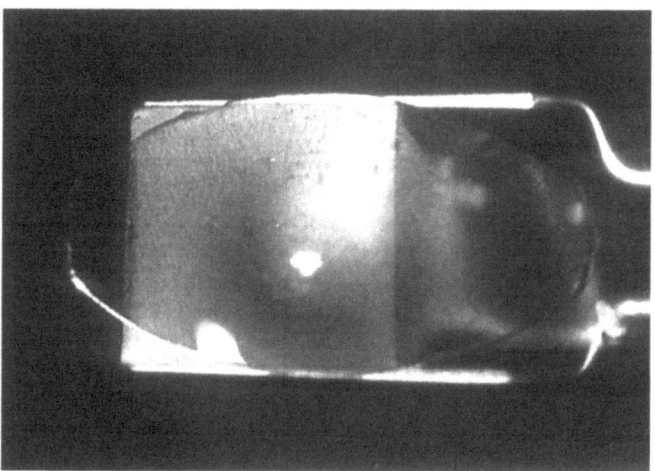

Abb. 2. Implantationsbesteck vor der Faltung, Sleeve über der Pinzette ausgespannt, Linse paßgenau aufgelegt

ist. Es besteht aus zwei Pinzetten und einem Silikon-Sleeve (Abb. 1). Die Faltpinzette hat dünne abgerundete Branchen, die so geführt sind, daß sie im geschlossenen und geöffneten Zustand im Schnittbereich sehr eng stehen. Die zweite Pinzette hat gleichartige Branchen mit normaler Führung. Der dünne, zur besseren Beobachtung blau eingefärbte Silikon-Sleeve ist 6 mm breit und 13 mm lang im geschlossenen Anteil. Ein einseitiger 5 mm breiter Fortsatz ermöglicht, den Sleeve außerhalb des Auges zu fixieren und wieder zu entfernen.

Zur Implantation wird die Faltpinzette so in den Sleeve eingeführt, daß dieser ausgespannt ist und vorne mit den Branchenenden abschließt, seine Verlängerung nach hinten zeigt. Danach wird die Pinzette umgedreht, die IOGEL-Linse auf die

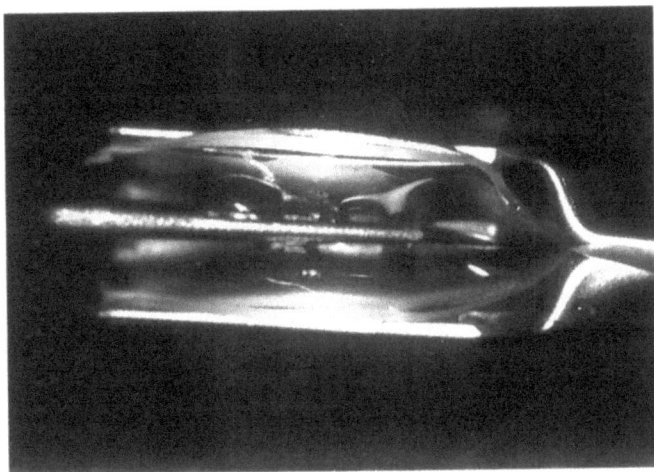

Abb. 3. Faltprozeß, zweite Pinzette drückt die Linse gegen die Sleeve-Duplikatur, Linse faltet sich, Faltpinzette wird geschlossen

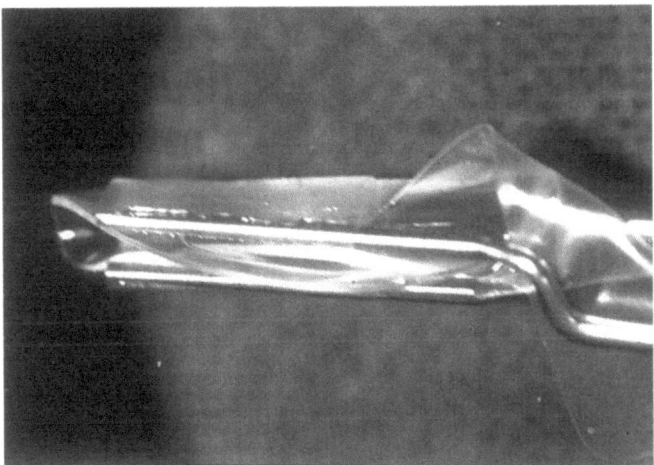

Abb. 4. Besteck implantationsbereit, Sleeve-Fortsatz weist nach hinten

Unterfläche mit Konkavität zum Sleeve hin aufgelegt. Ihr vorderer Flansch überragt dabei den Sleeve um etwa 1 mm (Abb. 2). Mit der zweiten Pinzette wird die Linse um die Längsachse gefaltet, in die Sleeve-Duplikatur hineingedrückt, die Faltpinzette geschlossen (Abb. 3). Die Linse ist nun implantationsbereit, eine Beschichtung von Pinzette, Sleeve und Linse mit einer viskoelastischen Substanz ist ratsam (Abb. 4). Zum Durchtritt durch den Bulbusschnitt wird die Faltpinzette rechtwinklig gedreht, die Linse direkt durch die Vorderkapselöffnung (Letterbox-Schlitz, Kapsulorhexis) in den Kapselsack eingeführt. Nach Aufrichten der Pinzette kann die Linse bei langsamer Öffnung der Branchen kontrolliert nach unten freigegeben werden, Pinzette und Sleeve werden herausgeführt. Sollte der obere Linsenflansch noch nicht im Kapselsack liegen, kann dies durch Spatelmanöver erreicht werden.

Alternativ zur angeführten Technik kann die IOGEL-Linse auch auf der Oberfläche des ausgespannten Sleeves nunmehr mit Konvexität zum Sleeve hin aufgelegt und gefaltet werden. Die optische Kontrolle der Linse im Auge ist günstiger, eine sofortige komplette Positionierung in den Kapselsack entfällt jedoch, da der Sleeve bei dieser Technik unter der Linse liegt.

Bei beiden Techniken erfolgen nach Kontrolle der Linsenposition die bekannten Operationsschritte.

Der Silikon-Sleeve kann resterilisiert und wiederverwendet werden.

Diskussion

Die beschriebene Implantationstechnik der Hydrogel-Linse IOGEL P-12, deren Hauptkriterium die Verwendung eines Silikon-Sleeves ist, bringt Vorteile gegenüber bekannten Verfahren. Die aufeinander abgestimmten Maße von Sleeve, Linse und Faltpinzette garantieren leichte und reproduzierbare Faltung, die Linse ist während der Implantation durch eine Duplikatur des Sleeves vor mechanischer Beanspruchung geschützt, der Branchendruck der Faltpinzette spannt den Sleeve und übt über ihn einen gleichmäßig verteilten Druck auf die Linse aus. Bleibende Kerben in der Optik sind daher nicht möglich. Der geringe Materialaufwand – neben der Linse selbst werden nur Sleeve und zwei dünne Pinzettenbranchen eingeführt – ermöglicht eine Implantation bei 3,5 mm breitem Bulbusschnitt. Im Auge lassen sich Entfaltung und Freigabe der Linse gut kontrollieren, eine gezielte, schonende Kapselsackfixation ist damit möglich.

Als Nachteil besteht der Zeitaufwand für Ausspannen des Sleeves und genaue Lagerung der Linse. Diese Manipulationen können nach Einweisung von der instrumentierenden Operationsschwester übernommen werden.

Die eigenen Erfahrungen bei 18 Fällen mit einer mittleren Nachbeobachtungszeit von sechs Monaten erlauben noch keine sichere Beurteilung von Spätergebnissen des Verfahrens. Bei Anwendung der Kapsulorhexis kam es in keinem Fall zum Einriß des Vorderkapselsaumes. Der postoperative Astigmatismus, die Sehschärfenwerte sowie die endgültige Positionierung der Linse waren vergleichbar mit den Resultaten bei Einpflanzung der IOGEL-Linse ohne Faltung.

Literatur

1. Allarakhia L, Knoll RL, Lindstrom RL (1987) Soft intraocular lenses. J Cataract Refract Surg 13: 607–620
2. Barrett GD, Constable IJ, Stewart AD (1986) Clinical results of hydrogel lens implantation. J Cataract Refract Surg 12: 623–631

3. Clayman HM (1982) Ovoid optic posterior chamber intraocular lens: the first one hundred cases. Am Intraocular Implant Soc J 8: 343–345
4. Cook CS, Pfeiffer RL, Mazzocco TR (1986) Clinical and pathologic evaluation of a flexible silicone posterior chamber lens design in a rabbit model. J Cataract Refract Surg 12: 130–134
5. Crawford JB, Faulkner GD (1986) Pathology report on the foldable silicone posterior chamber lens. J Cataract Refract Surg 12: 297–300
6. Faulkner GD (1986) Early experience with STAAR silicone elastic lens implants. J Cataract Refract Surg 12: 36–39
7. Jones ED (1987) Implantation of folding intraocular lens: results of 200 cases. Implants Ophthalmol 1: 74–76
8. Welt R, Doden W (1980) Implantation der Clayman-Ovoid-Hinterkammerlinse nach Phakoemulsifikation mit dem Cavitron-System 9000. Berneaud-Kötz G (Hrsg) 139. Sitzungsbericht des Vereins Reinisch-Westfälischer Augenärzte. Zimmermann Verlag, Balve, S 77–80

Klinische Ergebnisse nach Implantation von FV-II-Silikon-Intraokularlinsen in die Hinterkammer

H.-R. Koch[1], G. Fromberg, F. Weber, J. L. Douenne, E. Schütte, S. Pitrova, G. Meur, P. Rács, K. Kozamanoglu, R. Trau, N. Pivovarov, T. Engels, I. Nommensen und H. Schinz

Zusammenfassung. Es wird über klinische Ergebnisse mit 300 Intraokularlinsen des Typs FV-II aus Silikon berichtet, die über einen Zeitraum von sechs Monaten bis zu drei Jahren weiter untersucht wurden. Die weiche, faltbare FV-II-Linse wurde entweder nach geplanter EC-Operation durch einen großen Schnitt implantiert oder nach Phakoemulsifikation gefaltet bzw. gestaucht durch einen Schnitt von 3,5 bis 4 mm ins Auge eingeführt. Die Ergebnisse zeigen, daß die Silikonlinsen im Auge gut zentrierten und nur wenige intra- oder postoperative Komplikationen auftraten. Die Linsen zeichnen sich insbesondere dadurch aus, daß sie keine Synechien mit der Iris eingehen können. Die FV-II-Silikonlinsen sind daher bei Augen mit chronischen Reizzuständen, nach Synechienlösung, bei kombinierter Irischirurgie und bei Diabetikern besonders geeignet.

Summary. The clinical results of 300 silicone IOL's (type FV-II) are discussed. The patients were examined up to 6 months or maximal 3 years postoperatively. The soft foldable FV-II IOL was implanted either after extracapsular cataract extraction or folded resp. compressed after phacoemulsification through a wound opening of 3,5 to 4 mm.
The silicone IOL's were well centrated, intra- and postoperative complications were rare. We did not observe any synechia between the IOL and the iris. It is our opinion that this FV-II silicone IOL is especially suited for chronic inflammated eyes, combined iris surgery, IOL implantation after synechialysis and for diabetics.

Einleitung

Für die Wahl von Silikonen als Implantatlinsen-Material stand zunächst im Vordergrund, daß mit diesem Werkstoff weiche und damit faltbare Intraokularlinsen hergestellt werden können, die man nach Phakoemulsifikation durch einen engen Schnitt ins Auge einführen kann.

Zahlreiche Typen von Intraokularlinsen aus Silikon wurden in den letzten Jahren vorgestellt. Nur zu gerne wird vergessen, daß sich diese verschiedenen Silikonlinsen nicht nur in Design und Größe unterscheiden, sondern auch im verwendeten Material. Während wir bei PMMA einen chemisch relativ gut definierten und einheitlichen Werkstoff für Intraokularlinsen vor uns haben, können wir bei den Silikonen diese Einheitlichkeit des Materials nicht voraussetzen. Silikone stellen eine große, außerordentlich komplexe Stoffgruppe dar. Sie unterscheiden sich in ihrer chemischen Zusammensetzung (Gerüst- und Füllstoffe!) und in den resultierenden physikalischen Eigenschaften (Verformbarkeit, Elastizität, Brechungsindex, Transparenz etc.) ganz erheblich. Diese Eigenschaften des Materials gehen natürlich in die Formgebung einer Intraokularlinse ein.

---

[1] Friedrich-Ebert-Straße 23, D-5300 Bonn 2.

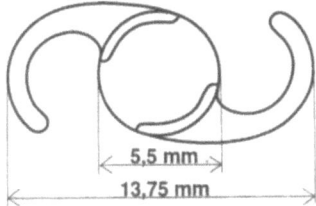

Abb. 1. Schematische Darstellung der FV-II-Linse, einer bikonvexen Single-piece-Silikon-Hinterkammerlinse mit offenen Schlaufen für die Implantation in den *Sulcus ciliaris*

Die klinischen Ergebnisse nach Implantation von Silikon-IOL werden in stärkerem Maße, als wir das von PMMA-Linsen gewöhnt sind, durch die chemisch-physikalischen Eigenschaften des Werkstoffs mitbeeinflußt. So können sich verschiedene Silikone auch toxikologisch ganz erheblich unterscheiden. Wenn man in der Literatur heute immer wieder liest, bei Silikonlinsen sei im Gegensatz zu PMMA-Linsen eine bestimmte Beobachtung zu machen, ist dies irreführend. Ergebnisse, die mit einem *bestimmten* Linsentyp aus einem *bestimmten* Silikon gemacht wurden, erlauben im allgemeinen keine Rückschlüsse auf andere Linsentypen aus anderen Silikonen.

Im folgenden soll über erste Ergebnisse aus einer multizentrischen Studie berichtet werden, bei der Silikonlinsen des Typs FV-II (Fa. Silikon Optik, St. Wendel, BRD) implantiert wurden. Bei diesen Linsen handelt es sich um One-Piece-Linsen aus SIL-C 1-Silikon mit offenen Schlaufen. Die Linsen sind für die Implantation in den *Sulcus ciliaris* vorgesehen (vgl. Abb. 1).

Patientengut und Methoden

Für die vorliegende Studie wurden von den Autoren der Untersuchung insgesamt 302 FV-II-Linsen implantiert. Von den Patienten waren 188 weiblich und 114 männlich. Über die Altersverteilung unterrichtet Abb. 2. Die zahlenmäßige Verteilung der Patienten auf die zwölf an der Studie beteiligten Zentren ergibt sich aus Abb. 3.

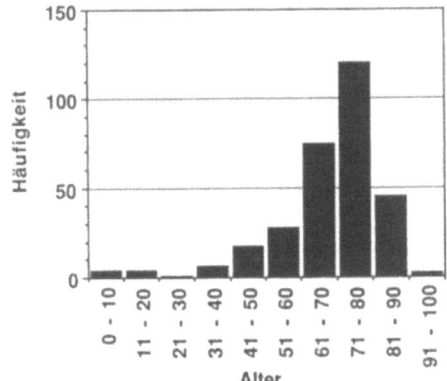

Abb. 2. Altersverteilung der Patienten dieser Studie

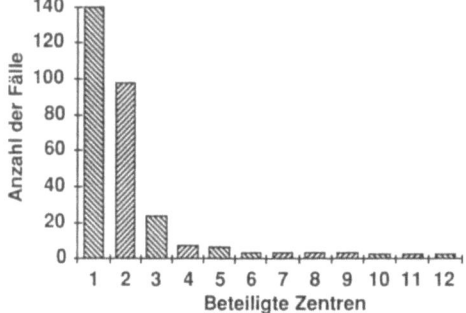

Abb. 3. Zahlenmäßige Verteilung der Patienten auf die zwölf an der Studie beteiligten Zentren

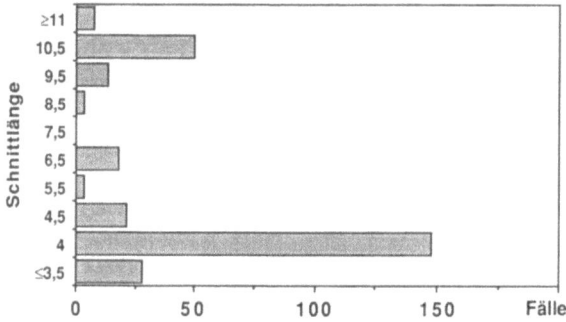

Abb. 4. Schnittlänge für die Kataraktoperation bei den Patienten dieser Untersuchung. Es zeigt sich eine bimodale Verteilung, wobei ein Gipfel bei 4 mm der Gruppe der Phako-Augen entspricht, während der zweite Gipfel mit langem Einschnitt die Gruppe der umgewandelten oder EC-operierten Augen repräsentiert

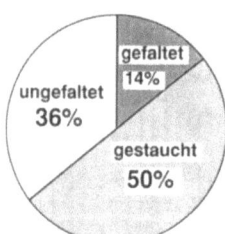

Abb. 5. Bei den Augen dieser Untersuchung verwendete Implantationsmethode

Die Linsen wurden nach Phakoemulsifikation, Umwandlung oder geplanter ECCE – im allgemeinen unter Healon® oder Methocel – in den *Sulcus ciliaris* implantiert. Abb. 4 zeigt die Verteilung der Inzisionslängen auf das Patientenkollektiv. Hieraus ergibt sich, daß der größere Teil der Linsen (64% der Fälle) durch einen kleinen Einschnitt ($\leqslant$ 4 mm), und das bedeutet nach Phakoemulsifikation, implantiert wurde. Ein zweiter, kleinerer Peak in der Verteilung um etwa 10 mm Schnittlänge (36% der Fälle) entspricht dem Anteil der ECCE-Operationen.

Die durch einen kleinen Einschnitt implantierten Linsen wurden zum Teil (14%

der Fälle) in *gefaltetem* Zustand ins Auge eingebracht. Zum Falten wurde dabei vor allem die Faltpinzette nach Fromberg zusammen mit der Haltepinzette nach Koch verwendet. Die verbleibenden 50% der durch den kleinen Einschnitt implantierten Linsen wurden mit Hilfe der Silikonhaltepinzette nach Koch gestaucht ins Auge eingeführt. Da sich zeigte, daß die Linsen hierbei im allgemeinen durch einen gleich weiten Einschnitt ins Auge eingebracht werden können, haben die meisten Teilnehmer an der Studie schließlich dieser Implantationsmethode den Vorzug gegeben (vgl. Abb. 5).

Ergebnisse

Die Nachuntersuchungen erfolgten zum Teil durch den Chirurgen selbst. Für die späteren Kontrolltermine wurden teilweise auch Befunde von weiterbehandelnden Augenärzten mit herangezogen. Den mitbehandelnden Kollegen sei für ihre Mitarbeit bei der Ergänzung unserer Befunde an dieser Stelle ausdrücklich gedankt. Für die vorliegende Auswertung wurden die Ergebnisse von vier Nachuntersuchungsterminen herangezogen: 1. 2–4 Tage post Op., 2. 1–2 Wochen post Op., 3. 4–8 Wochen post Op. und 4. 6–12 Monate post Op.

Der *Augeninnendruck* stieg bei einigen Patienten am ersten postoperativen Tag auf Werte bis zu 36 mmHg an. Dieser Effekt wurde im allgemeinen auf im Auge zurückgebliebenes viskoelastisches Material zurückgeführt. Wir sind nicht der Ansicht, hier könne es sich um eine spezifische Wirkung der FV-II-Linse gehandelt haben. In allen diesen Fällen normalisierte sich der Druck unter Diamox® innerhalb weniger Tage. Abb. 6 zeigt zeigt den prä- und postoperativem Druckverlauf.

Das Verhalten des *Visus* ergibt sich aus Tabelle 1. Diese Darstellung gibt zunächst die mittlere Visusentwicklung bei *allen* Patienten wieder. Die Ergebnisse werden besser, wenn Patienten mit Veränderungen ausgeschlossen werden, die von sich aus die Besserungsfähigkeit des Visus begrenzen. In der Tabelle findet sich daher auch eine „bereinigte" Darstellung des Visusverlaufs bei all den Patienten, bei denen markant visusmindernde Zusatzerkrankungen oder -befunde des Auges nicht vorlagen.

Das postoperative *sphärische Äquivalent* ist in Tabelle 2 wiedergegeben. Es zeigt sich, daß die Patienten im Durchschnitt postoperativ emmetrop waren. Tatsächlich war aber Emmetropie nicht immer das Korrekturziel. Da ein Teil der Patienten

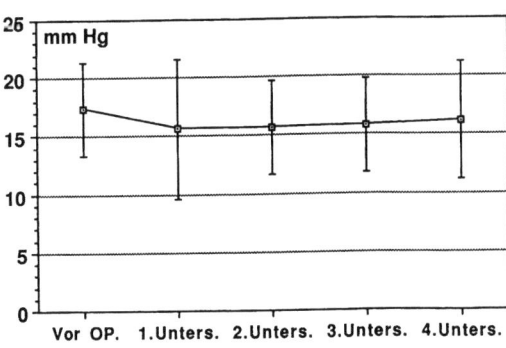

Abb. 6. Verlauf des intraokularen Druckes während des Beobachtungszeitraumes. Mittelwerte und Standardabweichungen

Tabelle 1. Postoperativer Visusverlauf: Werte für alle Patienten (obere Hälfte) und bereinigte Werte (untere Hälfte nach Ausschluß all der Patienten, bei denen weitere visusmindernde Augenleiden vorlagen (Amblyopie, fortgeschrittenes Glaukom, Maculopathie, Hornhautnarben, Retinopathia Pigmentosa, Zustand nach perforierenden Verletzungen). Mittelwerte und Standardabweichungen

Termin		1	2	3	4
Visus (alle Pat.)	MW	0,40	0,51	0,66	0,70
	SA	±0,24	±0,26	±0,29	±0,29
Visus (bereinigt)	MW	0,45	0,58	0,74	0,82
	SA	±0,23	±0,23	±0,23	±0,18

Tabelle 2. Postoperativer Refraktionsverlauf: Entwicklung des sphärischen Äquivalents (obere Hälfte) und Abweichung des sphärischen Äquivalents von dem präoperativ durch Biometrie ermittelten postoperativen Refraktionsziel (untere Hälfte). Mittelwerte und Standardabweichungen

Termin		1	2	3	4
Sphär. Äquivalent	MW	0,07	0,03	0,00	−0,01
	SA	±1,09	±1,22	±1,05	±1,04
Refraktionsdefizit	MW	0,63	0,63	0,58	0,57
	SA	±1,32	±1,34	±1,22	±1,25

Tabelle 3. Postoperative Entwicklung des Astigmatismus: Mittelwerte und Standardabweichungen

Termin		1	2	3	4
Zylinderstärke	MW	−2,77	−2,22	−1,17	−0,89
	SA	±2,85	±2,31	±1,33	±1,06

aus Gründen der Binokularität mehr oder weniger myop werden sollte, wäre als postoperatives Mittel eine leichte Myopie zu erwarten gewesen. In Tabelle 2 ist daher auch das Refraktionsdefizit (d. h. die postoperative beobachtete Abweichung des sphärischen Äquivalents vom biometrisch vorhergesagten Wert wiedergegeben. Es zeigt sich eine Abweichung in Richtung Plus um ca. eine halbe Dioptrie.

Hieraus ergab sich die Notwendigkeit, für die *Biometrie* neue Konstanten zu berechnen. Bei Anwendung der SRK-Formel verwenden wir jetzt eine A-Konstante von 117,4. Bei Verwendung exakter physiologisch-optischer Formeln sollte für die Vorderkammertiefe ein empirischer Wert von 4,4 eingesetzt werden.

Die postoperativ beobachteten *Zylinderwerte* sind in Tabelle 3 wiedergegeben. Im Beobachtungszeitraum nahm die Zylinderstärke stetig ab, um am 4. Termin (sechs Monate und mehr) durchschnittlich noch 0,89 dpt zu betragen.

Komplikationen

Fisteln: Bei elf Augen wurde postoperativ ein positives Seidelsches Phänomen festgestellt. Bei vier Augen mußte ein Faden nachgelegt werden, bei den übrigen schloß sich der Schnitt in wenigen Tagen spontan. In diesen Fällen war möglicherweise der Operateur in Versuchung geraten, in Anbetracht des engen Einschnittes eine zu knappe Naht zu legen. Bei zunehmender Erfahrung mit der „small incision"-Implantation wurde diese Komplikation selten.

Dislozierungen: In zwei Fällen kam es zu einer Dezentrierung, in vier Fällen zu einer Verkantung der Linse. In diesen Fällen war die IOL nicht mit beiden Schlaufen in den *Sulcus ciliaris* implantiert worden. Mindestens eine Schlaufe saß vielmehr im Kapselsack. Bei zunehmender Kapselsackschrumpfung entstand in diesen Fällen eine Verformung der weichen offenen Haptik, die schließlich auch zu einer Dezentrierung bzw. Schrägstellung der Linse führte. Drei dieser Patienten waren beschwerdefrei. Bei den drei übrigen wurde eine Revision vorgenommen, wobei nach Parazentesen bei 3 und 9 Uhr mit einem Mikromanipulator (Push-Pull-Haken) ins Auge eingegangen wurde und unter Drehen der Linse die im Kapselsack sitzende Schlaufe in den Sulcus vorgeholt wurde.

„Toxic-Lens-Syndrome": In einem Fall hat sich fünf Tage nach der Operation ein typisches sogenanntes Toxic-Lens-Syndrom entwickelt. Auffallend war in diesem Fall die besonders schnelle Rückbildung. Nach schwerstem Reizzustand mit Fibrinausguß war etwa eine Woche später das Auge wieder reizfrei.

Ablatio retinae: Bei zwei Augen dieser Serie kam es zur Entwicklung einer Ablatio. In beiden Fällen war es intraoperativ zu einer Kapselruptur gekommen. Bei noch ausreichend großem, erhaltenem Hinterkapselanteil hatten sich nach Vitrektomie noch FV-II-Hinterkammerlinsen plazieren lassen. Die aufgetretenen Ablationen wurden in beiden Fällen als Folge der Kapselläsion und nicht als Folge der Silikonlinsenimplantation angesehen.

In einem Fall kam es perioperativ zu einem Visusverlust durch Gefäßspasmus. Auch hier bestand natürlich kein Zusammenhang mit der Implantlinse.

Zwei Linsen wurden wieder entfernt. Diese Fälle werden im nächsten Abschnitt ausführlicher besprochen.

Kontraindikationen

Unsere Erfahrungen mit der FV-II-Silikon-Implantlinse lassen erkennen, daß die FV-II-Linse unbedingt in den Sulcus implantiert werden muß. In Fällen, in denen dies nicht mit Sicherheit möglich ist (z. B. bei schlechtem Einblick wegen Hornhauttrübungen oder zu enger Pupille, s. u.), sollte daher von einer Implantation dieses Linsentyps Abstand genommen werden.

Eine weitere Kontraindikation würden wir in Fällen gegeben sehen, bei denen es zu größeren Defekten in der hinteren Kapsel kam. Die sehr weiche und verformbare FV-II-Linse hat in solchen Fällen keine ausreichende Stabilität, um ein sicheres Verbleiben am Ort zu gewährleisten. Eine in sich stabile PMMA-Hinterkammerlinse mit abgewinkelter, modifizierter J-Haptik (z. B. Typ Kratz) ist in solchen Fällen leichter zu implantieren und garantiert auf Dauer besseren Sitz.

Indikationen

Der Umgang mit den FV-II-Silikonlinsen hat uns erkennen lassen, daß dieses Material durchaus auch seine besonderen Vorteile hat. Im allgemeinen wiesen die Augen nach der Operation einen relativ geringen Reizzustand auf. Bleibende Synechien zwischen Iris und Implantmaterial entstanden nicht. Nur in vereinzelten Fällen kam es zu vorübergehenden Verklebungen der Iris auf der IOL. Diese lösten sich aber in allen Fällen nach wenigen Tagen wieder, teils spontan und teils nach Einwirkung pupillenwirksamer Medikamente. In Fällen mit chronischen Reizzuständen lagerten sich auf den Silikonlinsen erheblich weniger Präzipitate ab. Wenn es einmal zur Präzipitatbildung kam, so bildete sich diese schneller und vollständiger zurück, als wir dies von PMMA-Linsen gewohnt sind. Auch die bereits erwähnte sehr schnelle Rückbildung eines sogenannten „Toxic-Lens-Syndroms" mag die gleiche Ursache gehabt haben. Aus neuen cytobiologischen Untersuchungen von Rink (1989) ergibt sich, daß die Oberflächeneigenschaften der FV-II-Silikonlinsen hiefür verantwortlich sein dürften.

Aus diesen primär nicht erwarteten besonderen Eigenschaften der FV-II-Silikonlinsen ergaben sich für uns bald besondere Indikationen, bei denen wir diese Silikonlinsen den klassischen PMMA-Linsen vorziehen. Diese umfassen zu erwartende entzündliche Veränderungen (z. B. rezidivierende Uveitis) oder Synechien (z. B. Zustand nach Synechienlösung, voroperierte Augen) und auch *Diabetes mellitus.*

Kataraktoperationen bei *Diabetes mellitus* können von schwersten entzündlichen Reaktionen des Auges begleitet sein. Jeder unter uns kennt Fälle von Diabetikern, bei denen es im Anschluß an eine Kataraktoperation mit IOL-Implantation zu schwersten fibrinösen Iritiden und Membranbildungen kam. In den Untersuchungen zur vorliegenden Studie hat einer der Autoren in einem Fall von Diabetes nach Implantation einer Silikonlinse die Entwicklung eines schweren Reizzustandes mit Rubeosis beobachtet. In diesem Falle wurde drei Monate nach der Implantation die IOL wieder entfernt. Dieser Fall war im Vergleich mit den übrigen Ergebnissen eine Ausnahme. Soweit Patienten mit Diabetes auf einer Seite eine FV-II-Silikonlinse und auf dem Geschwisterauge eine PMMA-Linse erhalten haben, war bei den Augen mit der Silikonlinse der günstigere Verlauf und der geringere postoperative Reizzustand zu beobachten. Wir halten daher − trotz des oben erwähnten Falls einer IOL-Explantation − die Implantation einer Silikonlinse bei bestehendem *Diabetes mellitus* für vorteilhaft.

Auch Kinder zeichnen sich im allgemeinen durch eine erheblich stärkere entzündliche Reaktion nach Kataraktoperation und durch die Ausbildung ausgeprägter Synechien aus. Dieses Verhalten ist unabhängig von der Frage, ob eine IOL implantiert wurde oder nicht. Die Ergebnisse der primären Implantation von PMMA-Linsen sind häufig durch die Entwicklung von ausgedehnten Synechien belastet. Im allgemeinen ist es bei Kindern auch nicht möglich, sekundär Hinterkammerlinsen zu implantieren. Wir haben aus diesem Grund in besonderen Fällen auch FV-II-Silikonlinsen bei kindlichen Katarakten implantiert. Die Ergebnisse waren im allgemeinen ausgezeichnet, und die fehlende Entwicklung von Synechien war besonders auffallend.

Nur in einem Fall entwickelte sich postoperativ eine Synechierung zwischen der Iris und der hinteren Kapsel peripher von der Implantlinse. Da es bei zunehmender Synechierung zur Einklemmung der IOL in Form eines Iris-Capture-Syndroms kam, mußte diese Linse wieder entfernt werden. Dies war ohne Schwierigkeiten möglich, da zwischen IOL und Iris keine Verklebungen eingetreten waren.

Ein Vorteil der Silikonlinsen liegt auch in ihrem sehr niedrigen spezifischen Gewicht. Dieses bewirkt, daß eine FV-II-Silikonlinse in Wasser nur etwa ein Zehntel einer PMMA-Linse gleicher Brechkraft wiegt. Diese Eigenschaft trägt zu der guten Stabilität dieser Linsen im Auge bei. In zwei Fällen wurde aus diesem Grunde eine FV-II-Linse bei bestehendem Iris-Ziliarkörper-Kolobom mit Zonuladefekt bei 6 Uhr in den Sulkus implantiert. Bei horizontal stehenden Schlaufen hatten diese Linsen im Sulkus eine äußerst sichere und stabile Lage, die bei PMMA-Linsen mit flexiblen Schlaufen in vergleichbaren Fällen nicht zu beobachten war.

Diskussion

Der Umgang mit der FV-II-Linse hat uns gezeigt, daß diese Silikonlinse nicht nur als faltbare Linse für einen kleinen Einschnitt geeignet ist. Aufgrund ihres Materials hat sie darüber hinaus auch noch weitere Vorteile, weswegen sie für eine Reihe besonderer Indikationen vorteilhaft erscheint. Bei der Beschäftigung mit dem neuen Material wurde uns auch bewußt, daß der gerne wiederholte Satz „PMMA hat sich bei der Langzeittestung durchgesetzt und ruft keine Nebenwirkungen oder Probleme hervor..." heute durchaus wieder in Frage gestellt werden kann. Zumindest für einige spezielle Indikationen mögen sich die Silikone als die besseren Materialien erweisen.

Als Besonderheit fällt an dieser Linse auf, daß sie nicht eine mit PMMA vergleichbare Transparenz aufweist. Auch Silikonlinsen anderer Hersteller haben zum Teil eine etwas vermehrte Lichtstreuung erkennen lassen. Diese leichte „Trübung" wurde von zahlreichen Ophthalmologen als negativ eingestuft, und der Ruf nach klaren Silikonlinsen wurde laut. In der Folge haben mehrere Hersteller von Silikon-IOL große Anstrengungen unternommen, völlig durchsichtige Silikone ohne Tyndallphänomen für die IOL-Herstellung zu entwickeln.

Tatsächlich ist jedoch auch die „klare" menschliche Augenlinse nicht klar. Auch sie zeichnet sich durch einen ausgeprägten Tyndalleffekt aus, der es ja überhaupt erst möglich macht, die Augenlinse im optischen Schnitt an der Spaltlampe zu untersuchen. Eine IOL, die sich durch einen solchen „physiologischen" Tyndall auszeichnet, sollte unseres Erachtens besser sein als eine „glasklare" PMMA-Linse. Die subjektiven Beschwerden mancher Träger von PMMA-Linsen – wie vermehrte Blendung und Farbverfälschungen (Blauverschiebung) – könnten die Folge der unphysiologischen Klarheit der PMMA-Linsen sein. In der Tat haben unsere Patienten mit FV-II-Silikonlinsen viel weniger über gesteigerte Blendempfindlichkeit und nicht über Farbfehlempfindungen geklagt.

Wir sind davon überzeugt, daß neue Ausgangsmaterialien für Implantlinsen ein faszinierendes Forschungsgebiet darstellen. Sie werden sicherlich dazu beitragen, die Kunstlinsenimplantation besser und sicherer zu machen und das Feld von Indikationen zu erweitern, bei denen Patienten von einer Kunstlinsenimplantation profitieren können.

Literatur

Bröhl T, Ensikat H-J, Koch H-R (1990) Rasterelektronenmikroskopische Befunde an Intraokularlinsen aus Silikon. In: Freyler H, Skorpik Ch, Grasl M (Hrsg) 3. Kongreß der Deutschen Gesellschaft für Intraokularlinsen Implantation. Springer, Wien, New York, S 157–162

Rink H (1990) Zellbiologische Untersuchungen zur Toxikologie von Silikon-Intraokularlinsen. In: Freyler H, Skorpik Ch, Grasl M (Hrsg) 3. Kongreß der Deutschen Gesellschaft für Intraokularlinsen Implantation. Springer, Wien, New York, S 163–167

Rasterelektronenmikroskopische Befunde an Intraokularlinsen aus Silikon

T. Bröhl[1], H.-J. Ensikat[1] und H.-R. Koch[1]

Zusammenfassung. Es wurden 24 Intraokularlinsen aus Silikon nach Goldbedampfung mit dem REM untersucht. Die Linsen gelangten entweder frisch oder nach Vorbehandlung mit verschiedenen Implantations- und Faltpinzetten zur Untersuchung. Als Ergebnis zeigte sich eine ausgezeichnete Oberflächenbeschaffenheit und Randstruktur der untersuchten Intraokularlinsen. Nach dem Falten waren keine Läsionen oder Oberflächendefekte nachweisbar, wenn entsprechende Implantationsinstrumente mit glatter Oberfläche und ohne Kanten zum Einsatz kamen. Nur bei Verwendung von ungeeigneten, scharfkantigen oder spitzen Instrumenten entstanden Oberflächenläsionen oder Randeinrisse der IOL.

Summary. *Scanning electron microscopic findings in silicone IOL's.* 24 silicone IOL's were examined by scanning electron microscopy. Some of the IOL's were brand-new, others were treated with different instruments for implantation (forceps, folder). The surface of the IOL's and the edges showed an excellent finishing. When the IOL's were folded with special instruments with a smooth surface and without sharp edges no lesions or superficial cracking and fissuring of the IOL's could be observed. Only with the use of inappropriate instruments IOL damage occured.

Einleitung

Über die Verwendung von Silikon als Material für intraokulare Implantlinsen sind die Meinungen noch geteilt. Offensichtlichen Vorteilen stehen auch Nachteile gegenüber. Unter den Vorteilen ist zu nennen, daß diese Intraokularlinsen wegen ihrer hohen Flexibilität faltbar sind und somit nach Phakoemulsifikation eine Impantation durch einen kleinen Schnitt möglich ist. Außerdem ist bei den von uns untersuchten Silikonlinsen (vgl. Koch et al., 1989) keine toxische Reaktion im Auge nachweisbar und es werden keine Synechien beobachtet.

Die hohe Flexibilität wirkt sich allerdings dann nachteilig aus, wenn größere Kapseldefekte vorliegen, da die Stabilität der Linse geringer ist. In solche Augen sollten diese Linsen nicht implantiert werden. Außerdem machen die besonderen Eigenschaften des Silikons die Linsen verletzlich, der Umgang mit ihnen erfordert vom Operateur ein erhöhtes Feingefühl. Schließlich fehlt für die Silikonlinse eine mit PMMA vergleichbare Langzeiterfahrung.

Ziel unserer Untersuchung ist es, die Oberfläche und den Rand frischer, d. h. fabriksneuer Silikonlinsen mit Linsen zu vergleichen, die ebenso gehalten und gefaltet werden, wie dies beim Implantieren ins Auge geschieht.

---

[1] Abteilung für Mikrochirurgie des Auges der Universität Bonn, Sigmund-Freud-Straße 25, D-5300 Bonn-Venusberg.

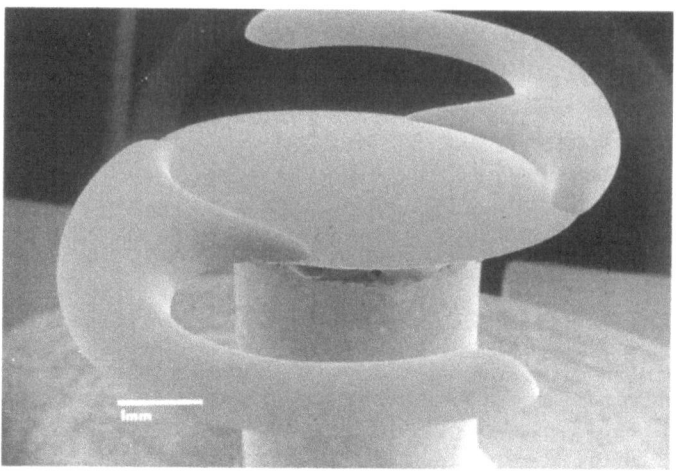

Abb. 1. Gesamtübersicht einer FV-II-Silikonlinse (13fach)

Material und Methoden

Es wurden 24 Silikon-Intraokularlinsen des Modells FV-II (Abb. 1) der Firma Silikon Optik, St. Wendel, nach zweimaliger Spülung mit Aqua bidest. und Goldbedampfung (Sputterverfahren; Balzers SCD 040) im Rasterelektronenmikroskop (Leitz AMR 1200 B) untersucht, acht davon unbehandelt, 16 mit den verschiedenen Implantationspinzetten vorbehandelt.

Ergebnisse

Bei den unbehandelten Linsen ergab sich eine ausgezeichnete Oberflächenbeschaffenheit und Randstruktur (Abb. 2). Die von Rochels und Stofft (1988) bei weichen Implantlinsen verschiedener Provenienz festgestellten erheblichen Material- und Herstellungsmängel haben wir bei diesen Linsen nicht gesehen. Gelegentlich zu beobachtende kleine Schönheitsfehler, wie herstellungsbedingte Preßfahnen von maximal 20 µm Breite, sind ohne klinische Relevanz (Abb. 3).

Im zweiten Teil der Arbeit wurden Linsen untersucht, die zum Falten und Halten unterschiedlichen Manipulationen unterworfen worden waren. Die Linsen wurden gemäß den Angaben verschiedener Operateure mit folgenden Instrumenten gefaltet: Silikon-Faltpinzetten nach Koch, Fromberg und Geuder. Nach diesen Faltmanipulationen waren keine Beschädigungen an den Linsen nachweisbar.

Zum Halten der Linsen wurden folgende Instrumente benutzt: eine Knüpfpinzette, eine Hornhautpinzette und die Silikon-Haltepinzette nach Koch. Nach Manipulation mit der Knüpfpinzette waren durch die scharfen Kanten Läsionen möglich (Abb. 4). Wurde eine chirurgische Pinzette (Hornhautpinzette) benutzt,

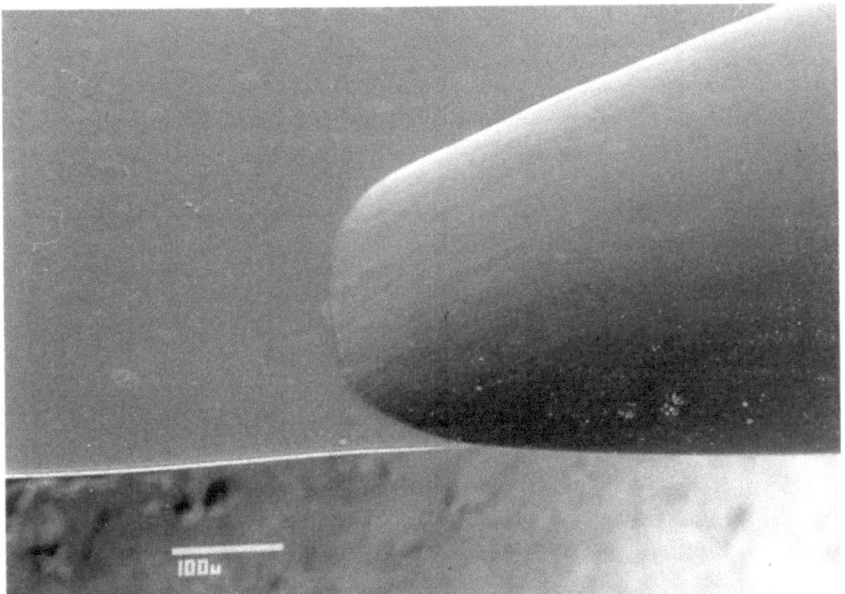

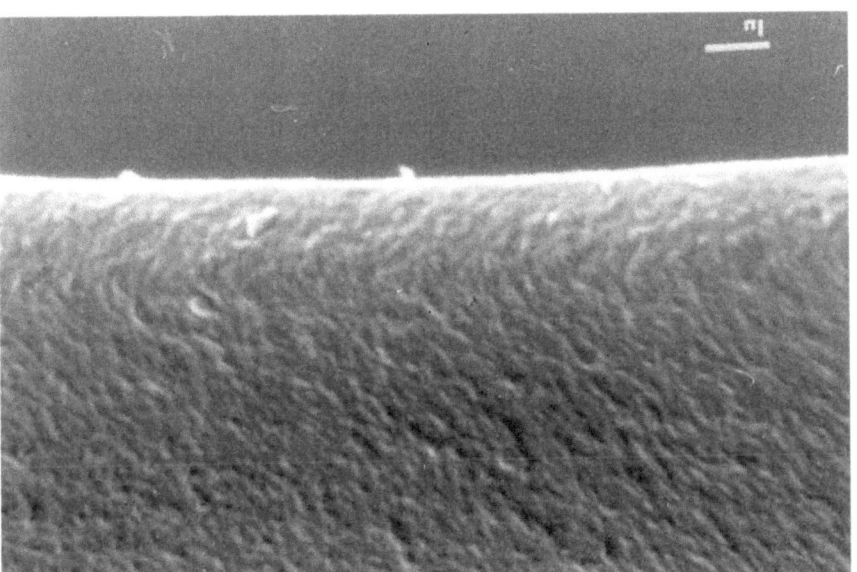

Abb. 2. a Randbereich am Übergang zwischen Haptik und Optik (180fach). **b** Silikonlinsenoberfläche mit Rand (8000fach)

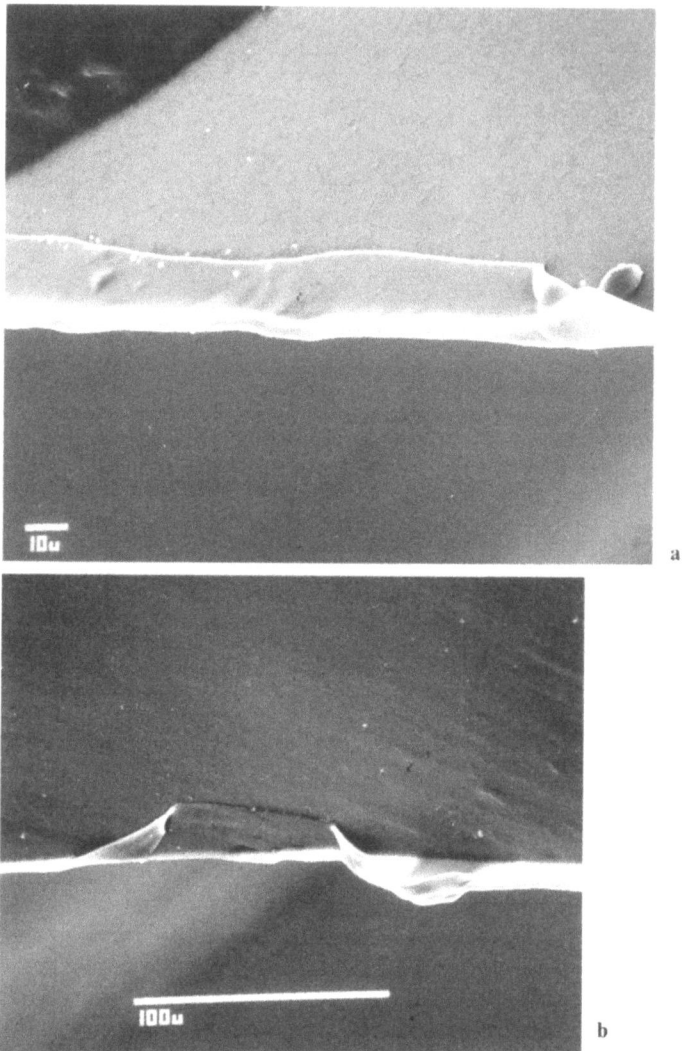

Abb. 3. a Preßfahnen am Rand der Optik; oben links Haptikansatz (700fach). **b** Preßfahnen am Rand der Haptik (400fach)

so waren Beschädigungen die Regel (Abb. 5). Keine Schäden an den Linsen verursachte dagegen das Halten mit der Silikon-Haltepinzette nach Koch.

Zusammenfassend läßt sich feststellen: Werden zum Halten und Falten der Linsen geeignete Instrumente benutzt, so sind keine Beschädigungen feststellbar, kommen dagegen spitze oder scharfkantige Instrumente beim Umgang mit den Linsen zum Einsatz, so kommt es zu Beschädigungen.

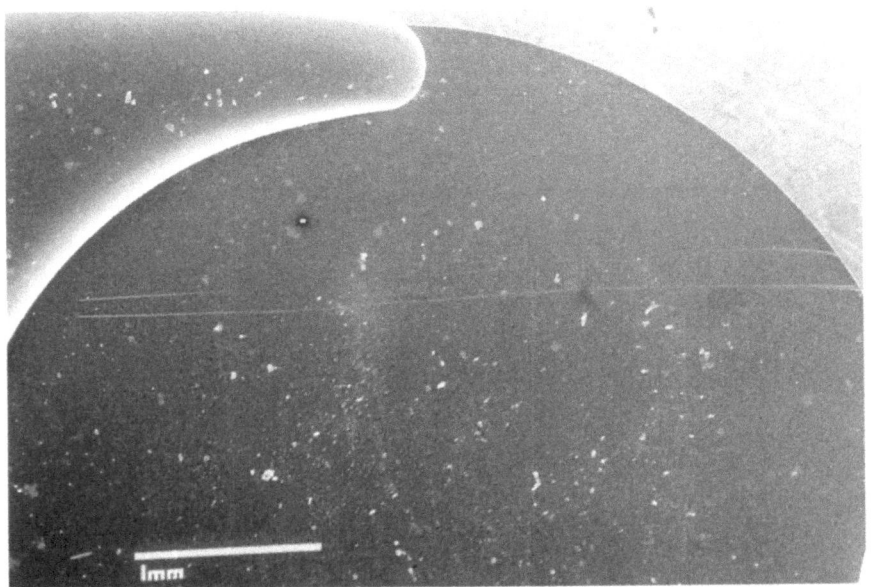

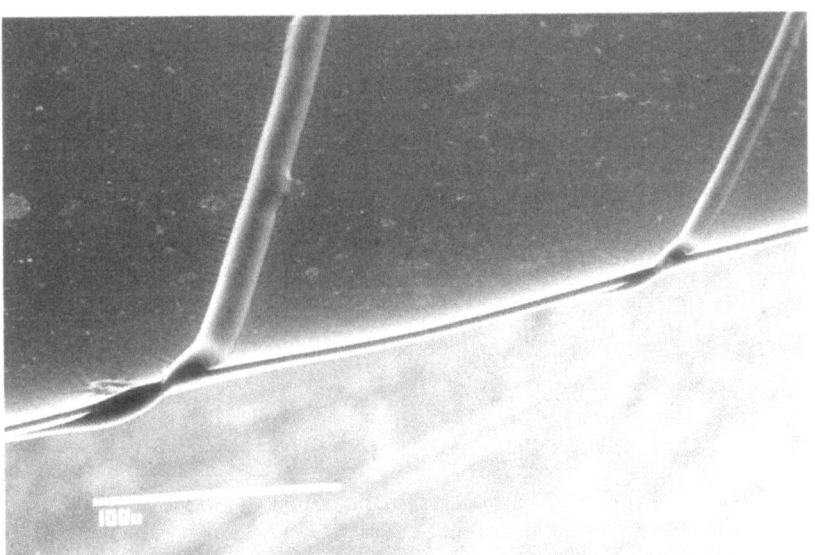

Abb. 4. a Spur einer Fadenpinzette, quer über die Optik der Linse verlaufend. Artefakte auf der Oberfläche: Salzkristalle durch ungenügendes Abspülen in Aqua bidest. (35fach). **b** Detail aus Abb. 4a: Randständiger Anfang der Pinzettenspur (400fach)

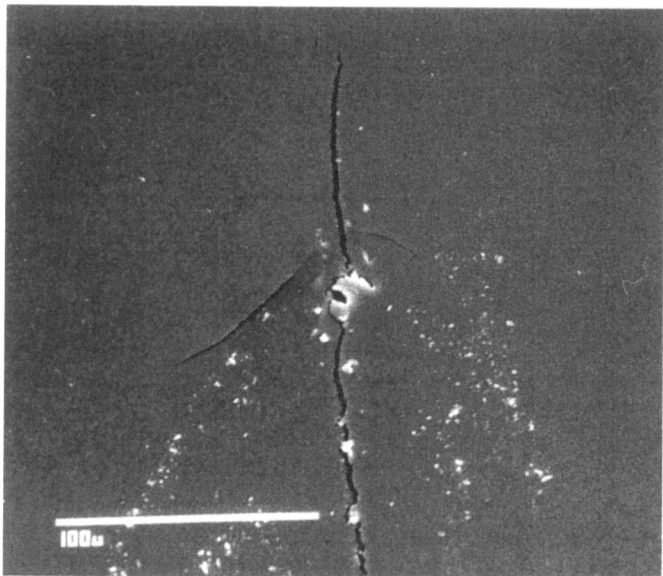

Abb. 5. Läsion durch eine Hornhautpinzette auf der Oberfläche der Optik. Von hier aus ziehen zwei oberflächliche Einrisse der Silikonoberfläche nach oben und unten. Beim Versuch des Faltens würde die Linse hier leicht brechen (430fach)

Diskussion

Aufgrund unserer Befunde läßt sich feststellen, daß weiche Silikonimplantlinsen mikromorphologisch wesentlich empfindlicher auf Zusammendrücken als auf Falten reagieren. Eine Läsion entsteht besonders dann, wenn die Kraft einer scharfen Kante senkrecht auf die Silikonoberfläche einwirkt. Bei der Krafteinwirkung der Faltpinzetten kann das flexible Material anscheinend einer Beschädigung durch die Faltung ausweichen, und die Oberfläche bleibt intakt.

Die Benutzung von Hornhaut- und Fadenpinzetten ist beim Umgang mit Silikonlinsen kontraindiziert. Im Zuge der Entwicklung einer atraumatischen Operationstechnik mit geringen postoperativen Komplikationen verheißen diese Ergebnisse mit faltbaren Silikon-Intraokularlinsen einen bedeutenden Schritt nach vorn.

Literatur

Koch H-R, Fromberg G, Weber F, Douenne JL, Schütte E, Pitrova S, Meur G, Rácz P, Kozamanoglu K, Trau R, Pivovarov NN, Engels T, Nommensen I, Schinz H (1990) Klinische Ergebnisse nach Implantation von FV-II-Silikon-Intraokularlinsen in die Hinterkammer. In: Freyler H, Skorpik Ch, Grasl M (Hrsg) 3. Kongreß der Deutschen Gesellschaft für Intraokularlinsen Implantation. Springer, Wien, New York, S 148–156

Rochels R, Stofft E (1988) Rasterelektronenmikroskopische Befunde an fabriksneuen und zur Implantation gefalteten Silikonhinterkammerlinsen. Fortschr Ophthalmol 85: 273–276

Zellbiologische Untersuchungen zur Toxizität von Silikon-Intraokularlinsen

H. Rink[1]

Zusammenfassung. Eine mögliche Toxizität von Silicon-Intraokularlinsen (SIL-C 1) wurde über das Wachstumverhalten und das morphologische Erscheinungsbild von Linsenepithelzellen des Rindes untersucht. Ein toxischer Einfluß konnte nicht erkannt werden, wenngleich das hydrophobe SIL-C 1 Material nur eine geringe Zellhaftung und Zellvermehrung zuläßt.

Summary. Intraocular lenses made from silicone (SIL-C 1) have been tested for possible toxic effects. Growth behaviour and morphological appearances of bovine lens epithelial cells have been used as test criteria. Any toxic influence could be detected although the hydrophobic SIL-C 1 material proved to be insufficient for good cell growth.

Weiche Silikonlinsen haben von der Beschaffenheit des Materials, von der Operationstechnik und offenbar auch von der Verträglichkeit viele Vorzüge (Chen, 1987; Fromberg u. Verma, 1986); die Vorträge dieser Tagung haben das mehrfach unterstrichen. In diesem Zusammenhang interessiert natürlich auch die Frage, ob und inwieweit von diesem neuen Material unerwünschte toxische Nebenwirkungen ausgehen können. Zu dieser Frage haben wir erste zellbiologische Untersuchungen durchgeführt, die hier vorgestellt werden.

Silikon ist eine Polymerisationsprodukt, das in seiner einfachsten Form chemisch folgendermaßen beschrieben werden kann (Abb. 1):

Die verschiedenen Silikone unterscheiden sich erheblich, teils durch Polymerisationsbedingungen und die Molekulargewichtsverteilungen, teils durch Zusätze und nicht zuletzt auch durch die technische Herstellung der Intraokularlinsen, die Extraktion evtl. vorhandener Beimischungen und die Sterilisationsbedingungen.

Die hier vorgestellten Untersuchungen beziehen sich ausschließlich auf eine Silikonart, SIL-C 1, hergestellt von der Wacker-Chemie München, zu ICL verarbeitet und vertrieben durch Silikon-Optik.

$$\left[-Si\substack{\\|\\CH_3\\|} -O- \substack{CH_3\\|\\Si\\|\\CH_3} -O- \substack{CH_3\\|\\Si\\|\\CH_3} -CH_3 \right]_n$$

Di-Methyl-Siloxan, linear   Abb. 1. Dimethyl-Siloxan

---

[1] Institut für Strahlenbiologie, Universität Bonn, Sigmund-Freud-Straße 15, D-5300 Bonn 1.

AHH (n = 1,43)   62 %   78 %
ADJ (n = 1,43)   66 %   96 %
BBE (n = 1,46)   65 %   -
Kontrolle   100 %

Abb. 2. Zellvermehrung auf SIL-C 1-Linsen (AHH, ADJ, BBE) mit unterschiedlichen Brechungsindizes nach zwei bzw. drei bis vier Wochen

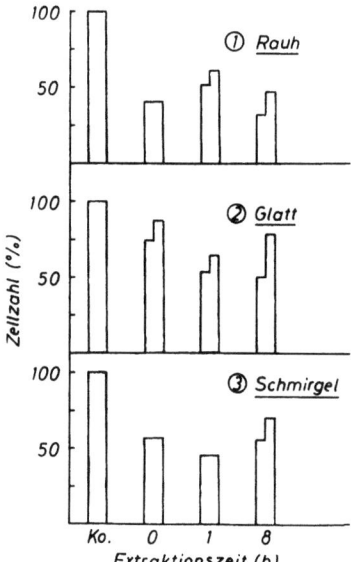

Abb. 3. Zellvermehrung auf SIL-C 1 mit verschiedener Oberfläche sowie nach 0, 1 und 8 h Extraktion

Zellbiologische Untersuchungen im Sinne einer Toxizitätsprüfung gehen davon aus, daß potentielle toxische Produkte eine Zellvermehrung hemmen sowie die Zellmorphologie und/oder den Stoffwechsel von Zellen negativ beeinflussen (Rink u. Hockwin, 1987).

Hier wurde die mögliche Vermehrung von kultivierten diploiden Linsenepithelzellen des Rindes der Linie B (kultiviert in Medium T 199 mit 20% fötalem Kälberserum) auf verschiedenen Silikon-SIL-C 1-Chargen untersucht (Rink u. Vornhagen, 1980).

Die Abb. 2 zeigt die Zellvermehrung nach zwei bzw. drei Wochen auf drei Linsenarten mit verschiedenen Brechungsindizes. Die Zellen wachsen langsamer und weniger dicht als in der Kontrollprobe. Dieser Unterschied beruht aber offensichtlich nicht auf toxischen Effekten, sondern ist auf die Beschaffenheit der hydrophoben Silikon-Oberfläche zurückzuführen.

In einer zweiten Versuchsserie wurde Linsenmaterial mit mechanisch unterschiedlich bearbeiteter Oberfläche und nach verschieden langen Extraktionszeiten getestet (Abb. 3).

Ein statistisch signifikanter Unterschied zwischen rauher, glatter und angeschmirgelter Oberfläche ist nicht zu erkennen. Die Wachstumsraten liegen im Mittel bei 47, 69 und 57% der Kontrolle. Werden die gleichen Daten anders

Zellbiologische Untersuchungen zur Toxizität von Silikon-Intraokularlinsen 165

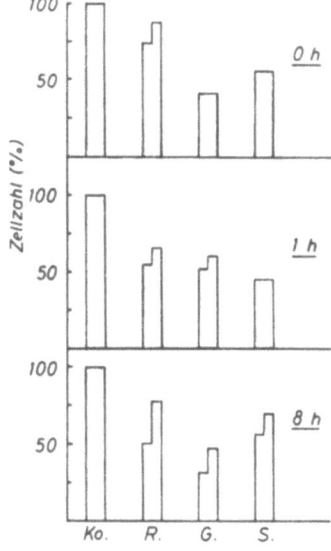

Abb. 4. Zellvermehrung auf SIL-C 1 nach verschiedenen Extraktionszeiten und unterschiedlichen Oberflächen (R = rauh, G = glatt, S = angeschmirgelt)

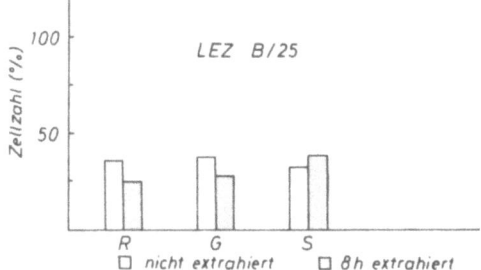

Abb. 5. Zellvermehrung auf SIL-C 1

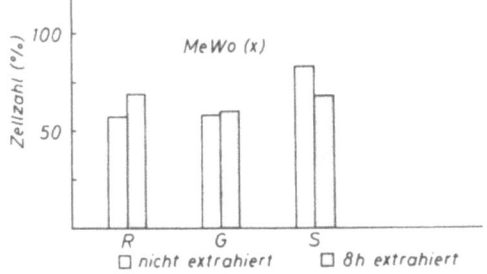

Abb. 6. Vermehrung von Tumorzellen (MeWo) auf bereits benutzten und erneut autoklavierten SIL-C 1-Platten

aufgetragen, um den Einfluß der Extraktionszeit zu erkennen, ergibt sich in etwa das gleiche Bild (Abb. 4): ohne Extraktion etwa 65%, nach 2 h Extraktion 55% und nach 8 h 56% der Kontrolle. Allerdings könnte eine Tendenz zu abnehmender Zelldichte mit zunehmender Extraktionszeit vermutet werden.

In einer weiteren Serie wurden deshalb Silikonplättchen mit unterschiedlicher

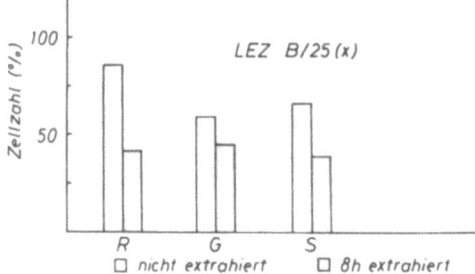

Abb. 7. Vermehrung von Linsenepithelzellen (B/25) auf bereits benutzten und erneut autoklavierten SIL-C 1-Platten

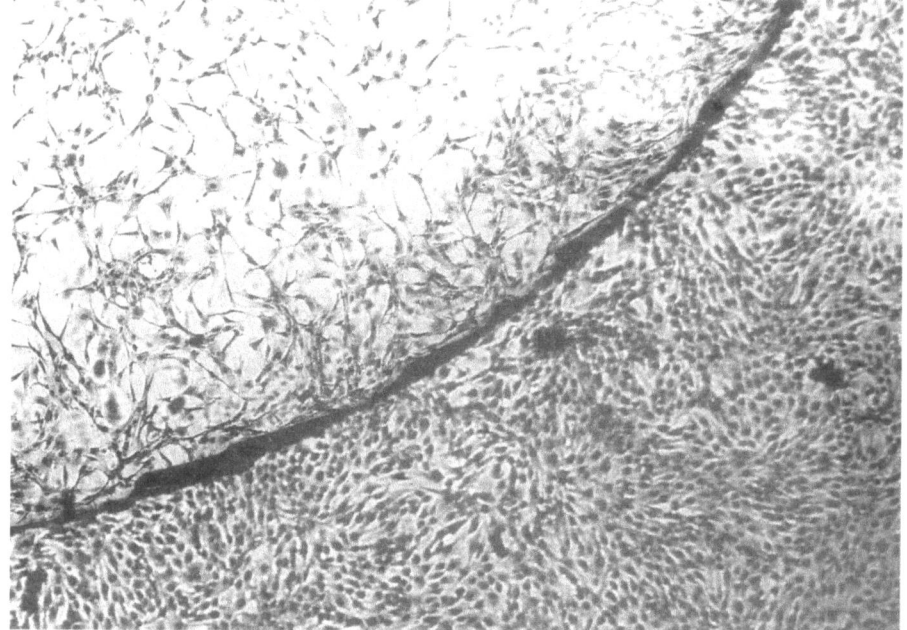

Abb. 8. Vermehrung von Linsenepithelzellen auf Petrischale (rechts) und SIL-C 1 (links). Zu Beginn des Versuchs erst vereinzelte Zellen auf SIL-C 1

Oberflächenbeschaffenheit, ohne Extraktion und nach 8 h Extraktion, untersucht (Abb. 5). In dieser Versuchsserie sind keine Unterschiede zu ermitteln.

Die geringere Wachstumsrate gab immer noch zu denken, deshalb wurde eine weitere, sehr schnell wachsende Zell-Linie, Tumorzellen MeWo, eines menschlichen Melanoms eingesetzt, und zwar auf Silikonplättchen, die nach erstem Gebrauch nochmals autoklaviert worden waren. Die Wachstumsrate ist erheblich besser; sie liegt zwischen 50 und 80% der Kontrolle (Abb. 6).

Der gleiche Versuch wurde mit Linsenepithelzellen wiederholt (Abb. 7); auch hier ist die Wachstumsrate verbessert. Das heißt die anfängliche Vermutung hat sich bestätigt, daß das Silikonmaterial wegen seiner hydrophoben Oberfläche für Zellkulturversuche besonders mit langsam wachsenden diploiden Zellen nicht besonders geeignet ist. Ein toxischer Einfluß ist allerdings nicht zu erkennen. Dies zeigen auch die morphologischen Beobachtungen (Abb. 8, 9).

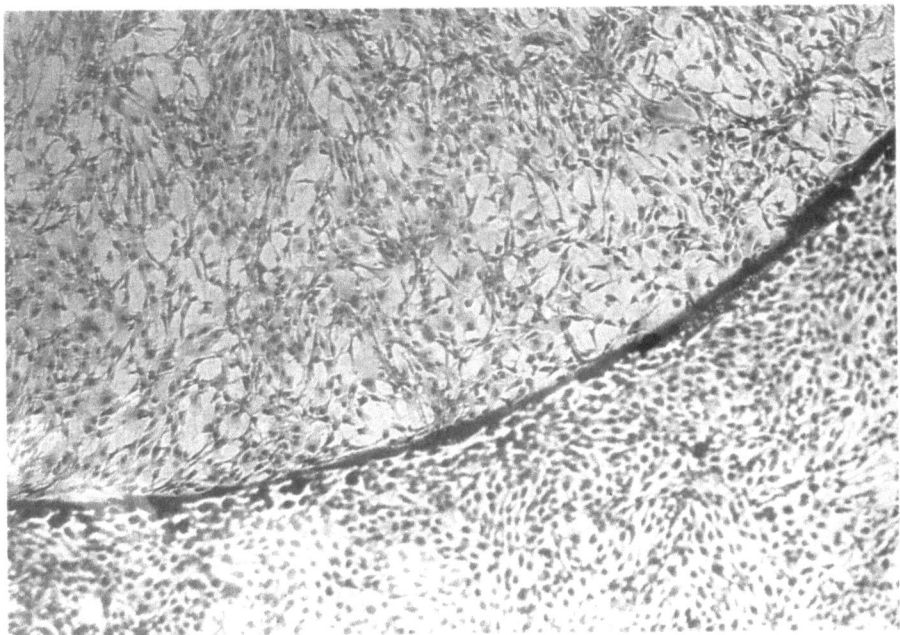

Abb. 9. Vermehrung von Linsenepithelzellen auf Petrischale (rechts) und SIL-C 1 (links). Nach längerer Kulturzeit entwickelt sich auch auf SIL-C 1 ein dichter Zellrasen

Literatur

Chen TT (1987) Clinical experience with soft intraocular lens implantation. J Cataract Refract Surg 13: 50–53
Fromberg G, Verma N (1986) The "FV Universal" silicone intraocular lens. J K.S.O.S. 3: 25–28
Rink H, Hockwin O (1987) Tissue culture in toxicological research applied to lens epithelial cells. Concepts Toxicol 4: 368–375 Rink H, Vornhagen R, Koch H-R (1980) Rat lens epithelial cells in vitro. In Vitro 16: 15–19

Repositionierung einer kapselsackfixierten dezentrierten IOGEL-Linse

D. PÖTZSCH[1]

Zusammenfassung. Es wird über die Reposition einer dezentrierten intrakapsulär gelegenen IOGEL-Linse berichtet. Das Procedere und die Eigenschaften der Linse werden diskutiert.

Summary. The reposition of a dislocated IOGEL-lens is demonstrated. The procedure of operation and the property of the lens are discussed.

Einleitung

Über die Dezentrierung von Intraokularlinsen liegen abhängig vom verwandten Linsentyp und von der Implantationsmethode unterschiedliche Ergebnisse vor.

Einigkeit besteht bei sämtlichen Autoren hinsichtlich der Notwendigkeit, die Haptik entweder komplett in den Sulkus oder in die Kapsel zu implantieren, wobei der Kapselsackimplantation in bezug auf die bessere Zentrierung der Optik der Vorrang gegeben wird. Nach Rochels wird hierbei eine optimale Zentrierung in 87% erreicht.

Fallbericht

Bei einer 64jährigen Patientin wurde am 9. August 1987 nach Kapsulorhexis und Phakoemulsifikation eine IOGEL-Linse mit obliquer Haptiklage in den Kapselsack implantiert.

Schon am ersten postoperativen Tag fiel eine Dezentrierung der Linse nach 7 Uhr auf (Abb. 1). Ob ein Cortexrest oder eine umgeschlagene Haptik die Ursache für die Dezentrierung darstellte, konnte nicht geklärt werden; Cortexreste waren biomikroskopisch auch in der Gonioskopie nicht sichtbar.

Wegen des guten Visus von 1,0 wurde auf eine Revision verzichtet.

Drei Monate postoperativ hatte sich die Korrektur des Visus lediglich um den verminderten Hornhautastigmatismus verändert (Abb. 2).

Die Patientin gab jedoch besonders beim Autofahren in der Dunkelheit Blenderscheinungen und Lichtschweifbildungen an. Daher wurde eine Revision durchgeführt.

Nach Auffüllen der Kammer mit viskoelastischer Substanz gelang es problem-

---

[1] Lammstraße 5, D-8800 Dillingen/Donau.

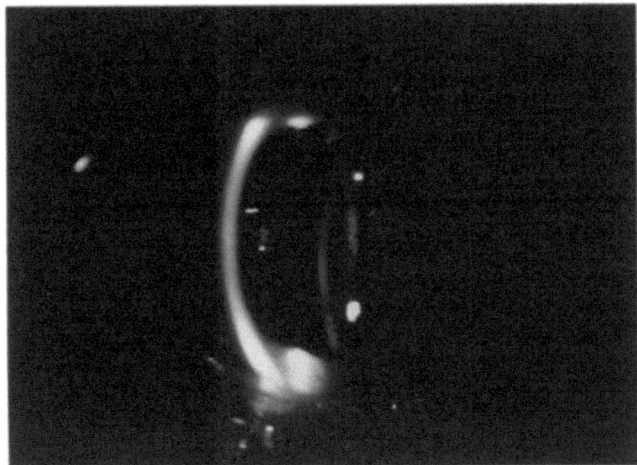

Abb. 1. Nach unten dezentrierte IOGEL-Linse

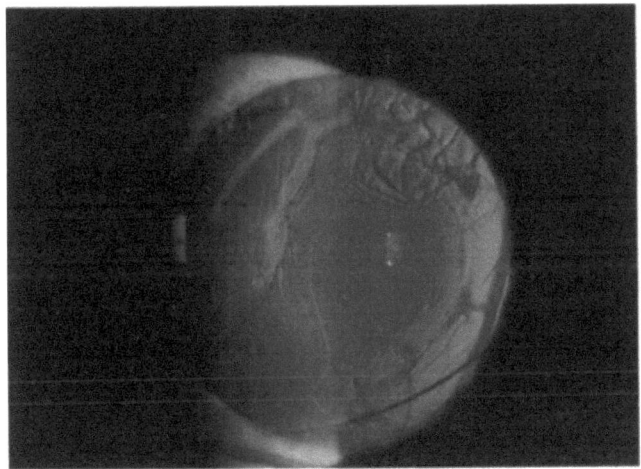

Abb. 2. Befund drei Monate postoperativ

los, nach radiärer Inzision der Kapselränder die zungenartige Haptik aus den Kapselblättern zu lösen und in den Sulkus zu positionieren.

Postoperativ lag die Linse zentriert im Sulkus fixiert. Der Visus war bei gleicher Korrektur jedoch auf 0,3 vermindert.

Ursächlich hierfür war eine erst jetzt sichtbare Hinterkapselfibrose. Die Hinterkapselfibrose war präoperativ durch die Architektur der Linse so ausgespannt, daß diese Fibrose optisch nicht wirksam wurde.

Nach YAG-Kapsulotomie war der präoperative Visus wieder erreicht. Ein leichtes „lens pitting" (siehe Abb. 3) ließ sich bei der YAG-Kapsulotomie leider nicht vermeiden.

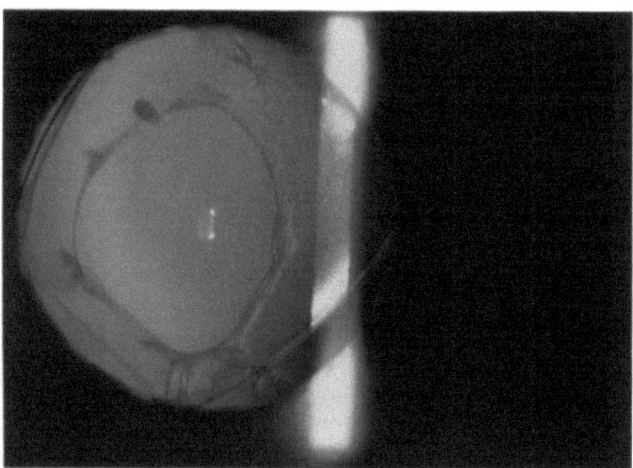

Abb. 3. Befund nach Revision und YAG-Kapsulotomie

Schlußfolgerungen

Die bei PMMA-Linsen, sei es mit Prolene oder mit PMMA-Haptik, bei „in the bag"-Implantationen praktisch nicht auftretende Dislokation ist bei der vorliegenden Linse möglich. Materialbedingt kann im Kapselsack ein Flansch der Haptik umbiegen und dadurch zu einer Dezentrierung der Linsenlage führen.

Die Linsenarchitektur ist in der Lage, einen fibrosierten Kapselsack so fest auszuspannen, daß eine mäßige Hinterkapselfibrose optisch nicht wirksam wird. Eine Änderung der Linsenlage mit zunehmender Kapselsackschrumpfung war im vorliegenden Fall nicht zu sehen.

Eine Refraktionsänderung zwischen Kapselsackfixation und Sulkusfixation konnte nicht festgestellt werden.

Literatur

1. Apple DJ et al (1984) Complications of Intraocular Lenses. Surv Opthalmol 1: 1–54
2. Rochels R, Nover A (1988) Untersuchung zur Häufigkeit und Entstehung der Dezentrierung kapselsackfixierter Hinterkammerlinsen. Klin Monatsbl Augenheilkd 193: 585–588
3. Skorpik Ch et al (1987) Veränderungen der hinteren Linsenkapsel nach extrakapsulärer Kataraktoperation und Hinterkammerlinsenimplantation. Fortschr Ophthalmol 84: 600–602
4. Stark WJ et al (1983) The FDA Report on Intraocular Lenses. Amer J Ophthalmol 90: 311–317
5. Wollensak J (1988) Nachuntersuchung nach Hinterkammerlinsenimplantation. Klin Monatsbl Augenheilkd 192: 256

Kapselsacktamponade durch IOGEL-Linse nach Kapsulorhexis

G. O. Bastian[1] und J. Kegel[1]

Zusammenfassung. Es wird über den Verlauf nach Implantation einer IOGEL-Linse in den Kapselsack nach Kapsulorhexis berichtet. Das besondere hierbei war der Befund am Morgen nach der Operation: Der Kapselsack zeigte sich maximal entfaltet, wobei die IOGEL-Linse die Kapselöffnung von innen ventilartig dicht zu verschließen schien. Erklärt werden kann diese Situation nur durch einen Überdruck im Kapselsack. Diese Situation blieb 6 Tage lang die gleiche, bis durch eine YAG-Laserung in die *vordere* Kapsel ein Loch für den Druckausgleich geschossen wurde. Nach einer halben Stunde zeigte sich dann die Linse in ihrer normalen ihr zugedachten Position. Im weiteren Verlauf fiel eine heftige und nur langsam mit Kortisonpräparaten behandelbare Entzündungsreaktion der Vorderkammer auf. Nach einem halben Jahr unterschied sich bei einer Sehschärfe von 0,5 der Befund nicht mehr von dem bei anderen Patienten mit IOGEL-Linsen.

Summary. We report the development after the implantation of an IOGEL-lens in the capsule sac after capsulorhexis. Of importance were the findings on the morning after surgery: The capsule sac was unfolded to a maximum extend and it seemed like the IOGEL-lens sealed the capsule opening from the inside like a valve.
This situation can only be explained because of an overpressure within the capsule sac.
The situation remained the same for 6 days until a YAG-laser was used to shoot a hole into the *anterior* capsule, in order to achieve a pressure relieve. 30 minutes later the lens had returned to her normal planned ahead position.
Later we noticed a strong imflammatory reaction which had developed in the anterior chamber, and which regressed slowly under cortison medication.
6 months later the findings in this case (visual power at 0.5) did not differ anymore from those of other patients with IOGEL-lenses.

Einleitung

Als Methode der Wahl für das Einsetzen einer Intraokularlinse während der Katarakt-Operation gilt heute die Kapselsackbefestigung der Kunstlinse. Mit dieser Befestigungsart wird es möglich, die Kunstlinse fern von aktivem und gut durchblutetem Gewebe zu halten, wodurch im weiteren Verlauf keine Berührungen der Linse mit uvealem Gewebe mehr eintreten können. Wenn man die Kapseleröffnung als Kapsulorhexis nach Neuhann durchführt, d. h. wenn man in die vordere Kapsel ein rundes Fenster von etwa 5 mm Durchmesser einreißt, durch dieses nach der Ultraschallabsaugung eine Linse in den Kapselsack implantiert, dann erhält man nicht nur langfristig stabile Befunde, die nicht oder kaum zu

---

[1] Klinik für Augenheilkunde der Medizinischen Universität, Ratzeburger Allee 160, D-2400 Lübeck.

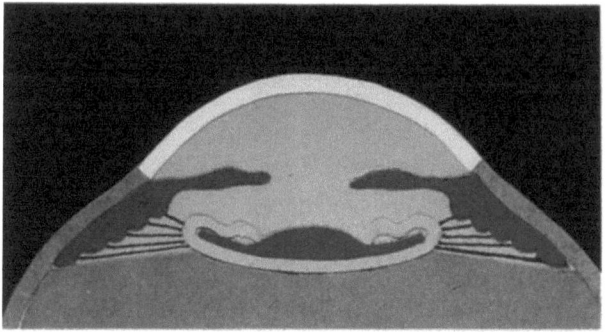

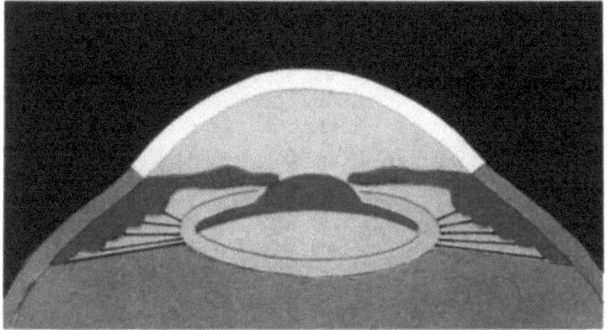

Abb. 1. Schematische Abbildung der Kapselsacktamponade durch eine IOGEL-Linse (**a**). Durch drei bis vier kleine YAG-Löcher in der vorderen Kapsel neben der Linse wurde der Überdruck im Kapselsack ausgeglichen; ½ Stunde nach der YAG-Laserung befand sich die IOGEL-Linse in normaler Position, und der Kapselsack war kollabiert (**b**)

Dezentrierungen neigen, sondern die Linse wird gleichsam in den Kapselsack „eingepackt", daß nur noch die vordere Fläche der Optik vom Kapselfenster freigelassen wird und mit dem Kammerwasser in Berührung steht.

Fallbeschreibung

Um auch mit anderen Linsenmaterialien als PMMA Erfahrungen sammeln zu können, haben wir die Implantation einer kleinen Serie von IOGEL-Linsen geplant. Um die Sicherheit unserer Patienten bemüht, nahmen wir uns vor, diese Linsen aus dem intraokular noch wenig bewährten Material nur nach gut gelungener Kapsulorhexis-Eröffnung in den Kapselsack zu implantieren. Gerade aber diese Kombination − kleine Kapsulorhexis-Öffnung und IOGEL-Linse − führte bei der ersten Implantation dieser Art zu unerwarteten Schwierigkeiten: Die Linse tamponierte nach der sonst komplikationslos gelungenen Implantation die Kapsulorhexis-Öffnung (Abb. 1 a). Als letzte Maßnahme während der Operation hatten wir mit BSS-Lösung das Methocel aus der Vorderkammer herausgespült. Hierbei war offenbar mit einem Strahl Spülflüssigkeit der Kapselsack derart gefüllt worden, daß in ihm ein höherer Druck entstand als in der VK. Dieser Zustand änderte sich sechs Tage nicht. Der Kapselsack erweckte bei der Spaltlampenuntersuchung während dieser Zeit stets den Anschein normaler Größe, die hintere Kapsel war gespannt und wies regelmäßige Reflexe auf, so daß eine ordentliche optische Brechung möglich erschien. Da wir nicht sicher sein konnten, daß nicht noch Methocelreste im Kapselsack zurückgeblieben waren, und uns auch der Gedanke erschreckte, daß ein größeres Volumen im Auge unzugänglich für die normalen Abwehrmechanismen war, haben wir am sechsten postoperativen Tag durch eine YAG-Laserung einen Druckausgleich zwischen Kapselsack und VK herbeigeführt: Hierzu wurden drei bis vier kleine Löcher temporal der Linse in die *vordere* Linsenkapsel geschossen (zwölf Expositionen, 1,3 mJ). Es kam zu einer kleinen Blutung aus dem direkt benachbarten Saum der maximal weitgestellten Pupille. Eine halbe Stunde nach der Laserung hatte sich die Linse in ihre normale und ursprünglich vorgesehene Stellung begeben (Abb. 1 b). In den folgenden Tagen zeigte sich eine starke Fibrinreaktion, die nur recht zögernd nachließ, obwohl eine intensive antiphlogistische Therapie erfolgte. Nach drei Monaten betrug der Visus 0,5, es zeigte sich immer noch ein kräftiges Tyndallphänomen in der VK; die antiphlogistische Therapie war bis jetzt fortgesetzt worden. Erst nach weiteren drei Monaten war das Auge reizfrei. Gegenüber anderen IOL-Patienten war eine verstärkte Fibrose des vorderen Kapselblatts eingetreten.

Diskussion

Die Entfernung des getrübten Linsenmaterials und der Ersatz desselben durch ein Material, das optisch und in seiner Verformbarkeit mit der jugendlichen Linse vergleichbar ist − kurz: eine akommodationsfähige Linse −, ist der Traum eines jeden Kataraktchirurgen. Einen großen Schritt vorwärts würde es bedeuten, wenn man ein zuverlässiges Verfahren hätte, den Kapselsack nach seiner Ausräumung dauerhaft zu verschließen. Unser Fall zeigt, daß zumindest eine Tamponade des Kapselsacks über sechs Tage hin möglich ist, ohne daß es zum Kollaps und kritischen Druckabfall kommt. Als wirksame Mechanismen wären in diesem Sinne denkbar:

1. Osmotisches Druckgefälle durch die im Kapselsack verbliebenen Substanzen.

2. Aktive Mitwirkung von Linsenepithelien bei der Aufrechterhaltung eines Druckgefälles.

3. Ideale Abdichtung zwischen Kapselrand und Linse.

Unsere Klinksapotheke nannte uns als Osmolarität für BSS 323 mosmol und für das verwendete Methocel-Präparat 263 mosmol. Mit 300 mosmol liegt das Kammerwasser zwischen diesen Werten, so daß die hypertone BSS-Lösung noch am ehesten für den vermuteten Mechanismus [1] in Betracht kommt.

Immerhin scheint uns hier ein Ansatz für tierexperimentelle Untersuchungen zu bestehen: Es wäre zu klären, ob eine IOGEL-Folie oder eine ähnliche Membran, von innen gegen eine Kapsulorhexisöffnung gedrückt, den Kapselsack dauerhaft zu verschließen vermag. Es wäre auch interessant, ob andere IOGEL-Linsen im-

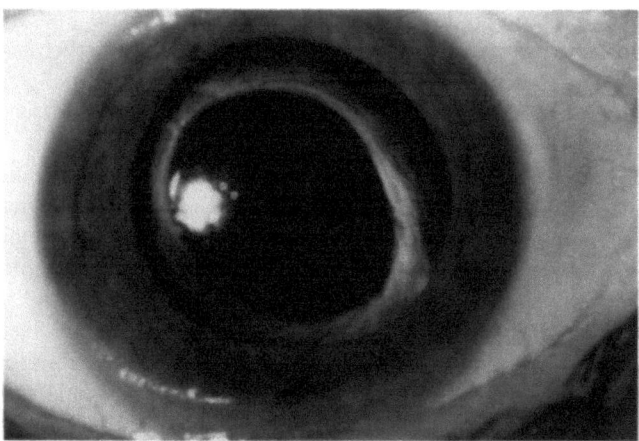

Abb. 2. Spaltlampenphoto nach fünf Wochen. Man erkennt, daß die Linse vollständig von Kapsel eingehüllt ist und nur der optische Teil frei bleibt. Die vordere Kapsel hat mit einer verstärkten Fibrose reagiert

plantierende Operateure ähnliche Beobachtungen gemacht haben. Aus der Literatur sind uns zur Frage der Abdichtung von Kapseldefekten nur die Mitteilungen von Buschmann bekannt: Dieser hat mit Fibrinkleber eine Verletzung der Linsenkapsel abdichten können [1, 2].

Zur Fibrinreaktion: Diese war in ihrem Ausmaß über das hinausgehend, was durch die Sphinkterschädigung üblicherweise hätte erwartet werden können (siehe obige Laserdaten). Wir möchten deshalb annehmen, daß sich in dem abgeschlossenen System, immerhin über sechs Tage hin, doch irgendwelche Toxine oder Abbauprodukte oder eine regionalisierte Keimvermehrung eingestellt hatten. Vor dem Druckausgleich durch die YAG-Laserung war nämlich nur eine diskrete VK-Reaktion zu beobachten gewesen, wie sie dem postoperativen Stadium entsprechend zu erwarten war.

Literatur

Buschmann W (1982) Wiederherstellung einer weitgehend klaren Linse nach perforierender Verletzung. Klin Monatsbl Augenheilkd 181: 487–489

Buschmann W, Gehrig O, Raab H (1981) Zur Behandlung von Verletzungen der vorderen Linsenkapsel. Bericht der deutschen ophthalmologischen Gesellschaft 78. J. F. Bergmann, München, S 533–540

Neuhann T (1987) Theorie und Operationstechnik der Kapsulorhexis. Klin Monatsbl Augenheilkd 190: 542–545

Operationstechniken bei IOL-Implantation

Erfahrungen mit einem einfachen Saug-Spülgerät für interne und externe e. c. Kataraktchirurgie

W. Kypke[1]

Zusammenfasung. Es wird ein kleines, leicht transportables Saug-Spülgerät vorgestellt, das auch unter schwierigen Versorgungsbedingungen mit Batterie oder Solarstrom betrieben werden kann.
  Das Gerät besteht aus einer Pumpe, einem Unterdruckbehälter und einem Saug-Spülhandgriff. Es kann unter der Infusion an jedem Infusionsständer aufgehängt werden.
  Die Besonderheit des Gerätes liegt in einer kleinen „Regelflöte", die sich am Saug- Spülhandgriff befindet und die den Fußschalter überflüssig macht.

Summary. A small and simple aspiration-irrigation machine is presented. The system can be used either normally or under extreme conditions by battery power or solar cell-supply.
  The whole system supply consists of diaphragm pump, a small glass underpressure-storage vessel, a "flute" to be fixed on the i. and a. handpiece and the necessary tubes. It may either be fixed to the infusion tripod or to a hook in the wall.
  The speciality of the system is the "flute" monted on the handpiece by partly or completely shutting the holes of the flute with the tip of the forefingers; the surgeon controlles a rise of underpressure within the system. Thus there is no need for a footswitch.

Auf dem Hintergrund operativer Erfahrungen in Entwicklungsländern entstand die Idee, ein einfaches und wenig störanfälliges, leicht transportables Saug-Spülgerät zu entwickeln.
  Das vorgestellte System besteht aus vier Teilen (Abb. 1):
  1. einer Membranpumpe, die mit einer 12-Volt-Niederspannung betrieben wird,
  2. einem bruchsicheren Unterdruckbehälter aus Kunststoff, der gleichzeitig als Sammelbehälter dient,
  3. dem Saugspülhandgriff samt Schläuchen,
  4. der Regelflöte.
  Die Besonderheit des Gerätes liegt in einem Luft-Bypass (Abb. 2), der mit dem Zeigefinger über vier flötenartige hintereinander angeordnete Löcher gesteuert wird. Diese sogenannte Regelflöte kann mit einem Metallring an jedem im Handel befindlichen Griff adaptiert werden. Die Funktion wird aus dem projizierten Schema klar (Abb. 3):
  Der in der Pumpe erzeugte Unterdruck geht zwei Wege: Einmal zieht er über den Bypass Außenluft, zum anderen wirkt er über den Unterdruckbehälter, der als Windkessel funktioniert, auf die Absaugeöffnung.
  Bei eingeschalteter Pumpe und offenem Bypass liegen Unterdruckbehälter und Absaugekanal aufgrund der Strömungswiderstände ähnlich einer Wasserstrahl-

---

[1] Rathausmarkt 19, D-2000 Hamburg 1.

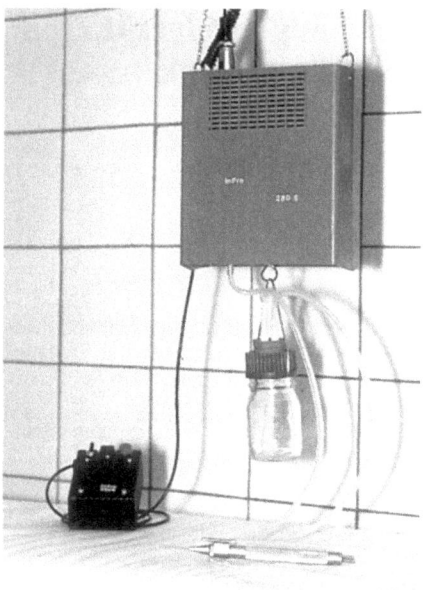

Abb. 1. 4-teiliges System mit Membranpumpe, Unterdruckbehälter, Saug-Spülhandgriff, Regelflöte

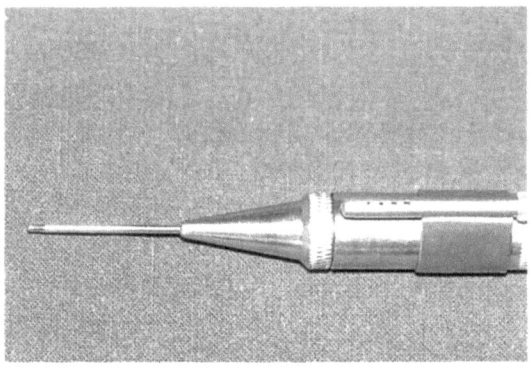

Abb. 2. Luft-Bypass mit Regelflöte

pumpe im Nebenschluß und stehen unter einem gewünschten Negativdruck von ca. 30 mmHg; dadurch wird ein Reflux in die Vorderkammer unmöglich gemacht.

Mit jeder Bohrung, die der Zeigefinger des Operateurs auf der Regelflöte verschließt, erhöht sich der Unterdruck im Windkessel und im Absaugekanal bis zur maximalen Leistung der Pumpe von ca. 270 mmHg, wenn alle Öffnungen abgedeckt sind.

Durch bloßes Anheben der Fingerkuppe läßt sich dieser Negativdruck blitzschnell wieder beheben, da es über den Bypass zu einer retrograden Belüftung kommt, dem sogenannten „venting".

Mit einem Manometer im Seitenschluß kann das Druckverhalten gemessen werden (Abb. 4): Der obere Teil des Schemas zeigt die Zahl der offenen Bohrungen

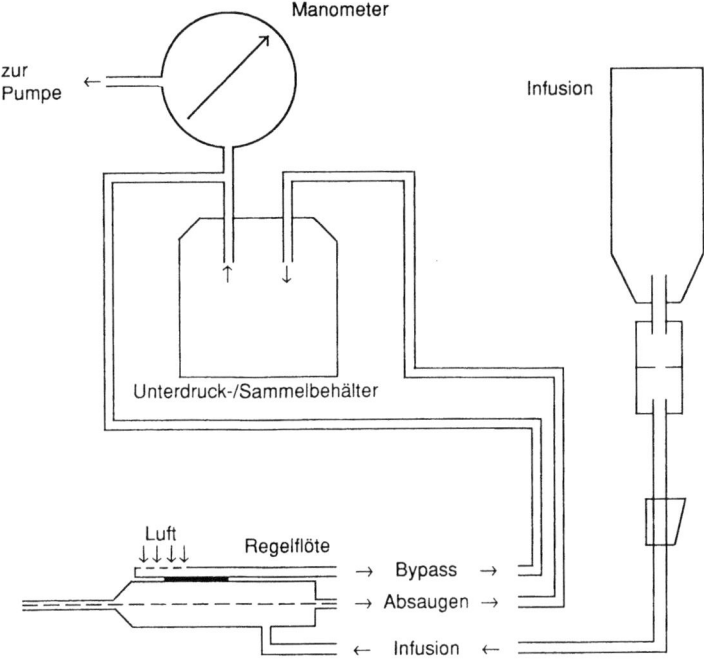

Abb. 3. Funktionsschema des Saug-Spülsystems mit Regelflöte

im Verhältnis zum Unterdruck, in der 1. Spalte in Millibar, darunter umgerechnet in Millimeter Quecksilbersäule. Ganz unten die einzelnen Druckstufen von Loch zu Loch. In der Kurve darunter sind die Zahlen in eine Zeichnung übersetzt: Man kann sehr gut erkennen, wie mit zunehmendem Verschluß der Bohrungen der Unterdruck bis zu seinem Maximum steigt.

Nach einer Entwicklungszeit von ca. drei Monaten, in denen das richtige Verhältnis von der Anzahl der Bohrungen zu ihrem Durchmesser gefunden werden mußte, arbeitet das Gerät seit mehr als anderthalb Jahren problemfrei, auch in der täglichen Routine. Es hat inzwischen mehrere hundert Stunden Betriebszeit ohne Komplikationen hinter sich gebracht. Wie bei allem Neuen muß man sich zunächst daran gewöhnen, Unterdruck und Saugleistung mit dem Zeigefinger zu kontrollieren — ein Fußschalter wird ja nicht mehr benötigt. Nach kurzer Zeit hat man aber auch durch den OP-Handschuh, der ganz glatt sitzen muß, soviel Fingerspitzengefühl im wahrsten Wortsinn entwickelt, daß die Vorteile der Regelflöte voll ausgenutzt werden können. Diese liegt besonders in der sensiblen und schnellen Manipulierbarkeit der gewünschten Saugleistung.

Zusammenfassend erfüllt das Gerät alle Anforderungen an ein mobiles System, die man stellen muß:
1. Linear kontrollierbare Saugleistung.
2. Steuerbarkeit des Unterdruckes in der Vorderkammer.
3. Einfache Bedienung und schneller Aufbau.

Regelkurve der "Regelflöte"
mit den Bohrungen: ∅ in mm 1,0 / 1,0 / 0,8 / 0,6

Bohrung mm		alle offen	1,0	1,0	0,8	0,6
Druck mbar	1020	975	957	894	768	659
Druck mmHg	765	732	718	671	576	494
Druck Δ mmHg		33	14	47	95	82

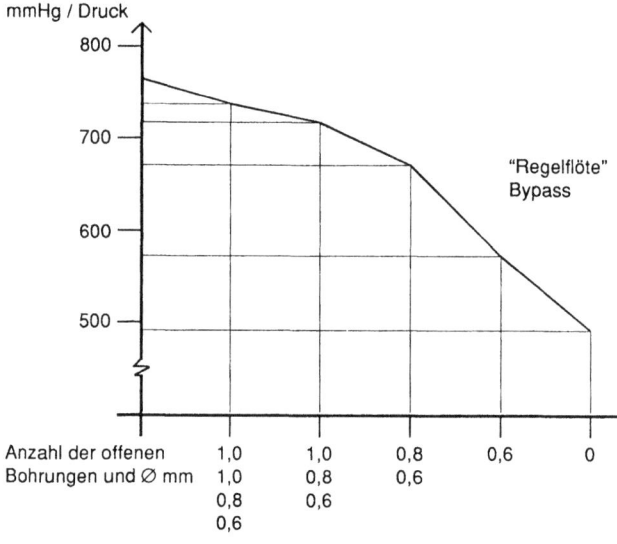

Anmerkung: 1013 mbar ≅ 760 mmHg

Abb. 4. Druckverhalten in Abhängigkeit vom Verschluß der Bohröffnungen auf der Regelflöte.

4. Unabhängigkeit von leitungsgebundener Stromzufuhr.
5. Geringer Platzbedarf.
6. Geringe Störanfälligkeit und problemlose Wartung.
7. Autoklavierbarkeit von Handgriffen und Schläuchen.
8. Niedriger Anschaffungspreis.

Der niedrige Anschaffungspreis prädestiniert es neben seiner externen Einsatzmöglichkeit zum Ersatzgerät in jedem OP, falls das Hauptgerät einmal ausgefallen ist.

Literatur

Gehm U, Kypke W (1988) Ein einfaches Saug-Spülsystem für die extrakapsuläre Kataractchirurgie unter Feldbedingungen. Augenspiegel 34: 33

Schmitt E-I (1984) Ein einfaches Saug-Spül-System zur extrakapsulären Katarakt-Extraktion. Klin Mbl Augenheilkunde 184

Trinkmann R, Jungmann T (1984) Klinische Anwendung eines vereinfachten Saug-Spül-Systems zur extrakapsulären Kataraktextraktion. Klin Mbl Augenheilkunde 185: 550–551

Zentrierverhalten kapselsackfixierter Hinterkammerlinsen nach Kapsulorhexis

E. G. Weidle[1], S. Riemann[1] und W. Lisch[1]

Zusammenfassung. Die Kapsulorhexis nach Neuhann ermöglicht eine runde, durchgehend glattrandige Öffnung in der vorderen Linsenkapsel. Bei Expression des Linsenkerns kann jedoch in gewissen Fällen eine Erweiterung der Öffnung durch einen gezielten Entlastungsschnitt zur Vermeidung von Komplikationen notwendig werden. Wir haben in einer prospektiven Studie an 80 Augen die Kapsulorhexis in drei verschiedenen Varianten durchgeführt: a) in sich geschlossene Kapsulorhexis, b) Kapsulorhexis mit einer radiären Inzision bei 12 Uhr, c) Kapsulorhexis mit zwei radiären Inzisionen bei 11 Uhr und 1 Uhr. Das Zentrierverhalten der in den Kapselsack implantierten Hinterkammerlinsen wurde nach durchschnittlich sechs Monaten überprüft.

Bei geschlossener Kapsulorhexis (n = 40) fanden sich 95% der Linsen mit beiden Bügeln im Kapselsack und 97,5% der Linsen waren zentriert (Abweichung von Hornhaut- und Linsenmittelpunkt bis maximal 0,6 mm). Dagegen lagen nach Kapsulorhexis mit Inzision(en) (n = 40) nur 80% der Linsen mit beiden Bügeln im Kapselsack und 55% waren zentriert. Bei einem solitären Einschnitt des Rhexisrandes (n = 23) blieben 78% der Linsen zentriert, bei zwei Einschnitten lediglich 24%. Bei eingeschnittener Kapsulorhexis waren 94,5% der Dezentrierungen nach oben in Richtung der Inzision(en) ausgerichtet. Die Dezentrierungen schwankten zwischen 0,61 mm und 2,0 mm und führten in keinem Fall zu einer Beeinträchtigung der Sehschärfe.

Summary. *Centration of bag-fixation PC-IOLs following capsulorhexis capsulotomy.* The capsulorhexis technique creates a round, continuous and smooth-edged capsular opening. In some cases of nucleous expression, however, it may be necessary to enlarge the capsular opening by an incision of the rim in order to avoid complications. In a prospective study on 80 eyes with planned implantation in the capsular bag three modifications of capsulorhexis were performed a) Neuhann's original capsulorhexis with closed edges, b) capsulorhexis with one radial incision of the rim at the 12 o'clock position, c) capsulorhexis with two radial incisions at the 11 and 1 o'clock position. The position of the loop haptics and the optic centration were examined six months later on the average.

After "closed" capsulotomy (n = 40), 95% of the IOLs had both haptics in the capsular bag and 97.5% of the IOLs were well centered (decentration up to 0.6 mm). After capsulorhexis with rim incision(s) (n = 40), only 80% of the IOLs had both haptics in the bag and 55% of the IOL optics remained centered. If one rim incision was performed (n = 23), 78% of the IOLs were centered but only 24% if two incisions were done (n = 17). 94.5% of the decentered IOLs in the incision group had moved towards the incision(s). Decentration ranged from 0.61 mm up to 2.0 mm, but visual acuity remained unaffected in all cases.

Einleitung

Die Kapsulorhexis-Technik nach Neuhann ergibt eine durchgehend glattrandige Öffnung in der vorderen Linsenkapsel, die auch bei Belastung wie dem Durchtritt des Linsenkerns oder beim Eindrehen der IOL nicht ausreißt. Dieser eigentliche

---

[1] Universitäts-Augenklinik, Schleichstraße 12, D-7400 Tübingen.

Vorteil kann bei einer Expression des Linsenkerns zum Nachteil werden, nämlich dann, wenn ein großer Kern nicht durch die Öffnung paßt. Es besteht so die Gefahr, daß der Rhexisrand nicht nachgibt, sondern die Zonulafasern abreißen und der Glaskörper vorfällt oder die Linse in toto mitsamt der Kapsel exprimiert wird. Derartige Komplikationen können durch einen gezielten Entlastungsschnitt in den Rhexisrand vermieden werden (Täumer, 1989).

Wir haben in einer prospektiven Studie an 80 Augen bei extrakapsulären Kataraktextraktionen mit IOL-Implantation die Kapsulorhexis ohne und mit Entlastungsschnitten durchgeführt und das Zentrierverhalten der in den Kapselsack implantierten Hinterkammerlinsen überprüft.

Material und Methode

Bei 40 Augen von 38 Patienten im Alter von 38 bis 81 Jahren (Durchschnittsalter: 58 Jahre) wurde die Kapseleröffnung in der von Neuhann (1987) angegebenen Weise mit in sich geschlossenem Öffnungsrand ausgeführt (Abb. 1 A); wir bezeichnen diese Version als geschlossene Kapsulorhexis. Die Kernentfernung erfolgte 32mal durch Phakoemulsifikation und achtmal durch Expression.

Bei weiteren 40 Augen von 40 Patienten im Alter von 49 bis 91 Jahren (Durchschnittsalter: 69 Jahre) wurde nach Vollendung der Kapsulorhexis der intakte Öffnungsrand mit der verwendeten Kanüle ein- oder zweifach eingeschnitten; diese Version bezeichnen wir als Kapsulorhexis mit Entlastungsschnitten. In 23 Fällen wurde *eine* Inzision oben bei 12 Uhr in den Öffnungsrand gelegt, so daß dieser umschrieben aufklaffte (Abb. 1 B). In 17 Fällen wurde durch *zwei* Einschnitte bei 11 Uhr und 1 Uhr eine türflügelartige Erweiterung nach oben geschaffen (Abb. 1 C). Der Linsenkern wurde in dieser Gruppe zweimal emulsifiziert und 38mal exprimiert.

Die verwendeten Implantate waren Hinterkammerlinsen mit 6,0 mm oder 6,5 mm großer Optik und verkürzten C-Schlingen aus Prolene in 10-Grad-Anwinkelung. Sieben Implantate bestanden ganzheitlich aus PMMA und waren gleichmäßig auf beide Kollektive verteilt. 79 Linsen wurden nachweislich in den Kapselsack implantiert; bei einer Linse bestand intraoperativ Unsicherheit über

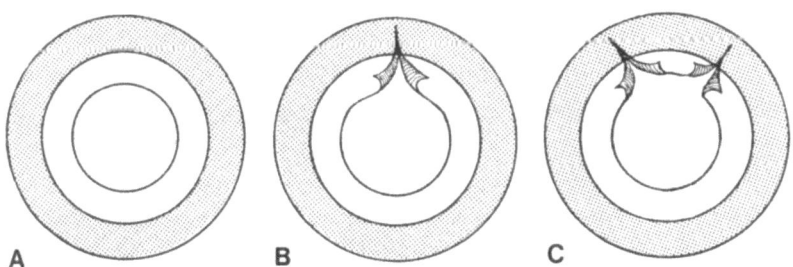

Abb. 1. Schematische Darstellung der Kapsulorhexis in drei Modifikationen. A Originalversion nach Neuhann. B Kapsulorhexis mit einem Entlastungsschnitt bei 12 Uhr. C Kapsulorhexis mit zwei Entlastungsschnitten bei 11 Uhr und 1 Uhr

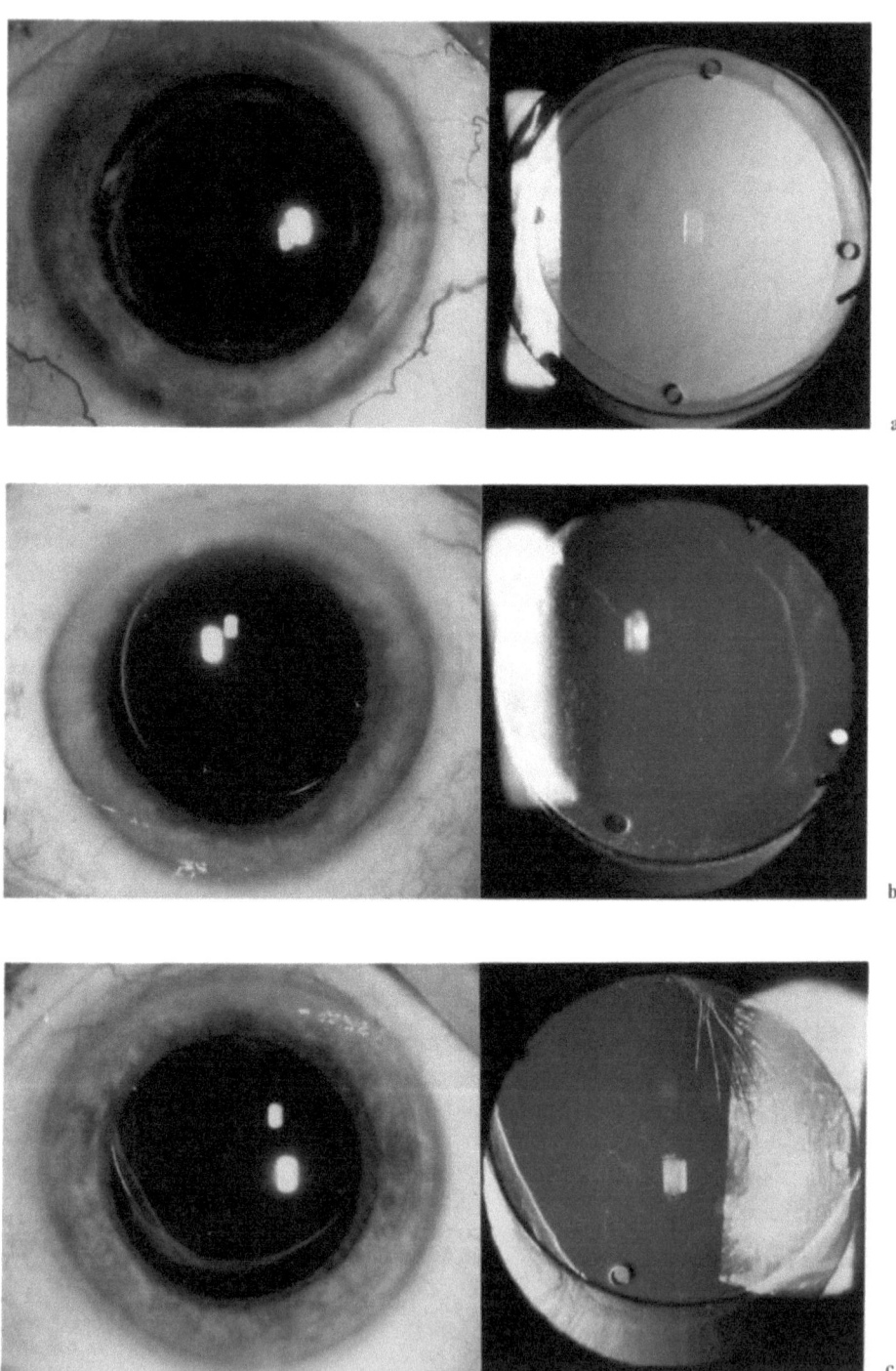

Abb. 2a, b, c

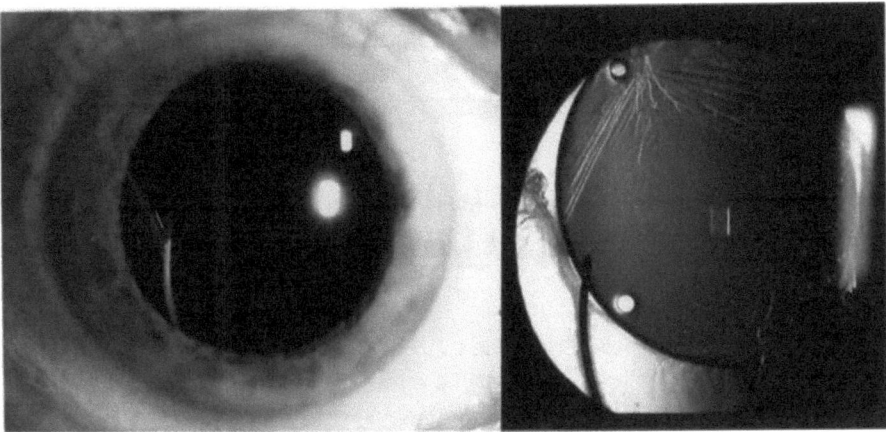

Abb. 2 d

Abb. 2. Graduierung des Zentrierverhaltens der implantierten Kunstlinse. **a** Grad I: Ideale Zentrierung; Mittelpunktsabweichung 0,12 mm. Die IOL liegt vollständig im Kapselsack; der Linsenkörper wird zirkulär von einem halben Millimeter breiten Rand des vorderen Kapselblattes überlappt (Zustand nach geschlossener Kapsulorhexis bei einem 59jährigen Patienten; Visus c.c. [− 1,5 sph c.-0,5 cyl. A 125°] 1,0). **b** Grad II: Mäßiggradige Zentrierung; Mittelpunktsabweichung 0,55 mm. Die Linse liegt vollständig im Kapselsack und wird zirkulär vom Rand des vorderen Kapselblattes überlappt (Zustand nach geschlossener Kapsulorhexis bei einem 71jährigen Patienten; Visus c.c. [− 1,0 sph c.-0,75 cyl. A 105°] 1,0). **c** Grad III: Geringe Dezentrierung von 1,12 mm. Ausgeprägte Retraktion des vorderen Kapselblattes im eingeschnittenen Bereich. Die Linsenbügel liegen vollständig im Kapselsack; der Linsenkörper ist weitgehend aus dem Kapselsack herausgehoben und sitzt unten auf dem Rhexisrand auf, während die seitlichen Anteile noch überlappt werden (Zustand nach Kapsulorhexis mit zwei Entlastungsschnitten bei 11 und 1 Uhr bei einer 74jährigen Patientin; Visus c.c. [− 1,0 sph c.-0,5 cyl. A 80°] 1,0). **d** Grad IV: Deutliche Dezentrierung um 1,42 mm. Die Linse hat sich spontan um 90 Grad gedreht; der untere Linsenbügel liegt aufgestellt im Kapselsack, der obere stark abgebogen im Sulcus ciliaris. Linsenrand und Positionierungslöcher sind in heller Umgebung bei unbeeinflußter Pupille nicht sichtbar! (Zustand nach Kapsulorhexis mit zwei Entlastungsschnitten oben bei einer 63jährigen Patientin; Visus c.c. [− 1,5 sph c.-1,0 cyl. A 55°] 0,8)

die tatsächliche Position zum Kapselsack. In allen Fällen wurde eine horizontale Ausrichtung der Linsenbügel angestrebt.

Alle Patienten wurden nachuntersucht − frühestens nach einem Monat, durchschnittlich nach einem halben Jahr. Die Position der Intraokularlinse wurde bei unbeeinflußter sowie medikamentös erweiterter Pupille bestimmt und photographisch festgehalten. Bei unklarer Position der Linsenbügel erfolgte eine Untersuchung mit dem Dreispiegelkontaktglas. Die Lage der Implantlinse in bezug zur anatomischen Längsachse des Auges, d. h. die Zentrierung, wurde in fünf Stufen unterteilt (Tabelle 1). Als ideale Zentrierung bezeichnen wir eine Mittelpunktabweichung bis 0,3 mm (Abb. 2a); als mäßiggradige Zentrierung eine Abweichung zwischen 0,3 und 0,6 mm (Abb. 2b). Darüber hinaus sprechen wir in Anlehnung an die Literatur von Dezentrierung (Krüger et al., 1985; Naeser et al., 1986; Hansen et al., 1988; Rochels und Nover, 1988), und zwar von geringer Dezentrierung bei einer Verschiebung von 0,6 bis 1,2 mm (Abb. 2c) und von deutlicher Dezentrierung bei einer Verschiebung von 1,2 bis 2,0 mm (Abb. 2d). Als starke Dezentrierung

Tabelle 1. Graduierung des Zentrierverhaltens

Grad		Abweichung der Mittelpunkte
I	Ideale Zentrierung	$\leqslant 0{,}3$ mm
II	Mäßiggradige Zentrierung	$> 0{,}3 - 0{,}6$ mm
III	Geringe Dezentrierung	$> 0{,}6 - 1{,}2$ mm
IV	Deutliche Dezentrierung	$> 1{,}2 - 2{,}0$ mm
V	Starke Dezentrierung	$> 2{,}0$ mm

(Subluxation) ist eine Abweichung über 2,0 mm anzusehen, wobei dann Positionierungslöcher und Linsenrand bei normal weiter Pupille unter Tageslicht sichtbar werden. Die Beurteilung der Zentrierung bzw. Dezentrierung erfolgte an der Spaltlampe sowie anhand der jeweiligen Photos, die mit vier exemplarisch nach der Formel von Frohn und Lisch (1989) berechneten Graden verglichen wurden (Abb. 2 a – d).

Ergebnisse

Position der Linsenbügel

Bei geschlossener Kapsulorhexis lagen 95% der Linsen mit beiden Haltebügeln im Kapselsack (Tabelle 2). In einem Fall, in dem intraoperativ Unsicherheit über die Position herrschte, fand sich zwar die Linsenoptik im Kapselsack und war zirkulär vom vorderen Kapselblatt überlappt, die Bügel lagen aber beidseits vor dem vorderen Kapselblatt. In einem anderen Fall war offensichtlich ein Bügel später aus dem Kapselsack gerutscht und führte zu einer asymmetrischen Kapselsack-Sulkus-Fixation.

Bei eingeschnittener Kapsulorhexis fand sich achtmal, d. h. bei 20% der Fälle, eine asymmetrische Position der Haltebügel, wobei sich in sechs Fällen die Linse spontan aus der Horizontallage um 90 Grad mit einem Bügel in den Entlastungsschnitt bei 12 Uhr gedreht hatte, mit der Folge einer Luxation dieses Bügels aus

Tabelle 2. Position der Linsenbügel; n = 80

	Geschlossene Kapsulorhexis n = 40 (= 100%)	Kapsulorhexis mit Entlastungsschnitt(en) n = 40 (= 100%)
Kapsel – Kapsel	38 (95,0%)	32 (80,0%)
Sulkus – Sulkus	1* (2,5%)	0 (0,0%)
Kapsel – Sulkus	1 (2,5%)	8** (20,0%)

* Bereits intraoperativ
** 6× Spontanrotation der IOL um 90°
p = 0,0371 (Chi-Quadrat-Test)

Tabelle 3. Zentrierverhalten nach Kapsulorhexis; n = 80

Grad der Zentrierung	Geschlossene Kapsulorhexis n = 40 (= 100%)	Kapsulorhexis mit Entlastungsschnitt(en) n = 40 (= 100%)
IOL zentriert	39 (97,5%)	22 (55,0%)
Grad I	27 (67,5%)	9 (22,5%)
Grad II	12 (30,0%)	13 (32,5%)
IOL dezentriert	1 (2,5%)	18 (45,0%)
Grad III	1 (2,5%)	10 (25,0%)
Grad IV	– –	8 (20,0%)

p = 0,0001 (Chi-Quadrat-Test)

Tabelle 4. Zentrierverhalten nach Kapsulorhexis mit Entlastungsschnitt(en); n = 40

Grad der Zentrierung	Kapsulorhexis mit einem Einschnitt n = 23 (= 100%)	Kapsulorhexis mit zwei Einschnitten n = 17 (= 100%)
IOL zentriert	18 (78%)	4 (24%)
Grad I	8 (35%)	1 (6%)
Grad II	10 (43%)	3 (18%)
IOL dezentriert	5 (22%)	13 (76%)
Grad III	2 (9%)	8 (47%)
Grad IV	3 (13%)	5 (29%)

p = 0,0018 (Chi-Quadrat-Test)

dem Kapselsack. Die Differenzen sind signifikant auf dem 5%-Niveau (p = 0,0371).

Zentrierverhalten

Bei geschlossener Kapsulorhexis blieben 97,5% der Linsen nach o. g. Definition zentriert. Lediglich eine Linse (= 2,5%) war gering dezentriert.

Nach eingeschnittener Kapsulorhexis waren zum Zeitpunkt der Nachuntersuchung signifikant weniger, nämlich nur 55% der Implantate, zentriert und 45% dezentriert (Tabelle 3). Die weitere Analyse zeigt, daß bei *einem* Einschnitt 78% der Implantate zentriert blieben, bei zwei Einschnitten, d. h. nach türflügelartigem Aufklappen des oberen Rhexisrandes, jedoch nur noch 24%. Die Unterschiede sind signifikant (Tabelle 4). Starke Dezentrierungen (über 2 mm) kamen nicht vor.

Richtung der Dezentrierung

Bei geschlossener Kapsulorhexis war die einzige Dezentrierung nach nasal ausgerichtet. In diesem Fall war die Kapselöffnung größer als der Linsenkörper und

Tabelle 5. Richtung der Dezentrierung; n = 19

Richtung	Geschlossene Kapsulorhexis n = 1	Kapsulorhexis mit Entlastungsschnitt(en) n = 18 (= 100%)
Nasal	1	
Temporal		1 (5,5%)
Superior		17 (94,5%)

zudem dezentriert, so daß das Implantat durch den Rhexisrand einseitig verschoben wurde.

In der Gruppe mit Einschnitten waren von 18 dezentrierten Implantaten eines nach temporal verlagert infolge asymmetrischer Bügelposition und 17 Implantate (= 94,5%) nach oben in Richtung des Kapselranddefektes (Tabelle 5).

Diskussion

Während die Phakoemulsifikation des Linsenkerns auch über eine relativ kleine Öffnung in der vorderen Linsenkapsel möglich ist, wird für die Expression eine lichte Mindestweite in Abhängigkeit von der Kerngröße benötigt. Nach einem Erweiterungsschnitt in den Kapsulorhexisrand gleitet auch ein großer Kern problemlos aus dem Kapselsack. Umgekehrt läßt sich ebensogut wie nach geschlossener Rhexis die Implantation in den Kapselsack durchführen. Die Einschnitte reißen jedoch während der Manipulation am Linsenkern meist nach peripher hin aus und bedingen eine einseitige Verminderung der Wandspannung. Die asymmetrische Kräfteeinwirkung auf das im Kapselsack eingespannte Implantat kann eine gewisse Verschiebung der Linse in Richtung des offenen Randes bewirken (Abb. 2 c). Zudem wird eine Spontanrotation des Implantates begünstigt, bis sich ein Bügel in dem Einriß verfängt und bei einsetzender Kapselschrumpfung durch den präformierten Defekt herausgedrückt wird. In dieser Situation (Abb. 2 d) stellt sich der gegenüberliegende Haltebügel vollständig im Kapselsack auf, während der exprimierte Bügel in den Sulcus ciliaris gleitet und dort komprimiert wird, bis schließlich der starre Linsenkörper ebenfalls im Sulcus ciliaris anstößt. Verstärkt werden kann die Dislokation noch durch eine phakoziliare Fibrose am peripheren Ende des Kapselrisses (Daicker, 1986). Eine ähnliche Situation wie bei Kapsulorhexis mit Entlastungsschnitten liegt bei der briefschlitzartigen Kapselöffnung vor, bei der im Vergleich zur geschlossenen Kapsulorhexis ebenfalls eine größere Dezentrierungsgefahr besteht (Duncker et al., 1989). Eine Dezentrierung läßt sich signifikant vermeiden, wenn der Öffnungsrand der vorderen Kapsel in sich geschlossen und somit die Rotationssymmetrie der Wandspannung gewahrt bleibt, wie es bei geschlossener Kapsulorhexis in idealer Weise verwirklicht ist. Darüber hinaus weisen Kunstlinsen mit großer, stabiler Haptik, wie kompressible Disk-Linsen oder andere Ganz-PMMA-Linsen, ein besseres Zentrierverhalten auf als Linsen mit weichen, leicht verbiegbaren Prolenebügeln (Tetz et al., 1988); erstere wären daher bei absichtlichem oder artifiziellem Einriß des Kapsulorhexisrandes zu bevorzugen.

Geringe und selbst deutliche Dezentrierungen bis 2 mm sind klinisch meist belanglos und stören oft nur das ästhetische Empfinden des Untersuchers. Alle Patienten waren mit ihrem Sehvermögen sehr zufrieden, und nur zwei gaben auf gezieltes Befragen an, daß sie unter mesopischen Bedingungen gelegentlich ein unscharfes Doppelbild wahrnähmen, das nicht als störend empfunden würde. Eine genaue, dauerhafte und in jedem einzelnen Fall sicher reproduzierbare Zentrierung ist jedoch eine conditio sine qua non, wenn man sich an die Implantation von multifokalen Intraokularlinsen heranwagen will.

Literatur

Daicker B (1986) Die phakoziliare Fibrose, eine Ursache der sekundären Dezentrierung von Hinterkammerlinsen. Klin Monatsbl Augenheilkd 188: 449–452

Duncker G, Böke W, Krüger H, Behrendt S (1989) Linsenposition nach geplanter Kapselsackfixierung: Kapsulorhexis versus Briefkastentechnik. In: Lang GK, Ruprecht KW, Jacobi KW, Schott K (Hrsg) 2. Kongreß der Deutschen Gesellschaft für Intraokularlinsen Implantation. Enke, Stuttgart, S 120–124

Frohn A, Lisch W (1989) Quantitative Zentrierungsprüfung bei Hinterkammerlinsen. In: Lang GK, Ruprecht KW, Jacobi KW, Schott K (Hrsg) 2. Kongreß der Deutschen Gesellschaft für Intraokularlinsen Implantation. Enke, Stuttgart, S 17–19

Hansen SO, Tetz MR, Solomon KD, Borup MD, Brems RN, O'Morchoe DJC, Bouhaddou O, Apple DJ (1988) Decentration of flexible loop posterior chamber intraocular lenses in a series of 222 postmortem eyes. Ophthalmology 95: 344–349

Krüger H, Papst N, Otto H, Böke W (1985) Untersuchungen zur Dezentrierung von Hinterkammerlinsen (HKL). Fortschr Ophthalmol 82: 344–346

Naeser K, Rask KL, Hansen TE (1986) Morphological changes after extracapsular cataract extraction with implantation of posterior chamber lenses. A prospective clinical study. Acta Ophthalmol 64: 323–329

Neuhann T (1987) Theorie und Operationstechnik der Kapsulorhexis. Klin Monatsbl Augenheilkd 190: 542–545

Rochels R, Nover A (1988) Untersuchung zur Häufigkeit und Entstehung der Dezentrierung kapselsackfixierter Hinterkammerlinsen. Klin Monatsbl Augenheilkd 193: 585–588

Täumer R (1989) Kernexpression bei Kapsulorhexis mit radiärer Incision. In: Lang GK, Ruprecht KW, Jacobi KW, Schott K (Hrsg) 2. Kongreß der Deutschen Gesellschaft für Intraokularlinsen Implantation. Enke, Stuttgart, S 130–132

Tetz M, Imkamp E, Hansen SO, Solomon KD, Apple DJ (1988) Experimentelle Studie zur Hinterkapseltrübung und optischen Dezentrierung verschiedener Hinterkammerlinsen nach intrakapsulärer Implantation. Fortschr Ophthalmol 85: 682–688

Tripeloperation bei LCAT-Mangel.
Klinische und elektronenmikroskopische Kasuistik

W. Lisch[1], Chr. Lisch[1], E. G. Weidle[1] und E. Kaiserling[2]

Zusammenfassung. Vorstellung einer 72jährigen Patientin mit laborchemisch gesichertem LCAT-Mangel. Neben den beiderseitigen typischen Hornhauttrübungen lag am rechten Auge eine ausgeprägte Katarakt mit einem Sehvermögen von 0,2 vor. Am rechten Auge wurde eine komplikationslose Tripeloperation durchgeführt. Nach einer postoperativen Latenz von mehr als zwei Monaten trat eine umschriebene Synechierung zwischen Iris und Kapselsack als Folge einer okkulten Fibrinreaktion auf. Acht Monate postoperativ betrug das Sehvermögen am operierten Auge 0,8. Bisher konnten keine Rezidivtrübungen im Hornhauttransplantat beobachtet werden. Elektronenmikroskopisch sahen wir erstmalig auch deutliche degenerative Veränderungen im Zytoplasma der Epithelzellen und der Keratozyten. Die zytoplasmatischen Störungen der Keratozyten deuten wir als weiteres Indiz für die Hypothese, daß beim LCAT-Mangel ein lokaler Stoffwechselvorgang die korneale Lipidspeicherung beeinflußt.

Summary. Report on a 72-year-old female patient whose LCAT deficiency was established by laboratory analysis. In addition to the typical, bilateral corneal opacities she had a dense cataract of the right eye, with a visual acuity of 0.2. A Triple Operation was performed on the right eye with no complications. Following a postoperative latency of more than two months, circumscribed synechias developed between the iris and the capsule sack due to occult fibrin reaction. Eight months after surgery the visual acuity of the right eye was 0.8. No recurrent opacities have been noted in the corneal graft to date. For the first time, electron microscopic study showed pronounced degeneration in the cytoplasm of the epithelial cells and keratocytes. We regard the disturbance in keratocyte cytoplasm as further evidence for the view that corneal lipid storage in LCAT deficiency is affected by a localized metabolic process.

Einleitung

Die sogenannte Tripeloperation stellt für ausgewählte Fälle eine moderne und empfehlenswerte Operationsmethode dar. Wir führen diese Operation bei unkomplizierter anatomischer Ausgangssituation in folgender Weise durch: perforierende Keratoplastik und extrakapsuläre Kataraktextraktion in Open-Sky-Technik sowie Implantation einer Hinterkammerlinse über die korneale Trepanationsöffnung (Weidle et al., 1987). Als korneale Diagnosen im Rahmen einer Tripeloperation sind insbesondere Endotheldekompensationen im Sinne der Fuchsschen Dystrophie sowie postentzündliche Narben anzuführen (Weidle und Thiel, 1989).

Die Indikation zur Tripeloperation im Rahmen systematischer Stoffwechselstörungen stellt eine Rarität dar. Bei derartigen systemischen Stoffwechselerkrankungen mit Augenbeteiligung bestehen die Hornhautveränderungen in der Regel

---

[1] Universitäts-Augenklinik, Schleichstraße 12, D-7400 Tübingen.
[2] Pathologisches Institut der Universität Tübingen, Liebermeisterstraße 8, D-7400 Tübingen.

in Form von diffus-nebeligen bzw. kristallinen Trübungen. Die Reduktion des Sehvermögens durch die Hornhauttrübung allein liegt meist bei Werten zwischen 0,8 und 0,5. Zusätzlich besteht jedoch durch die diffusen Hornhauttrübungen eine häufig starke Blendungsempfindlichkeit. In den Fällen einer systematischen Stoffwechselerkrankung mit Hornhauttrübung und einer fortgeschrittenen Katarakt ist somit die gleichzeitige Durchführung einer Keratoplastik als relative Indikation anzusehen. Als wichtiger Vorteil für eine Tripeloperation auch in derartigen Fällen ist anzuführen, daß durch die primäre Trepanation der Hornhaut ideale Sichtverhältnisse sowie ein direkter Zugang für die extrakapsuläre Linsenentfernung, verbunden mit einer exakten Implantation in den Kapselsack, gegeben ist.

Kasuistik und Methode

Bei einer 72jährigen Patientin aus dem Rheingau mit laborchemisch gesichertem Lecithin-Cholesterin-Acyltransferase-(LCAT-)Mangel (Weidle und Lisch, 1988) bestand neben den beiderseitigen typischen Hornhautveränderungen vor allem am rechten Auge eine ausgeprägte senile Katarakt mit einem Sehvermögen von 0,2 (Abb. 1). Im April 1988 wurde von W. L. eine Tripeloperation in ITN am rechten Auge durchgeführt. Der intraoperative Verlauf war komplikationslos. Als Transplantat wurde eine frische Spenderhornhaut mit einem Durchmesser von 6,8 mm verwendet. Als Intraokularlinse kam eine Hinterkammerlinse mit einer anterioren Anwinkelung der Haptik um 10 Grad mit modifizierten C-Schlaufen zur Anwendung. Die Implantation beider Bügel erfolgte mit Hilfe von Hyaluronsäure in den Kapselsack. Die Verankerung des Transplantates bestand in einer fortlaufenden Naht aus 10-0-Nylon. Die Patientin erhielt intraoperativ einen initialen systemischen Steroidstoß von 250 mg Prednisolon, der in absteigender Dosierung über

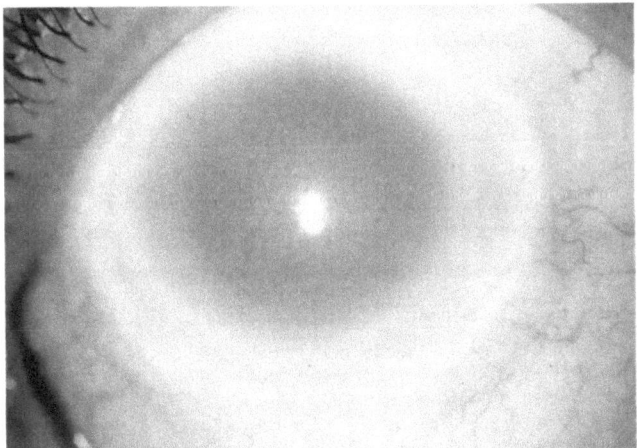

Abb. 1. Typischer Hornhautbefund des rechten Auges bei der 72jährigen Patientin mit LCAT-Mangel: diffus-nebelige Trübung mit unscharf begrenztem peripherem Trübungsring

fünf Tage fortgesetzt und dann in topischer Form weitergeführt wurde. Zusätzlich bestand die Therapie über drei Monate in der Gabe von Indometacin topisch in einer Dosierung von drei bzw. zwei Tropfen/die.

Ergebnisse

Bereits zwei Tage postoperativ war das Epithel über dem Transplantat geschlossen. Es bestand in den ersten 15 postoperativen Tagen ein abnehmender Vorderkammerreizzustand bei runder Pupille. Die Hinterkammerlinse zeigte eine zentrale

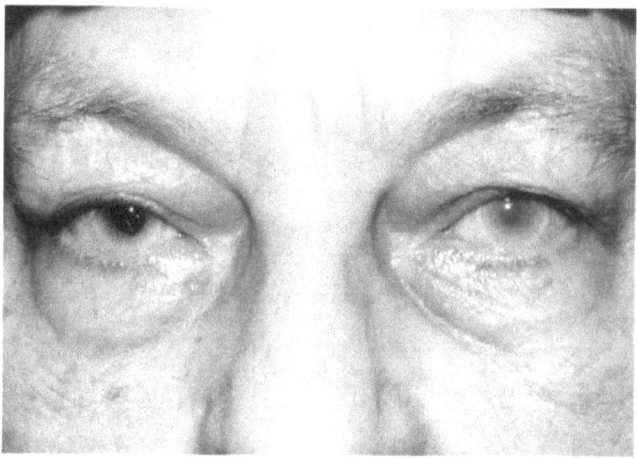

Abb. 2. Makroskopischer Befund der Augenpartie bei der Patientin mit LCAT-Mangel: rechts zwei Monate nach Tripeloperation, links typischer LCAT-Mangel-Aspekt der Hornhaut

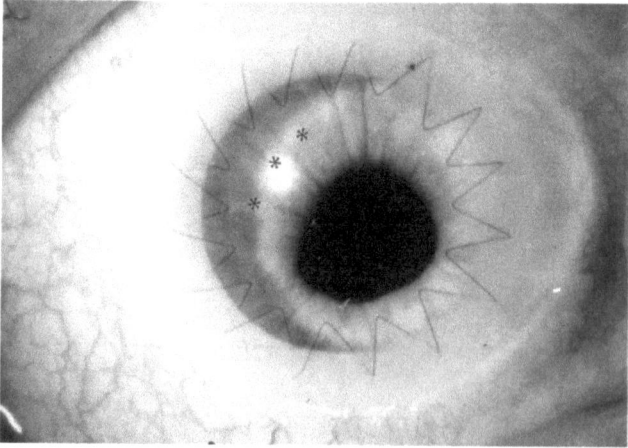

Abb. 3. Acht Monate nach Tripeloperation des rechten Auges bei der Patientin mit LCAT-Mangel. Hornhauttransplantat klar eingeheilt. Zwischen 9 und 11 Uhr hintere Synechien zwischen Iris und Kapselsack (Sterne)

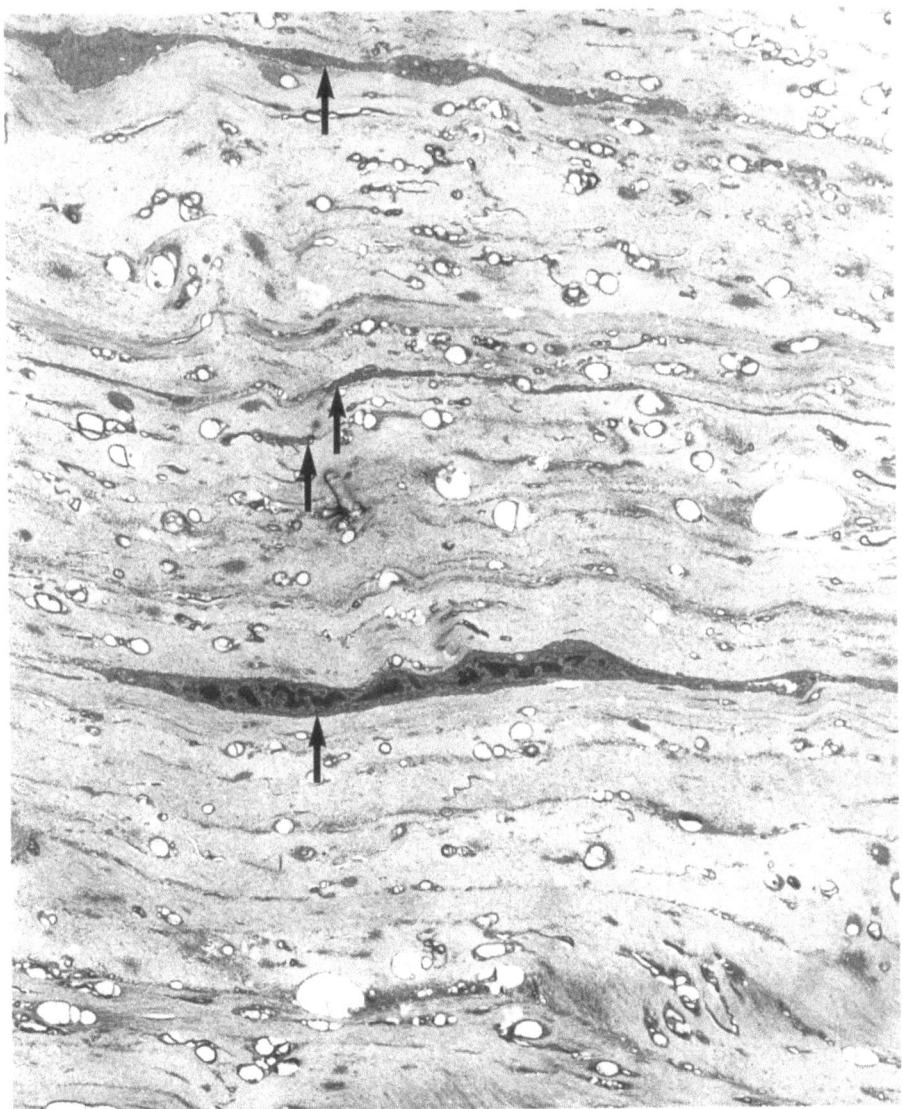

Abb. 4. Kornea mit überwiegend degenerativ veränderten Keratozyten (Pfeile) und zahlreichen zwischen den Kollagenfasern liegenden multivakuolären Ablagerungen. × 5600

Positionierung. Im Bereich des Glaskörpers und der Netzhaut konnten keine pathologischen Befunde erhoben werden. Der intraokulare Druck war immer im Normbereich. Am 16. postoperativen Tag wurde die Patientin aus der stationären Betreuung entlassen. Das SR betrug mit − 2,0 sph c. − 3,5 cyl./80° 0,4 p.

Zwei und acht Monate nach der Operation führten wir bei der Patientin ambulante Kontrolluntersuchungen durch. Das Transplantat war in allen Schichten völlig klar bei exakter zirkulärer Adaptation (Abb. 2). Zwei Monate postoperativ

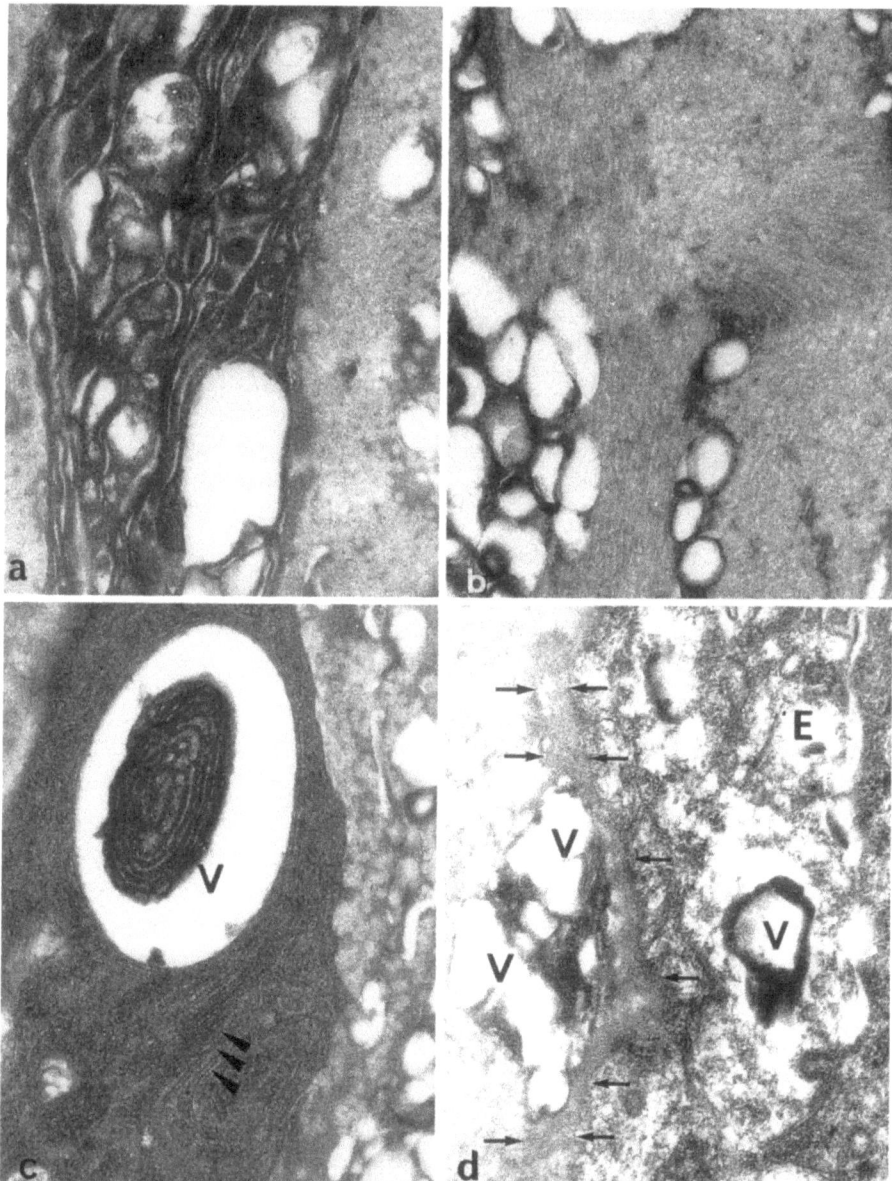

Abb. 5a–d. a Stark degenerativ veränderter Keratozyt, in dem die Zytoplasmaorganellen nicht mehr sicher identifiziert werden können. Das Zytoplasma enthält elektronenoptisch transparente Vakuolen sowie elektronendichtes und granuläres Material. × 40 000. **b** Zwischen den Kollagenfasern multivakuoläre Einlagerungen, teils von geringer, teils von hoher Elektronendichte. × 40 000. **c** Weitgehend erhaltener Keratozyt mit parallel geschichteten rauhen Ergastoplasmaschläuchen (Pfeile). Im Zytoplasma ein elektronendichter Einschluß, von einem elektronenoptisch transparenten Hof (V) umgeben. × 50 000. **d** Basales Hornhautepithel (E) mit einer vakuolären Zytoplasmadegeneration (V). Die Basalmembran ist durch Pfeile markiert. Innerhalb der Basalmembran und im angrenzenden bindegewebigen Stroma findet sich ein multivakuolärer Herd, bestehend aus umstrukturiertem Material (V). × 50 000

bestand noch ein geringer intraokularer Reizzustand; nach acht Monaten war das Auge reizfrei. Bei der letzten Kontrolle fiel jedoch auf, daß bereits nach Gabe von einem Tropfen Tropicamid eine etwas entrundete Pupille als Folge einer hinteren Synechierung von Iris und Kapselsack zwischen 9 und 11 Uhr festzustellen war (Abb. 3). Zwei Monate postoperativ war diese Veränderung noch nicht zu beobachten. Bei unseren Kontrolluntersuchungen sahen wir keine Anzeichen einer Fibrinreaktion im Pupillarbereich. Zwischen dem zweiten und achten postoperativen Monat ist somit das Auftreten einer okkulten, partiellen hinteren Synechierung zu postulieren. Die Hinterkammerlinse zeigte eine zentrale Positionierung. Acht Monate postoperativ betrug das SR mit $-1,0$ sph c. $-2,0$ cyl./100° 0,8. Die elektronenmikroskopischen Befunde sind in den Abb. 4 und 5 a – d zusammengefaßt.

Diskussion

Der LCAT-Mangel stellt eine seltene systemische Stoffwechselerkrankung mit autosomal rezessivem Erbgang dar. Für dieses Krankheitsbild können obligatorische und spezifische Hornhauttrübungen postuliert werden (Weidle und Lisch, 1987). So haben wir bei der hier vorgestellten Patientin aufgrund des charakteristischen Hornhautbefundes die Verdachtsdiagnose auf LCAT-Mangel gestellt, was laborchemisch bestätigt wurde. Das Konzept der Tripeloperation bei unserer Patientin mit LCAT-Mangel unterschied sich nicht gegenüber den bei anderen Patienten mit nichtvaskularisierter Hornhaut und gut dilatierbarer Pupille. Die verschieden heftige Fibrinreaktion im vorderen Augensegment bei unterschiedlicher Latenz stellt ein häufiges Symptom nach Tripeloperation dar (Weidle und Thiel, 1989). So trat auch bei unserer Patientin nach einer postoperativen Latenz von mehr als zwei Monaten eine umschriebene hintere Synechierung zwischen Iris und Kapselsack als Folge einer okkulten Fibrinreaktion auf.

Acht Monate nach der Operation waren keine Rezidivtrübungen im Hornhauttransplantat zu beobachten. Im Gegensatz dazu konnten wir bei einem Patienten mit monoklonaler Gammopathie bereits sechs Monate postoperativ Rezidivtrübungen am Transplantatrand feststellen (Lisch et al., 1987). Eine Aufhellung der Wirtshornhaut am Transplantatrand, wie dies Naumann (1985) bei einer Patientin mit Mukopolysaccharidose Typ VI nach perforierender Keratoplastik innerhalb weniger Jahre feststellen konnte, war bei unserer Patientin bisher nicht zu erkennen.

Im Zusammenhang mit dem LCAT-Mangel existieren bis heute in der gesamten Literatur lediglich drei Publikationen mit histologischen Befundberichten (Bethell et al., 1975; Winder und Bron, 1978; Winder et al., 1985). Bei zwei Patienten mit LCAT-Mangel wurde bisher eine perforierende Keratoplastik durchgeführt (Winder und Bron, 1978; Winder et al., 1985). Die lichtmikroskopischen Untersuchungen zeigten keine eindeutigen pathologischen Veränderungen auf (Bethell et al., 1975; Winder et al., 1985). Im elektronenmikroskopischen Bild fanden auch wir, in Übereinstimmung mit der Literatur, extrazellulär im Hornhautstroma zahlreiche zwischen den Kollagenfasern liegende multivakuoläre Ablagerungen. In den bisherigen elektronenmikroskopischen Befundberichten wurden das Epithel und die Keratozyten beim LCAT-Mangel als unauffällig strukturiert beschrieben (Bethell et al., 1975; Winder et al., 1985). Bei unserer Patientin mit LCAT-Mangel konnten wir jedoch deutliche vakuoläre Degenerationen im Zytoplasma der Epithelzellen und der Keratozyten beobachten. Die Keratozyten waren unterschiedlich degenerativ verändert mit elektronenoptisch transparenten Vakuolen sowie elektronendichtem und granulärem Material im Zytoplasma. Aufgrund einer unterschiedlichen chemischen Zusammensetzung der in der Kornea abgelagerten und der im Plasma zirkulierenden Cholesterinester postulieren Winder et al. (1985), daß beim LCAT-Mangel ein lokaler Stoffwechselvorgang die korneale Lipidspeicherung beeinflußt. Diese Hypothese wird durch unsere elektronenmikroskopischen Befunde dahingehend bestärkt, daß erstmalig beim LCAT-Mangel massive zytoplasmatische Veränderungen der Keratozyten aufgezeigt werden konnten.

Literatur

Bethell W, McCulloch C, Ghosh M (1975) Lecithin cholesterol acyl transferase deficiency light and electron microscopic finding from two corneas. Canad J Ophthalmol 10: 494–501

Lisch W, Weidle EG, Steuhl KP, Thiel HJ (1987) Hornhauttrübung beim Plasmozytom (IgG-Paraproteinämie vom L-Kettentyp Kappa). Zbl Ophthalmol 129: 83

Naumann GOH (1985) Korneales Stroma bei hereditären Stoffwechselerkrankungen. In: Hammerstein W, Lisch W (Hrsg) Ophthalmologische Genetik. Enke, Stuttgart, S 94–98

Weidle EG, Lisch W (1987) Hornhauttrübung als Leitsymptom des hereditären Lecithin-Cholesterin-Acyltransferase-(LCAT-)Mangels. Klin Monatsbl Augenheilkd 190: 182–187

Weidle EG, Thiel HJ, Pleyer U (1987) Erfahrungen mit gleichzeitiger Keratoplastik, Kataraktoperation mit Linsenimplantation. Fortschr Ophthalmol 84: 436–442

Weidle EG, Lisch W (1988) Recognizing familial lecithin cholesterol acyltransferase deficiency at the slit lamp. Arch Ophthalmol 106: 1164

Weidle EG, Thiel HJ (1989) Kombinierte Kataraktextraktion mit Keratoplastik und Linsenimplantation (sog. Tripeloperation). In: Lang GK, Ruprecht KW, Jacobi KW, Schott K (Hrsg) 2. Kongreß der Deutschen Gesellschaft für Intraokularlinsen Implantation. Enke, Stuttgart, 101–105

Winder AF, Bron AJ (1978) Lecithin: cholesterol acyltransferase deficiency presenting as visual impairment, with hypocholesterolaemia and normal renal function. Scand J Clin Lab Invest 38 Suppl 150: 151–155

Winder AF, Garner A, Sheraidah GA, Barry P (1985) Familial lecithin: cholesterol acyltransferase deficiency. Biochemistry of the cornea. J Lipid Res 26: 283–287

„Osmo-Lavage" zur Nachstarverhütung

J. H. Greite[1], P. Kaden[2], C. F. Kreiner[3], H. Kain[4] und W. Hunold[5]

Zusammenfassung. Es wird eine Methode zur Verringerung der Nachstarbildung nach IOL-Implantation vorgestellt, mit deren Hilfe es möglich ist, zellschädigende Substanzen isoliert im Kapselsack einwirken zu lassen, um Epithelzellen unter gleichzeitiger Schonung des umliegenden okulären Gewebes irreversibel zu schädigen. Für die Applikation der proliferationshemmenden Substanzen werden drei Alternativen vorgestellt und verglichen, nämlich ein formstabiles Gel als Träger, ein Doppel-Spül-System und das Prinzip des Kapseldiaphragmas.

Die Effekte der untersuchten Substanzen auf die Proliferation von Epithelzellen Typ HEP_2 wurden über die Proteinbestimmung und Bestimmung der DNA-Synthese quantifiziert. Die stärkste proliferationshemmende Wirkung ergab sich bei einer Kombination von 30% Alkohol in aqua dest und Anwesenheit von 0,01% SDS.

Der Vorteil unserer Methode gegenüber Cytostatika-Einsatz besteht in der raschen Neutralisierbarkeit der eingesetzten Substanzen, die über ihre osmotischen Effekte cytotoxisch wirksam sind, wobei aufgrund des Kapseldiaphragmas eine Intoxikation des umliegenden okulären Gewebes weitgehend vermieden wird.

Summary. A new method for the reduction of cataracta secundaria development after IOL implantation is presented. This procedure allows the transfer of cytotoxic substances into the capsular sack in order to inhibit the proliferation of epithelial cells selectively without damaging the surrounding ocular tissue. The application of the cell growth inhibiting substances is based on three principles: a) combination with a form stable gel as support medium, b) use of a double-lavage system, c) implantation of a capsular diaphragma. The effects of the applied test substances on the proliferation of the epithelial cells type HEP_2 were quantified by determination of DNA-synthesis and protein content. The most efficient inhibition of cell proliferation was obtained by the combination of 30% alcohol in aqua dest and presence of 0.01% SDS.

Einleitung

Die Implantation von Intraokularlinsen hat mit der Kapselsackfixation einen hohen Stand der Technik erreicht. Die häufigste Langzeitkomplikation bleibt die Nachstarbildung, die in bis zu 90% der Fälle auftreten kann. Bisher gibt es keine praktikable und wirksame Präventivmethode. In jüngster Zeit gehen die Entwicklungen dahin, die Probleme von mechanisch-operativer sowie chemischer Seite

---

[1] Augenabteilung, Städtisches Krankenhaus München-Harlaching, Sanatoriumsplatz 2, D-8000 München 90.
[2] Institut für Pathologie, Zellkulturlabor, Klinikum der RWTH Aachen, Pauwelstraße 30, D-5100 Aachen
[3] Am Moosfeld 27, D-8000 München 82
[4] Universitäts-Augenklinik Basel, Mittlere Straße 91, CH-4056 Basel
[5] Friedrich-Ebert-Allee 100, D-5100 Aachen

her zu lösen. Das Ziel ist, die Epithelzellen irreversibel zu schädigen, um somit die Nachstarbildung durch Proliferation von Epithelzellen zu verhindern.

Wir haben eine Methode entwickelt, bei der es möglich ist, eine zellschädigende Substanz isoliert im Kapselsack einwirken zu lassen, ohne die umliegenden okulären Gewebe zu schädigen.

Unsere Methode beinhaltet zwei Prinzipien:
1. Die Anwendung osmotisch wirksamer Lösungen, die durch Verdünnung schnell neutralisiert werden können.
2. Isolierte Wirkung dieser Lösungen im Kapselsack.

Material und Methoden

1. Überprüfung der zellwachstumshemmenden Wirkung von Lösungen

Folgende Lösungen wurden auf vorgezüchtete Epithelzellen appliziert:
1. Aqua dest.
2. Natriumchloridlösung 1,5%ig und 3,0%ig.
3. n-Dodecylsulfat-Na-Salz = SDS in Aqua dest. und in Verbindung mit Ethanol.
4. Ethanol p.a. in 0,9%iger NaCl-Lösung. Aqua dest. mit 0,01% Laurylsulfat-Na-Salz in verschiedenen Konzentrationen.

Die Epithelzellen wurden in BME bezüchtet, 24 Stunden inkubiert und zeigten bei der Zugabe der Lösungen Konfluenz.

Pro Lösung und Konzentration wurden zwölf Multiwellkulturen sowie zwei Objektträgerkulturen erstellt. Folgende Materialien fanden für die Untersuchung Verwendung:

Zellen:	Epithelzellen Typ HEP_2
Medium:	Basal-Medium-Eagle = BME
Serum:	5% Newborn Calf Serum = NCS
Radioisotop:	^3H Thymidin 1 µC/ml
Materialapplikation:	direkt
Inkubationszeit:	20 Sekunden

Be- und Auswertungsparameter:
DNS:	DNS-Synthese quantitativ mittels Szintillationszählung
Protein:	Proteinbestimmung quantitativ
Morphologie:	qualitativ
Autoradiographie:	semiquantitativ

Das Medium der vorgezüchteten Kulturen wurde abgesaugt, und es erfolgte die Zugabe der Lösungen für exakt 20 Sekunden. Danach wurden die Lösungen abgesaugt, und es folgte die Zugabe von ^3H TdR-haltigem Medium. Die Kulturen wurden danach 24 Stunden bei + 37 °C inkubiert, um zu prüfen, ob der Zellschaden reversibel oder irreversibel ist. Danach wurden die Zellkulturen gründlich gespült,

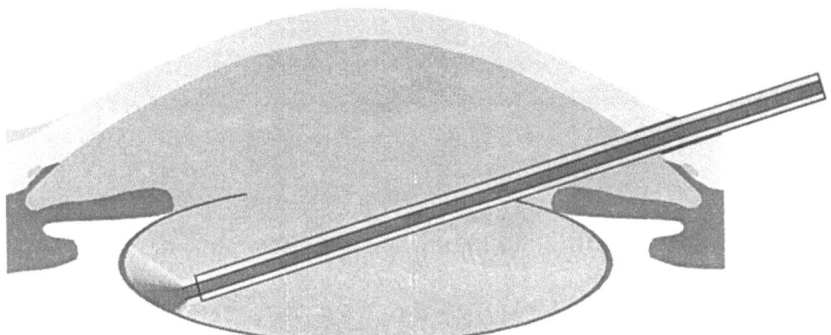

Abb. 1. Schematische Darstellung eines Doppel-Spülsystems

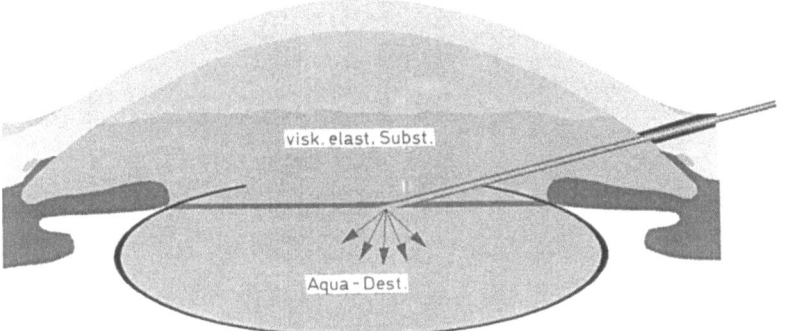

Abb. 2. Schematische Darstellung eines Kapsel-Diaphragma

um das extern anhaftende ^{3}H TdR zu entfernen. Für die DNS-Synthese und Proteinbestimmung wurden die Kulturen mit 0,5 M NaOH hydrolysiert. Die Objektträger wurden fixiert, gefärbt und morphologisch bewertet sowie im Anschluß daran autoradiographiert. Bei der Bewertung der Ergebnisse ist zu beachten, daß die DNS-Syntheseergebnisse nach Materialapplikation erfolgt sind. Die Proteinbestimmung beinhaltet, daß zum Zeitpunkt der Materialapplikation 50% der Zellproteine vorlagen, während der 24stündigen Inkubation hat sich das Zellprotein auf 100% in der Kontrolle verdoppelt.

2. Technisch-operative Lösungswege

Es stellen sich für uns drei Alternativen dar:
1. Formstabiles Gel als Träger.
2. Doppel-Spülsystem.
3. Kapseldiaphragma.

Eine Möglichkeit, die proliferationshemmende Wirkung der entsprechenden Lösung ohne Schädigung der umliegenden okulären Gewebe auszunützen, ist, ein formstabiles Gel als Träger für diese Lösung einzusetzen.

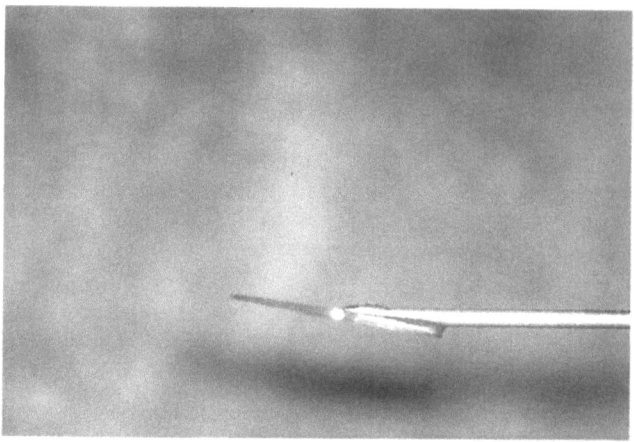

Abb. 3. Prototyp eines Kapsel-Diaphragma aus Silikonkautschuk mit fest montierter Kanüle

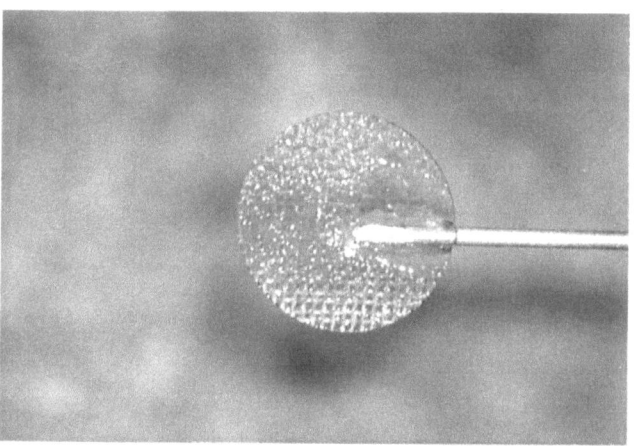

Abb. 4. Prototyp eines Kapsel-Diaphragma aus Silikonkautschuk

Des weiteren verfolgen wir die Möglichkeit eines Doppel-Spülsystems, wobei die schädigende Wirkung der Primärlösung durch eine ummantelnde neutralisierende zweite Lösung aufgehoben wird, wie in Abb. 1 dargestellt. Eine mögliche Kombination ist Aqua dest. mit BSS.

Am weitesten fortgeschritten sind wir mit dem Kapseldiaphragma. Abb. 2 zeigt das Prinzip dieses Kapseldiaphragmas.

Ein mögliches Ausführungsbeispiel besteht aus einem 0,2 mm dicken Silikonkautschukplättchen mit festmontierter Kanüle, wie in Abb. 3 und 4 dargestellt. Dieses Diaphragma wird in die mit Luft gefüllte Kapsel nach vorhergehender Kapsulorhexis eingeführt und zur Vorderkammer hin mit viskoelastischer Substanz abgedeckt. Die so tamponierte Kapsel wird mit Aqua dest. bzw. der zellschädigenden Substanz kurzfristig gefüllt und anschließend durch Ausspülen oder Absaugen geleert.

Ergebnisse

1. Zellkulturuntersuchungen

Die zellwachstumsbeeinflussende Wirkung von Aqua dest., SDS und NaCl in verschiedenen Konzentrationen auf den Proteingehalt und die DNS-Synthese zeigen die Abb. 5 und 6.

Der Proteingehalt hat sich unter Aqua dest. und SDS nach Materialapplikation verringert. Die hypertonen Konzentrationen von 1,5% und 3,0% NaCl haben innerhalb von 20 Sekunden nur einen geringen Zellschaden bewirkt. Dies konnte mit Hilfe der DNS-Synthesebestimmung nachvollzogen werden.

Bei allen Lösungen mit Ausnahme der 0,1%igen SDS-Lösung ist eine Restsynthese der DNS der Zellen zu erkennen. Die SDS-Konzentration von 0,1% erscheint jedoch für die Lyse der Zellen in vivo zu hoch, da ein An-Lysieren des Kapselsackes nicht auszuschließen ist, obwohl im dentalen Bereich (Zahnpasten) SDS-Lösungen bis zu 3% Verwendung finden. Die Prüfung von Ethanol in

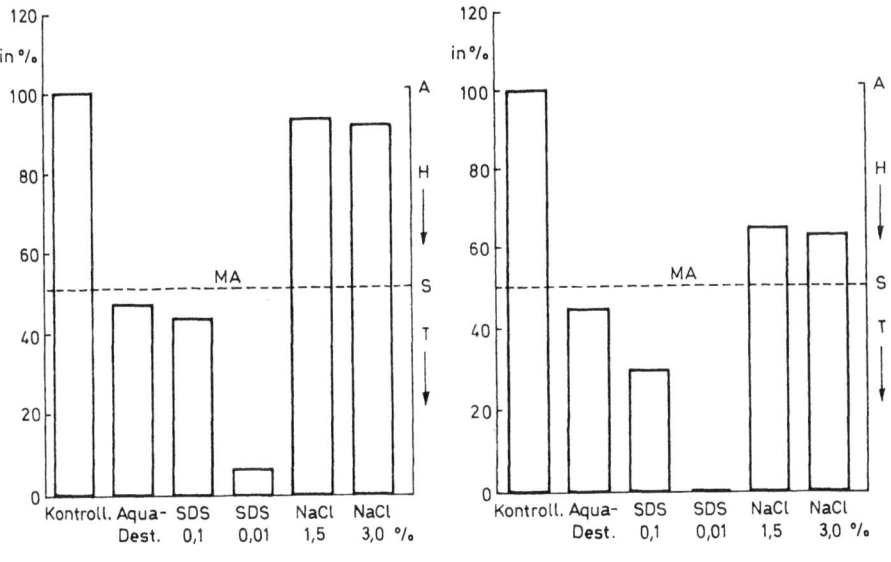

Abb. 5. Abb. 6

Abb. 5. Proteinveränderungen nach 28 Sekunden Einwirkungszeit unterschiedlicher Lösungen auf Epithelzellen

Abb. 6. DNS-Synthese nach 28 Sekunden Einwirkungszeit unterschiedlicher Lösungen auf Epithelzellen

AZ Ausgezüchtete Zellzahl = Proteingehalt
MA Materialapplikation = Proteingehalt
A   Akzeptanz = gleiches Wachstum wie Kontrollkulturen
H   Hemmung = vermindertes Wachstum gegenüber Kontrollkulturen
S   Stagnation = kein Wachstum
T   Toxizität = die vorhandene Zellmenge verringert sich nach Materialapplikation

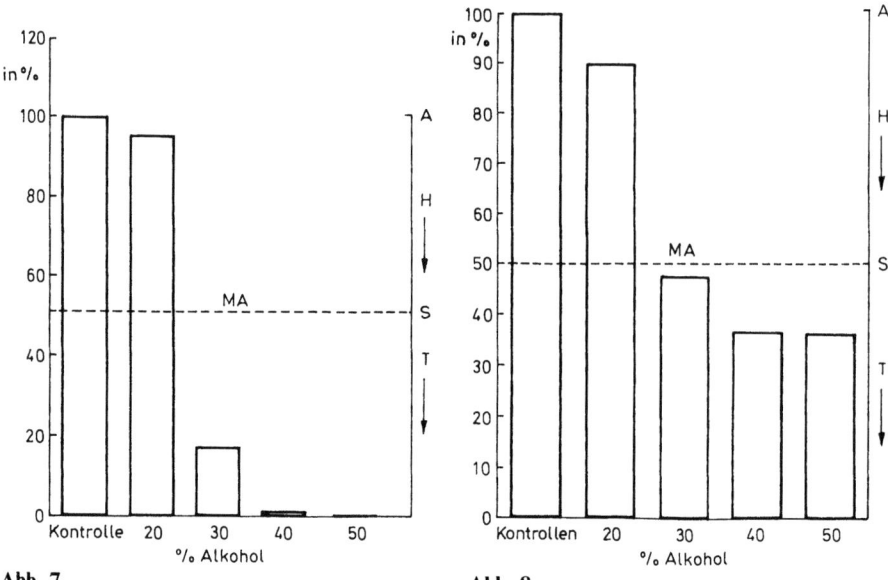

Abb. 7

Abb. 8

Abb. 7. DNS-Synthese nach 28 Sekunden Einwirkungszeit von Alkohol in 8,9%iger NaCl auf Epithelzellen

Abb. 8. Proteinveränderung nach 28 Sekunden Einwirkungszeit von Alkohol in 8,9%iger NaCl auf Epithelzellen

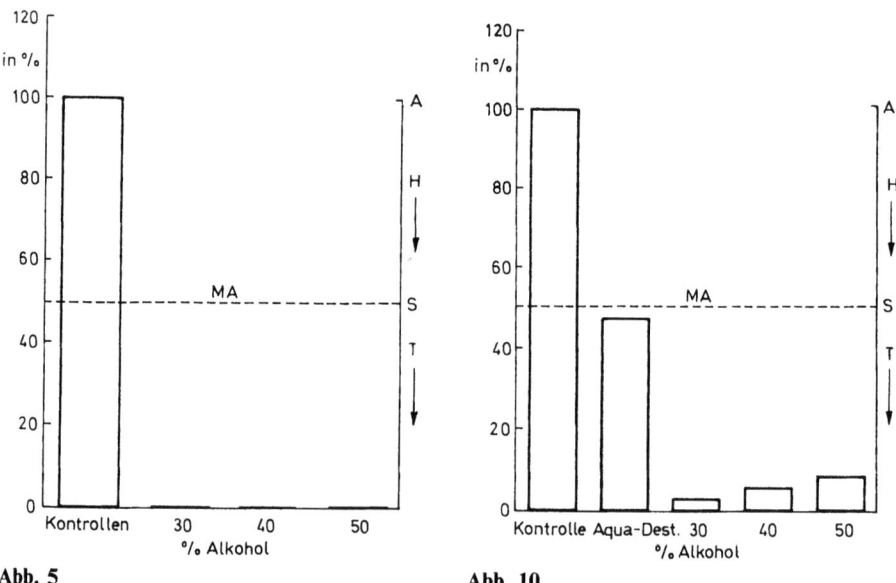

Abb. 5

Abb. 10

Abb. 9. DNS-Synthese nach 28 Sekunden Einwirkungszeit von Alkohol in Aqua dest. auf Epithelzellen

Abb. 10. Proteinveränderungen nach 28 Sekunden Einwirkungszeit von Alkohol in Aqua dest. auf Epithelzellen

„Osmo-Lavage" zur Nachstarverhütung

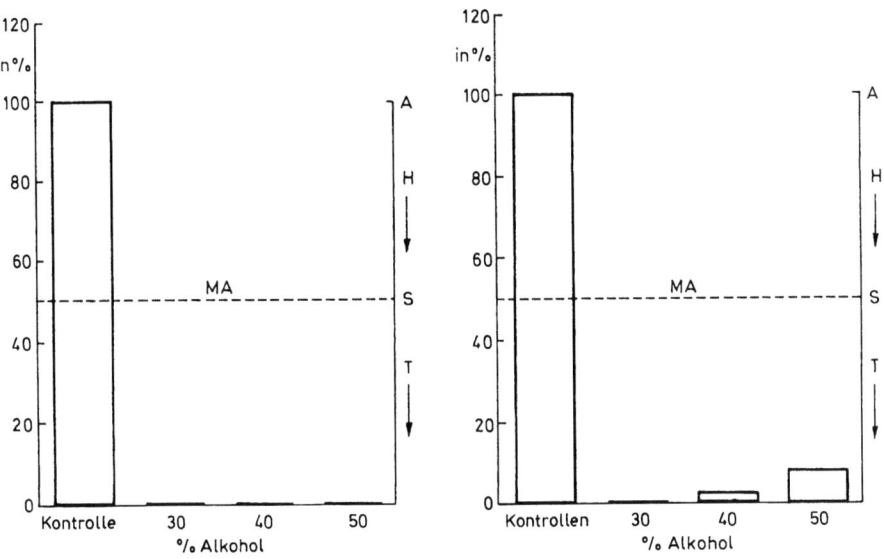

Abb. 11   Abb. 12

Abb. 11. DNS-Synthese nach 28 Sekunden Einwirkungszeit von Alkohol mit jeweils 8,81%iger SDS in Aqua dest. auf Epithelzellen

Abb. 12. Proteinveränderung nach 28 Sekunden Einwirkungszeit von Alkohol mit 8,81%iger SDS in Aqua dest. auf Epithelzellen

0,9%iger NaCl-Lösung ergab, daß die Zellen zwar in ihrer Syntheseleistung konzentrationsabhängig gehemmt werden, aber mit steigender Konzentration eine Fixierung stattfindet.

Abb. 7 zeigt das DNS-Syntheseverhalten nach 28 Sekunden Alkoholeinwirkung, Abb. 8 das Ergebnis der Proteinbestimmung.

Mit 50% Alkohol sind die Zellen in ihrer DNS-Synthese irreversibel geschädigt. Die Proteinmessung ergab aber noch einen hohen Anteil von Zellen, die dem Kulturgefäß anhaften und in die Proteinmessung eingehen.

Eine deutliche Verbesserung brachte die Prüfung der Alkohollösungen in Aqua dest. Die Messung ergab, daß bei der DNS-Synthese keine radioaktive Aufnahme stattfand. Das anhaftende Zellprotein hat sich ebenfalls verringert, wie die Abb. 10 zeigt.

Aqua dest. bewirkt eine rund 50%ige Verringerung des Zellproteins; unter der Anwesenheit von 30% Ethanol wird der Proteinanteil nochmals um 45% reduziert. Mit dem niedrigsten Alkoholgehalt in Aqua dest. konnte das beste Ergebnis erzielt werden.

Die stärkste proliferationshemmende Wirkung ergab sich bei einer Kombination von 30% Alkohol in Aqua dest. unter der Anwesenheit von 0,01% SDS. Die DNS-Synthese ist bei allen verwendeten Konzentrationen auf 0,0 angesiedelt (Abb. 11 und 12).

Die Proteinmessung unter gleicher Zusammensetzung ergab, daß unter 30%

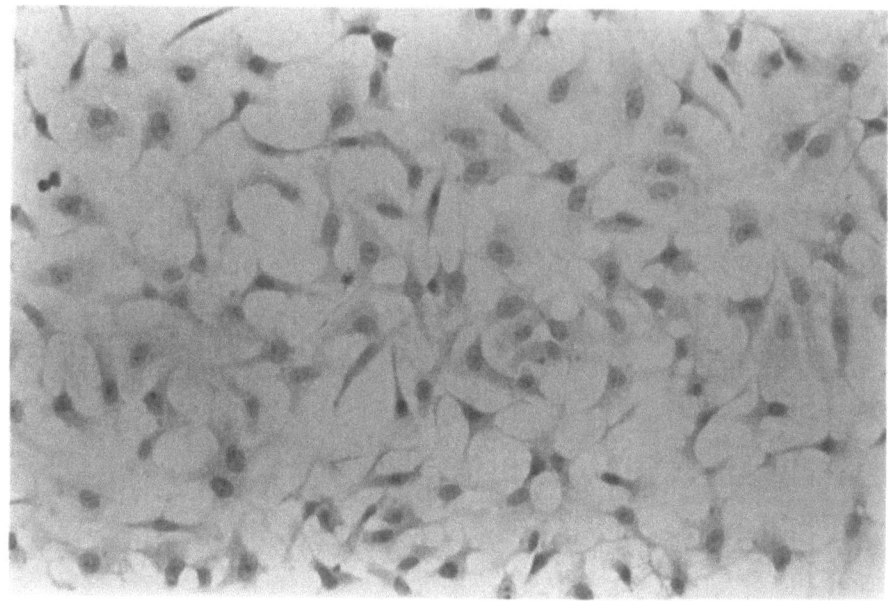

Abb. 13. Epithelzellen, Kontrollen. Färbung Hämalaun, Vergrößerung 875fach

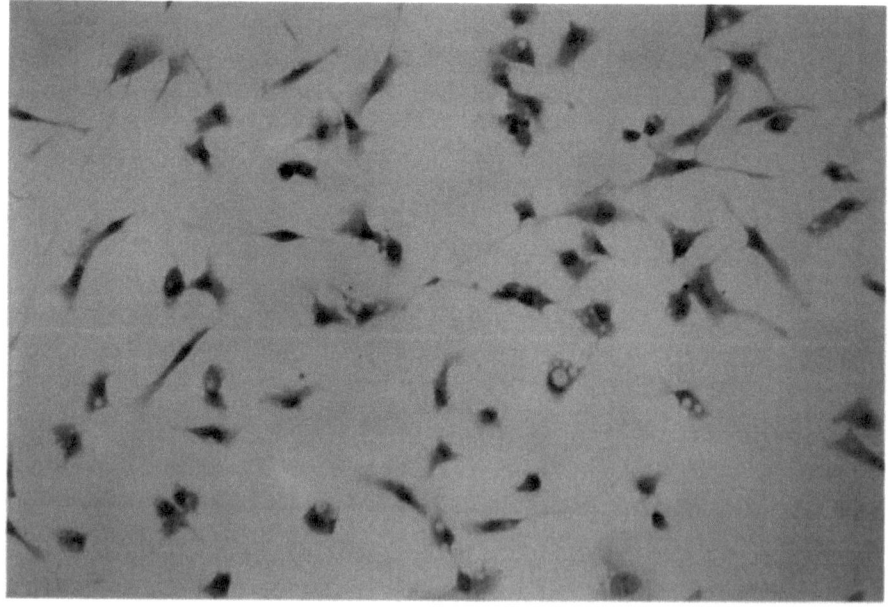

Abb. 14. Unter 50% Alkohol in in Aqua dest. mit SDS sind nur noch schemenhafte, strukturlose, pyknotisierte Zellen zu ersehen

"Osmo-Lavage" zur Nachstarverhütung

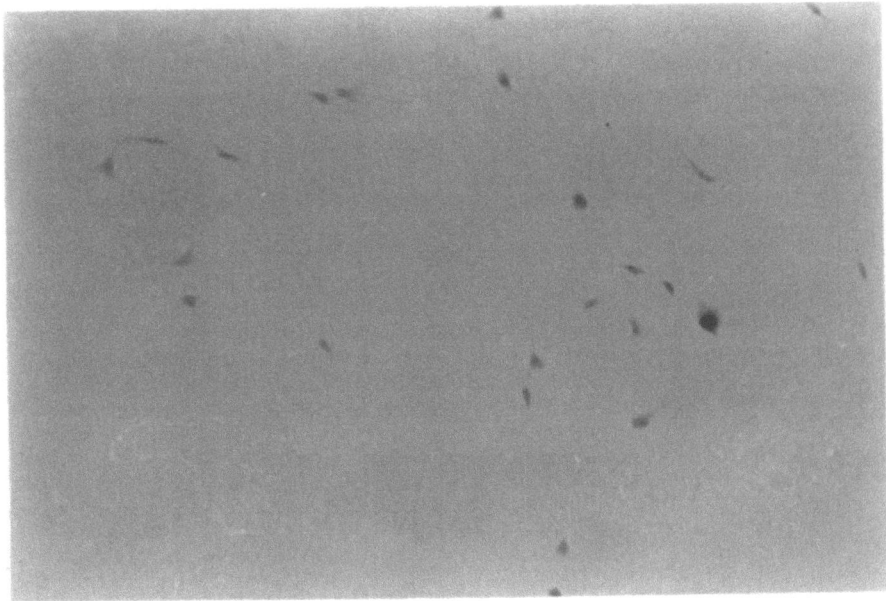

Abb. 15. Epithelzellen in 50% Alkohol mit SDS inkubiert. Färbung Hämalaun, Vergrößerung 875fach

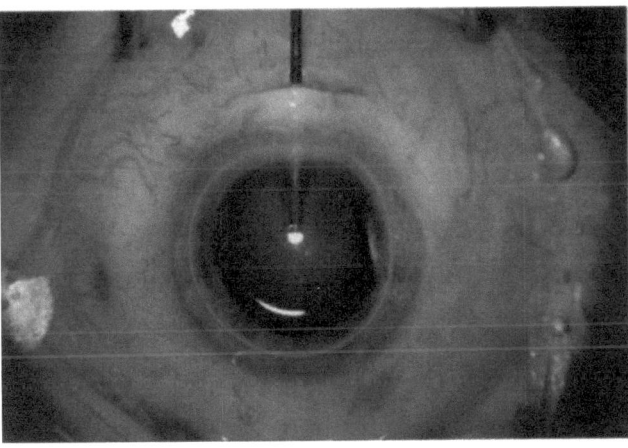

Abb. 16. Unter Luft eingeführtes Kapselsackdiaphragma nach Kapsulorhexis

Alkohol kein Zellprotein dem Kulturgefäß anhaftet und in die Messung einging.

Das Zellbild der Kontrolle zeigt die Abb. 13 mit regelrechtem Zytoplasma und Kernstruktur.

Abb. 14 zeigt im Vergleich dazu das Zellbild nach 20 Sekunden Einwirkungszeit von Aqua dest. Deutlich zu erkennen ist die Verminderung der Zellzahl sowie die

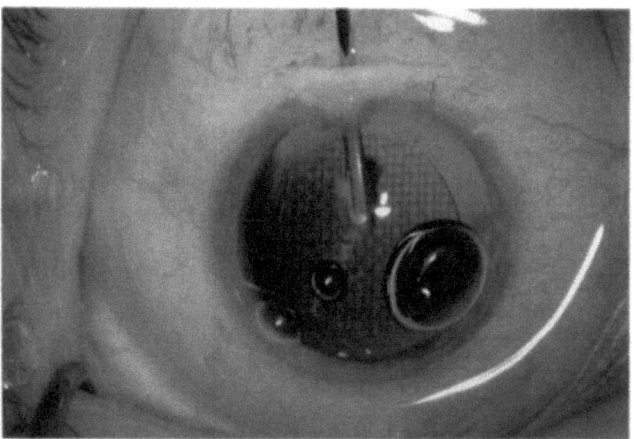

Abb. 17. Zustand nach Abdeckung mit einer viskoelastischen Substanz

signifikante Vokuolenbildung als Ausdruck der schweren Zellschädigung von Aqua dest. nach dieser kurzen Einwirkungszeit.

Unter 50% Alkohol in Aqua dest. mit SDS sind nur noch schemenhafte, strukturlose pyknotisierte Zellen zu sehen, wie in Abb. 15 dargestellt.

2. Operative Methode

Von den drei angezeigten technisch-operativen Möglichkeiten erwies sich ein Kapseldiaphragma mit den Abmessungen 8 mm als praktikabel.

Abb. 16 und 17 zeigen die klinische Anwendung des Kapseldiaphragmas.

Diskussion

Unsere Versuche haben gezeigt, daß durch osmotisch wirksame Substanzen eine zellschädigende Wirkung erreicht werden kann. Wir sehen insbesondere in der raschen Neutralisierbarkeit der eingesetzten Lösung einen Vorteil gegenüber zytostatisch wirkenden Substanzen wie Daunomycin. Durch Einsatz eines Kapseldiaphragmas läßt sich der Kapselsack nach Kapsulorhexis soweit abdichten, daß eine Intoxikation der umliegenden okulären Gewebe weitgehend ausgeschlossen werden kann. Möglicherweise kann sogar die eingesetzte Intraokularlinse das temporär eingesetzte Kapseldiaphragma ersetzen.

Wir haben Ihnen einige Optionen zur Verringerung von Nachstarbildung vorgestellt. In-vivo-Studien werden die Erfolgsaussichten erhärten.

Literatur

Hartmann C, Wiedemann P, Weller M, Pharmakakis N, Heimann K (1989) In vitro Veränderungen des Linsenepithels und Hornhautendothels durch das Zytostatikum Daunomycin Fortschr Opthalmol 86: 167–171 (1989)

Soll DB, David B, Hansen JT, Kamel I (1988) Mitotic inhibitor and method for preventing posterior lens capsule opacificaiton after extracapsular extraction European patent application 88111290.8, 14. 07. 1988

Probleme der Kernexpression bei e.c. Katarakt-Operationen

R. TÄUMER[1]

Zusammenfassung. Zur Implantation einer Linse in den Kapselsack nach einer ec Operation ist als Eröffnung der Vorderkapsel das Verfahren der Kapsulorhexis besonders geeignet. Dabei wird die vordere Kapsel kreisförmig mit einem Durchmesser von 5 oder 6 mm eröffnet. Nach der Implantation wird die Linse dann sicher im Kapselsack durch den breiten Kapselsaum fixiert.

Der Expression der Kerne durch die kreisförmige Öffnung der Kapsel mit einem Durchmesser von 6 mm sind Grenzen gesetzt. Hat der Kern eine Dicke von 3 mm, so darf aus geometrischen Gründen sein Durchmesser 8,2 mm nicht überschreiten, bei einer Dicke von 5 mm darf der Durchmesser höchstens 6,9 mm sein.

Sind die Kerne größer, so muß es zu einer Ruptur der vorderen Kapsel oder zu einem Glaskörperverlust kommen. Durch eine radiäre inzision bei 12 Uhr in den Kapselsaum gelingt eine sichere Expression des Kerns. In dem Bereich zwischen 8 bis 2 Uhr bleibt ein breiter Kapselsaum erhalten, der eine sichere Fixation der Linse im Kapselsack ermöglicht.

Summary. An effective method of opening the capsular bag during ECCE is the capsulorhexis of NEUHANN. The anterior capsule is opened by a smooth circular capsulotomy of 5 to 6 mm diameter. After implantation a wide rim fixes the IOL in the capsular bag.

According to geometrical rules the extraction of the nucleus through the circular opening of 6 mm depends on the size of the nucleus. A nucleus which is 3 mm thick can have a maximum diameter of 8.2 mm to pass, a nucleus with a thickness of 5 mm cannot have more than 6.9 mm in diameter. If the nucleus is thicker, a rupture of zonular-fibres or loss of vitreus will be the result.

An additional radial incision at 12 o'clock in the capsular rim causes the nucleus to be pressed out easily. A wide rim in the region between 8 and 2 o'clock guarantees a good fixation of a disc-IOL in the capsular bag.

Einleitung

Wegen ihrer vielen Vorteile wird heute bei der e.c. Katarakt-Operation die vordere Linsenkapsel nach der Methode der Kapsulorhexis nach Neuhann (1987) eröffnet. Dabei entsteht eine kreisförmige Öffnung mit einem Durchmesser von etwa 6 mm. Versucht man, diese Öffnung bewußt größer zu machen, so besteht die Gefahr des Ausreißens der Rißlinie nach außen. Der Kapselrand ist glatt, kaum dehnbar (Zirm, 1988) und widerstandsfähig gegen Einrisse. Bei der Expression muß der harte Linsenkern, der einen Durchmesser von 6 bis 8 mm besitzt, durch diese kreisförmige Öffnung entbunden werden. Dieses ist nur dadurch möglich, daß die Öffnung schlitz- oder ellipsenförmig wie ein Knopfloch in der horizontalen Richtung erweitert wird.

---

[1] Tituscorse 5, D-6000 Frankfurt/Main 50.

Geometrie der Kernexpression

Man kann sich vorstellen, daß aus einer solchen Öffnung dünne oder dicke Kerne mit mittlerem Durchmesser gut entbunden werden können. Probleme aber bereitet ein großer Kern, d. h. ein Kern mit großem Durchmesser und großer Dicke. Nach Duke-Elder (1961) kann als Durchschnittswert für eine senile Linse von einem Durchmesser von 9 mm und einer Dicke von 5 mm ausgegangen werden. Diese Werte können erheblich nach größeren Werten hin abweichen. Ich selbst habe nach Operationen bei einigen orientierenden Messungen Kerne mit Durchmessern von 8 bis 9 mm und Dicken von 4 bis 5 mm gefunden.

Abb. 1 zeigt schematisch die Verhältnisse bei der Kernexpression. Die Vorderkapsel ist mit einem Durchmesser von 6 mm kreisförmig eröffnet. Der Rand der Kapsulorhexis hat eine Länge (Umfang) von 18,8 mm. Durch Dehnung in der Horizontalen wurde die Öffnung ellipsenförmig verändert. Diese Ellipse mißt in der Horizontalen 8 mm und in der Vertikalen 3,6 mm. Ein Kern mit diesen maximalen Ausmaßen in Dicke und Breite könnte ohne größere Kraftanwendung, die zu einem ruckartigen Einreißen des Randes führen würde, aus dem Kapselsack herausgeführt werden.

Die genauen Computer-Berechnungen über die Änderung des Umfangs der Ellipse mit der Vatiation der vertikalen (h) und horizontalen (d) Abmessung sind in Abb. 2 dargestellt. Mit der geringsten Dicke (h = 0) erscheint links an der Ordinate der Umfang des Schlitzes. Sind d und h gleich, so wird aus der Ellipse ein Kreis. Die schräge Gerade der Kreise (d = h = 4 bis 7 mm) schließt die Kurvenschar nach rechts hin ab. Die horizontale Gerade ist durch den Kreis von 6 mm Durchmesser gelegt. Sie zeigt an ihren Schnittpunkten an, daß die Ellipse mit diesem Kreis umfanggleich ist, wenn sie folgende horizontale (d) und vertikale (h) Abmessungen hat:

d = 7 mm und h = 4,9 mm
d = 8 mm und h = 3,6 mm
d = 9 mm und h = 1,4 mm

Ein Kern mit 8 mm äquatorialem Durchmesser und einer Dicke von 3,6 mm könnte also gerade die Kapsulorhexis mit einem Durchmesser von 6 mm in eine

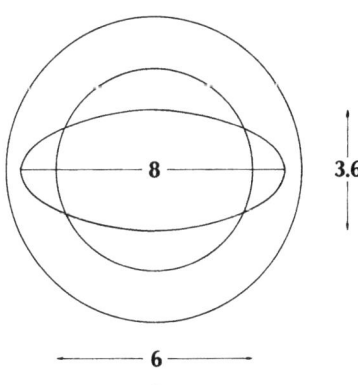

Abb. 1. Kapsulorhexis. Kreisförmige Eröffnung der Vorderkapsel mit einem Durchmesser von 6 mm und einer Länge des Randes von 18,8 mm. Horizontale Erweiterung zu einer Ellipse mit 8 mm und gleicher Länge des Umfangs

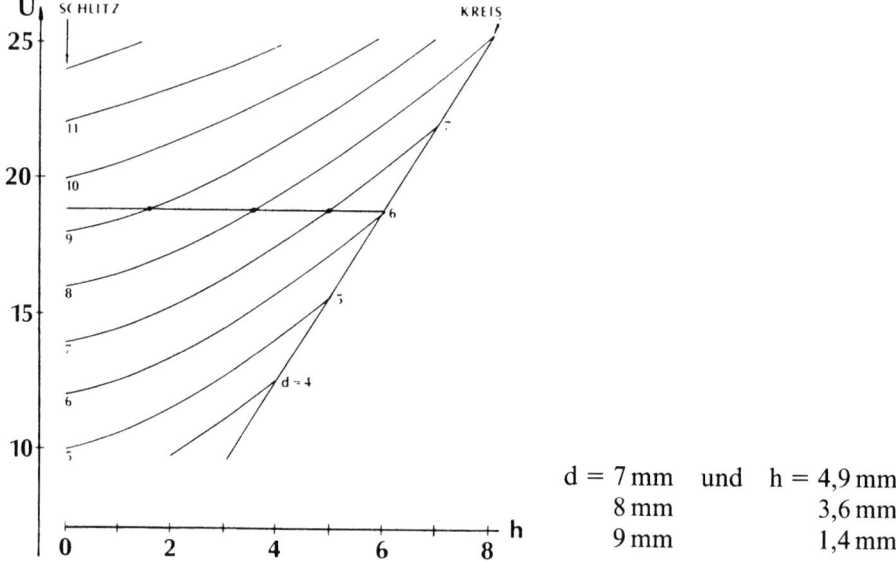

d = 7 mm	und	h = 4,9 mm
8 mm		3,6 mm
9 mm		1,4 mm

Abb. 2. Umfang der verschiedenen Ellipsen. Der Umfang der Ellipsen ändert sich in Abhängigkeit von der vertikalen (h) und horizontalen (d) Ausdehnung

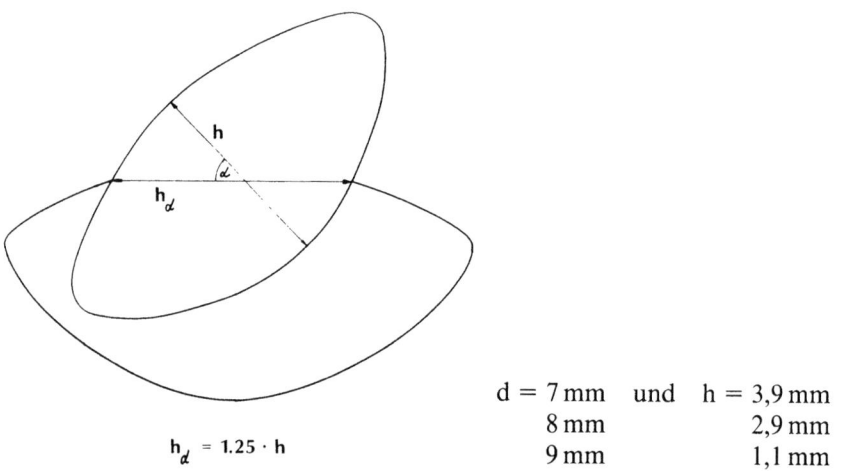

d = 7 mm	und	h = 3,9 mm
8 mm		2,9 mm
9 mm		1,1 mm

Abb. 3. Schräger Austritt des Linsenkernes. In der Ebene der Kapsulorhexis wird die 1,25fache Dicke des Kernes wirksam

solche Ellipse verwandeln und entbunden werden. Ist er größer oder dicker, so hat er in der Durchtrittsebene einen größeren Umfang und würde den glatten Kapsulorhexisrand einreißen. Bei 7 mm Durchmesser kann ein 4,9 mm dicker Kern passieren, bei 9 mm Durchmesser darf der Kern eine Dicke von 1,4 mm nicht überschreiten.

Ein weiteres Hindernis muß beachtet werden, wie aus Abb. 3 zu erkennen ist.

Der Kern kann nicht senkrecht aus der Kapsel heraustreten, da die Hornhaut die Vorderkammer nach oben hin abschließt. Der Kern muß in einer Richtung von etwa 45° aus dem Kapselsack heraustreten, um durch den Starschnitt die Vorderkammer verlassen zu können. Das hat zur Folge, daß die Dicke des Kernes noch einmal reduziert werden muß; sie muß mit einem Faktor von 1,25 dividiert werden. Damit ergeben sich folgende maximale Abmessungen für den Linsenkern:

Durch eine Kapsulorhexis mit einem Durchmesser von 6 mm kann ein Kern passieren, der für d und h folgende reduzierte Abmessungen besitzt:

$$d = 7 \text{ mm und } h = 3,9 \text{ mm}$$
$$d = 8 \text{ mm und } h = 2,9 \text{ mm}$$
$$d = 9 \text{ mm und } h = 1,1 \text{ mm}$$

Man kann an diesem Schema auch ablesen, welche Abmessungen für eine harte Disk-Linse bei der Implantation durch die Kapsulorhexis in den Kapselsack gelten. Nehmen wir für die Disk-Linse eine Dicke von nur 1 mm an (linke Seite der Kurvenschar), so kann sie mit einem Durchmesser von 9 mm implantiert werden. Hat sie jedoch einen Durchmesser von 10 mm, so müßte die Kapsulorhexis etwas größer angesetzt werden oder die Disk-Linse müßte in der Horizontalen etwas gestaucht werden können.

Schlußfolgerungen

Bei der e.c. Katarakt-Operation kann ein harter Kern, der ein bestimmtes Volumen überschreitet, nicht entbunden werden. Es droht die Gefahr des Einreißens des glatten Randes der Kapsulorhexis, die Ruptur der Zonulafasern oder sogar der Verlust des Glaskörpers. Wenn der Kern bei der Phakoemulsifikation vorher

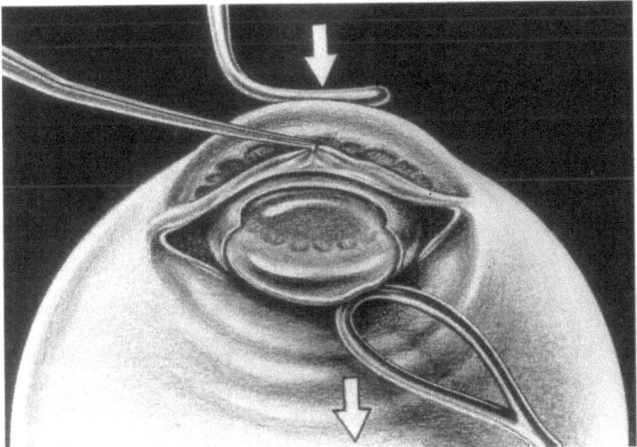

Abb. 4. Lineares Herausleiten des Linsenkernes. Der Starschnitt wird durch leichten Druck nach unten eröffnet. Der Kapselsaum gleitet an der Inzision wie eine Schiebetür auseinander und läßt den vorderen Pol und dann den ganzen Kern passieren

zerkleinert wurde, so besteht diese Gefahr natürlich nicht. Die hier vorgetragenen Überlegungen haben also nur Gültigkeit, wenn der Kern bei der e.c. Katarakt-Operation in toto exprimiert werden soll. Für die Implantation von harten Disk-Linsen gelten die Einschränkunen jedoch für beide Operationsarten. Sie können nur implantiert werden, wenn die horizontale Ausdehnungsmöglichkeit des Randes der Kapsulorhexis nach Abb. 2 dies erlaubt.

Welche Möglichkeit besteht für eine sichere Entbindung des Kerns bei der e.c. Katarakt-Operation bei Anwendung der Kapsulorhexis? Eine radiale Inzision bei 12 Uhr eröffnet diese Möglichkeit nach Täumer (1989). Bei der Kernexpression kann der Kapselsaum, der einem Herausgleiten des vorderen Kernpoles im Wege stehen würde, wie eine Schiebetür auseinandergleiten und läßt den Kern frei passieren (Abb. 4). Ein zu starker Druck auf den Kapselsaum mit unkontrolliertem Einriß bis weit in die Peripherie kann vermieden werden.

Für eine gute Fixierung der IOLs bleibt in den übrigen Bereichen ein breiter glatter Kapselsaum erhalten. So können auch große harte Disk-Linsen implantiert werden. Sie weiten die Öffnung auf das für ihre Implantation notwendige Maß und werden durch den Kapselsaum sicher zentriert und im Kapselsack stabilisiert.

Literatur

Duke-Elder Sir St (1961) System of Ophthalmology, Vol II. Henry Kimpton, London, p 312
Neuhann Th (1987) Theorie und Operationstechnik der Kapsulorhexis. Klin Monatsbl Augenheilkd 190: 542–545
Täumer R (1989) Kernexpression bei Kapsulorhexis mit radiärer Incision. In: Lang GK, Ruprecht KW, Jacobi KW, Schott K (Hrsg) 2. Kongreß der Deutschen Gesellschaft für Intraokularlinsen Implantation. Enke, Stuttgart, S 130–133
Zirm M (1988) Welche Kapsulotomie – Computerisierte SFVT. Berlin, 86. Tagung DOG Filmprogramm 1988

Linsenimplantation bei traumatischer Katarakt

O.-E. SCHNAUDIGEL[1], W. HEIDER[1] und K. J. SEEZ[1]

Zusammenfassung. 25 Patienten mit traumatischer Katarakt wurden extrakapsulär operiert und mit einer Simcoe-Hinterkammerlinse versorgt.

Ursache der Katarakt waren Contusio bulbi (8 ×) und Bulbusperforationen (17 ×) mit oder ohne intraokularen Fremdkörper. Die Linse wurde entweder im längeren Abstand zur Verletzung oder bei sechs Augen ein bis zwei Wochen nach der primären Wundversorgung entfernt.

Die postoperativen Ergebnisse waren gleich denen bei extrakapsulärer Kataraktextraktion mit Hinterkammerlinsenimplantation bei seniler Katarakt.

Summary. *Lens implantation in traumatic cataract.* 25 patients with traumatic cataracts were operated by ECCE with implantation of a Simcoe posterior chamber lens.

The cataract was caused by blunt trauma (8 ×) and perforating injuries (17 ×) with or without intraocular foreign body.

The lens was removed within a longer distance between injury and operation or in six cases within one to two weeks after primary wound closure.

The postoperative results were as good as the results of ECCE with posterior chamber lens implantation in senile cataracts.

Einleitung

Für die Korrektur der einseitigen Aphakie bei guter Sehschärfe des anderen Auges ist die Kontaktlinse heute nur eine der möglichen Alternativen.

Die resultierende Aniseikonie ermöglicht meist nur ein reduziertes Stereosehen (Schmitt und Borggräfe, 1972; Ehrich und Kolbegger, 1975), bei einseitiger Pseudophakie mit Hinterkammerlinse hingegen bleibt bei geringgradiger Aniseikonie das räumliche Sehen weitgehend erhalten (Doden, Heider und Schulze, 1984; Heider und Jürgens, 1984).

Nach mehrjährigen Erfahrungen mit irisgetragenen Kunstlinsen implantierten wir in Frankfurt seit 1980 Hinterkammerlinsen, zuerst vom Shearing-Typ, seit 1981 vom Simcoe-Typ (Doden, Schnaudigel und Welt, 1983).

Nach guten Erfahrungen mit mehr als 1000 Implantationen im Jahr gingen wir 1984 dazu über, auch bei traumatischer Katarakt bei Patienten in allen Lebensaltern Hinterkammerlinsen vom Simcoe-Typ zu implantieren. In einer retrospektiven Studie – trotz aller möglichen Einwände gegen diese Methode – wollten wir klären, ob diese Behandlung der traumatischen Katarakt die gleichen guten Langzeitergebnisse zeigt wie die Hinterkammerlinsenimplantation bei seniler Katarakt.

---

[1] Zentrum der Augenheilkunde am Klinikum der Johann-Wolfgang-Goethe-Universität, Theodor-Stern-Kai 7, D-6000 Frankfurt/Main 70.

Patientengut

25 Patienten mit einseitiger traumatischer Katarakt (23 Männer und zwei Frauen) im Alter von 22 bis 77 Jahren (Durchschnitt 49 Jahre) wurden vier bis 50 Monate (Durchschnitt 32 Monate) postoperativ nachuntersucht.

Eine Woche bis zu 44 Jahren nach dem Unfall war die Linse operativ entfernt worden (14 Phakoemulsifikationen, acht primär extrakapsuläre Kataraktextraktionen, drei Linsenabsaugungen) und eine Hinterkammerlinse vom Simcoe-Typ war primär implantiert worden.

Ursache der Katarakt waren stumpfe Verletzungen des Bulbus oder Perforationen, bei letzterem fand sich in elf Fällen ein intraokularer Fremdkörper (neunmal intravitreal und zweimal intralental) (Tabelle 1).

Präoperativ hatte in drei Fällen bei der primären Wundversorgung ein Glaskörperverlust bestanden, in fünf Fällen fanden wir bei der operativen Linsenentfernung einen Defekt der hinteren Linsenkapsel, verloren aber keinen Glaskörper.

Operiert wurde nach zwei Verfahren:

a) Bei den 19 länger zurückliegenden Verletzungen wurde die Linse extrakapsulär (Phako oder ECCE) extrahiert.

b) Bei den sechs frischen perforierenden Verletzungen wurde primär die Perforation versorgt (eventuell mit Entfernung des intraokularen Fremdkörpers), und nach ein bis zwei Wochen wurde am reizfreien Auge die Linse extrakapsulär operiert mit Implantation der Hinterkammerlinse, bevor eine Linsenquellung mit Reizzustand und Sekundärglaukom die Prognose verschlechtern konnten.

Tabelle 1. Verletzungsarten als Ursache der traumatischen Katarakt

Contusio bulbi	8
Hornhaut-Linsen-Perforation	8
Hornhaut-Sklera-Linsen-Perforation	5
Sklera-Linsen-Perforation	4

Ergebnisse

Der korrigierte Visus betrug am operierten Auge im Durchschnitt 0,6.

Ursachen für einen reduzierten Visus waren (Tabelle 2): Eine zentrale Hornhautnarbe setzte bei einem Auge den Visus herab auf Fingerzählen; ein Auge mit

Tabelle 2. Ursache von postoperativ reduzierten Visuswerten (unter 0,3)

Erkrankung	Anzahl	Visus
Hornhautnarbe	1	Fz.
Zystoides Makulödem	1	0,2
Hornhautdystrophie	1	1/35
Z. n. Amotio-Op.	1	0,2
Nachstar	4	0,05–0,3

primärem Glaskörperverlust hatte ein zystoides Makulaödem; eine Hornhaut bei schon präoperativ bestehendem Sekundärglaukom zeigte ein Epithelödem; eine Makulopathie bestand bei Zustand nach Cerclage wegen Amotio retinae.

Acht Augen zeigten einen Nachstar, davon wurden vier mit dem Nd:YAG-Laser behandelt.

Der korrigierte Durchschnittsvisus ohne die Patienten mit Visusreduktion betrug 0,8.

Diskussion

Es bestehen mehrere Möglichkeiten, die einseitige traumatische Katarakt zu behandeln:

1. Man kann nach Operation der Katarakt die Aphakie mit einer Kontaktlinse ausgleichen. Dabei können neben Problemen der Aniseikonie Schwierigkeiten bei Anpassung, Handhabung und Tragen auftreten.

2. Das aphake Auge kann mit einer Epikeratophakie versorgt werden. Hierzu liegen zuwenig Langzeiterfahrungen vor (Durrie et al., 1987).

3. Man kann die Aphakie primär oder sekundär mit einer Vorderkammerlinse versorgen. Wegen möglicher Komplikationen von seiten des Hornhautendothels, der Iris oder des Kammerwinkels ist dies das Verfahren der Wahl bei großen Linsenkapseldefekten bei intaktem Irisdiaphragma.

4. Die Implantation einer Hinterkammerlinse in den *Sulcus ciliaris* oder in den Kapselsack ist abhängig von einem intakten Iris-Linsenkapsel-Zonula-Diaphragma. Kleine Kapseldefekte, auch mit Glaskörperverlust, sind bei sorgfältiger Operation unter Verwendung viskoelastischer Substanzen keine Kontraindikation. Periphere ringförmige Reste der hinteren Linsenkapsel genügen zur Zentrierung der Linse im *Sulcus ciliaris* und zur Abstützung der Optik (Skorpik und Mitarb., 1987; Müller und Mitarb., 1987). Das Irisdiaphragma sollte über mindestens 270° intakt sein. Eine Implantation in den Kapselsack erfordert eine intakte Linsenkapsel und einen intakten Zonulaapparat, die Iris kann hierbei große Defekte haben.

Die letzte Entscheidung aber, ob eine Kunstlinse in die Vorderkammer, in den *Sulcus ciliaris* oder in den Kapselsack implantiert wird, fällt erst intraoperativ. Irisgestützte Linsen sollten als obsolet gelten (Doden und Schnaudigel, 1980; Schnaudigel und Doden, 1989).

Das Abwarten zwischen primärer Wundversorgung und Kataraktextraktion zeigt bessere Ergebnisse als die einzeitige Operation bei traumatischer Katarakt (Aust und Böhmer, 1989).

Bei richtiger Indikationsstellung zeigt die Versorgung der traumatischen Katarakt mit einer Hinterkammerlinse anderen Verfahren gegenüber die Vorteile der stabilen intraokularen Verhältnisse, geringer Aniseikonie und guter postoperativer Spätergebnisse.

Literatur

Aust W, Böhmer E (1989) Ergebnisse der Linsenimplantation bei Verletzungsstar. In: Lang GK, Ruprecht KW, Jacobi KW, Schott K (Hrsg) 2. Kongreß der Deutschen Gesellschaft für Intraokularlisen Implantation. Enke, Stuttgart

Doden W, Schnaudigel O-E, Welt R (1983) Erfahrungen mit verschiedenen Kunstlinsen. Klin Monatsbl Augenheilkd 182: 263–265

Doden W, Schnaudigel O-E (1980) Unerwünschte Befunde nach Kunststofflinsen-Implantation. Klin Monatsbl Augenheilkd 177: 808–810

Doden W, Heider W, Schulze H (1984) Binokularfunktion bei einseitiger Pseudophakie. Klin Monatsbl Augenheilkd 185: 250–252

Durrie DS, Habrich DL, Dietze ThR (1987) Secondary intraocular lens implantation vs epikeratophakia for the treatment of aphakia. Am J Ophthalmol 103: 384–391

Ehrich W, Kolbegger K (1975) Posttraumatische einseitige Aphakie und Kontaktlinse, binokulare Funktion beim Erwachsenen. Graefes Arch Clin Exp Ophthalmol 197: 177–180

Heider W, Jürgens K (1984) Aniseikonie bei einseitiger Pseudophakie. Klin Monatsbl Augenheilkd 185: 515–517

Hemo Y, Benezra D (1987) Traumatic cataracts in young children. Correction of aphakia by intraocular lens implantation. Ophthalmic Paediatr Genet 8: 203–207

Hiles DA (1984) Intraocular implantation in children with monocular cataracts: 1974–1983. Ophthalmology 91: 1231–1237

Miller K, Daxecker F, Göttinger W (1987) Hinterkammerlinsenimplantation trotz Kapselruptur. Spektrum Augenheilkd 1: 67–69

Schmitt H, Borggräfe B (1972) Über das Binokularsehen mit Haftschale bei einseitiger Aphakie. Klin Monatsbl Augenheilkd 161: 534–539

Schnaudigel O-E, Doden W (1989) Spätergebisse nach Binkhorst-4-Schlingen-Lingen-Implantation. In: Lang GK, Rupprecht KW, Jacobi KW, Schott K (Hrsg) 2. Kongreß der Deutschen Gesellschaft für Intraokularlinsen Implantation. Enke, Stuttgart

Skorpik Ch, Gnad HD, Paroussis P (1987) Hinterkammerlinsenimplantation bei rupturierter hinterer Kapsel und Vitreusvorfall. Spektrum Augenheilkd 1: 23–25

Zur Stabilität der Befunde kapselsackfixierter Linsen nach Kapsulorhexis

G. O. Bastian[1] und D. Matzen[1]

Zusammenfassung. Um den Wert der Kapsulorhexis bei extrakapsulärer Kataraktoperation und Phakoemulsifikation zu überprüfen, haben wir seit mehr als einem Jahr bei all unseren Kataraktoperationen die aufgetretenen Bedingungen mit einem Komputerschema erfaßt. 92 Augen haben wir nun bei einer Beobachtungsdauer von im Mittel 10 Monaten nachuntersucht und die Befunde mit denen am Ende der Operation aufgezeichneten verglichen. Das Durchschnittsalter unserer Patienten betrug 75 Jahre. 95% der Augen wiesen eine Sehschärfe von 0,5 oder mehr auf, wenn Augen mit präexistenten visusmindernden Pathologien unberücksichtigt blieben. Dezentrierungen der Linsen über 0,5 mm sahen wir bei 15 Augen. Am stärksten zeigte sich eine Linse mit 1,5 mm verschoben, bei der gleichzeitig eine asymmetrische Fixation vorlag. Für alle dezentrierten Linsen betrug der Mittelwert 0,6 mm (n = 52). Die Abschätzung der Dezentrierung erfolgte direkt an der Spaltlampe sowie aus mehreren Spaltlampenfotos, wobei der Durchmesser der Positionslöcher als Maßstab herangezogen wurde. 17% der Implantate waren 7 mm Linsen, der Durchmesser aller anderen betrug 6 mm. Bei 27 der 92 Augen waren während der Operation ein oder mehrere Einrisse in der Kapsulorhexis aufgetreten. Bei 5 Augen war die Kapselöffnung überall größer als die Linse. Bei 7 Augen war die Kapselöffnung in einem Quadranten ausgebuchtet. Bei der Nachuntersuchung zeigte sich, daß die Kapsel besonders bei den Augen (22) teilweise hinter der Linse verklebt war, die während der Operation Einrisse oder Ausbuchtungen aufwiesen. Aus diesen Befunden ist zu schließen, daß die Kapsulorhexis nach Neuhann insgesamt stabile Befunde garantiert, wobei sich die Komplikationen nach Ausmaß und Häufigkeit in erfreulich engen Grenzen halten.

Summary. We investigated the value of capsulorhexis after extracapsular cataract surgery and phacoemulsification by an analysis of all cataract extractions during the last year. All informations were documented in a computer diagram. We performed examinations on 92 eyes with a mean follow-up time of 10 months and compared these results to those documented after surgery. The mean age of our patients was 75 years. In 95% of those eyes without any preexisting vision reducing pathologies the visual acuity was 0.5 or more. In 15 eyes we found a decentration of IOL of more than 0.5 mm with a maximum decentration of 1.5 mm and additional asymmetrical fixation in one lens.

The mean decentration of all decentrated IOLs was 0.6 mm (n = 52).

The evaluation of the decentrations was performed either directly by slit lamp examinations or from slit lamp photographs. We used the diameter of the position-holes as a standard. 17% of our IOLs had a diameter of 7 mm, the other had a diameter of 7 mm, the other had a diameter of 6 mm.

In 27 of 92 eyes one or more tears in the capsulorhexis occured intraoperatively. In 7 eyes we noted a bulge in one square of the capsule opening while in 5 eyes the capsule opening was bigger than the diameter of the implanted IOL. Those eyes with tears or bulges in the capsulorhexis during surgery especially showed adhesions of the posterior capsule behind the IOL.

We conclude that the method of capsulorhexis by Neuhann guaranties overall stable fingings. Complications were rare and did not cause any visual impairment.

---

[1] Klinik für Augenheilkunde der Medizinischen Universität Lübeck, Ratzeburger Allee 160, D-2400 Lübeck.

Einleitung und Methodik

Der heutige Trend zu 7-mm-Linsen hat sicher nicht nur damit zu tun, daß die Operateure Linsen bei immer jüngeren Patienten implantieren, sondern die Angst vor Dezentrierungen spielt hier hinein. Um den Wert der Kapsulorhexis in Verbindung mit Ultraschallabsaugung richtig einschätzen zu können, haben wir eine fortlaufende Reihe von Patienten nachuntersucht, die folgende Voraussetzungen aufwiesen:

1. Nach Ende der Operation, die mit Ultraschallabsaugung durchgeführt wurde, hatte der Operateur einen Fragebogen auszufüllen, in dem die Anzahl und Lage etwaiger radiärer Einrisse vermerkt war, die Lage der Bügel usw.
2. Es mußte eine Kapsulorhexis [5] gelungen sein, wobei es keine Rolle spielen sollte, ob Einrisse vorlagen oder nicht.
3. Der Operateur mußte überzeugt sein, daß sich die Bügel im Kapselsack befanden.
4. Alle Patienten, die diese Bedingung erfüllten, wurden als fortlaufende Serie nach durchschnittlich zehn Monaten zur Nachuntersuchung einbestellt.

Wir erhoben den Basisbefund und richteten unsere besondere Aufmerksamkeit auf Implantationsort und Zentrierung der Linse sowie Lage des vorderen Kapselrandes und der Bügel, um diese Befunde mit dem operativen zu vergleichen. Es handelte sich schließlich um 92 Augen von 86 Patienten. Hierzu waren 111 Patienten einbestellt worden, von denen 17 aus nicht vom Auge her gegebenen Gründen (andere Erkrankung, Transportschwierigkeiten usw.) nicht erschienen. Acht Patienten wurden zwar untersucht, ordneten sich jedoch nicht in die Studie ein, weil der Operateur primär eine Sulkusimplantation vorgenommen hatte.

Ergebnisse

Die allgemeinen Daten unserer Untersuchung sind aus Tabelle 1 zu entnehmen und unterscheiden sich kaum von denen anderer Kataraktstudien [4].

Der hohe Anteil (über 80%) an 6-mm-Linsen ist in unserer Studie von besonderer Bedeutung, weil diese Linsen sensibel für Dezentrierungen sind, gleichzeitig aber einer Kleinschnitt-Technik entgegenkommen.

Die Beurteilung der Zentrierung und des Bügelsitzes erfolgte direkt an der

Tabelle 1. Allgemeine Daten

Anzahl der Patienten	86
Anzahl der untersuchten Augen	92
Altersmittelwert (und -grenzen)	75 (41 – 93) SD = 10 Jahre
Mittlere Beobachtungsdauer	9,8 + – 3,1 Monate
Visus c.c. > = 0,5	82%
Nach Ausschluß präexist. Erkrank.	95%
Verhinderte Patienten	15%

Implantiert wurden in der Mehrzahl 6-mm-Linsen, siehe Tabelle 2

Tabelle 2. IOL-Design

Anzahl der Augen	92
6-mm-Linsen	76 (83%)
7-mm-PMMA-Linsen	13 (14%)
Hema-Linsen	3 (3%)
Im Einzelnen:	
Formflex	46 (50%)
Simcoe-C-loop	27 (29%)
Sinskey	3 (3,5%)
Voll-PMMA-7-mm-Linsen	13 (14%)
IOGEL®	3 (3,5%)

Tabelle 3. Implantationsort der Bügel

Anzahl der Augen	92
Beide Bügel im Kapselsack	84 (91%)
Beide Bügel im Sulcus ciliaris	3 (3,5%)
Ein Bügel im Sulcus ciliaris	3 (3,5%)
Vorliegen radiärer Einrisse bei Sulkusfixation	4 von 6
Lage der Bügel ungewiß	2 (2%)

Tabelle 4. Beobachtete Dezentrierungen

Anzahl der Augen	92
Dezentrierungen	52 (57%)
Davon über 0,5 mm	15 (16%)
Mittelwert (n = 52)	ca. 0,6 mm
Maximum	1,5 mm
Dezentrierungen über 0,5 mm	
mit Einriß	7/15 (47%)
ohne Einriß	8/15 (53%)

Spaltlampe nach Pupillenerweiterung. Reichte diese nicht aus, um Aufschluß über den Sitz der Bügel oder die Beziehung zwischen Kapsel und Optik zu geben, benutzten wir ein Gonioskop. Hilfreich war in manchen Fällen auch das stets angelegte periphere Iriskolobom. Zuweilen konnte indirekt auf den Sitz des Bügels geschlossen werden, wenn z. B. der Kapselrand am Bügelansatz auf der Optik ruhte. Da alle Patienten mehrmals an der Photospaltlampe sowohl im Auflicht als auch im regredienten Licht photographiert worden waren, konnten diese Aufnahmen ebenfalls zur Überprüfung besonders der Zentrierung dienen. Als Maßstab für den Grad der Dezentrierung konnte meistens das Positionsloch herangezogen werden, dessen Durchmesser ja bekannt ist. Über den Implantationsort der Bügel und das Ausmaß der Dezentrierungen geben die Tabellen 3 und 4 Aufschluß.

Bei Betrachtung der Tabelle 4 ist zu berücksichtigen, daß das Ausmaß der Dezentrierungen geschätzt wurde und dies für den Einzelwert nur mit einer Genauigkeit von ± 0,1 – 0,15 mm geschehen kann.

Diskussion

Eine Kapselsackfixation hat theoretisch erhebliche Vorteile gegenüber einer Sulkusfixation [2]. In der Praxis jedoch entsteht nicht immer der gleiche Eindruck: Patienten mit Sulkusfixation und großer Kapsulotomie weisen nur selten Komplikationen auf. Wir sind immer wieder von den gut zentrierten Linsen angetan, die wir vor ca. drei Jahren in den Sulkus implantierten. Um eine sichere Kapselsackimplantation durchführen zu können, ist es unbedingt nötig, einen ausreichenden Rand der vorderen Kapsel zurückzulassen, was einem Kapselloch von 5 – 6 mm entspricht. Bekanntlich fördert dies sehr starke und uns oft überraschende Schrumpfungskräfte der Kapsel zutage, so daß die Linsen ähnlich dezentrieren können wie bei asymmetrischer Fixation. Bei der Kapsulorhexis haben wir eine gleichmäßige und belastbare Kapselöffnung, so daß sich auch die Schrumpfungskräfte gleichmäßig verteilen und gegenseitig neutralisieren können. Sie erfüllt auch ihren Zweck, eine wesentliche Hilfe für eine gezielte Implantation der Bügel in den Kapselsack zu sein, wie sich auch an unseren Zahlen für fehlgeleitete Bügel ablesen läßt. Selbst wenn man die ungewissen Fälle mit einbezieht, sind dies nur 9%, was gegenüber der Angabe von Apple und Mitarb. [1] aufgrund ihrer Untersuchungen an Post-mortem-Augen mit 47% ein geringer Anteil ist. Allerdings erreichen unsere Zahlen nicht die niedrigen Werte, über die Davidson [3] bei

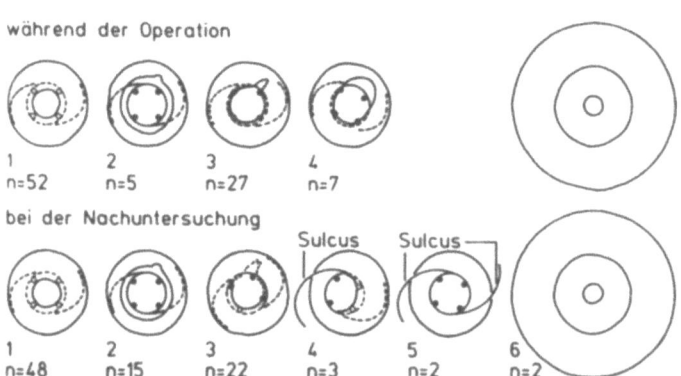

Abb. 1. Operative und postoperative Implantationstypen und ihre beobachteten Häufigkeiten. Obere Reihe: operative Implantationstypen, untere Reihe: postoperative Implantationstypen: Obere Reihe von links nach rechts: 1. Kapselloch kleiner als IOL; 2. ... größer als IOL; 3. ... mit radiärem Einriß; 4. ... mit Ausbuchtung. Untere Reihe: 1. Befund wie 1 oben; 2. Kapsel stößt an IOL; 3. bei einem Einriß zieht sich oft die Kapsel auf der Einrißseite durch Fibrose hinter die Linse; 4. ein Bügel im Sulkus; 5. beide Bügel im Sulkus; 6. bei enger Pupille Implantationstyp nicht beurteilbar

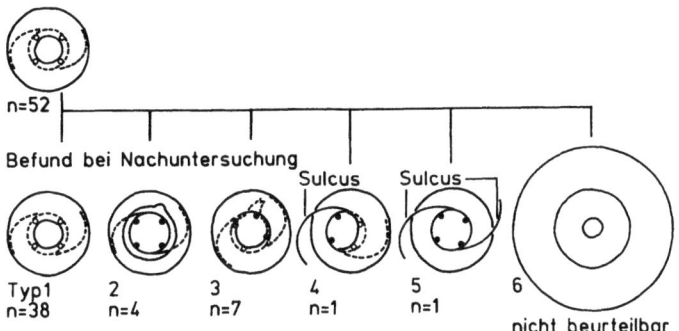

Abb. 2. Übergang der operativen Implantationstypen in die postoperativen und Häufigkeiten der Übergänge. Legende wie bei Abb. 1, hier Wandlung des operativen Typs 1

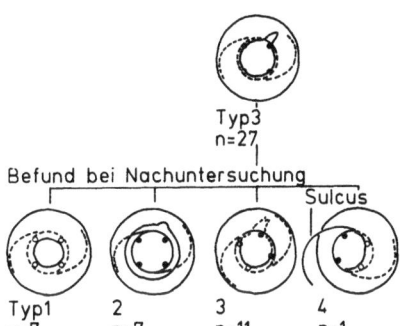

Abb. 3. Legende wie Abb. 2, hier Wandlung des operativen Typs 3

subtiler Implantationstechnik berichtet; er fand 97% innerhalb von 0,4 mm zentriert.

Was aber geschieht, wenn die Kapsulorhexis zu groß ausfällt, radiäre Risse aufweist oder ein Bügel den Kapselsack verfehlt?

In den Abb. 1 – 3 sind die jeweils beim operativen und postoperativen Befund angetroffenen Häufigkeiten für die verschiedenen möglichen Konfigurationstypen vermerkt, und es wird gezeigt, mit welcher Häufigkeit sich der operative Befund in einen postoperativen umwandelt. Besonders möchten wir Abb. 3 herausstellen, weil sie uns zeigt, daß es sich lohnt, radiäre Einrisse zu vermeiden: Die Verklebung der Kapselblätter auf der Einrißhälfte der Linse und die hernach offenbar einsetzende Fibrose bewirken nach unseren Beobachtungen nämlich, daß sich die Kapsel in diesem Bereich von der Linse herunterzieht und diese dann durch die fibrotischen Vorgänge auf der gegenüberliegenden Seite um einen, zwar meist begrenzten, Betrag zur Seite des Einrisses auswandert. Umgekehrt ist es jedoch auch möglich, daß bei kleinen Einrissen diese später gar nicht mehr erkannt werden können und der Nachuntersuchungstyp 1 resultiert. Besonders schöne und an der

Spaltlampe durch wenig Fibrose auffallende Befunde sind häufig bei gleichmäßig großer Kapselöffnung zu beobachten, so daß die Linse gar nicht von der vorderen Kapsel oder eine Fibrose berührt wird. Interessant ist auch der manchmal stark ausgeprägte Fibrosering, der sich offenbar vom Kapselrand nach peripher ausbreitet und besonders auffällt, wenn die Kapselöffnung klein war und die Kapselränder der Linse breit aufliegen. Diese Beobachtung konnten wir z. B. besonders bei den IOGEL-Linsen machen.

Abschließend möchten wir feststellen, daß unsere kleine Studie sicher nicht repräsentativ für andere Rhexisstudien sein kann und es eine Menge Operateure gibt, die die Kapsulorhexis besser zu machen verstehen als wir und dementsprechend noch günstigere Zahlen aufweisen können. Wir glauben aber, daß unsere Studie einige Hinweise gibt, worauf zu achten es sich lohnt. Auch nach der Auswertung unserer Ergebnisse sind wir davon überzeugt, daß die Kapsulorhexis nach Neuhann sich ausgezeichnet mit der Phakoemulsifikation kombiniert und für die Kapselsackimplantation die derzeit besten Ergebnisse liefert. Darüber hinaus scheint es auch weiterhin gerechtfertigt zu sein, bei nicht sehr jungen Patienten herkömmliche 6-mm-Linsen zu implantieren, was im Hinblick auf die hier ausschließlich geübte Kleinschnitt-Technik ein geringeres Trauma bedeutet.

Literatur

1. Apple DJ, Park SB, Merkley KH et al (1986) Posterior chamber intraocular lenses in a series of 75 autopsy eyes. Part I: Location of loops. J Cataract Refract Surg 12: 358–362
2. Apple DJ, Mammalis N, Reidy JJ et al (1985) A comparison of ciliar sulcus and capsular bag fixation of posterior chamber intraocular lenses. Am Intra Ocular Implant Soc J 11: 44–63
3. Davidson JA (1986) Analysis of capsular bag defects and intraocular lens positions for consistent centration. J Cataract Refract Surg 12: 124–129
4. Jaffe NS (1982) Extracapsular cataract extraction with posterior chamber intraocular lens – technique and results. Transact Ophthalmologic Soc New Zealand 34: 28–30
5. Neuhann T (1987) Theorie und Operationstechnik der Kapsulorhexis. Klin Monatsbl Augenheilkd 190: 542–545

Hinterkammerlinsenimplantation mit Nahtfixation im Sulkus. Mittelfristige Ergebnisse

F. Grehn[1]

Zusammenfassung. Die Ergebnisse von 30 Hinterkammerlinsenimplantationen mit transskleraler Nahtfixation im *Sulcus ciliaris* zeigen, daß diese Technik bei fehlenden Verankerungsstrukturen eine Alternative zur Vorderkammerlinsenimplantation darstellt. Diese Methode ist insbesondere bei sekundärer Vorderkammerrekonstruktion nach komplizierter Katarakt-Operation, bei traumatisch subluxierter und eingetrübter Linse sowie zum Linsenaustausch in Kombination mit Keratoplastik bei bullöser Kertopathie erfolgreich anwendbar und erlaubt die Implantation einer Hinterkammerlinse bei großer Kapselruptur oder als Sekundärimplantation bei intrakapsulärer Aphakie.

Summary. *Transscleral suture fixation of posterior chamber lenses. Medium-term results.* Transscleral suture fixation of posterior chamber lenses was performed in thirty eyes. In cases without capsular support, the technique can replace anterior chamber lens implantation. It can be used after complicated cataract operations, in cases with subluxated lenses after trauma, for lens exchange together with keratoplasty or as secondary implantation in intracapsular aphakia.

Bei fehlender Hinterkapsel oder großen Kapseldefekten mit Glaskörperkomplikation muß man sich die Implantation einer Intraokularlinse reiflich überlegen. Eine erzwungene Hinterkammer- oder Vorderkammerlinsenimplantation kann, wenn der Glaskörper adhärent ist, später mit erheblichen Komplikationen behaftet sein. Deshalb wurde eine Technik entwickelt, mit der in solchen Fällen nach sorgfältiger vorderer Vitrektomie die Haptik der Hinterkammerlinse transskleral im *Sulcus ciliaris* mit einer Naht fixiert wird [1, 2]. Inzwischen sind mehrere Berichte über ähnliche Verfahren erschienen [3–5].

Hier wird über mittelfristige Ergebnisse mit der eigenen Operationstechnik berichtet.

Technik

Für die transsklerale Naht wird ein 10/0-Prolenefaden mit langer gerader Nadel (STC-6 plus der Fa. Ethicon) verwendet. Vor Beginn der Operation wird der Faden an die beiden Haptiken angeschlungen. Hierzu wurde früher für jede Seite der Faden doppelt armiert belassen [1]. Inzwischen wird jeweils nur ein einfacher Faden verwendet (Abb. 1). Als Intraokularlinse wählen wir in der Regel eine lochlose Linse vom Typ Simcoe mit nicht angewinkelten Bügeln. Der Faden sollte

---
[1] Universitäts-Augenklinik Freiburg, Killianstraße 5, D-7800 Freiburg/Br.

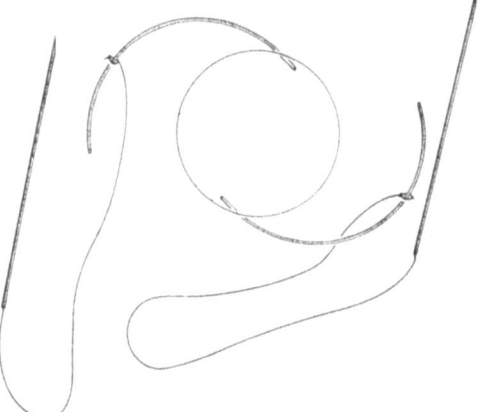

Abb. 1. Anschlingen der Linsenbügel mit der einfach armierten 10/0-Prolene-Naht. Es handelt sich um eine 6,5 mm lochlose bikonvexe Hinterkammerlinse, Typ Simcoe, deren Bügel nicht angewinkelt sind

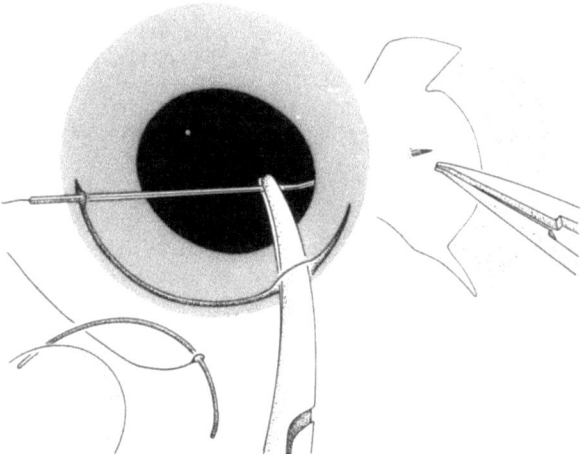

Abb. 2. Skleradurchstich 2 mm hinter dem Limbus mit einer leicht angewinkelten langen Nadel unter Gegendruck mit der Kolibri-Pinzette

an den langen Haptiken relativ nahe zum Bügelende hin angeknotet werden (ca. ½ zu ⅔), weil dann einerseits die Abstützung im *Sulcus ciliaris* über eine relativ lange Strecke erfolgt, andererseits aber auch eine stärkere Querspannung im Auge vermieden wird. Erst wenn die Linse zur Operation vorbereitet ist, wird das Auge eröffnet. Zunächst wird die Bindehaut an der Stelle des beabsichtigten Skleradurchstiches türflügelartig geöffnet. Dann wird das vordere Augensegment – je nach Ausgangssituaton – durch eine ausführliche vordere Vitrektomie gesäubert, damit beim Einführen der Linsenbügel keine Linsenreste oder Glaskörperfasern erfaßt werden. Im Bereich der späteren Bügelposition (meist 3 und 9 Uhr) sollte unter Eindellen auch der vordere periphere Glaskörper soweit als möglich entfernt werden. Durch Auffüllen des vorderen Glaskörperraumes mit einer viskoelastischen Substanz wird verhindert, daß der hintere, belassene Glaskörper beim Einnähen der Linse nach vorne schwimmt. Für den Durchstich wird die lange gerade Nadel im vorderen Drittel etwas gebogen (ca. 10–20 Grad), damit die Nadelspitze besser an der Rückseite der Iris entlanggeführt werden kann und der Durchstich durch die Sklera möglichst steil erfolgt (Abb. 2). Die Durchstichstelle (2 mm hinter dem Limbus) läßt sich durch Gegendruck mit der Kolibri-Pinzette von außen gut kontrollieren. Zum Einführen der Linse empfiehlt es sich, den Faden außerhalb des Auges mit einer Fadenpinzette zu fassen und den Bügel dadurch in den Sulkus zu ziehen, während er mit einer zweiten Pinzette hinter die Iris gelenkt wird. Wenn die Linse in der richtigen Ebene positioniert ist, wird der Faden nahe der Durchstichstelle nochmals lamellär durch die Sklera gestochen und gegengeknüpft. Die Fadenenden sollten kurz abgeschnitten werden, damit sie sich nicht durch die Bindehaut hindurcharbeiten und so einen Infektionsweg eröffnen können. Deshalb ist auch die sorgfältige Überdeckung der Durchstichstelle mit Bindehaut besonders wichtig. In einigen Fällen wurde vorher an der Durchstichstelle ein Skleradekkelchen präpariert, um den Faden versenken zu können. Die viskoelastische Substanz muß vor dem Verschluß der Korneoskleralwunde sorgfältig *vor und hinter* der Linse abgesaugt werden, da sonst erhebliche Drucksteigerungen auftreten können.

Bei zehn Augen wurde die Operation mit einer Keratoplastik kombiniert, nämlich, wenn eine irisgetragene Linse wegen einer Keratopathia bullosa entfernt und gegen eine Hinterkammerlinse ausgetauscht werden mußte. In solchen Fällen ist es hilfreich, das vordere Augensegment durch einen Flieringaring zu stabilisieren.

Am Ende der Operation wurden ein Antibiotikum (Azlocillin 2 mg) und ein Steroid (Dexamethason wäßrig 1–2 mg) intraokular sowie 20 mg Tobramicin subkonjunktival verabreicht. Außerdem wurde Prednisolon am Ende der Operation intravenös (50 mg) gegeben und mit absteigender Dosierung oral über sechs bis zehn Tage beibehalten.

Ergebnisse

Bisher wurden 30 Augen operiert, bei denen die Nachbeobachtungszeit mindestens sechs Monate, im Mittel 12,2 Monate betrug. Die Ausgangssituation und die Ergebnisse sind in Tabelle 1 zusammengefaßt.

Visusresultate: Alle drei Augen mit *sekundärer Hinterkammerlinsenimplantation* nach intrakapsulärer Kataraktextraktion weisen am Ende der Nachbeobachtungszeit die gleiche Sehschärfe wie präoperativ auf. Dieses Operationsverfahren wurde von uns zur Sekundärimplantation allerdings nur bei Fällen angewandt, bei denen der Glaskörper Kontakt mit dem Hornhautendothel hatte und ohnehin eine vordere Vitrektomie geplant war. Bei *traumatischer Katarakt mit Linsensubluxation* erwies sich dieses Verfahren ebenfalls als günstig: Bei den drei Augen, die mit dieser Methode operiert wurden, besserte sich die Sehschärfe um den Faktor 2,5. Bei *intraoperativen Komplikationen* während der Katarakt-Operation (große Hinterkapselruptur mit Glaskörperprolaps n = 10) war der Heilungsverlauf nach transskleraler Nahtfixation der Hinterkammerlinse in der Regel etwas verzögert. Das Visusresultat war in diesen Fällen nicht so gut (Visus im Mittel 0,38) wie bei

Tabelle 1. Ausgangssituationen und Ergebnisse von 30 Augen, bei denen die Hinterkammerlinse mit einer transskleralen Naht im Sulcus ciliaris fixiert wurde. Mittlere Nachbeobachtungszeit 12,2 Monate

Vorgeschichte/ Operation	Fallzahl n = 30	Visus		Verlauf [Mo]	SF post/prä.
		präop.	postop.		
Sekundäre HKL Implantation	3	0,66	0,66	14,7	1,00
Traumatische Katarakt mit Linsensubluxation	3	0,09	0,23	12,0	2,59
Hinterkapselruptur (einschl. Luxation des Pseudophakos in den Glaskörper)	10	0,16	0,38	10,9	2,36
Vorderkammerrekonstruktion nach komplizierter Kataraktoperation	4	0,08	0,50	13,5	6,67
In Kombination mit Keratoplastik	10	0,05	0,14	12,2	2,84

Augen, bei denen die Vorderkammer nach komplizierter Katarakt-Operation *sekundär* rekonstruiert und hierbei diese Methode zur Linsenverankerung angewendet wurde (Visus im Mittel 0,5; n = 4). Die Sehschärfenwerte der Augen, bei denen ein *Linsenaustausch mit einer Keratoplastik* kombiniert wurde, waren unterschiedlich: Bei vier Augen war das Visusresultat wegen eines zystoiden Makulaödems unbefriedigend. Die Makulaveränderung war vorher wegen der Trübung der Hornhaut nicht erkennbar. Bei sechs Augen waren außerdem die Hornhautfädchen noch nicht entfernt, so daß das endgültige Visusresultat noch nicht beurteilt werden konnte. Auffällig war, daß alle Augen nach Keratoplastik schnell reizfrei wurden. Eine Immunreaktion trat bisher in keinem dieser Fälle auf.

Komplikationen: Bei einem Auge wurde ein Gefäß der Irisrückfläche mit der Nadel verletzt, so daß es zu einer Blutung in den Glaskörperraum kam. Diese Blutung resorbierte sich jedoch folgenlos innerhalb von sechs Wochen. Der endgültige Visus betrug 0,7. Eine Blutung aus dem ziliaren Ringgefäß trat in keinem Fall auf, obwohl die ersten Operationen mit einem doppelt armierten Faden auf beiden Seiten ausgeführt wurden, so daß vier transsklerale Durchstiche pro Operation notwendig waren (vgl. [1]). Eine Endophthalmitis, die von anderen Operateuren berichtet wurde, trat in keinem Fall auf. Allerdings haben wir grundsätzlich intraokular ein Antibiotikum gegeben und auf den sorgfältigen Bindehautverschluß über dem transskleralen Faden besonderen Wert gelegt. Bei einem Auge blieb die festgenähte Linse bei der Operation verkippt und ein Bügel drängte die Iris bis zur Hornhautrückfläche vor und verursachte ein Hornhautödem. Hier war der erste Faden geknüpft worden, bevor der zweite Bügel in den *Sulcus ciliaris* eingeführt worden war. Bei einem anderen Fall entstand in den ersten postoperativen Tagen eine Delle in der Nähe des einen Skleradurchstichs. Hier ist denkbar, daß der Bügeldruck zu einer lokalen Durchblutungsstörung geführt hatte, obwohl sich ein solcher Zusammenhang nicht sicher beweisen läßt. Diese Veränderung bildete sich aber nach entsprechender Behandlung innerhalb von zwei Wochen folgenlos zurück.

Diskussion

Das hier geschilderte Operationsverfahren mit transskleraler Nahtfixation einer Hinterkammerlinse bei großen Hinterkapseldefekten oder bei intrakapsulärer Aphakie/Pseudophakie ist aufwendiger als die Implantation einer Vorderkammerlinse. Dieses Verfahren hat aber den Vorteil, daß langfristig keine Irritation von Iris und Kammerwinkelstrukturen verursacht wird. Bei vielen der hier geschilderten Ausgangssituationen war ohnehin eine vordere Vitrektomie erforderlich. Deshalb war als zusätzlicher Operationsschritt lediglich die transsklerale Nahtfixation der Linse in der Hinterkammer notwendig. Nach unserer Auffassung wird das Auge mehr durch die ohnehin erforderliche Vitrektomie als durch die Nahtfixation, d. h. den Skleradurchstich, belastet. Die Vitrektomie sollte aber in solchen Situationen auf keinen Fall unterbleiben, da sonst Adhärenzen des Glaskörpers an Iris und Linse Netzhautkomplikationen nach sich ziehen könnten.

Die Tatsache, daß alle als Sekundärimplantation operierten Augen die gleiche Sehschärfe wie präoperativ aufwiesen (siehe auch [2]), spricht dafür, daß diese Operationstechnik bei korrekter Ausführung keine inadäquate Belastung der Vorderabschnitte oder der Netzhaut verursacht. Die Fälle, bei denen postoperativ ein zystoides Makulaödem festgestellt wurde, ließen aufgrund ihrer Vorgeschichte (bullöse Keratopathie bei Vier-Schlingen-Line) vermuten, daß die Makula bereits präoperativ geschädigt war.

Andere Autoren haben eine Drei-Bügel-Linse [6] transskleral verankert oder einen der beiden Bügel an der Iris fixiert [3 – 5, 8]. Die Drei-Punkte-Verankerung erzeugt wahrscheinlich mehr Querspannung im Auge, die Zwei-Punkte-Verankerung gleicht diese Querspannung dagegen besser aus, insbesondere, wenn weiche, langarmige Proleneschlaufen verwendet werden und wenn die Fäden relativ peripher an den beiden Bügeln angeschlungen werden. Die transsklerale Verankerung der Linse vermeidet außerdem eine Irritation der Iris. Diese transskleralen Durchstiche verursachen wahrscheinlich weniger Blutungsrisiko aus dem ziliaren Ringgefäß, als man vermuten könnte, denn bei inzwischen ca. 60 operierten Augen trat kein einziges Mal eine Blutung aus diesem Blutgefäß auf. Dies liegt möglicherweise daran, daß die verwendete Nadel vierkantig ist und das Gewebe zur Seite hin nicht einschneiden kann.

Trotz der positiven Resultate sollte das hier geschilderte Operationsverfahren zunächst nur unter strenger Indikationsstellung angewendet werden.

Literatur

1. Grehn F (1989) Hinterkammerlinsenimplantation nach vorderer Vitrektomie mit Nahtfixation im Sulkus. Lang GK, Ruprecht KW, Jacobi KW, Schott K (Hrsg) 2. Kongreß der Deutschen Gesellschaft für Intraokularlinsen Implantation. Enke, Stuttgart, S 125–129

2. Grehn F, Sundmacher R (1989) Fixation of posterior chamber lenses by transscleral sutures. Techniques and preliminary results. Arch Ophthalmol 107: 954–955
3. Hall JR, Muenzler WS (1985) Intraocular lens replacement in pseudophakic bullous keratopathy. Trans Ophthalmol Soc UK 104: 541–545
4. Malbran ES, Malbran E Jr, Negri I (1986) Lens guide suture for transport and fixation in secondary IOL implantation after intracapsular cataract extraction. Int Ophthalmol 9: 151–160
5. Stark WJ, Goodman D, Gottsch G (1988) Posterior chamber intraocular lens implantation in the absence of posterior capsular support. Ophthalmic Surg 19: 240–243
6. Denffer H von, Fabian E (1986) Sekundäre Hinterkammerlinsenimplantation bei komplizierter Aphakie. Film. 84. Tagung der Deutschen Ophthalmologischen Gesellschaft, Aachen, 21.–24. 9. 1986
7. Soong HK, Musch DC, Kowal V, Sugar A, Meyer RF (1989) Implantation of posterior chamber intraocular lenses in the absence of lens capsule during penetrating keratoplasty. Arch Ophthalmol 107: 660–665
8. Stark WJ, Gottsch JD, Goodman DF, Goodman GL, Pratzer K (1989) Posterior chamber intraocular lens implantation in the absence of capsular support. Arch Opthalmol 107: 11078–1083

Automatischer Linsen-Operationsbericht*

U. Schönherr[1], K. Riepl[1], G. K. Lang[1], G. O. H. Naumann[1]
und die „Erlanger Augenblätter-Gruppe"[2]

Zusammenfassung. Für eine multifaktorielle Risikofaktoren-Analyse bei der Mikrochirurgie des Auges ist die standardisierte Erfassung und Auswertung großer Mengen von anfallenden Daten nötig. Dabei ist die elektronische Datenverarbeitung unverzichtbar geworden. Das automatische Operationsberichtsystem ist Teil eines Augenklinik-Kommunikationssystems. Es ist auf einem Personal-Computer mit „DOS"-Betriebssystem direkt im Operationstrakt installiert. Es wurde versucht, durch gezielte Abfrage und Plausibilitätskontrollen eine standardisierte, möglichst vollständige Datenmenge zu erhalten und dabei den Eingabeaufwand für den Operateur gering zu halten.

Das Schreiben der Operationsberichte, das Führen des Operationsbuches und die Eingabe der Operationsdaten in die Datenbank erfolgt automatisch.

Summary. The standardized recording and evaluation of the large amount of data obtained is necessary for a multi-factorial risk factor analysis in microsurgery of the eye. Here electronic data processing has become indispensible. The automatic surgical report system is part of a communication system of the Eye Clinic. It is installed directly in the operating room on a personal computer with an "DOS" operating system. The surgeon enters the report into the mask controlled system upon completing the operation. The input takes place using "yes" and "no" keys or a selection of numbers if possible. For lengthier input, e.g. the patient's name or the 12 digit unique identification number for each patient, a help function is available. By using specific direct questions and plausibility checks, the attempt was made to attain a standardized and as complete as possible set of data, and thus limit the input needed from the surgeon.

The writing of surgical reports, the recording in the operation book and the input of the operation data into the data bank take place completely automatically.

Einleitung

Im Rahmen unserer Bemühungen um den Einsatz der elektronischen Datenverarbeitung an der Universitäts-Augenklinik Erlangen (Lang und Mitarb., 1988) haben wir ein computergestütztes Operationsberichtsystem für die Linsenchirurgie entwickelt.

Es stellt einen Teil eines Augenklinik-Kommunikationssystems dar. Dieses System ermöglicht eine prospektive standardisierte Erfassung aller Anamnese-, Diagnose-, Operations- und Verlaufsdaten für die Bereiche Linsenchirurgie, Keratoplastik und Glaukome.

---

* Gefördert durch die Deutsche Forschungsgemeinschaft, Projekt Nr. Na-55-4/1.
[1] Augenklinik mit Poliklinik der Universität Erlangen-Nürnberg, Schwabachanlage 6, D-8520 Erlangen.
[2] A. Amtmann, U. Dieckmann, A. Händel, J. Jonas, M. Küchle, G. K. Lang, G. O. H. Naumann, L. R. Naumann, K. Riepl, K. W. Ruprecht, U. Schönherr.

Ziele sind eine Qualitätssicherung mit multifaktorieller Risikofaktorenanalyse und die Bewertung verschiedener Operationsverfahren durch Vergleich von Kurzzeit- und Langzeitergebnissen.

Material und Methoden

Das Augenklinik-Kommunikationssystem umfaßt derzeit 17 Personal-Computer-Arbeitsplätze, die unter dem „DOS"-Betriebssystem arbeiten, mit Schnittstelle zum Rechenzentrum der Medizinischen Fakultät der Friedrich-Alexander-Universität Erlangen-Nürnberg.

Erstellt wurde das Operationsberichtsystem mit der Programmiersprache „Clipper" (Nan Tucket). Die Datenbank ist in einem „DBase"-kompatiblen Format (Ashton Tate) angelegt.

Im Operationstrakt ist ein Personal-Computer mit Laser-Drucker installiert.

Operationsberichtsystem

Der Operateur gibt den Bericht im Anschluß an die Operation in das maskengesteuerte System ein. Die Eingabe erfolgt soweit wie möglich über „JA"- und „NEIN"-Tasten oder über eine Zahlenauswahl. Bei längeren Eingaben, zum Bei-

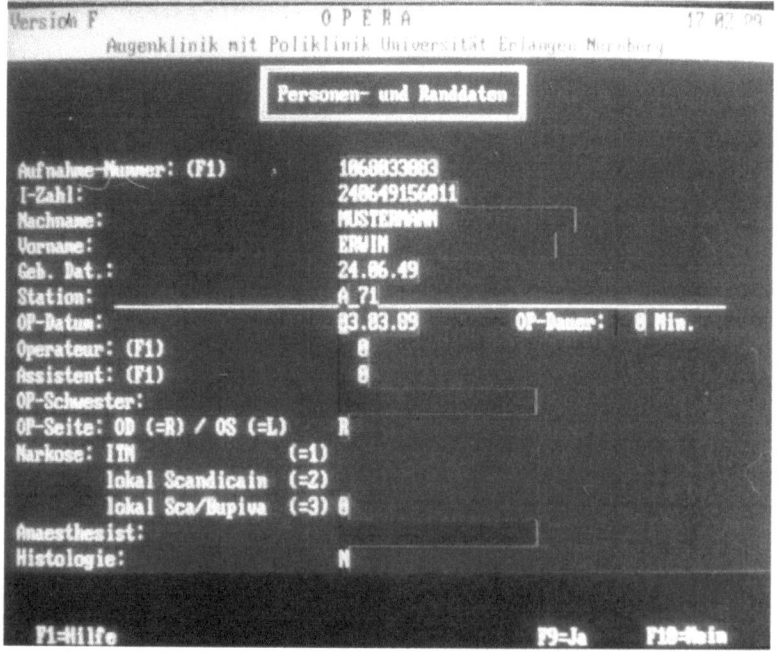

Abb. 1. Operationsberichtsystem: Einstiegsmaske

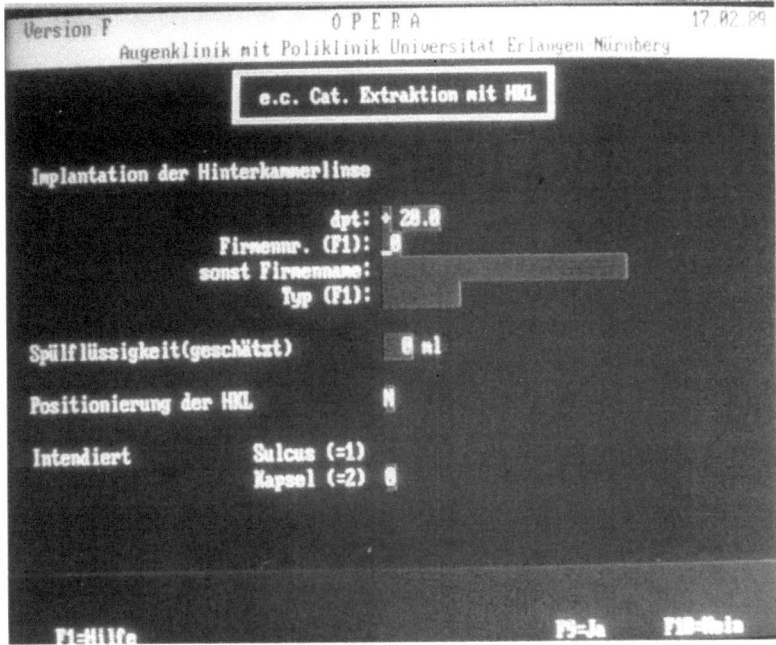

Abb. 2. Operationsberichtsystem: Hinterkammerlinsenimplantation

spiel Patientennamen und die zwölfstellige, für jeden Patienten eindeutige Identifikationszahl, steht eine Hilfefunktion zur Verfügung. Über die „HILFE"-Taste werden alle nötigen Patientendaten angeboten, und zwar nur von den Patienten, die sich derzeit in der Augenklinik stationär befinden. Nach Auswahl des richtigen Patienten werden per Knopfdruck alle Daten in die Maske übertragen. Sollte eine wichtige Eingabe vergessen werden oder sollten widersprüchliche Angaben gemacht werden, die die Plausibilitätskontrollen nicht passieren, meldet sich der Computer mit der Bitte um Korrektur.

Die Einstiegsmaske enthält allgemeine Daten über Patient und Operateur (Abb. 1). Die Maske „Kurzdiagnose" bietet eine Auswahl der häufigsten Kataraktformen oder die Möglichkeit der freien Texteingabe. Diese Kurzdiagnose ist nur für den schriftlichen OP-Bericht relevant, die ausführlichen Diagnosen erhält die Datenbank auf anderem Wege. Um die Abfrage möglichst kurz und ohne Umwege zu gestalten, erfolgt eine Auswahl der Operationsart. Hinter jeder Operationsart steht eine andere Folge von Masken. Unter dem Stichwort „Eröffnung" werden Informationen über den Zugang abgefragt. Bei der extrakapsulären Kataraktextraktion mit Hinterkammerlinsenimplantation folgen im nächsten Menü Angaben zur Linsenextraktion, wenn eine Phakoemulsifikation durchgeführt wurde, auch nähere Angaben über Dauer und Intensität. Anschließend folgen Angaben zur Kunstlinsenimplantation, die Eingabe ist unterstützt durch Hilfemenüs für die verschiedenen Linsentypen (Abb. 2). Intraoperative Komplikationen werden in die „Besonderheiten"-Maske eingegeben (Abb. 3). Die letzten Masken

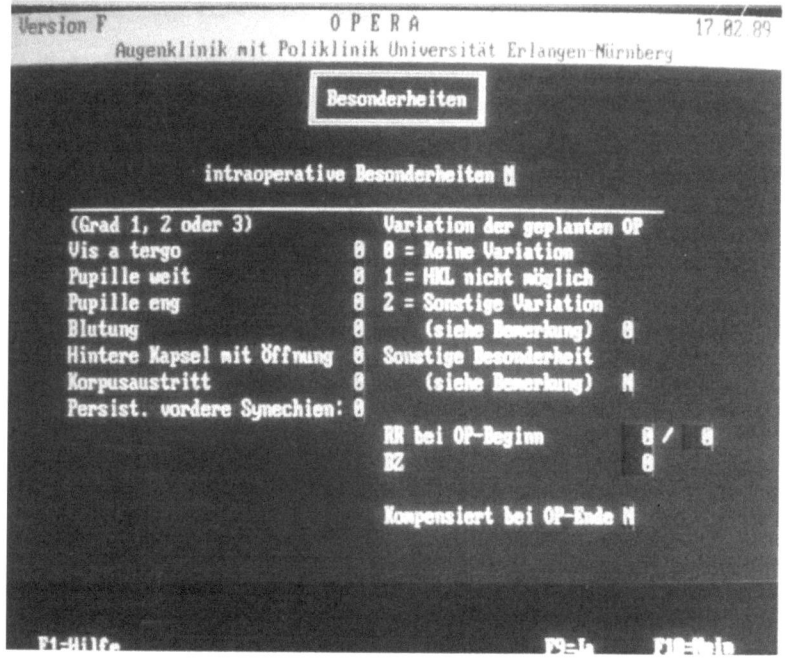

Abb. 3. Operationsberichtsystem: Komplikationen

fordern Angaben zu Naht und Verband. Kurze Bemerkungen können direkt angehängt werden, ansonsten erfolgt, wenn nötig, ein zusätzliches Diktat. Die Schlußmaske ermöglicht Korrekturen, das Verwerfen der eingegebenen Daten oder die Freigabe in die Datenbank der Augenklinik mit Ausdruck des OP-Berichts für die Krankenakte und Eintrag der durchgeführten Operation in das automatisch geführte Operationsbuch.

Augenklinik-Kommunikationssystem

Das Operationsberichtsystem ist ein Teil des gesamten Augenklinik-Kommunikationssystems (Abb. 4). Zentraler Baustein ist die Datenbank. Die mit den Stammdaten unserer Patienten von der Klinikverwaltung bezogene eindeutige Identifikationszahl gewährleistet, daß alle an verschiedenen Stellen einfließenden Daten exakt zugeordnet werden können. Alle Daten bezüglich Anamnese, Diagnosen und die postoperativen Verlaufsbefunde werden mittels der „Erlanger Augenblätter" standardisiert erfaßt und eingegeben. Zusätzlich fließen die Daten diverser anderer Labore ein: intraoperatives Blutdruck-Monitoring, Endothelzell-Count, Biometrie, Papillometrie, automatisches Gesichtsfeld und andere. Die Datensicherung erfolgt über Schnittstellen zum Rechenzentrum der Medizinischen Fakultät der Friedrich-Alexander-Universität Erlangen-Nürnberg.

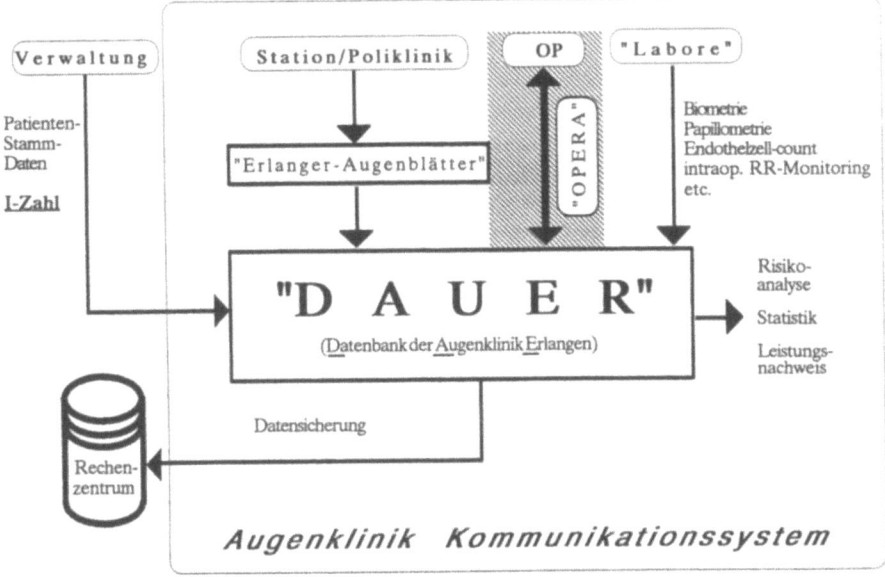

Abb. 4. Augenklinik-Kommunikationssystem: Das Operationsberichtsystem entspricht dem schraffierten Bereich

Diskussion

Grundlage der Datensammlung sind die „Erlanger Augenblätter" (Naumann und Mitarb., 1987). Da die Augenblätter Bestandteil der Krankenakte sind, ermöglichen sie eine standardisierte Befunderhebung durch den Arzt und eine direkte Eingabe in die Datenbank durch die Dokumentationsabteilung ohne Umwege über extra Erfassungsbögen. Auch alle Diagnosen erreichen auf diesem Weg die Datenbank, der Vereinheitlichung dient der Diagnoseschlüssel, dieser basiert auf der Terminologie der „Pathologie des Auges" (Naumann und Mitarb., 1980 und 1986).

Bei unserem Operationsberichtsystem ist der Arzt im Klinik-Alltag dem Computer einen Schritt nähergekommen. Statt des schriftlichen Eintrags in den „Linsen-Operationsbericht" steht die Eingabe am Bildschirm. Von Vorteil ist hierbei, daß durch die Maskensteuerung eine Aufteilung in verschiedene Operations-Unterarten (extrakapsulär, intrakapsulär, Sekundärimplantation...) mit einer differenzierteren Datensammlung möglich ist und daß durch Plausibilitätskontrollen während der Eingabe die Datenqualität erhöht wird. Um den Eingabeaufwand für den Operateur möglichst gering zu halten, wurden „Hilfefunktionen" installiert. Da alle Daten direkt in die Datenbank gelangen, entfällt der Weg durch die Dokumentationsabteilung. Ebenfalls erstellt der Computer einen individuellen Operationsbericht und führt das Operationsbuch.

All dies ermöglicht Risikoanalysen mit großen Operationszahlen unter Berücksichtigung der verschiedensten Faktoren (Naumann und Mitarb., 1988;

Schönherr und Mitarb., 1988a und b; Küchle und Mitarb., 1988; Michelson und Mitarb., 1988).

Nebenbei, aber doch für die Klinik von wachsender Bedeutung, ist ein ausführlicher Leistungsnachweis möglich.

Literatur

Küchle M, Schönherr U, Dieckmann U und die „Erlanger Augenblätter-Gruppe" (1989) Risikofaktoren für intraoperative Kapselruptur und Glaskörperverlust bei extrakapsulärer Katarakt-Extraktion; Vortrag, gehalten auf der 86. Tagung der Deutschen Ophthalmologischen Gesellschaft in Berlin, 20.9.1988. Fortschr Ophthalmol (im Druck)

Lang GK, Naumann GOH und die „Erlanger Augenblätter-Gruppe" (1989) Elektronische Datenverarbeitung in der Klinik; Referat, gehalten auf der 86. Tagung der Deutschen Ophthalmologischen Gesellschaft in Berlin, 19.9.1988. Fortschr Ophthalmol (im Druck)

Michelson G, Ruprecht KW, Lang GK (1988) Kontinuierliches Blutdruckmonitoring bei Katarakt-Operationen in Lokalanästhesie. Klin Monatsbl Augenheilkd 193: 360–363

Naumann GOH et al (1980) Pathologie des Auges. In: Doerr W, Seifert G (Hrsg) Spezielle pathologische Anatomie, Bd 12. Springer, Berlin Heidelberg New York

Naumann GOH, Apple DJ et al (1986) Pathology of the Eye. Springer, Berlin Heidelberg New York Tokyo

Naumann GOH, Guggenmoos-Holzmann I, Händel A, Jonas J, Koniszewski G, Lang GK, Naumann LR, Nöding H, Ruprecht KW (1987) „Erlanger Augenblätter". Klin Monatsbl Augenheilkd 190: 447–449

Naumann GOH and the „Erlanger Augenblätter-Group" (1988) Exfoliation syndrome as a risk factor for vitreous loss in extracapsular cataract surgery (Preliminary report). Acta Ophthalmol 66: [Suppl 184] 129–131

Schönherr U, Händel A, Ruprecht KW, Naumann GOH (1988) Simultane perforierende Keratoplastik, Katarakt-Extraktion und Kunstlinsen-Implantation („Triple-Procedure") 1981–1987. Klin Monatsbl Augenheilkd 192: 644–649

Schönherr U, Küchle M, Below H v und die „Erlanger Augenblätter-Gruppe" (1989) Immunreaktionen nach Keratoplastik; Vortrag, gehalten auf der 86. Tagung der Deutschen Ophthalmologischen Gesellschaft in Berlin, 19.9.1988. Fortschr Ophthalmol (im Druck)

Vorderkammerlinsenimplantation nach i.c. Kataraktextraktion bei Glaukom

C. D. Quentin[1] und J.-J. Reinboth[1]

Zusammenfassung. Zwischen 1985 und 1988 erfolgte bei 35 Augen von 24 Patienten eine i.c. Kataraktextraktion mit Choyce-Mark-IX-Vorderkammerlinsenimplantation bei bestehendem Glaukom. Das Durchschnittsalter der Patienten betrug 83 Jahre, das Glaukom war im Mittel seit 12,3 Jahren bekannt. Die postoperative Nachkontrolle erfolgte durchschnittlich nach 1¾ Jahren. Mit einem Punktesystem wurde die prä- und postoperativ notwendige Glaukommedikation graduiert. Mit 52% zeigte die Mehrzahl der operierten Augen eine Verbesserung der Glaukomsituation, gemessen an der langfristig erforderlichen Medikation. 31% hatten prä- und postoperativ die gleiche Glaukomtherapie. Bei 17% wurde postoperativ eine stärkere Glaukommedikation benötigt. Eine Lasertrabekuloplastik oder drucksenkende Glaukomoperation war postoperativ in keinem Fall erforderlich.

Summary. Between 1985 and 1988, an intracapsular cataract extraction (ICCE) with the implantation of a Choyce Mark IX anterior chamber lens was performed in 35 eyes of 24 patients who had pre-existing glaucoma. The patients mean age was 83 years, and the glaucoma had existed for an average of 12.3 years. The mean follow-up time was 21 months. A point system was devised to quantitate the pre- and post-operative medications required for glaucoma control. The majority of the operated eyes, 52%, gained an improvement of the intraocular pressure, which resulted in a reduction of the previously necessary long-time anti-glaucomtous treatment. 31% of the operated eyes showed post-operatively an unchanged glaucoma status with the same medication formerly utilized. Following the ICCE and the implantation of the Choyce Mark IX, 17% of the eyes reacted with a moderate rise of the intraocular pressure. The anti-glaucomatous medication, therefore, had to be increased to regulate the intraocular pressure below 22 mmHg. On none of the operated eyes was it necessary to perform a trabeculectomy or lasertrabeculoplasty.

Seit mehreren Jahren wird die extrakapsuläre Kataraktextraktion mit Hinterkammerlinsenimplantation gegenüber der intrakapsulären Kataraktextraktion (ICCE) mit Vorderkammerlinsenimplantation (VKL) bevorzugt (Stark et al., 1984). Einer der Gründe dafür dürften die Komplikationen, wie zum Beispiel das UGH-Syndrom, sein, das durch die elastischen Bügel der verschiedensten Typen von Vorderkammerlinsen verursacht wurde. Die Vorderkammerlinse mit elastischen Bügeln führt aufgrund ihrer Elastizität zur Irritation des Kammerwinkels und hat die Tendenz, sich im Laufe der Zeit mit ihrer Haptik in den Kammerwinkel einzugraben (Apple and Olson, 1987). Hervorragend bewährt hat sich dagegen seit über 15 Jahren die starre Vorderkammerlinse vom Typ Choyce. Die Choyce-Linse stützt sich an vier Punkten im Bereich des Ciliarkörperbandes im Kammerwinkel ab und kann durch ihre Lage nicht zur Behinderung des Kammerwasserabflusses im Bereich des Trabekelwerkes führen. Diese Tatsache wie auch

---

[1] Universitäts-Augenklinik Göttingen, Robert-Koch-Straße 40, D-3400 Göttingen.

unsere guten Erfahrungen mit der routinemäßigen Implantation der Choyce-Linse seit über sieben Jahren (Vogel et al., 1988) ließen uns nach anfänglichem Zögern vorsichtig und beobachtend auch bei Glaukompatienten diese Linse implantieren.

Patienten und Methoden

Zwischen 1985 und 1988 erfolgte bei 24 Patienten mit insgesamt 35 Augen eine i.c. Kataraktextraktion mit Choyce-Mark-IX-Vorderkammerlinsenimplantation bei bestehendem Glaukom. Das Alter der Patienten variierte zwischen 70 und 88 Jahren und lag im Mittel bei 83 Jahren.

Das Glaucoma chronicum simplex war mit 29 operierten Augen am stärksten vertreten. Es folgten das Aphakie- und Engwinkelgeaukom mit jeweils zwei sowie das Pigmentglaukom und Glaucoma capsulare mit je einem operierten Auge (Tabelle 1). Die Glaukomanamnese erstreckte sich von einem bis zu 42 Jahren und lag im Mittel bei 12,3 Jahren. Die postoperative Kontrolle der retrospektiven Untersuchung betrug im Mittel 1¾ Jahre und lag zwischen drei Monaten und 3¼ Jahren. Durch den Vergleich des Augendruckes und der Glaukommedikation

Tabelle 1. Verteilung der ICCE und mit Choyce Mark IX-VKL operierten Glaukom-Augen

Glaucoma chron. simplex	29
Aphakieglaukom	2
Pigmentglaukom	1
Engwinkelglaukom	2
Glaucoma capsulare	1
	35

Tabelle 2. Graduierung der prä- und postoperativ verwendeten Glaukommedikation

Punktwertung der Glaukommedikation	
(Kombinationspräparate)	
Dipivalat-Epi. + Pilo 1%	3
Dipivalat-Epi. + Guanethidin	3
β-Rezeptorenblocker + Pilo 2%	4
Adrenalin + Pilo 2%	4
Punktwertung der Glaukommedikation	
β-Receptorenblocker	2
Dipivalat-Epi.	2
Pilocarpin 2% − 4%	2−4
Isoptocarbachol 1,5% − 3%	2−4
Clonidin ⅛%, ¼%, ½%	1−3

präoperativ und zum Kontrolltermin sollte der Einfluß der i.c. Kataraktextraktion mit Vorderkammerlinsenimplantation auf die individuelle Glaukomsituation ermittelt werden. Um die verschiedenen Glaukommedikamente miteinander vergleichen zu können, erfolgte eine Punktbewertung der Medikamente. Tabelle 2, in Anlehnung an Savage et al., 1985. Die Operationen erfolgen in Lokalanästhesie unter standardisierten Bedingungen.

Bei allen i.c. Kataraktextraktionen wurde Alphachymotrypsin eingesetzt. Die Choyce-Vorderkammerlinse wurde unter dem Schutz eines Vorderkammerluftkissens implantiert ohne Verwendung einer viskoelastischen Substanz.

Ergebnisse

Um den Einfluß der Kataraktoperation auf das bestehende Glaukom zu prüfen, wurde der präoperative intraokulare Druck mit den bei der langfristigen ambulanten Kontrolle erhobenen Augendruckwerten verglichen (Abb. 1). Auf der Ordinate des Diagramms liegen die präoperativen, auf der Abszisse die postoperativ gemessenen Druckwerte.

Auf der 45°-Linie, die das Diagramm spiegelbildlich teilt, befinden sich die Werte aller Augen, die vor und nach der Operation den gleichen intraokularen Druck hatten. In der oberen Hälfte verteilen sich die Werte der 13 Augen, die nach der Operation einen niedrigeren Druck aufwiesen, im unteren Bereich die 14 Augen mit postoperativ höheren Druckwerten. Während vor der Kataraktoperation trotz Medikation Druckwerte bis zu 26 mmHg vorlagen, stellte postoperativ 22 mmHg den oberen Grenzwert dar. Bei vier Patienten war vier bis fünf Jahre vor der Kataraktoperation eine fistulierende Glaukomoperation vorausgegangen. Die intraokulare Drucksituation dieser vier Patienten hat sich durch die Kataraktoperation nicht verschlechtert. Ihre Werte finden sich dicht an der 45°-Linie bzw. ein Patient zeigt eine deutliche Druckverbesserung. Unter 21 mmHg lag postoperativ auch der Augendruck der zwei Aphakie- und Engwinkelglaukome sowie der des Glaucoma capsulare und des Pigmentglaukoms.

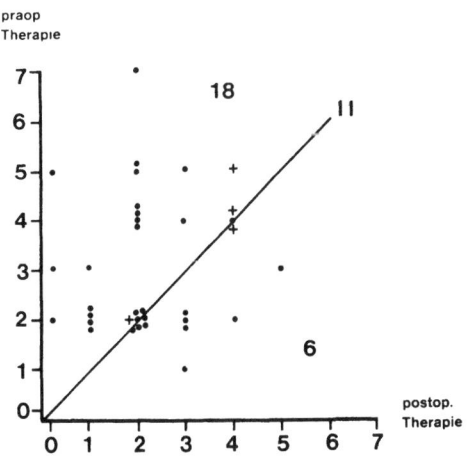

Abb. 1. Intraokularer Druck von 35 Augen präoperativ versus postoperativ nach 1¾ Jahren. ● Medikamentöse Therapie; + vorausgegangene Glaukomoperation

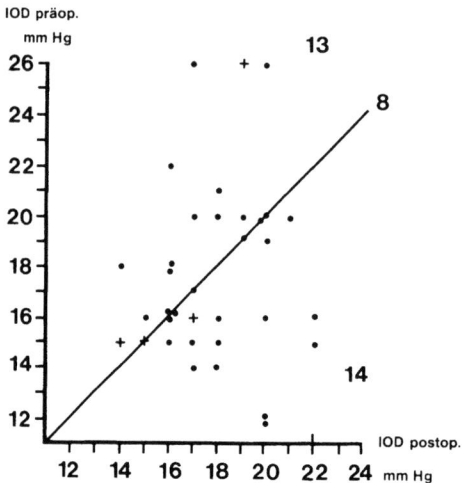

Abb. 2. Glaukommedikation von 35 Augen präoperativ versus postoperativ nach 1¾ Jahren. ● Medikamentöse Therapie; + vorausgegangene Glaukomoperation

Das zweite Beurteilungskriterium, die erforderliche Glaukommedikation, ist im Vergleich von präoperativ und nach 1½ Jahren im Mittel in Abb. 2 dargestellt. Auf der Ordinate ist die punktbewertete präoperative Glaukommedikation aufgetragen und auf der Abszisse die postoperative. In der oberen Hälfte verteilen sich die 18 Augen, die postoperativ eine geringere Glaukommedikation erhielten, einschließlich der drei Augen, die ohne Glaukomtherapie normale Druckwerte aufwiesen.

Die untere Hälfte beinhaltet den kleineren Anteil von sechs operierten Augen, der eine stärkere Glaukomtheraphie benötigte. Eine relativ große Zahl von elf Augen auf der 45°-Linse verhielt sich indifferent gegenüber der Vorderkammerlinsenimplantation und bekam die gleiche Glaukomtheraphie.

Diskussion

Untersuchungen über den Einfluß der extrakapsulären Kataraktextraktion mit Hinterkammerlinsenimplantation auf das Glaukom liegen bereits vor. Bleckmann (1985) berichtete über 100 operierte Augen. Bei 70% registrierte er eine Verbes-

Tabelle 3. Glaukommedikation nach ICCE und Choyce Mark IX-VKL

Glaukomtherapie nach 1¾ Jahren	Augen
Reduziert	18 (52%)
Unverändert	11 (31%)
Verstärkt	6 (17%)

serung der Glaukomsituation. Nur noch bei 30% war nach der Hinterkammerlinsenimplantation eine Glaukomtherapie notwendig. Eine Verstärkung der Glaukommedikation war in keinem Fall erforderlich. Im Gegensatz dazu fanden McGuigan et al., 1986, bei 40 operierten Augen in 28% eine Verschlechterung der Glaukomsituation, die eine Verstärkung der Glaukomtherapie erforderlich machte. Zu ähnlichen Ergebnissen kamen auch Handa et al., 1987, mit 18% und Savage et al. mit 14%.

Diese Werte entsprechen dem Ergebnis unserer eigenen Untersuchung, bei der ebenfalls nur in 17% eine stärkere Glaukomtheraphie notwendig wurde; Tabelle 3. Allein durch eine medikamentöse Therapie konnte der intraokulare Druck bei allen operierten Augen unter 22 mmHg eingestellt werden. Eine Lasertrabekuloplastik oder eine Glaukomoperation wegen eines nicht kontrollierten intraokularen Druckes war in keinem Fall der i.c. kataraktoperierten und mit einer Choyce-Mark-IX-Vorderkammerlinse versorgten Augen erforderlich.

Literatur

Apple DJ, Olson RJ (1987) Closed-loop anterior chamber lenses. Arch Ophthalmol 105: 19–20
Bleckmann H (1985) Hinterkammerlinsen und Glaukom. Klin Monatsbl Augenheilkd 187: 173–177
Handa J, Henry JCh, Krupin T, Keates E (1987) Arch Ophthalmol 105: 765–769
McGuigan LJB, Gottsch J, Stark WJ, Maumenee AE, Quigley HA (1986) Extracapsular cataract extraction and posterior chamber lens implantation in eyes with preexisting glaucoma. Arch Ophthalmol 104: 1301–1308
Savage JA, Thomas J v, Belcher CD, Simmons RJ (1985) Extracapsular cataract extraction and posterior chamber intraocular lens implantation in glaucomatous eyes. Ophthalmology 92: 1506–1516
Stark WJ, Terry AC, Worthen D et al (1984) Update of intraocular lenses implanted in the United States. Am J Ophthalmol 98: 238–239
Vogel M, Dreier B, Tondrow M (1988) Erfahrungen mit der Implantation der Choyce-Mark-IX-Vorderkammerlinse. Eine Gegenüberstellung zur extrakapsulären Extraktion. Jacobi KW, Schott K, Gloor B (Hrsg) 1. Kongreß der Deutschen Gesellschaft für Intraokularlinsen Implantation. Springer, Berlin Heidelberg New York-Tokyo, S 71–75

Explantation und Komplikationen der IOL-Implantation

Explantierte Kunstlinsen −
Ergebnisse einer bundesweiten Umfrage

A. Nover[1] und R. Rochels[1]

Zusammenfassung. Im Rahmen einer Umfrage an deutschen Augenkliniken sollte analysiert werden, wie häufig und aus welchen Gründen eine Kunstlinsenexplantation vorgenommen werden mußte. Im berücksichtigten Zeitraum vom 1. Juli 1977 bis zum 30. Juni 1986 wurden an 37 Augenkliniken insgesamt 59 215 Linsen implantiert; davon mußten 281 (0,47%) wegen unterschiedlicher Komplikationen wieder entfernt werden. Die Explantationsrate betrug für irisfixierte Linsen 1,7%, für Vorderkammerlinsen 1,4% und für Hinterkammerlinsen 0,2%. Explantationsursachen bei 57 Vorderkammerlinsen waren bullöse Keratopathie (55,3%), (Sub-)Luxation (31,5%), chronischer Reizzustand (24,7%), Sekundärglaukom (13,7%), Synechien und Amotio retinae (je 7,8%), dekompensiertes Glaukom (5,1%) und Iriseinklemmung (4,5%). Hauptgründe zur Explantation irisgestützter Linsen (129) waren: bullöse Keratopathie (30,2%), chronischer Reizzustand (13,9%), (Sub-)Luxation (13,2%), Sekundärglaukom und Amotio retinae (je 6,2%), schlechter Funduseinblick (4,7%), flache Vorderkammer und Synechien (je 3,1%), chronischer Schmerzzustand und Rubeosis iridis (je 2,3%), dekompensiertes Glaukom (0,8%). 95 Hinterkammerlinsen mußten wegen (Sub-)Luxation (51,5%), chronischem Reizzustand (11,5%), hoher Restametropie (10,5%), Sekundärglaukom und Toxic-lens-Syndrom (je 5,3%) und bullöser Keratopathie (4,2%) wieder entfernt werden. Bei 76 (27%) von 281 Explantationen konnte die entfernte Kunstlinse erfolgreich gegen einen anderen Linsentyp (überwiegend Vorderkammerlinse) ausgetauscht werden. Die kumulative Komplikationsrate für die verschiedenen Kunstlinsen zeigt, daß Hinterkammerlinsen am seltensten zu Komplikationen führten, die eine Explantation notwendig machten.

Summary. *IOL explantation − results of a nationwide inquiry.* A nationwide inquiry was performed to analyse the frequency and reasons for IOL explantations. In 37 eye hospitals 59.215 IOLs were implanted from July 1977 to June 1986. 281 (0.47%) of them had to be removed because of various complications. The frequency of explantation was 1.7% for iris-supported, 1.4% for anterior chamber, and 0.2% for posterior chamber lenses. 57 anterior chamber lenses had to be removed because of bullous keratopathy (55.3%), (sub)luxation (31.5%), chronic iritis (24.7%), secondary glaucoma (13.7%), synechia (7.8%), retinal detachment (7.8%), chronic primary glaucoma (5.1%), and iris tuck (4.5%). 129 iris-supported IOLs had to be explanted for bullous keratopathy (30.2%), chronic iritis (13.9%), (sub)luxation (13.2%), secondary glaucoma (6.2%), retinal detachment (6.2%), bad visualization of the retina (4.7%), flat anterior chamber (3.1%), synechia (3.1%), chronic pain (2.3%), rubeosis iridis (2.3%), and chronic primary glaucoma (0.8%). 95 posterior chamber lenses had to be removed because of (sub)luxation (51.5%), chronic iritis (11.5%), wrong IOL power (10.5%), secondary glaucoma (5.3%), toxic-lens-syndrome (5.3%), and bullous keratopathy (4.2%). In 76 (27%) of these 281 patients, an IOL exchange was possible.

Einleitung

Schwerwiegende Komplikationen nach Implantation einer Kunstlinse (Drews, 1978; Apple und Mitarb., 1989) sind in den letzten Jahren seltener geworden. Hierfür sind vier Hauptgründe anzuführen: 1. deutliche Fortschritte bei der Kunst-

---
[1] Universitäts-Augenklinik, Langenbeckstraße 1, D-6500 Mainz.

linsenherstellung, 2. Verbesserungen des Linsendesigns, 3. Verfeinerungen der operativen Verfahren und der hierzu notwendigen Instrumente und 4. die stetig zunehmende Tendenz der Implantation in die Hinterkammer. Dennoch werden in einer wegen unvollständiger Gesamterfassung prozentual nur ungenau feststellbaren Anzahl Explantationen von Kunstlinsen wegen sehr unterschiedlicher und zum Teil linsentypischer Komplikationen durchgeführt. Anläßlich des 1. IOL-Explantationssymposiums in den USA (1985) wurde über 1200 im Zeitraum von Mitte 1983 bis Mitte 1984 explantierte Kunstlinsen berichtet: 52% der explantierten Linsen waren Vorderkammer-, 31% irisgestützte und 17% Hinterkammerlinsen. Als Hauptursachen zur Explantation wurden unter anderem bullöse Keratopathie (27%), Dislokation (24%) und ein Uveitis-Glaukom-Hyphäma-Syndrom (16%) angeführt (Anonymus, 1985). Zu vergleichbaren Ergebnissen kamen Kraff und Mitarb. (1986), die über 1087 im Jahre 1984 explantierte Kunstlinsen berichteten und aus ihren Zahlen hochrechneten, daß in den USA jährlich zwischen 7000 und 11000 Linsen wieder explantiert werden müssen. Eine relative Verschiebung der Explantationsrate in Abhängigkeit vom Implantationsort hat in den letzten Jahren durch die deutlich abnehmende Tendenz der Irisfixation von Kunstlinsen stattgefunden: Nach einem Bericht der American Society of Cataract and Refractive Surgery (ASCRS) waren 1986 63% aller explantierten Kunstlinsen Vorderkammerlinsen, 20% irisgestützte und 16% Hinterkammerlinsen (Anonymus, 1988).

Umfrage zur Kunstlinsenexplantation

Da für den deutschsprachigen Raum vergleichbare Zahlenangaben nicht vorlagen, sollte im Rahmen einer bundesweiten Umfrage analysiert werden, wie häufig welcher Linsentyp aus welchen Gründen explantiert werden mußte. Zu diesem Zweck wurde ein Fragebogen erstellt, in den unter anderem vorbestehende Allgemein- und Augenerkrankungen, Operationstechnik und intraoperative Komplikationen, implantierter Linsentyp und Fixationsort, postoperative Komplikationen mit Manifestationszeitpunkt, Verweildauer der Kunstlinse im Auge und Gründe für die Explantation eingetragen werden konnten. Diese Umfrage berücksichtigte den Zeitraum vom 1. Juli 1977 bis zum 30. Juni 1986; von 53 angeschriebenen Augenkliniken schickten 37 (70%) insgesamt 281 ausgefüllte Bögen zurück.

Ergebnisse

Im genannten Zeitraum von neun Jahren wurden an 37 Kliniken insgesamt 59215 Kunstlinsen implantiert; es handelte sich um 47680 (80,5%) Hinterkammer-, 7573 (12,8%) irisgestützte und 3962 (6,7%) Vorderkammerlinsen. Von diesen 59215 Linsen mußten 281 (0,47%) wegen zum Teil schwerwiegender Komplikationen wieder entfernt werden: 129 (1,7%) der irisgestützten, 57 (1,4%) der Vorderkammer- (davon 68% starre und 32% flexible) und 95 (0,2%) aller Hinterkammer-

Tabelle 1. Explantationsgründe bei Vorderkammerlinsen
(N = 57)

Bullöse Keratopathie	55,3%
(Sub-)Luxation	31,5%
Chronischer Reizzustand	24,7%
Sekundärglaukom	13,7%
Synechien	7,8%
Amotio retinae	7,8%
Dekompensiertes Glaukom	5,1%
Iriseinklemmung	4,5%

Tabelle 2. Explantationsgründe bei Iris-gestützten Linsen
(N = 129)

Bullöse Keratopathie	30,2%
Chronischer Reizzustand	13,9%
(Sub-)Luxation	13,2%
Sekundärglaukom	6,2%
Amotio retinae	6,2%
Schlechter Funduseinblick	4,7%
Flache Vorderkammer	3,1%
Synechien	3,1%
Chronischer Schmerzzustand	2,3%
Rubeosis iridis	2,3%
Dekompensiertes Glaukom	0,8%

linsen. Die Explantation erfolgte bei 51% der Vorderkammer- und 42% der Hinterkammerlinsen innerhalb von zwölf Monaten nach der Implantation, irisgestützte Linsen wurden in 50% deutlich später wieder entfernt.

Die Tabelle 1 informiert über die Komplikationen, die zur *Explantation* von *Vorderkammerlinsen* führten. Bei den starren Vorderkammerlinsen war die bullöse Keratopathie in 55%, bei den flexiblen Implantaten mit geschlossener Haptik sogar in 60% der Hauptgrund für die Explantation. Flexible Vorderkammerlinsen mit offener Haptik mußten in 44% wegen (Sub-)Luxation entfernt werden.

In Tabelle 2 sind die Komplikationen nach Implantation von *irisgestützten Linsen*, die zur *Explantation* führten, zusammengestellt.

Die Tabelle 3 informiert über die *Explantationsgründe* bei *Hinterkammerlinsen*. Eine weitere Aufschlüsselung der Komplikationen nach Hinterkammerlinsenimplantation erbrachte folgende Ergebnisse: Bei der *(Sub-)Luxation* wurde in 61% eine Dislokation in den Glaskörper, in 35% ein Sonnenuntergangs-, in 2% ein Scheibenwischerphänomen und in weiteren 2% eine traumatische Luxation beobachtet. In 25% war es während der Kataraktextraktion zu einer Kapsel- und in 4% zu einer Zonularuptur gekommen.

Ein *chronischer Reizzustand* war in 11,5% Ursache zur Explantation; fünfmal

Tabelle 3. Explantationsgründe bei Hinterkammerlinsen (N = 95)

(Sub-)Luxation	51,5%
Chronischer Reizzustand	11,5%
Hohe Restametropie	10,5%
Sekundärglaukom	5,3%
Toxic-lens-Syndrom	5,3%
Bullöse Keratopathie	4,2%

bestand zusätzlich ein Sekundärglaukom. Alle diese Hinterkammerlinsen waren sulkusfixiert; bei keinem Patienten war eine Iritis in der Anamnese bekannt.

Bei der *hohen Restametropie* lag der mittlere Refraktionsfehler bei − 7,8 Dioptrien; siebenmal konnte ein Austausch gegen eine andere Hinterkammerlinse mit entsprechend richtiger Brechkraft vorgenommen werden.

Ein *Sekundärglaukom* bestand in 5,3%; diese Hinterkammerlinsen waren alle sulkusfixiert. Bei drei Patienten war vor der Implantation ein medikamentös reguliertes Glaucoma chronicum simplex bekannt.

Ein schweres, therapieresistentes *Toxic-lens-Syndrom* war in 5,3% Ursache für die Explantation; alle diese Linsen waren ethylendioxidsterilisiert. Der durchschnittliche Manifestationszeitpunkt lag am fünften postoperativen Tag.

Eine *bullöse Keratopathie* wurde in 4,2% beobachtet; bei zwei Patienten bestand präoperativ eine Endotheldystrophie. Intraoperative Komplikationen wurden nicht vermerkt. Der durchschnittliche Beginn der Hornhautdekompensation lag am 24. Tag nach der Implantation.

An seltenen Komplikationen, die zur Explantation von Hinterkammerlinsen führten, wurden in je 2,1% ein *chronischer Schmerzzustand*, ein *Iris-capture-Phänomen* und ein *rezidivierendes Hyphäma* berichtet. In je 1% waren es *schlechter Funduseinblick* bei echographisch gesicherter Amotio retinae und dichte *perilentale Membranen*, die zu einer deutlichen Visusminderung geführt hatten.

Ein *Austausch* von *Kunstlinsen* war in 76 (27%) von 281 explantierten möglich; die Tabelle 4 informiert hierüber.

Tabelle 4. Austausch von Kunstlinsen (N = 76 = 27% der explantierten)

Vorderkammerlinsen	*N = 14*
gegen andere Vorderkammerlinse	N = 11
gegen Iris-gestützte Linse	N = 3
Iris-gestützte Linsen	*N = 17*
gegen andere Iris-gestützte Kunstlinse	N = 5
gegen Vorderkammerlinse	N = 7
gegen Hinterkammerlinse	N = 5
Hinterkammerlinsen	*N = 45*
gegen andere Hinterkammerlinse	N = 19
gegen Vorderkammerlinse	N = 12
gegen Iris-gestützte Kunstlinse	N = 14

Diskussion

Ein Teilaspekt unserer Umfrage beschäftigte sich mit der Gesamtexplantationsrate von Kunstlinsen; diese liegt mit 0,47% aller implantierten Linsen niedrig. Die prozentuale Verteilung auf die verschiedenen Fixationsorte zeigt dabei allerdings eine deutlich höhere Explantationsrate von irisgestützten (129 von 7573 implantierten = 1,7%) und Vorderkammerlinsen (57 von 3962 = 1,4%), während Hinterkammerlinsen nur in 0,2% (95 von 47680) wegen schwerwiegender Komplikationen entfernt werden mußten. Diese Ergebnisse decken sich größenordnungsmäßig mit den Angaben aus der Literatur (Anonymus, 1985, 1988; Krafft und Mitarb., 1986). Gleiches gilt auch für die je nach Fixationsort prozentual sehr unterschiedliche Verteilung der Komplikationen: In unserem Kollektiv war die bullöse Keratopathie bei Vorderkammerlinsen mit 55,3% und bei irisgestützten Linsen mit 30,2% Hauptexplantationsursache, bei Hinterkammerlinsen wurde eine Hornhautdekompensation in nur 4,2% beobachtet. Eine (Sub-)Luxation war hingegen in 51,5% aller Hinterkammerlinsen Grund für deren Entfernung, während die entsprechenden Prozentangaben für Vorderkammerlinsen bei 31,5 bzw. für irisgestützte Linsen bei 13,2% lagen.

Die weltweit in den letzten Jahren deutlich ansteigende Tendenz, Hinterkammerlinsen zu implantieren, wird zusammen mit den in der Einleitung aufgeführten Gründen in Zukunft sicher eine weiter abnehmende Explantationsrate erwarten lassen; hierzu könnte auch die Kapselsackfixation von Implantaten beitragen, da hierbei eine geringere Disposition zur (Sub-)Luxation beobachtet wurde (Apple und Mitarb., 1985), die in unserem Kollektiv die häufigste Explantationsursache für Hinterkammerlinsen darstellte.

Danksagung

Es ist uns an dieser Stelle ein besonderes Anliegen, allen Kollegen, die an dieser Studie beteiligt waren, nochmals herzlich für ihre Kooperationsbereitschaft und Mithilfe zu danken.

Literatur

Anonymus (1985) First IOL explantation symposium. IOL News 5: 3–4
Anonymus (1988) IOL explantation studies reported at ASCRS. Ocul Surg News 6: 20–21
Apple DJ, Mamalis N, Reidy JJ, Novak LC, Googe JM, Loftfield K, Olson RJ (1985) A comparison of ciliary sulcus and capsular bag fixation of posterior chamber intraocular lenses. Am Intra-Ocular Implant Soc J 11: 44–63
Apple DJ, Mamalis N, Olson RJ, Kincaid MC (1989) Intraocular lenses. Evolution, designs, complications, and pathology. Williams & Wilkins, Baltimore
Drews RC (1978) Inflammatory response, endophthalmitis, corneal dystrophy, glaucoma, retinal detachment, dislocation, refractive error, lens removal, and enucleation. Ophthalmology 85: 164–175
Kraff MC, Sanders DR, Raanan MG (1986) A survey of intraocular lens explantations. J Cataract Refract Surg 12: 644–650

Malignes Glaukom nach Hinterkammerlinsenimplantation. Fünfjährige Beobachtung eines ungewöhnlichen Verlaufs

C. Wiemer[1], D. T. Pham[1] und J. Wollensak[1]

Zusammenfassung. Es wird über eine Patientin berichtet, bei der eine extrakapsuläre Kataraktextraktion mit Hinterkammerlinsenimplantation ohne Komplikation durchgeführt wurde. Drei Wochen nach der Operation entwickelte sich die Symptomatik eines malignen Glaukoms. Durch Vitrektomie konnten wieder normale Verhältnisse der vorderen Augenabschnitte mit Normalisierung des intraokularen Drucks hergestellt werden. Während der weiteren postoperativen Beobachtung entwickelten sich im Bereich der Iris ausgeprägte atrophische Veränderungen. Durch Photodokumentationen kann gezeigt werden, daß es zu einem Durchstoßen der Polypropylen-Haptik, aber auch des PMMA-optischen Anteils der Linse durch die Iris kam.

Summary. *Malignant glaucoma after posterior chamber lens implantation. An unusual 5 year follow-up.* We report about a patient who underwent an uncomplicated extracapsular cataract extraction with implantation of a posterior chamber lens. Three weeks after surgery symptoms of malignant glaucoma could be restored and the intraocular pressure was normalised.

During further postoperative observation, distinct atrophy developed in the iris. Photodocumentation shows a perforation of the iris by the polypropylene haptic and by the PMMA optic.

Einleitung

Das maligne Glaukom wird in der Regel als Komplikation nach fistulierenden Operationen beschrieben. Hier liegt die Inzidenz besonders bei präoperativ engem Kammerwinkel bei bis zu 3% [1, 2].

In der Kataraktchirurgie gehört es zu den seltenen Komplikationen. Nach einer Kataraktoperation wird das maligne Glaukom bezeichnender mit dem Synonym des ciliovitrealen Blocks beschrieben [3, 7].

Pathogenetisch nimmt man an, daß durch unklare, wahrscheinlich multifaktorielle Ursachen Kammerwasser in bzw. hinter den Glaskörperraum eindringt. Durch eine Zunahme des Glaskörpervolumens wird das Linsenirisdiaphragma nach vorne gedrückt und führt so zu einer Abflachung der Vorderkammer mit Anstieg des intraokularen Drucks [4, 5]. Oft handelt es sich dabei um Augen mit chronischem Glaukom mit vorausgegangener fistulierender Operation.

Aus diesen Beobachtungen haben wir geschlossen, daß neben den prädisponierenden anatomischen Faktoren das Operationstrauma einen wichtigen Anteil bei der Entstehung des malignen Glaukoms hat [6].

Die einzelnen veröffentlichten Kasuistiken lassen darauf schließen, daß es sich

---

[1] Universitäts-Augenklinik im Klinikum Charlottenburg der FU Berlin, Spandauer Damm 130, D-1000 Berlin.

um eine sehr seltene Komplikation handelt [7-9]. In unserem Patientengut mit über 14 000 implantierten Hinterkammerlinsen konnten wir fünf Fälle beobachten. Im folgenden wird über einen Fall mit einem ungewöhnlichen Verlauf berichtet.

Kasuistik

Es handelt sich um eine 79jährige Patientin, bei der 1963 beidseitig eine Iridenkleisis wegen chronischen Engwinkelglaukoms durchgeführt wurde. 1984 haben wir am rechten Auge eine e.c. Kataraktoperation mit kornealem 2-Stufen-Schnitt, Iridotomie, Irisnaht, Sphinkterotomie und Implantation einer 10 Grad angewinkelten Simcoe-Hinterkammerlinse in den Sulkus durchgeführt. Die Operation verlief komplikationslos.

Drei Wochen postoperativ wurde eine Abflachung der Vorderkammer mit einem Anstieg des intraokularen Drucks auf 30 mmHg beobachtet. Der Starschnitt war dicht, und eine Aderhautamotio konnte ausgeschlossen werden. Aufgrund der erheblichen Vis-a-tergo konnte man die Konfiguration der Linsenhaptik an der Iris deutlich erkennen (Abb. 1).

Ein unverzüglicher Versuch der Wiederherstellung der Vorderkammer durch eine periphere YAG-Kapsulotomie scheiterte genau wie eine Auffüllung der Vorderkammer mit Healon.

Erst durch eine Vitrektomie mit partieller peripherer Kapsulotomie gelang eine Normalisierung der Kammerwasserzirkulation, eine Wiederherstellung der Vorderkammer und eine Senkung des intraokularen Drucks.

Eine erste Kontrolle sechs Wochen nach der Vitrektomie zeigte stabile Vorderkammerverhältnisse mit normalem Augeninnendruck (Abb. 2).

1986 konnten wir zunehmende atrophische Veränderungen der Iris vor allem im Bereich der nasalen Haptik der IOL erkennen (Abb. 3). An dieser Stelle war

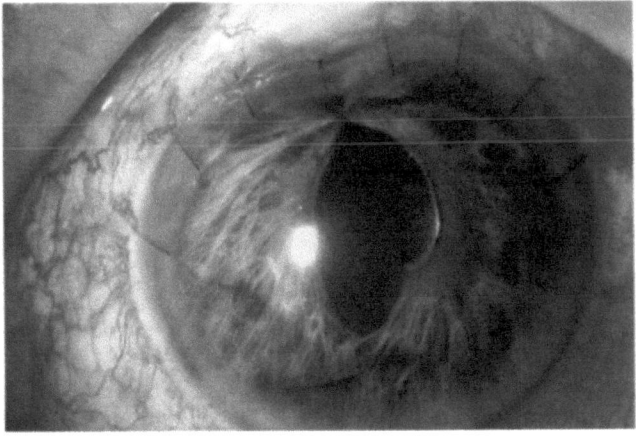

Abb. 1. Aufgehobene Vorderkammer drei Wochen postoperativ. An der Iris erkennt man die Konfiguration der IOL

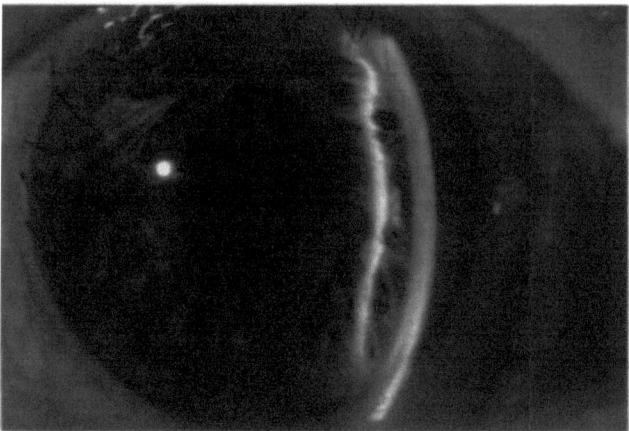

Abb. 2. Zustand nach der Vitrektomie mit stabilen Vorderkammerverhältnissen bei normalem intraokularem Druck

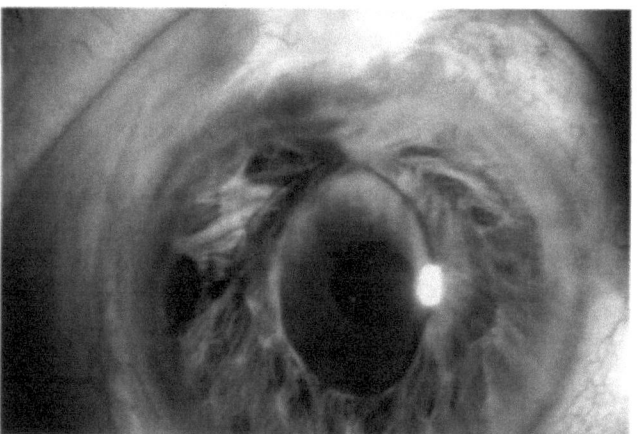

Abb. 3. Zustand des Auges zwei Jahre nach dem malignen Glaukom: Die nasale Haptik der IOL hat die Iris teilweise durchstoßen

bei dem damaligen ciliovitrealen Block ein besonders hoher Druck auf die Iris ausgeübt worden. Zur Visusverbesserung war eine YAG-Kapsulotomie erfolgt.

Bei einer Kontrolle 1988 konnten wir ein Fortschreiten dieser atrophischen Veränderungen feststellen. Der intraokulare Druck war weiterhin im Normbereich.

Bei der letzten Untersuchung Anfang 1989, knapp fünf Jahre nach der Komplikation, zeigte sich, daß die Haptik nahezu in vollem Umfang besonders nasal die Iris durchstoßen hatte. Aber auch der optische Anteil hat im Bereich der Linsenkante die Iris so stark destruiert, daß sie sich in die Vorderkammer schiebt (Abb. 4).

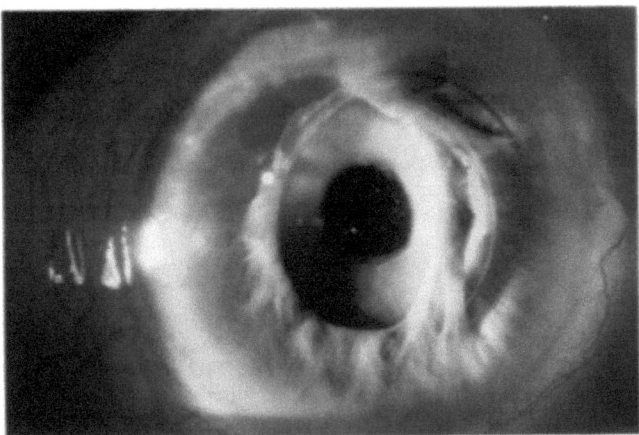

Abb. 4. Zustand des Auges fünf Jahre nach dem malignen Glaukom: Die nasale Haptik befindet sich fast vollständig in der Vorderkammer. Auch die Kante der Linsenoptik ist durch die Iris durchgebrochen

Diskussion

Das maligne Glaukom liefert besonders in der frühklinischen Phase keine deutliche Symptomatik, welche eine eindeutige frühe Diagnose erleichtern würde. Erst durch eine Vorderkammerabflachung, verursacht durch ein Vorwärtsrücken des Linsenirisdiaphragmas durch eine Volumenzunahme des Glaskörpers und eventuell durch sonographische Befunde des Glaskörpers kann die Diagnose des ciliovitrealen Blocks gestellt werden.

Als sofortige Maßnahme wird eine medikamentöse Therapie mit Zykloplegika, osmotisch wirksamen Substanzen und Azetazolamid empfohlen [2]. Hierbei kann durch eine periphere Kapseleröffnung mit den YAG-Laser eine Normalisierung der Kammerwasserzirkulation erreicht werden [7, 8].

Bei einem Scheitern dieses Therapieversuches erscheint die frühzeitige Vitrektomie als eine effektive Maßnahme [10, 11].

Der beschriebene Fall zeigt ganz offensichtlich, daß okuläre Gewebe im Laufe der Zeit durch direkten Kontakt mit fremdem Material wie Polypropylen oder PMMA trophischen Veränderungen unterworfen sind. Trotz konstanten normalen Tensiowerten hat in dem beschriebenen Fall die intraokulare Linse die Iris soweit geschädigt, daß sie sich in die Vorderkammer vorschiebt. Der Verlauf dieses Falles ist ein weiteres Argument für die Kapselsackfixation von intraokularen Linsen.

Literatur

1. Chandler PA, Simon RJ, Grant WM (1968) Malignant glaucoma, medical and surgical treatment. Am J Ophthalmol 66: 495–502
2. Wollensak J (1986) Malignant glaucoma – diagnosis and therapy. In: Cairns JE (ed) Glaucoma 2: 877–881·

3. Shields MB (1982) Glaucomas following ocular surgery. In: A study guide for glaucoma. Williams & Wilkins, Baltimore, London, pp 332–339
4. Becker B, Shaffer R (1983) Ciliary-block glaucoma (malignant glaucoma). In: Diagnosis and therapy of the glaukomas. C. V. Mosby Company, St Louis, Toronto, pp 213–215
5. Shaffer RN (1954) The roule of vitreous detachment, in aphakic and malignant glaucoma. Trans Am Acad Ophthalmol Otol 58: 217–231
6. Pham Duy T, Wollensak J (1987) Ciliary block (malignant) glaucoma following posterior chamber lens implantation. Ophthalmic Surgery 18: 741–744
7. Epstein DL, Steinert RF, Puliafito CA (1984) Neodymium-YAG laser therapy to the anterior hyaloid, in aphakic malignant (ciliovitreal block) glaucoma. Am J Ophthalmol 98: 137–143
8. Shrader E, Belcher CD, Thomas JV et al (1984) Puppillary and iridovitreal block in pseudophakic eyes. Ophthalmology 91: 831–837
9. Levene R (1972) A new concept of malignant glaucoma. Arch Ophthalmol 87: 497–506
10. Brown RH, Lynch MG, Tearse JE, Nunn RD (1986) Neodymium–YAG vitreous surgery for phakic and pseudophakic malignant glaucoma. Arch Ophthal 104: 1464–1466
11. Mekler-Lupolover Y, Faulborn J (1988) Malignes Glaukom bei Hinterkammerlinsen. Jacobi KW, Schott K, Gloor B (Hrsg) 1. Kongreß der Deutschen Gesellschaft für Intraokularlinsen Implantation. Springer, Berlin, Heidelberg, New York, Tokyo, S 164–166

Rasterelektronenmikroskopische und pathohistologische Befunde bei einem Fall von Endophthalmitis nach ECCE und Sulcus-ciliaris-Implantlinse

CHR. FASCHINGER [1]

Zusammenfassung. Drei Tage nach komplikationsloser extrakapsulärer Kataraktextraktion mit Implantation einer Linse in den sulcus ciliaris entwickelte sich eine bakterielle Endophthalmitis mit Hypopyon, dichter Membran auf der Implantlinse und Glaskörperinfiltration.
  Am 6. postoperativen Tag verstarb die Patientin an einem Myokardinfarkt. Es konnte das Auge enukleiert werden und die Frühsymptome der Endophthalmitis untersucht werden. Pathohistologisch konnten eine Konjunktivitis, Skleritis, Abszesse im Wundspalt, Panuveitis, Vitritis und Blutungen in der Ganglienzellschicht festgestellt werden. Die transmissions-elektronenmikroskopischen Untersuchungen zeigten Detritus, Makrophagen, kokkenähnliche Gebilde und ein Fibrinnetz auf der Oberfläche der Implantlinse.

Summary. *Scanning electron microscopy and pathohistological findings in a case of endophthalmitis after ECCE and sulcus-ciliaris intraocular lens.* Three days after ECCE and implantation of a posterior chamber lens into the ciliary sulcus a severe endophthalmitis with hypopyon, dense membrane on the lens surface and infiltration of the vitreous occured.
  Six days after the operation the patient died of a myocardial infarction. The eyeball was enucleated and the very early symptoms of the endophthalmitis could be investigated.
  The histology revealed a conjunctivitis, scleritis, microabscesses in the corneoscleral wound, panuveitis, vitritis and hemorrhages in the ganglion cell layer of the retina. The scanning electron micrographs showed detritus, a net of fibrin, macrophages and cocci upon the surface of the implanted lens.

Smith [4] beschrieb bereits 1956 die Ergebnisse der Untersuchungen von neun wegen Endophthalmitis nach ECCE und Implantlinse (Ridley-Akrylmonomer-Linse) enukleierten Augen: Es fanden sich pigmentbeladene Makrophagen, polymorphkernige Leukozyten, Eosinophile, Riesenzellen, dichte zyklitische Membranen und eine retinale Perivaskulitis.
  In einer von Sieper und Kline [3] dargelegten Statistik über 1794 Patienten mit Vorderkammer-Implantlinsen mußten innerhalb von sechs Jahren (1975–1981) 27 Linsen explantiert werden (19 ICCE, 8 ECCE), davon in einem Fall wegen Endophthalmitis, wobei sich keine ausgeprägten zyklitischen Membranen bei einer rasterelektronenmikroskopischen Untersuchung finden ließen.
  In der vorliegenden Arbeit wird der Fall einer bakteriellen Endophthalmitis nach ECCE und Hinterkammerimplantlinse beschrieben. Da die Patientin am sechsten postoperativen Tag verstarb, konnten der Bulbus und die Linse makroskopisch, histologisch und rasterelektronenmikroskopisch untersucht werden. Es werden die Frühsymptome einer Endophthalmitis beschrieben.

---

[1] Universitäts-Augenklinik, Auenbruggerplatz 4, A-8036 Graz.

Fallbericht

Die Patientin A. H. (geb. 1903, Kg.-Nr.: 1786/85) wurde uns wegen einer intumeszenten Linsentrübung des linken Auges zur Kataraktoperation zugewiesen. Beide Augen waren äußerlich reizfrei, das Sehvermögen rechts bei praktisch klarer Linse normal, links auf positive Lichtempfindung mit richtiger Projektion herabgesetzt. Der Augenhintergrund links war altersentsprechend ohne pathologische Veränderungen. Es wurde eine extrakapsuläre Kataraktextraktion in Lokalanästhesie durchgeführt. Die Eröffnung erfolgte mit dem Graefe-Starmesser, anschließend die vordere Kapsulotomie mit einem Rubin-Zystotom, dann wurde nach Kernumspülung der Kern exprimiert und die verbliebenen Rindenteile mit einem Saug-Spülgerät entfernt.

Implantiert wurde eine Hinterkammerlinse mit geschlossenen Haptikbügeln (Fa. 3 M, 20.5D) in den Sulcus ciliaris. Nach peripherer Iridektomie wurde die Wunde mit 10-0-Nylon-Einzelknopfnähten verschlossen und ein antibiotischer Salbenverband appliziert.

Der postoperative Befund war zufriedenstellend, die Patientin erhielt lokal ein Mydriatikum und stündlich Kortison-Antibiotikum-Mischtropfen. In der Nacht vom zweiten auf den dritten postoperativen Tag klagte die Patientin über Schmerzen und Druckgefühl. Die Bindehaut war gerötet, chemotisch, die Hornhaut hauchig getrübt, Tyndall-Phänomen und Zellen in der Vorderkammer positiv und 1 mm hohes Hypopyon.

Trotz massiver allgemeiner und lokaler Gabe von Antibiotika und Kortison verschlechterte sich der Zustand. Die geplante Vitrektomie und Explantation konnten nicht mehr durchgeführt werden, da die Patientin am fünften postoperativen Tag einen Myokardinfarkt erlitt und am folgenden Tag verstarb.

Material und Methoden

Der enukleierte linke Augapfel wurde in der Frontalebene halbiert, photographiert und anschließend in Formalin fixiert. Färbungen zur histologischen Beurteilung erfolgten nach Masson-Trichrom und mit Hämatoxylin-Eosin.

Die entfernte Implantlinse wurde für die rasterelektronenmikroskopische Untersuchung in Glutaraldehyd fixiert, in Cacodylatpuffer gewaschen und mit 1% Osmiumtetraoxid nachfixiert, anschließend entwässert in einer aufsteigenden Alkoholreihe, kritischpunktgetrocknet und mit einer 200 Å dicken Goldschichte bedampft. Die Beurteilung erfolgte mit dem Mikroskop JOEL 200 T.

Ergebnisse

1. Makroskopie

Die Hornhaut des Augapfels war matt und die Deszementmembran in Falten. In der Vorderkammer zeigte sich ein 3 mm hohes Hypopyon, die Struktur der Iris

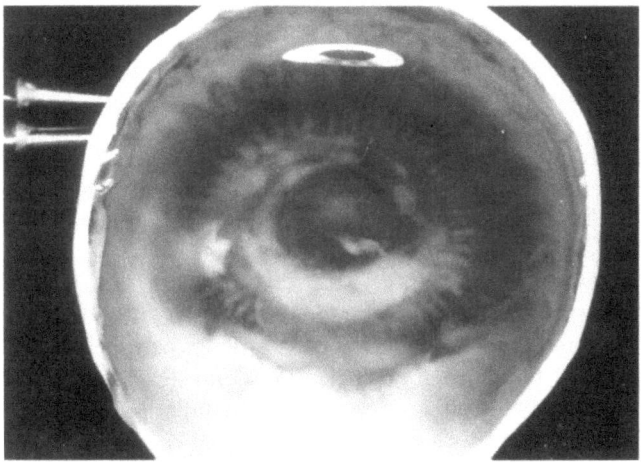

Abb. 1. Vorderer Teil des Bulbus: dicht getrübter Glaskörper. Die Pars plana und Ziliarkörperzotten sind von Detritus bedeckt. Der obere Glaskörperraum erscheint klar

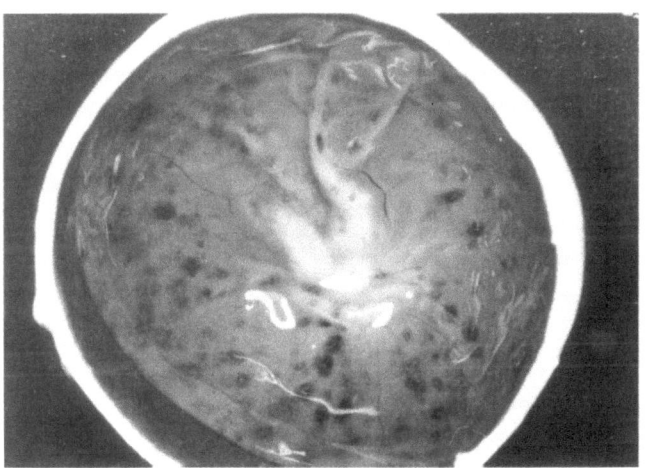

Abb. 2. Hinterer Teil des Bulbus: Der Glaskörper erscheint klar, die Netzhaut ist präparationsbedingt in Falten, in der Netzhaut multiple fleckförmige Blutungen

erschien verwaschen. Die Pupille war mittelweit und entrundet. Im oberen Limbusbereich lagen fünf Nylon-Einzelknopfnähte.

Der vordere Bulbusteil nach Frontalschnitt zeigte einen dicht gelblich getrübten Glaskörper in der unteren Hälfte, ebenso waren die Pars plana und die Ziliarkörperzotten mit gelblichweißem Detritus bedeckt. Die Implantlinse war völlig von Detritus überzogen. Die oberen Abschnitte erschienen relativ reizfrei (Abb. 1).

Der hintere Bulbusteil nach Frontalschnitt zeigte einen praktisch klaren Glaskörper, eine weißlich ödematöse Papille und über die gesamte Netzhaut verstreute spritzer-, punkt- und fleckförmige Blutungen (Abb. 2).

2. Histologie

Konjunktiva, Sklera und Episklera waren überwiegend polymorphkernig infiltriert. Die Hornhaut war diffus infiltriert, im Bereich der Schnittwunde zeigten sich jedoch zusätzliche Mikroabszesse und kleine Blutungen. Die Endothelzellen hatten teilweise Hämosiderin phagozytiert.

Die Vorderkammer war mit Fibrin, Hyalin und zu Haufen angeordneten Polymorphkernen ausgefüllt. Der Kammerwinkel war von polymorphkernigen Zellen und Makrophagen erfüllt.

Das Stromablatt der Iris war ödematös aufgelockert, das Pigmentblatt deutlich hypertrophiert. Der Ziliarkörper war ödematös und mäßig infiltriert. In der Hinterkammer lagen Reste der hinteren Linsenkapsel, der vorderen peripheren Linsenkapsel, an einigen Schnitten fanden sich auch noch Linsenreste zwischen den Kapselblättern. Massiv waren Polymorphkerne innerhalb und außerhalb der Kapsel angesammelt.

Die Pars plana war zystisch aufgelockert, der Glaskörper davor deutlich infiltriert, ebenso der Glaskörper der unteren Bulbusabschitte. Die Netzhaut war gut geschichtet, in der Ganglienzellschicht lagen multiple Blutungen, teilweise perivaskuläre Infiltrate und ödematöse oder nekrotische Ganglienzellen. Die Aderhaut zeigte eine ausgeprägte Hyperämie.

Folgende Diagnosen konnten gestellt werden: Conjunctivitis, Episkleritis, Skleritis, Keratitis mit Mikroabszessen, Uveitis, Hypopyon, Glaskörperabszeß, retinale Perivaskulitis, retinale Hämorrhagien, Ganglienzellnekrosen, Aderhauthyperämie.

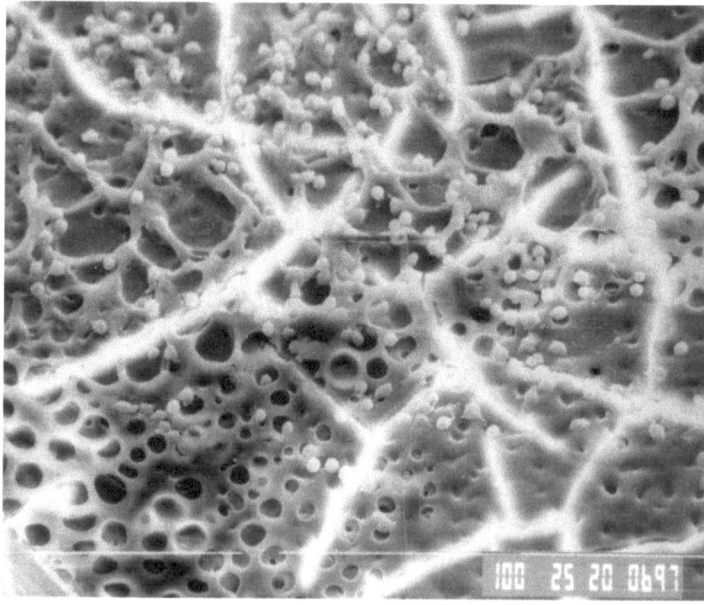

Abb. 3. Rasterelektronenmikroskopische Aufnahme der Implantlinse: Der Detritus ist durch die Präparation alveolarartig mit Sprüngen verändert. Es finden sich zahlreiche kugelförmige Zellen (X = 1575)

Rasterelektronenmikroskopische und pathohistologische Befunde 257

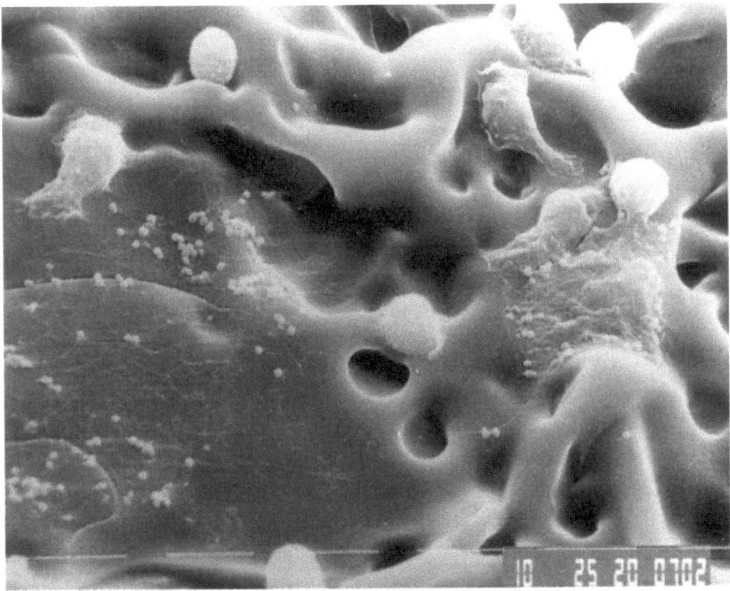

Abb. 4. Rasterelektronenmikroskopische Aufnahme der Implantlinse: Auf dem Detritus liegen Makrophagen mit haariger Oberfläche und pseudopodienartigen Ausläufern. Zusätzliche zahlreiche kokkenartige Gebilde, teils solitär, teils in Gruppen in einem feinen Fibrinnetz. Teilweise sind sie von den Ausläufern der Makrophagen bedeckt (X = 6750)

3. Rasterelektronenmikroskopie

Die Linse war völlig von Detritus bedeckt, welcher durch die Fixierung, Entwässerung, Trocknung und Bedampfung ein alveolarartiges bis emmentalerkäseartiges Aussehen mit Sprüngen bekam (Abb. 3).

Bei zehnfach höherer Vergrößerung waren bereits kugelige Zellen erkennbar. Bei weiterer Vergrößerung haben diese Zellen pseudopodienartige Ausläufer, es könnte sich um Makrophagen handeln. Zusätzlich waren ein feines Fibrinnetz und sich darin befindliche winzige kokkenartige Gebilde, welche teils in Gruppen, teils solitär angeordnet waren, erkennbar. Teilweise wurden diese Kokken bereits von Makrophagen und deren Ausläufer bedeckt (Abb. 4).

Diskussion

Trotz des Bemühens, optimale sterile Verhältnisse sowohl des Operationsgebietes, der Instrumente, der Hände wie auch im Bercich des Operationssaales zu schaffen, können Infektionen nach Operationen auftreten. Daß durch die Implantation eines Fremdkörpers, wie die Implantlinse einen darstellt, die Wahrscheinlichkeit einer mikrobiellen Endophthalmitis größer wird, wird vermutet [2].

1956 beschrieb Smith [4] seine Ergebnisse von neun enukleierten Augen nach ECCE mit Hinterkammerimplantlinsen und Endophthalmitis. Es zeigten sich pigmentbeladene Makrophagen, polymorphkernige Leukozyten, Eosinophile, Riesenzellen, zyklitische Membranen und perivaskulitische Infiltrate der Netzhautgefäße.

Von Bryan et al. [1] wurde die Morphologie der Präzipitate auf 52 explantierten Implantlinsen (17 Vorderkammer-, 28 irisgetragene, sieben Hinterkammerlinsen) beschrieben. Bei vier Augen war eine Endophthalmitis der Grund zur Linsenentfernung. Es fanden sich zum Großteil polymorphkernige Leukozyten, aber auch mononukleäre Entzündungszellen und spindelförmige Zellen.

Wenzel und Reim [5] klassifizierten intraokulare bakteriologische Befunde nach Linsenimplantation in inapperente Einschwemmungen, benigne Endophthalmitis und foudroyante Panophthalmitis, wobei ein Auge enukleiert werden mußte. Rasterelektronenmikroskopisch ließen sich kokkenähnliche Strukturen im Bereich des Bohrloches des Implantates nachweisen.

In unserem dargestellten Fall kam es in der Nacht vom zweiten zum dritten postoperativen Tage zum Auftreten der ersten subjektiven Beschwerden. Drei Tage später verstarb die Patientin an einem Myokardinfarkt, so daß die Frühsymptome bei Endophthalmitis nach ECCE und Linsenimplantation in den Sulcus ciliaris untersucht werden konnte. Es fanden sich praktisch in allen Augengeweben, besonders in der Hornhaut im Schnittbereich, in der Vorder- und Hinterkammer und im Glaskörper, ausgeprägte Entzündungsbereiche mit polymorphkernigen Zellen. Die in der Ganglienzellschicht gefundenen fleckförmigen Blutungen und die ödematösen und nekrotischen Veränderungen der Ganglienzellen selbst könnten durch die Toxine des Staphylokokkus aureus hervorgerufen worden sein. Rasterelektronenmikroskopisch ließen sich sehr anschaulich eine Vielzahl von Makrophagen nachweisen, welche teilweise mit ihren pseudopodienartigen Ausläufern kokkenähnliche, ungefähr 1 μ große rundliche Gebilde bedeckten.

Ein nach dem Durchschneiden des enukleierten Augapfels steril entnommener Detritus aus dem Glaskörper zeigte positives Wachstum im Brutschrank, und eine Kultur brachte Staphylokokkus aureus als Erreger. Resistenzen bestanden gegen Aminopenicilline, Gentamicin, Tobramycin, Amikacin, Trimethoprim, Fosfomycin, Erythromycin und Chloramphenicol.

Die im Bereich der korneoskleralen Schnittwunde gefundenen Mikroabszesse lassen den Schluß zu, daß dies die Eintrittspforte für die Keime gewesen sein dürfte. Als Infektionsquelle konnten Tropffläschchen isoliert werden, mit denen präoperativ der Bindehautsack viermal täglich eingetropft worden war. Sie waren eindeutig mit Staphylokokkus aureus kontaminiert.

Literatur

1. Bryan JA, Pfeiffer RL, Brown DT, Eifrig DE (1985) Morphology of pseudophacic precipitates on intraocular lenses removed from human patients. J Am Intraocul Implant Soc 11: 260–267
2. Fechner PU (1984) Intraokularlinsen. Grundlagen und Operationslehre. In: Alpar JJ, Fechner PU (Hrsg) Intraokularlinsen. Enke, Stuttgart, S 107
3. Siepser SB, Kline OR (1983) Scanning electron microscopy of removed intraocular lenses. J Am Intraocul Implant Soc 9: 176–183
4. Smith R (1956) Histopathological studies of eyes enucleated after failure of intra-ocular acrylic lens operations. Brit J Ophthalmol 40: 473–479
5. Wenzel M, Reim M (1988) Eine Klassifizierung intraokularer bakteriologischer Befunde nach Linsenimplantation. Klin Monatsbl Augenheilkd 193: 589–593

Zur Technik der Intraokularlinsen-Implantation in die Hinterkammer bei Glaskörperverlust

S. Harrer[1], Chr. Wetzel[1] und K. Rigal[1]

Zusammenfassung. Der vom Patienten gewünschten Implantation einer Intraokularlinse kann man am besten entsprechen, wenn der Operateur bei der Wahl seiner Operationsmethode die möglicherweise auftretenden intraoperativen Komplikationen mitberücksichtigt.

An Ausbildungskliniken bzw. an Augenabteilungen mit mehreren Chirurgen unterschiedlicher operativer Erfahrung empfiehlt sich die von Reim (1988) vorgeschlagene Standardisierung der extrakapsulären Kataraktoperationstechnik mit Intraokularlinsen-Implantation einschließlich des weiteren Vorgehens bei Auftreten von Komplikationen.

Bei Ausführung der Briefkastenschlitz-Kapsulotomie sind mit Hilfe der fast zur Gänze erhalten bleibenden vorderen Linsenkapsel gute Voraussetzungen gegeben, intraoperative Schwierigkeiten wie z. B. Rupturen der hinteren Linsenkapsel mit Glaskörperverlust zu meistern, ohne auf die Implantation einer Hinterkammerlinse verzichten zu müssen.

Der Beschreibung der operativen Vorgangsweise folgt die Diskussion der erzielten Resultate.

Summary. *Contribution to the management of posterior chamber-lens-implantation in case of vitreous loss.* The patient's call for implantation of an intraocular lens after cataract extraction is to be met best by the surgeon considering possible intraoperative complications when deciding on the technique to be applied.

In teaching hospitals or Eye Departments with several surgeons of different level of experience Reim (1988) recommends standardized technique of extracapsular cataract extraction and implantation of intraocular lens, including procedures in case of complications. Application of letter-box-incision which almost completely preserves the anterior capsule of the lens is a good basis to cope with intraoperative complications like rupture of posterior capsule with vitreous loss without having to give up implantation of posterior chamber lens.

After describing the applied surgical technique the results are discussed.

Einleitung

Die Technik der extrakapsulären Kataraktextraktion mit Hinterkammerlinsenimplantation unter idealen Bedingungen ist nicht extrem schwierig.

Wenn die Implantation einer Intraokularlinse zur Gänze in den Kapselsack („all in the bag") erfolgen soll, kommt der Art der Eröffnung der vorderen Linsenkapsel besondere Bedeutung zu.

Zwei Methoden der Kapseleröffnung haben sich besonders bewährt:

1. Schlitzförmige horizontale Eröffnung der vorderen Linsenkapsel im oberen Drittel: Briefkastenschlitztechnik oder Envelope-Technik nach Baikoff (1981), Galand (1982) und Binkhorst (1983, 1985).

2. Kapsulorhexis nach Neuhann (1987) mit mehreren Modifikationen (zuletzt Menapace und Mitarb., 1988).

---

[1] Augenabteilung des Hanusch-Krankenhauses, Heinrich-Collin-Straße 30, A-1140 Wien.

Bei Auftreten intraoperativer Komplikationen — besonders bei Ruptur der hinteren Linsenkapsel mit Glaskörperverlust — ist eine Kapselsackimplantation meist nicht mehr möglich.

Nicht zuletzt unter dem Erfolgszwang dem Patienten gegenüber — der eine Intraokularlinsen-Implantation vehement fordert — sollte das ursprünglich angestrebte Ziel, nämlich die Implantation einer Intraokularlinse in die Hinterkammer, aber trotzdem erreicht werden.

Mit Hilfe der bei der Briefkastenschlitztechnik fast zur Gänze intakt bleibenden vorderen Linsenkapsel sind gute Voraussetzungen für das Meistern intraoperativer Schwierigkeiten gegeben. Der Beschreibung der Operationsmethode, die sich uns bewährt hat, folgt eine Übersicht über die postoperativen Ergebnisse.

Methode

1. Die Untersuchung umfaßt 1021 konsekutive extrakapsuläre Kataraktoperationen mit geplanter kapselsackgestützter Hinterkammerlinsenimplantation, die in einem Zeitraum von 15 Monaten (September 1987 bis Dezember 1988) an der Augenabteilung des Hanusch-Krankenhauses von sechs verschiedenen Chirurgen unterschiedlicher operativer Erfahrung durchgeführt wurden.

Ziel dieser Studie war es, diejenigen Fälle einer kritischen Beurteilung hinsichtlich des anatomischen und funktionellen Operationserfolges zu unterziehen, bei denen es zu intraoperativen Komplikationen (vorwiegend Rupturen der hinteren Linsenkapsel mit oder ohne Glaskörperverlust) gekommen war. Das besondere Interesse galt den Möglichkeiten der Beherrschung der genannten intraoperativen Schwierigkeiten und den postoperativen funktionellen Ergebnissen.

Patienten, bei denen der Linsenkern mittels Phakoemulsifikation entfernt wurde, sind in dieser Studie nicht einbezogen.

2. Operationsmethode bei normalem Verlauf: Nach Bildung eines fornixbasalen Bindehautlappens lamellärer korneoskleraler Zweistufenschnitt. „Briefkastenschlitz"- oder halbkreisförmige „Smiling"-Kapsulotomie der vorderen Linsenkapsel im oberen Drittel möglichst nahe dem Linsenäquator, jedoch in der zonulafreien Zone. „Hydrodissektion" des Linsenkernes von der Rinde. Expression des Linsenkernes, eventuell Harpunierung. Interkapsuläre Implantation einer C-loop-Hinterkammerlinse mit 10° nach vorne gewinkelten Bügeln. Vordere Kapsulektomie mittels an der Spitze gebogener Kapselschere und Kapsulorhexis. Keine Iridektomie.

3. Operatives Vorgehen bei Ruptur der hinteren Linsenkapsel: Versuch, den Kapseldefekt mittels Healon® zu tamponieren, und je nach Defektgröße Kapselsack- oder Sulcus-ciliaris-Implantation einer Hinterkammerlinse. Entfernung der vorderen Linsenkapsel aus dem Pupillarbereich. Keine Iridektomie.

4. Operatives Vorgehen bei Ruptur der hinteren Linsenkapsel mit Glaskörperverlust: Bei Ruptur der hinteren Linsenkapsel mit Glaskörperverlust wird eine vordere Vitrektomie mittels Vitrektor (Heslin McCool, Surgical Design) durchgeführt, bei der die hintere Linsenkapsel im Pupillarbereich in einem Durchmesser von ca. 5–6 mm mitentfernt wird. Dies verhindert eine postoperativ auftretende

Verklebung der beiden Kapselblätter mit störender Trübung im Pupillarbereich. Eventuell noch vorhandene Kortexreste werden ebenfalls mittels Vitrektors abgesaugt. Soweit möglich, wird die zum Großteil intakte vordere Linsenkapsel von der Glaskörperseite her mechanisch gereinigt. Dann wird die Hinterkammerlinse, nachdem Healon® zwischen Iris und vorderer Kapsel eingebracht worden war, im Sulcus ciliaris positioniert. Keine Iridektomie.

Ergebnisse

1. Bei einer Gesamtzahl von 1021 geplanten extrakapsulären Kataraktoperationen konnten 976 Augen mit der ursprünglich vorgesehenen kapselsackgestützten Hinterkammerlinse, außerdem 36 Augen mit einer sulcus-ciliaris-gestützten Hinterkammerlinse versorgt werden.

Bei 38 Augen war zusätzlicher Glaskörperverlust nicht zu vermeiden. Nach vorderer Vitrektomie und Entfernung der Linsenreste wurde in 29 Fällen, wie beschrieben, über die nahezu intakte vordere Linsenkapsel eine Sulkus-Positionierung einer Hinterkammerlinse vorgenommen.

Fünfmal wurde eine Vorderkammerlinse implantiert.

In vier Fällen schien es dem Operateur bei defekter vorderer und hinterer Linsenkapsel, verbunden mit Glaskörperverlust, ratsam, auf eine Intraokularlinsen-Implantation zu verzichten. Der Entschluß, von der Intraokularlinsen-Implantation abzusehen, fiel leichter, wenn es sich um myope (ein Auge) oder einzige Augen (ein Auge) handelte oder wenn das Partnerauge bereits aphak war (zwei Augen).

Bei elf Fällen zeigte sich nach der Kernexpression eine Ruptur der hinteren Linsenkapsel, die mittels Healon® tamponiert werden konnte. Der möglichst vollständigen Entfernung der Kortexreste folgte die Implantation einer Hinterkammerlinse, je nach Größe des Kapseldefektes in den Kapselsack (vier Augen) oder in den Sulcus ciliaris (sieben Augen) (Tabelle 1).

2. 29 Patienten (20 Frauen, neun Männer, Alter: zwischen 42 und 92 Jahren) konnte nach extrakapsulärer Kataraktoperation mit vorderer Vitrektomie (wegen

Tabelle 1. IOL-Implantation bei 49 (4,8%) Fällen nach Ruptur der hinteren Linsenkapsel bzw. des Zonulaapparates mit (3,7%) und ohne (1,1%) Glaskörperverlust. Die Prozentzahlen beziehen sich auf die Gesamtzahl der untersuchten 1 021 Augen

IOL-Implantation	n (%) Kapsel/Zonula-Ruptur mit Glaskörperverlust	n (%) Kapsel/Zonula-Ruptur ohne Glaskörperverlust
HKL Kapselsack	–	4 (0,4%)
HKL Sulcus ciliaris	29 (2,8%)	7 (0,7%)
VKL	5 (0,5%)	–
Keine IOL	4 (0,4%)	–

Tabelle 2. Postoperativer Visus bei 29 Patienten nach extrakapsulärer Kataraktoperation mit vorderer Vitrektomie und Implantation einer Sulkus-gestützten Hinterkammerlinse bei „intakter" vorderer Linsenkapsel

Visus	n	Erkrankungen	
		vorbestehend	postoperativ aufgetreten
0,8–1,0	25	–	–
0,6	1	glaukomatöse Optikusatrophie	–
0,3	1	–	cystoide Makuladegeneration
0,2	1	senile Makuladegeneration	–
0,1	1	Amblyopie	fibrot. Nachstar Ablatio retinae

Kapseldefekten mit Glaskörperverlust) eine Hinterkammerlinse implantiert werden, wobei die bis auf den „Briefkastenschlitz" intakte vordere Kapsel belassen wurde. Die Beobachtungszeit betrug im Mittel neun Monate (maximal 15 Monate, minimal zwei Monate). Das postoperative Sehvermögen ist aus Tabelle 2 zu ersehen:

Die Patienten, die keine vorbestehenden Erkrankungen aufweisen, erreichten durchwegs normale Visuswerte.

Bei einer Patientin mit höhergradiger Amblyopie war etwa sechs Monate nach der Implantation eine Diszision der von Anfang an getrübten vorderen Linsenkapsel erforderlich. Sie wurde via Pars plana mittels Vitrektors durchgeführt. Drei Monate später erlitt dieselbe Patientin eine Ablatio retinae, die durch Verschluß des Hufeisenforamens mittels radiärer Silikonschaumplombe unter Belassung der Hinterkammerlinse anatomisch geheilt werden konnte. In einem Fall war postoperativ (Nachbeobachtungszeit: drei Monate) ein zystoides Makulaödem biomikroskopisch nachweisbar, das für die erhebliche Visusreduktion auf 0,3 verantwortlich gemacht wurde.

Alle anderen Patienten wiesen keine postoperativen Komplikationen auf. Ein Patient mit Glaukom blieb unter der gewohnten Therapie kompensiert. Niemals wurden postoperative Drucksteigerungen registriert. Der Augendruck war sogar in den ersten postoperativen Tagen meist an der unteren Grenze der Norm. Kein Fall von Hornhautdekompensation oder Endophthalmitis.

Die Pupille war in den meisten Fällen untermittelweit und rund (20 Augen) oder oval (sechs Augen). Selten war die Pupille durch hintere Synechien verzogen (zwei Augen) oder maximal weit fixiert (ein Auge).

Die sulcus-ciliaris-gestützte Kunstlinse blieb praktisch immer zentrisch und in einer zum Irisdiaphragma parallelen Ebene positioniert (Abb. 1).

3. Bei elf Patienten kam es lediglich zur Kapselruptur bzw. Zonuladialyse ohne Glaskörperverlust. Wenn der Kapseldefekt sehr klein war, wurde unter Healon®-Tamponade in den Kapselsack implantiert (vier Augen), bei größeren Defekten wurde die Hinterkammerlinse in den Sulcus ciliaris positioniert.

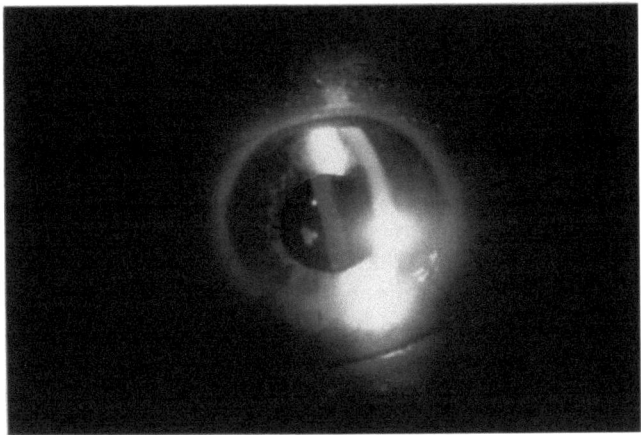

Abb. 1. Sulkusfixierte Hinterkammerlinse bei Zustand nach extrakapsulärer Kataraktextraktion und vorderer Vitrektomie. Die fast zur Gänze erhaltene vordere und die im Pupillarbereich ausgeschnittene hintere Linsenkapsel sind miteinander im Sinne einer „intakten" Barriere verklebt

Der postoperative Visus war in allen Fällen ohne vorbestehende Erkrankungen nahezu normal, die Intraokularlinse allerdings in zwei Fällen gekippt, was auf eine asymmetrische Implantation (ein Bügel im Kapselsack, ein Bügel im Sulcus ciliaris) zurückzuführen ist. Bei den letzteren Fällen war auch intraoperativ keinerlei Versuch unternommen worden, die Hinterkammerlinse besser zu positionieren, um den Defekt des Hintere-Kapsel-Zonula-Diaphragmas nicht zu vergrößern.

Die Pupillen waren etwa analog der Gruppe mit Glaskörperverlust meist rund oder oval (acht Augen), selten entrundet durch Sphinkterläsionen (zwei Augen) oder zipfelnd durch hintere Synechien (ein Auge).

Bei zwei Patienten sank der Visus nach drei bis vier Monaten auf ein Drittel des unmittelbar postoperativ praktisch normalen Sehvermögens ab: in einem Fall wegen Verklebung und Eintrübung von Anteilen vorderer und hinterer Linsenkapsel im Pupillarbereich, im anderen Fall durch regeneratorischen Nachstar, der entlang zurückgelassener Kapselstrukturen bis in den Pupillarbereich proliferierte (Tabelle 3).

Diskussion

1. Häufigkeit von Komplikationen

Die Erfolgsrate der extrakapsulären Kataraktextraktionstechnik mit Intraokularlinsen-Implantation wird mit 95% angegeben (Tetz und Mitarb., 1988), wobei Spätfolgen, wie Dezentrierung der Intraokularlinse, sekundäre Katarakt, zystoides Makulaödem, Ablatio retinae, Glaukom und Hornhautdekompensation, nicht berücksichtigt sind. Intraoperativ auftretende schwerwiegende Komplikationen (vorwiegend Rupturen der hinteren Linsenkapsel mit oder ohne Glaskörperverlust, seltener Zonulaabriß oder ungewollter Einriß der vorderen Linsenkapsel) werden in ihrer Häufigkeit unterschiedlich zwischen 1% und 10% angegeben (Nishi, 1987), wobei sich die meisten Statistiken auf Operationsverfahren beziehen, bei denen der Linsenkern durch Phakoemulsifikation entfernt wurde. Bei in dieser Technik unerfahrenen Operateuren steigt der Prozentsatz des Vitreusverlustes bei den ersten 50 bis 100 Phakoemulsifikationen bis auf 20% (Emery, 1983).

Angaben über die Häufigkeit des Glaskörperverlustes bei der extrakapsulären Kataraktoperation finden sich bei Reim (1988) mit 5,9% und bei Balent und Mitarb. (1988) mit 4,3%. O'Donnel und Mitarb. (1985) berichten in 4,8% der Fälle von Rupturen der hinteren Linsenkapsel bzw. des Zonulaapparates. Glaskörperverlust trat bei den letztgenannten Autoren etwa in der Hälfte der Fälle (2,4%) auf.

Einen Vergleich zwischen der Glaskörperverlustrate bei Phakoemulsifikation (4,6%) und bei manueller Kernentfernung in toto (1,5%) liefert Schnaudigel (1988).

Unsere Komplikationsraten (Tabelle 1) liegen etwa im Mittelfeld der in der Literatur angegebenen Prozentsätze. Dazu ist zu erwähnen, daß es sich bei unseren Angaben um Mittelwerte von sechs verschiedenen Operateuren unterschiedlicher Erfahrung handelt. Mit zunehmender Routine läßt sich die Zahl der Komplikationen noch senken.

2. Operatives Vorgehen bei intraoperativem Glaskörperverlust

Anweisungen bezüglich des weiteren operativen Vorgehens bei Glaskörperverlust gibt Wang (1986):

Nach sorgfältiger Vitrektomie könne man, wenn mehr als 50% der hinteren Linsenkapsel erhalten blieben, eine Hinterkammerlinse implantieren, ansonsten sollte eine Vorderkammerlinse eingesetzt oder auf die Linsenimplantation verzichtet werden. Fechner (1984) rät − nach Sicherstellung, daß sich kein Glaskörper auf der Irisvorderfläche, in der Iridektomie und insbesondere in der Korneoskleralwunde befindet − zur Implantation einer Irisclip-Linse.

Auch Balent und Mitarb. (1988) sehen im intraoperativen Glaskörperverlust keine Kontraindikation gegen Intraokularlinsen-Implantation. In 62 Fällen konnten sie − je nach Größe des verbliebenen Restes der hinteren Linsenkapsel − nach Tupfer-Schere-Vitrektomie 27 Hinterkammerlinsen und 35 Vorderkammerlinsen implantieren. Einige Operateure betonen, daß die Prognose bzw. das spätere Sehvermögen abhängig sind:

1. vom sofortigen Bemerken eines drohenden Glaskörperverlustes
2. von der Flexibilität des Chirurgen, seine Technik sofort den auftretenden Komplikationen anzupassen (Wang, 1986; O'Donnell und Mitarb., 1985).

Etwa in der Hälfte der Fälle kann Vitreusverlust durch Healon®-Tamponade der Ruptur der hinteren Linsenkapsel vermieden werden (Nishi, 1987; O'Donnell und Mitarb., 1985).

In diesem Zusammenhang gewinnt die Anregung von Reim (1988) Bedeutung, die Operationstechnik der extrakapsularen Kataraktoperation (besonders Kapseleröffnung, Kernentfernung, Saug-Spülverfahren) soweit wie möglich zu standardisieren. Damit ist auch beim Auftreten von Komplikationen eine für alle Operateure einer Abteilung ähnliche weitere Vorgangsweise gegeben.

Selten (z. B. bei hypermaturen Katarakten) kann es schon bei der vorderen Kapsulotomie zur Verletzung der hinteren Linsenkapsel kommen (Nishi, 1987). Zweifellos aber stellt die Entfernung des Linsenkernes (Expression, Extraktion, Phakoemulsifikation) die stärkste Belastung für die Linsenkapsel dar.

Die Ruptur der hinteren Linsenkapsel mit Glaskörperverlust wird daher meist nach der Kernentfernung, während oder am Ende des Saug-Spülvorganges bemerkt. Zu diesem Zeitpunkt ist bei Anwendung der Briefkastenschlitzmethode die vordere Linsenkapsel noch zur Gänze erhalten und dient ausgezeichnet

1. zum Schutz von Iris, insbesondere des Pigmentblattes, sowie des Hornhaut-Endothels bei der Vitrektomie und kompletten Entfernung von Linsenresten, die hinter der gespannten vorderen Linsenkapsel gefahrlos durchgeführt werden können,

2. als „lens-glider" zur sicheren Implantation einer Hinterkammerlinse in den Sulcus ciliaris. Die Intraokularlinse kommt somit kaum mit Vitreus in Berührung, der Glaskörperraum ist zum Großteil durch die Barriere der vorderen Kapsel von der Vorderkammer getrennt.

Eine „primäre" Entfernung der vorderen Linsenkapsel aus dem Pupillarbereich zur Verhinderung eines Nachstars in der optischen Achse scheint uns unter Berücksichtigung der postoperativen Ergebnisse nicht erforderlich.

Der Vorteil der beschriebenen Methode liegt darin, daß auch der weniger erfahrene Operateur im Falle des Glaskörperverlustes nicht einer gänzlich neuen Situation gegenübersteht, die der „Flexibilität" eines erfahrenen Operateurs bedarf. Durch eine vorgeschriebene weitere Vorgangsweise gelingt es praktisch immer, eine Hinterkammerlinse im Sulcus ciliaris sicher abzustützen. Die Positionierung einer sulkusgestützten Hinterkammerlinse ist natürlich auch dann möglich, wenn die vordere Linsenkapsel mittels Kapsulorhexis nach Neuhann (1987) entfernt wurde.

Allerdings bedarf es − besonders wenn nach der Vitrektomie, bei Nachlassen der Lokalanästhesie, der Bulbus hypoton, die Pupille eng und die Sicht schlecht sind − besonderer Geschicklichkeit, die peripheren Ränder der vorderen Linsenkapsel zur sicheren Abstützung der Kunstlinsenhaptik zu finden. Wenn die Verankerungsstrukturen für die Implantation einer Hinterkammerlinse zum Großteil fehlen, müßten technisch aufwendige Verfahren herangezogen werden, wie z. B. das von Grehn (1989) beschriebene, bei dem die Kunstlinse in der Hinterkammer durch Nahtfixation im Sulcus ciliaris verankert wird.

3. Postoperative Ergebnisse

Die mit der beschriebenen Methode von uns operierten Patienten erreichten − wenn keine Vorerkrankung vorlag − normales Sehvermögen (Tabelle 2). Eine Ausnahme (postoperativer Visus 0,3) bildet ein Patient mit zystoider Makuladegeneration, die vermutlich mit dem Vitreusverlust im Sinne eines Irvine-Gass-Hruby-Syndroms in Zusammenhang steht.

Jaffe (1982) beobachtete bei durch Vitreusverlust komplizierten extrakapsulären Kataraktoperationen ein erhöhtes Risiko von zystoidem Makulaödem, das sogar das nach intrakapsulären Techniken mit Glaskörperverlust übertrifft.

In unserem Krankengut ist es nur in dem einen oben erwähnten Fall nach

Tabelle 3. Postoperativer Visus bei 11 Patienten nach extrakapsulärer Kataraktoperation mit Hinterkammerlinsen-Implantation bei Ruptur der hinteren Linsenkapsel bzw. des Zonulaapparates ohne Glaskörperverlust

Visus	n	Erkrankungen	
		vorbestehend	postoperativ aufgetreten
0,8 – 1,0	8	–	–
0,5	1	senile Makuladegeneration	–
0,3	1	–	Verklebung der beiden Kapselblätter im Pupillarbereich
0,3	1	–	regeneratorischer Nachstar

vorderer Vitrektomie zu einem biomikroskopisch nachweisbaren zystoiden Makulaödem mit erheblicher Visusreduktion gekommen.

Eine mögliche Erklärung des relativ seltenen Auftretens von zystoidem Makulaödem könnte in der bei der beschriebenen Methode besonders „schonenden" Vitrektomie zu finden sein: Unter dem Schutz der zum Großteil erhaltenen vorderen Linsenkapsel (nach „Briefkastenschlitz"-Kapsulotomie) gelingt es, Berührungen und damit Irritationen der Iris auf ein Minimum zu reduzieren. Somit wäre eine geringere Freisetzung von Prostaglandinen als bei der üblichen „opensky"-Vitrektomie zu erwarten und das zystoide Makulaödem entsprechend weniger häufig.

Vielleicht kommt in diesem Zusammenhang auch dem Vordere-Kapsel-Zonula-Diaphragma eine gewisse Barrierefunktion zu, die eine Endophthalmodonesis sowie den Kontakt der Intraokularlinse mit dem verletzten Glaskörper verhindert. Unsere Ergebnisse (Tabelle 2) sind im Vergleich zu anderen Literaturangaben ermutigend: Yang und Kline (1983) berichten, daß nur 65% ihrer Patienten mit intraoperativer Kapselruptur und Vitreusverlust und anschließender Vorderkammerlinsenimplantation einen besseren Visus als 6/12 erreichten. Von 1200 Patienten traten 107 (8,9%) Fälle auf, die eine Hinterkammerlinse kontraindiziert erscheinen ließen. O'Donnel und Mitarb. (1985) verzichteten in 3% der Fälle auf die Implantation einer Hinterkammerlinse.

In der Gruppe der Patienten, bei denen es intraoperativ zu Kapsel- bzw. Zonularuptur, jedoch nicht zu Glaskörperverlust kam, trat zweimal nach drei bis vier Monaten eine Sehverschlechterung im Vergleich zum unmittelbar postoperativen Visus auf (Tabelle 3): in einem Fall wegen Verklebung und Trübung der beiden Kapselblätter im Pupillarbereich, im anderen Fall wegen Elschnigscher Regenerate, die zwischen Anteilen der vorderen und hinteren Linsenkapsel, welche im Pupillarbereich zurückgelassen werden mußten, proliferierten.

In beiden genannten Fällen wurde intraoperativ, nachdem die Ruptur der hinteren Kapsel bemerkt worden war – um Glaskörperverlust zu vermeiden –, auf eine exakte Ausschneidung der vorderen Linsenkapsel im Pupillarbereich verzichtet.

Einen Nachstar dieser Art konnten wir bisher bei keinem der 29 beschriebenen Patienten mit intraoperativem Glaskörperverlust beobachten. In letzteren Fällen wurde nämlich besonderes Augenmerk darauf gelegt, im Rahmen der vorderen Vitrektomie sämtliche Linsenreste hinter der vorderen Linsenkapsel und vor allem die hintere Linsenkapsel in einem Durchmesser von 5-6 mm aus dem Pupillarbereich exakt zu entfernen. Im weiteren postoperativen Verlauf verklebte dann der Rand der ausgeschnittenen hinteren Kapsel meist zirkulär mit der zum Großteil intakten vorderen Linsenkapsel außerhalb des Pupillarbereiches (Abb. 1).

In der bis zu 15 Monaten zurückliegenden Beobachtungszeit konnten wir keine Proliferationen von Linsenepithelien entlang der vorderen Kapsel nachweisen.

Vielleicht werden auch die direkt dem Glaskörperraum zugewandten Regenerate von Linsenepithelien aus der Äquatorialzone in ihrem Wachstum gehemmt bzw. resorbiert.

Auch die von Binkhorst (1985) beschriebene Verdickung bzw. die von Hartmann und Mitarb. (1989) innerhalb von ein bis zwei Monaten nach extrakapsulärer Kataraktoperation beobachtete grauweißliche Eintrübung der vorderen Linsenkapsel konnten wir bisher nicht beobachten. Zumindest ist bisher bei keinem Patienten eine dadurch erklärbare Sehverschlechterung eingetreten.

Somit scheint es uns nicht notwendig, die vordere Linsenkapsel im Pupillarbereich primär mitzuentfernen.

Literatur

Baikoff G (1981) Insertion of the Simcoe posterior chamber lens into the capsular bag. Am Intra-ocular Implant Soc J 7: 267–269

Balent A, Civerchia LL, Mohamadi P, Lauderdale F (1988) Visual outcome of cataract extraction and lens implantation complicated by vitreous loss. J Cataract Refract Surg 14: 158–160

Binkhorst CD (1983) A new all-in-the-bag retropupillary lens. Improved intracapsular technique of cataract removal and lens insertion. In: Intraocular implants and cataract lenses in aphakia. Ed Sobeveco, Bruges, pp 165–171

Binkhorst CD (1985) Safe all-in-the-bag pseudophakia with a new lens design (The moustache lens). Doc Ophthalmol 59: 57–69

Emery JM, McIntyre DJ (1983) Extracapsular cataract surgery. C. V. Mosby Co, St. Louis, Toronto, pp 349–350

Fechner PU (1984) Intraokularlinsen: Grundlagen und Operationslehre. Neu bearbeitet von Alpar JJ, Fechner PU. Enke, Stuttgart

Galand A (1982) L'insertion d'un implant dans le sac capsulaire. Bull Soc Belge Ophthalmol 198: 55–62

Grehn F (1989) Hinterkammerlinsenimplantation nach vorderer Vitrektomie mit Nahtfixation im Sulkus. In: Lang GK, Ruprecht KW, Jacobi KW, Schott K (Hrsg) 2. Kongreß der Deutschen Gesellschaft für Intraokularlinsen Implantation. Enke, Stuttgart

Hartmann Ch, Kriegelstein GK, Kolb M (1989) Kapselsackveränderungen nach endokapsulärer PMMA-Disklinsen-Implantation. In: Lang GK, Ruprecht KW, Jacobi KW, Schott K (Hrsg) 2. Kongreß der Deutschen Gesellschaft für Intraokularlinsen Implantation. Enke, Stuttgart

Jaffe NS, Clayman HM, Jaffe MS (1982) Cystoid macular edema after intracapsular and extracapsular cataract extraction with and without an intraocular lens. Ophthalmology 89: 25–29

Menapace R, Skorpik Ch, Juchem M, Scheidel W, Schranz R (1988) Kleinschnitt-Technik in der Kataraktchirurgie: Implantation flexibler P-Hema-Hinterkammerlinsen über Phakoemulsifikationsöffnung. Bericht über 100 Fälle. Spektrum Augenheilkd 2: 278–283

Neuhann T (1987) Theorie und Operationstechnik der Kapsulorhexis. Klin Monatsbl Augenheilkd 190: 542–544

Nishi O (1987) Vitreous loss in posterior chamber lens implantation. J Cataract Refract Surg 13: 424–427

O'Donnell FE, Santos B (1985) Posterior capsular-zonular disruption in planned extracapsular surgery. Arch Ophthalmol 103: 652–653

Reim M (1988) Standardisierung der extrakapsulären Operation? In: Jacobi KE, Schott K, Gloor B (Hrsg) 1. Kongreß der Deutschen Gesellschaft für Intraokularlinsen-Implantation 1987. Springer, Berlin, Heidelberg, New York, Tokyo

Schnaudigel OE, Doden W (1988) Intraoperative Komplikationen bei extrakapsulärer Kataraktextraktion und Phakoemulsifikation. Spektrum Augenheilkd 2: 251–253

Tetz M, Inkamp E, Hansen SO, Solomon KD, Apple DJ (1988) Experimentelle Studie zur Hinterkapseltrübung und optischen Dezentrierung verschiedener Hinterkammerlinsen nach intrakapsulärer Implantation. Fortschr Ophthalmol 85: 682–688

Wang HS (1986) Management of a posterior capsule rupture in planned extracapsular cataract extraction and posterior chamber lens implantation. J Cataract Refract Surg 12: 73–76

Yang HK, Kline OR (1983) Posterior chamber lens implant surgery. Raven Press, New York

„Toxic-lens-Syndrom"?
Klinische und mikrobiologische Befunde

V. Rummelt[1], K. W. Ruprecht[1] und A. A. Bialasiewicz[1]

Zusammenfassung. Von Juli 1984 bis Dezember 1988 wurden an der Augenklinik mit Poliklinik der Universität Erlangen-Nürnberg vier Patienten mit Verdacht auf „Toxic-lens-Syndrom" beobachtet. Bei drei Patienten ließen sich im Glaskörperaspirat koagulasenegative Staphylokokken (zweimal) und Enterokokken (einmal) nachweisen. Bei einem vierten Patienten fand sich im Linsenkapselsack ein Schimmelpilz der Gattung Alternaria. Wir empfehlen im Zweifelsfall eine rasche diagnostische und therapeutische Vitrektomie.

Summary. *"Toxic-lens-syndrome"? Clinical and microbiological findings.* Between July 1984 and December 1988 four patients with suspicion of a "toxic-lens-syndrome" could be observed at the department of ophthalmology of the University of Erlangen-Nürnberg. In three Patients a bacterial endophthalmitis could be diagnosed by vitreous aspiration caused by staphylococcus epidermidis (two patients) and enterococcus (one patient). In the lens capsule of the fourth patient fungi of Alternaria spezies could be detected. In cases of doubt we recommend a diagnostic and therapeutic vitrectomy as soon as possible.

Einleitung

Seit Shepard 1980 erstmals den Begriff des „Toxic-lens-Syndroms" einführte, wurde von zahlreichen Autoren ein Teil der seltenen postoperativen intraokularen Entzündungszustände nach Kataraktextraktion und Kunstlinsenimplantation unter dieser Diagnose subsummiert (Shepard, 1980; Parelman, 1979; Pham Duy und Mitarb., 1988).

Neuere Erkenntnisse lassen jedoch vermuten, daß sehr häufig erregerbedingte Endophthalmitiden diesen Entzündungsreaktionen zugrunde liegen (Jaffe und Mitarb., 1986; Meisler und Mitarb., 1986; Piest und Mitarb., 1987; Apple und Mitarb., 1988).

Material und Methodik

Im Zeitraum von Juli 1984 bis Dezember 1988 wurden der Augenklinik mit Poliklinik der Universität Erlangen-Nürnberg vier Patienten unter der Verdachtsdiagnose eines „Toxic-lens-Syndroms" nach extern erfolgter Hinterkammerlinsenimplantation überwiesen.

---

[1] Augenklinik mit Poliklinik der Universität Erlangen-Nürnberg, Schwabachanlage 6, D-8520 Erlangen.

Nach jeweils zunächst unkompliziert verlaufenden Kunstlinsenimplantationen traten zwei Wochen bis fünf Monate postoperativ teils persistierende, teils rezidivierende intraokulare Entzündungszustände mit Hypopyon auf, die schließlich ein operatives Vorgehen notwendig machten. Bei allen vier Patienten wurde eine Pars-plana-Vitrektomie durchgeführt. Das gewonnene Vitrektomiematerial (Glaskörperaspirat, hintere Linsenkapsel und Linsenrindenreste) wurde mikrobiologisch im Institut für Mikrobiologie der Universität Erlangen-Nürnberg (Direktor: Prof. Dr. M. Röllinghoff) und histologisch aufgearbeitet.

Ergebnisse

Bei drei Patienten konnten im Glaskörperaspirat koagulasenegative Staphylokokken (zweimal) und Enterokokken als Erreger einer bakteriellen Endophthalmitis nachgewiesen werden.

Bei der vierten Patientin ließen sich histologisch zahlreiche Pilzhyphen in der durch Vitrektomie gewonnenen hinteren Linsenkapsel nachweisen. Dieser Pilz konnte in der mikrobiologischen Kultur als Schimmelpilz der Gattung Alternaria, im speziellen Alternaria alternata, identifiziert werden, so daß auch bei dieser Patientin eine mikrobiell induzierte Endophthalmitis der rezidivierenden intraokularen Entzündungssymptomatik ursächlich zugrunde lag.

Diskussion

Unsere Untersuchungen und Beobachtungen bestätigen die Befunde von Piest und Mitarb., 1987; Roussel und Mitarb., 1987; Apple und Mitarb., 1988; Treumer und Böke, 1989, die zeigen konnten, daß postoperative, schleichende intraokulare Entzündungen nach Hinterkammerlinsenimplantation durch wenig virulente, potentiell pathogene oder „saprophytäre" Keime der Bindehautflora bedingt sein können, die während der Operation in das Auge verschleppt werden (z. B. koagulasenegative Staphylokokken = „Staph. epidermidis").

Hierbei können einzelne Keime zwischen die Kunstlinse und den hinteren Kapselsack so sequestriert werden, daß sie von der normalen Kammerwasserzirkulation abgeschlossen sind, wie bei unserer vierten Patientin ebenfalls anzunehmen war. Dieses kann zu einer im Kapselsack lokalisierten Endophthalmitis führen, wie von Apple und Mitarb. (1988) auf dem 1. Kongreß der DGII in Gießen und jüngst von Sawusch und Mitarb. (1989) berichtet wurde.

Unsere bisherigen Erfahrungen erlauben die Empfehlung, bei Verdacht auf ein „Toxic-lens-Syndrom" immer mit Hilfe der diagnostischen Vitrektomie und moderner, mikrobiologischer Technik frühzeitig eine mikrobielle Ursache des intraokularen Entzündungszustandes auszuschließen (Bialasiewicz und Mitarb., 1987) bzw. zu bestätigen, um eine gezielte antimikrobielle Therapie einzuleiten.

Literatur

Apple DJ, Tretz MR, Hunold W (1988) Lokalisierte Endophthalmitis. In: Jacobi KW, Schott K, Gloor B (Hrsg) 1. Kongreß der Deutschen Gesellschaft für Intraokularlinsen Implantation. Springer, Berlin, Heidelberg, New York, Tokyo, S 6–14

Bialasiewicz AA, Koniszewski G, Naumann GOH (1988) Pseudo-„Tonic-lens"-Syndrom über vier Jahre durch Staphylokokkus epidermidis-Endophthalmitis. Klin Monatsbl Augenheilkd 193: 142–145

Jaffe GL, Whitcher JP, Biswell R, Irvine AR (1986) Propionibacterium acnes endophthalmitis seven months after extracapsular cataractextraction and intraocular lens implantation. Ophthalmic Surg 17: 791–793

Meisler DM, Pabesline AG, Vashine DW, Dermatini DR (1986) Chronic Propionibacterium endophthalmitis after extracapsular cataractextraction and intraocular lens implantation. Am J Ophthalmol 102: 733–739

Parelman AG (1979) Sterile uveitis and intraocular lens implantation. Am Intraocular Implant Soc J 5: 301–306

Pham Duy T, Wollensak J, Schnitzkewitz G (1988) Endophthalmitis und Toxic-lens-Syndrom. Klin Monatsbl Augenheilkd 193: 243–248

Piest KL, Kincaid MC, Tetz MR, Apple DJ, Roberts WA, Price FW (1987) Localized endophthalmitis. A newly described cause of the so called toxic lens syndrome. J Cataract Refract Surg 13: 498–510

Roussel TJ, Culbertson WW, Jaffe WS (1987) Chronic postoperative endophthalmitis. Associated with "Propionibacterium acnes". Arch Ophthalmol 105: 1199–1201

Sawusch MR, Michels RG, Slak WJ, Bruner WE, Annable WL, Green WR (1989) Endophthalmitis due to Propionibacterium acnes sequestered between IOL optic and posterior capsule. Ophthalmic Surg 20: 90–92

Shepard DD (1980) The "Toxic lens" Syndrome. Contact Lens Med J 6: 158–161

Treumer H, Böke W (1989) Zur mikrobiell induzierten Entzündungsreaktion nach Implantation endokapsulärer und sulkusfixierter Intraokularlinsen. In: Lang GK, Ruprecht KW, Jacobi KW, Schott K (Hrsg) 2. Kongreß der Deutschen Gesellschaft für Intraokularlinsen Implantation. Enke, Stuttgart, S 221–226

Beidseitige phakoanaphylaktische Reaktion nach einseitiger extrakapsulärer Kataraktextraktion mit Hinterkammerlinsenimplantation

K. P. Steuhl[1], H. P. Necker[1], E. G. Weidle und J. M. Rohrbach[1]

Zusammenfassung. Eine phakoanaphylaktische Reaktion ist eine seltene Komplikation der extrakapsulären Kataraktextraktion. Der hier vorgestellte 79jährige Patient entwickelte 4 Tage nach extrakapsulärer Kataraktextraktion mit Implantation einer Hinterkammerlinse eine schwere Endophthalmitis mit atypischem Hypopyon, die letztlich zur Phthisis und Enukleation des Auges führte. Die histologische Aufarbeitung zeigte eine chronisch-granulomatöse Entzündung mit mehrkernigen Riesenzellen im Bereich der Linsenkapsel und sicherte die klinische Diagnose einer Endophthalmitis phakoanaphylactica. Zehn Wochen nach der Erstoperation trat auch am bis dahin reizfreien Partnerauge eine chronische Iritis auf. Eine „sympathisierende" Endophthalmitis phakoanaphylactica wurde wegen der Bulbushypotonie, der deutlichen Linsentrübung und dem zeitlichen Zusammenhang mit der phakogenen Reaktion am erstbetroffenen Auge angenommen.

Summary. *Bilateral phakoanaphylactic reaction after unilateral extracapsular cataract extraction with posterior chamber-lens-implantation.* Phakoanaphylactic reactions are rare complications after extracapsular cataract extraction. The 79-year-old patient developed a severe endophthalmitis four days after extracapsular cataract extraction with posterior chamber-lens-implantation. The inflammation led to phthisis and finally to enucleation of the eye. The histopathological examination revealed a chronic-granulomatous inflammation with polynuclear giant cells near the lens capsule. This confirmed the diagnosis of a phakoanaphylactic endophthalmitis. Ten weeks after cataract extraction a chronic iridocyclitis developed in the fellow eye. Up to that date this eye had never been inflamed. Because of the hypotonia of the globe, the previous opacifications of the lens, and the close temporal relationship with the phakogenic inflammation of the first eye, a sympathizing phakoanaphylactic reaction of the fellow eye was diagnosed.

Einleitung

Während der fötalen und neonatalen Entwicklung des Immunsystems bilden die noch unreifen Lymphozyten eine vollständige Immuntoleranz gegenüber allen körpereigenen Proteinen aus. Die Linsenproteine nehmen insofern eine Sonderstellung ein, als ihnen gegenüber eine sogenannte Low-zone-Immuntoleranz besteht [7, 9]. Der Grund hierfür liegt in der geringen Permeabilität der Linsenkapsel für höhermolekulare Substanzen und der fehlenden Vaskularisation der Linse. Spätere Defekte der Linsenkapsel führen zu einer verstärkten Linsenproteinexposition und zum Verlust der Immuntoleranz. Die weitaus häufigste Ursache hierfür bildet das extrakapsuläre Vorgehen bei der Kataraktextraktion. Demgegenüber treten traumatische oder akzidentelle Linsenkapselverletzungen sowie die klinisch kaum erkennbaren spontanen Kapselrupturen in den Hintergrund [2, 8].

Wir möchten über einen Patienten berichten, der nach einseitiger extrakap-

---

[1] Universitäts-Augenklinik, Universität Tübingen, Schleichstraße 12, D-7400 Tübingen.

sulärer Kataraktextraktion mit Implantation einer Hinterkammerlinse zunächst am operierten Auge und nach zehnwöchigem Intervall auch am Partnerauge eine vordere Uveitis entwickelte.

Kasuistik

Anamnese

Bei einem 79jährigen Patienten war auswärts am rechten Auge eine extrakapsuläre Kataraktextraktion mit Implantation einer Hinterkammerlinse vom Typ Sinskey durchgeführt worden. Nach Angaben des Operateurs entwickelte sich nach anfänglich komplikationslosem Verlauf am vierten postoperativen Tag eine Fibrinexsudation in der Pupillarebene. Trotz peroraler Cephalosporintherapie und konjunktivaler Applikation von Antibiotika und Corticoiden kam es zu einer Befundverschlechterung. Am achten postoperativen Tag wurde uns der Patient vorgestellt.

Ophthalmologischer Befund

Das rechte Auge wies einen geringen äußeren Reizzustand (mittelgradige gemischte Injektion) auf. Das Hornhautepithel zeigte bullöse Aufwerfungen sowie zahlreiche Defekte, das Stroma war insbesondere in der mittleren Peripherie massiv infiltriert. Die Vorderkammer war zentral von einer gelbweißen fibrinös-zellulären Masse ausgefüllt, in den peripheren Anteilen war die Irisstruktur bis zum Kammerwinkel eben noch erkennbar (Abb. 1). Vom Fundus wurde kein Rotlicht reflektiert. Die Funktion des rechten Auges war auf Lichtscheinwahrnehmung bei defekter Pro-

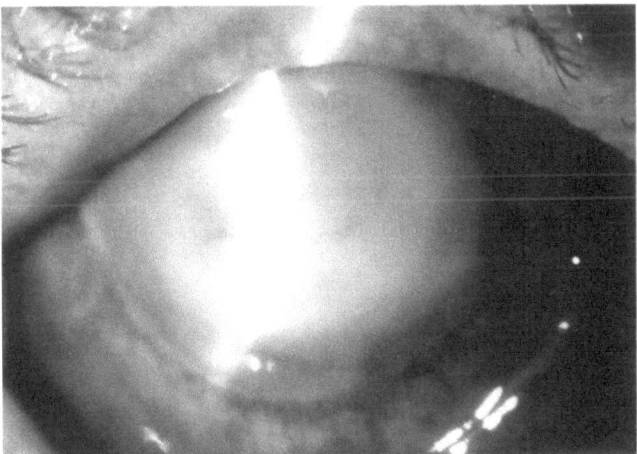

Abb. 1. Rechtes Auge bei stationärer Aufnahme des Patienten (achter postoperativer Tag). Auffallend ist der massive intraokulare Befund bei geringem äußeren Reizzustand (gemischte Injektion, keine Chemosis, keine Lidschwellung)

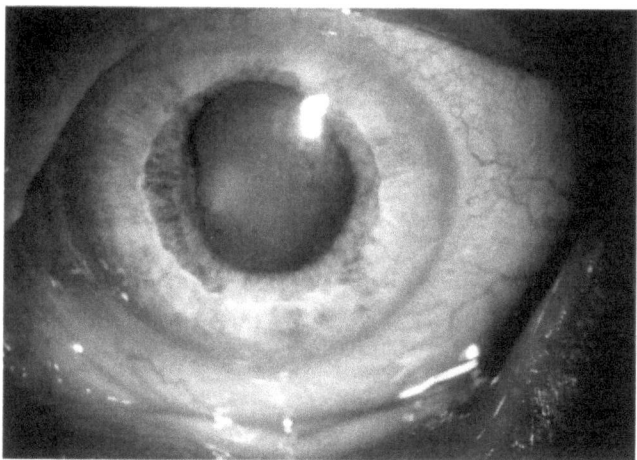

Abb. 2. Linkes Auge zehn Wochen nach extrakapsulärer Kataraktextraktion am rechten Auge. Neben Endothelbeschlägen, Vorderkammerreizzustand und hinteren Synechien besteht eine provekte Katarakt

jektion reduziert, der Druck lag bei 18 mmHg. Über Schmerzen im Augenbereich wurde nicht geklagt. Das Vorderkammerpunktat war steril. Das linke Auge war reizfrei. Es bestand eine senile Kernkatarakt. Bei beeinträchtigtem Funduseinblick erschien die Papille vital und physiologisch exkaviert; Makula mit trockener seniler Degeneration. Die Sehschärfe betrug 0,3, der Augendruck lag bei 13 mmHg.

Trotz zusätzlicher subkonjunktivaler Applikation von Mezlocillin und Gentamycin über vier Tage sowie Dexamethason über sechs Tage kam es zu keiner Befundbesserung. Die systemische Cephalosporintherapie wurde während des gesamten stationären Aufenthalts (neun Tage) fortgesetzt. Sowohl der klinische Befund als auch der ausbleibende Therapieerfolg sprachen für eine Endophthalmitis phakoanaphylactica. Deshalb sahen wir eine dringende Indikation zur operativen Revision der Vorderkammer mit Entfernung der Kunstlinse sowie sämtlicher noch verbliebener Anteile der natürlichen Linse (Rindenanteile und Kapsel) unter Einschluß einer vorderen Vitrektomie. Der Patient lehnte jedoch jegliches operative Vorgehen ab und entzog sich der Behandlung.

Zehn Wochen nach der vorangegangenen Kataraktextraktion stellte sich der Patient erneut, diesmal wegen einer Entzündung am linken Auge, vor. Das rechte, zuerst erkrankte Auge war erblindet und in eine Phthisis bulbi übergegangen. Es zeigte eine ausgedehnte vaskularisierte Hornhautnarbe, die Vorderkammer erschien fast aufgehoben, eine weitergehende Beurteilung war nicht möglich. Am linken, ehemals reizfreien Auge bestand ein ausgeprägter Vorderkammerreizzustand mit hinteren Synechien (Abb. 2). Entzündliche Fundusveränderungen waren bei schlechtem Einblick nicht erkennbar. Der Visus war von 0,3 auf 0,2 abgesunken. Der Augendruck wurde mit 8 mmHg gemessen. Unter dem dringenden Verdacht einer ,,sympathisierenden" Entzündung des linken Auges auf der Grundlage einer sympathischen Ophthalmie oder Endophthalmitis phakoanaphylactica des rechten Auges wurde dieses umgehend enukleiert. Unter hochdosierter lokaler Corticoidmedikation in Kombination mit Antibiotika-Mischpräparaten bildete sich der Vorderkammerreizzustand am linken Auge zurück. Die empfohlenen, weitergehenden therapeutischen Maßnahmen (intrakapsuläre Entfernung der Linse am linken Auge) lehnte der sehr schwer zugängliche Patient ab, zu den vorgesehenen Nachuntersuchungen ist er nicht mehr erschienen.

Der Augenarzt am Heimatort teilte uns bezüglich des weiteren Verlaufs am verbliebenen linken Auge mit, daß auch neun Monate nach der initialen Kataraktextraktion am rechten Auge trotz zweimaliger täglicher Applikation von Prednisolon-Augentropfen noch immer eine „schleichende Iritis" mit einzelnen Zellen und leichtem Tyndall-Phänomen im Kammerwasser bestand. Der Patient verstarb kurze Zeit später an einem Rezidiv seiner chronischen Pankreatitis.

Histologie

Der nur wenig verkleinerte rechte Bulbus (Maße: 23 × 21 × 23 mm) fiel makroskopisch durch eine getrübte, vaskularisierte Hornhaut auf. In Vorder- und Hinterkammer fand sich ein ausgedehntes entzündliches Infiltrat. Die angrenzenden Strukturen waren destruiert. Im vorderen Glaskörperraum dehnte sich ein axiales Gewebskonglomerat aus, das eine schmale Verbindung zur Papille aufwies. Die hintere Uvea war makroskopisch unauffällig. Mikroskopisch war eine deutliche

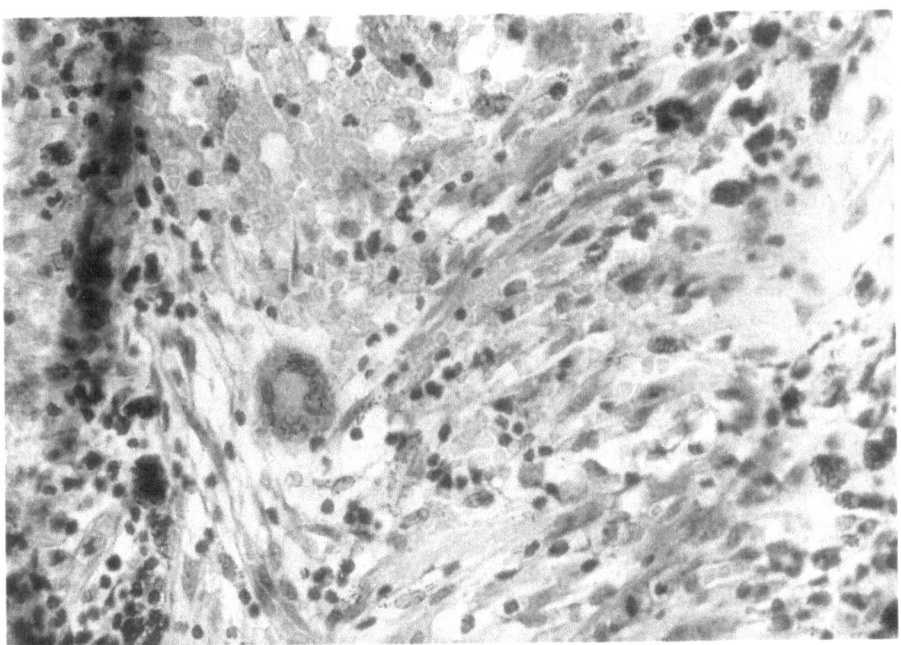

Abb. 3. Rechtes Auge: Im Bereich der Hinterkammer ist histologisch eine lymphogranulomatöse Entzündungsreaktion mit typischen, mehrkernigen Riesenzellen nachweisbar (Originalvergrößerung × 180)

lymphoplasmazelluläre Infiltration des Hornhautstromas und der Episklera nachweisbar. Das Skleragewebe war nahezu reizfrei, es fanden sich keine entzündlichen Infiltrate im Bereich der Emissarien. Eine lymphoplasmazelluläre Infiltration mit Betonung der vorderen Uvea war als Ausdruck der chronischen Entzündungsreaktion von Iris, Ziliarkörper und Aderhaut nachweisbar. Granulomatöse Veränderungen der Uvea fanden sich nicht. Demgegenüber waren die Vorder- und Hinterkammer mit einem chronisch lymphogranulomatösen Infiltrat ausgefüllt. Diese granulomatöse Entzündungsreaktion war einerseits vermehrt in der Nähe der Kunstlinse, andererseits im Bereich der gesamten Hinterkammer nachweisbar (Abb. 3). Hinter diesem granulomatösen Infiltrat war die Netzhaut windenblütenartig abgelöst.

Diskussion

Differentialdiagnostisch muß bei dem dargestellten Fall, insbesondere wenn man die entzündliche Reaktion am Partnerauge mit in Betracht zieht, eine Endophthalmitis phakoanaphylactica von einer sympathischen Ophthalmie abgegrenzt werden. Aufgrund des Verlaufes, der klinischen Symptomatik und des histologischen Befundes muß die bei unserem Patienten als Komplikation einer extrakapsulären Kataraktextraktion aufgetretene schwere Uveitis einer Endophthalmitis phakoanaphylactica zugeordnet werden. Der Linsenkapseldefekt als pathogenetische Voraussetzung war durch den operativen Eingriff gegeben. Für eine Endophthalmitis phakoanaphylactica gilt ein postoperatives reizfreies Intervall von einem Tag bis zu drei Wochen als typisch. Über Schmerzen wird nicht geklagt, der äußere Reizzustand ist gering, eine Lidschwellung besteht selten, gelegentlich findet sich eine leichte Chemosis. Charakteristisch sind diffuse Hornhaut-Endothelbeschläge mit deutlichen Zellen in der Vorderkammer und ein Hypopyon, das gelegentlich geschichtet erscheint, sowie hintere Synechien. Typischerweise nimmt eine Fibrinreaktion ihren Ausgangspunkt in der Pupillarebene, und bei schweren Verlaufsformen kann es zu einem Fibrinausguß der gesamten Vorderkammer kommen. Sekundäre Hornhautinfiltrationen können folgen. In der Regel besteht eine Bulbushypotonie unter 10 mmHg. Systemisch oder subkonjunktival applizierte Corticoide führen allenfalls zu einer vorübergehenden Befundbesserung, Reizfreiheit läßt sich damit jedoch nicht erzielen [1, 3, 5].

Zahlreiche Autoren haben bereits darauf hingewiesen, daß die Endophthalmitis phakoanaphylactica trotz ihres typischen klinischen Bildes häufig nicht erkannt wird und demzufolge eine adäquate und letztlich bulbuserhaltende Therapie unterbleibt. Laut übereinstimmender Meinung aller Autoren gibt es nur eine einzige kausale Behandlung der ablaufenden Immunreaktion. Sie besteht in einer vollständigen Entfernung der verletzten Linse bzw. des verbliebenen Linsenmaterials, der Linsenkapsel, des entstandenen fibrinös-zellulären Granulationsgewebes mit anschließender vorderer Vitrektomie [2, 5, 9]. Zumeist läßt sich dabei eine Entfernung der Kunstlinse nicht umgehen. Dieses operative Vorgehen ist auch bei iritischem Reizzustand und Bulbushypotonie die Therapie der Wahl, obwohl dies von den sonst gültigen Operationsgrundsätzen abweicht [5]. Neben dem primär kurativen kommt dem operativen Eingriff auch eine diagnostische Bedeutung zu, da eine Diagnosesicherung anhand des entnommenen Gewebes histologisch möglich ist. Hierfür kann bereits eine Vorderkammerpunktion genügen. Histologisch läßt sich die Diagnose der phakoanaphylaktischen Reaktion durch eine granulomatöse Entzündungsreaktion in unmittelbarer Umgebung von Linsenresten sichern [3]. Diese Entzündungsreaktion erfaßt häufig angrenzende Iris- und Ziliarkörperabschnitte – Aderhaut und Netzhaut sich typischerweise nur wenig in den Entzündungsprozeß miteinbezogen.

Die Begleitreaktion am Partnerauge unseres Patienten, die zehn Wochen postoperativ auftrat, läßt sich im Rahmen einer phakoanaphylaktischen Reaktion pathogenetisch mit spontanen Mikrorupturen der Linsenkapsel erklären. Durch diese Mikrorupturen kommt es zu einer gesteigerten Linsenproteinfreisetzung [6, 10]. Easom und Zimmerman weisen nach umfangreichen histologischen Nachuntersuchungen auf die Tatsache hin, daß die Endophthalmitis phakoanaphylactica häufig mit einer sympathischen Ophthalmie vergesellschaftet ist [6]. Histologisch sind diese Mischformen durch Epitheloidzellgranulome in der Aderhaut bei gleichzeitiger granulomatöser Entzündungsreaktion im Bereich von Linsenresten gekennzeichnet [4]. In unserem Fall sprechen der histologische Befund und der klinische Verlauf (Bulbushypotonie und Linsentrübung am sympathisierten Auge) für eine „sympathisierende" Endophthalmitis phakoanaphylactica und gegen die oben beschriebene Mischform.

Bei ausreichenden Verdachtsmomenten für eine phakoanaphylaktische Endophthalmitis mit Reaktion am Partnerauge sollte therapeutisch am sympathisierenden Auge eine intrakapsuläre Kataraktextraktion als kurative Maßnahme durchgeführt werden.

Literatur

1. Abrahams IW (1985) Diagnosis and surgical management of phacoanaphylactic uveitis following extracapsular cataract extraction with intraocular lens implantation. J Am Intraocul Implant Soc 11: 444–447
2. Apple DJ, Mamalis N, Loftfield K, Googe JM, Novak LC, Kavka van Norma D, Brady SE, Olson RJ (1984) Complications of intraocular lenses. A historical and histopathological review. Surv Ophthalmol 29: 1–54
3. Apple DJ, Mamalis N, Steinmetz RL, Loftfield K, Crandall AS, Olson RJ (1984) Phacoanaphylactic endophthalmitis associated with extracapsular cataract extraction and posterior chamber intraocular lens. Arch Ophthal (Chicago) 102: 1528–1532
4. Daus W, Adams H, Müller-Hermelink HK (1984) Das klinisch-histologische Bild nach Linsenverletzungen. Fortschr Ophthalmol 81. 54–58
5. Domarus D von, Hinzpeter EN, Naumann G (1975) Klinik der „Endophthalmitis phakoanaphylactica". Klin Monatsbl Augenheilkd 166: 637–644
6. Easom HA, Zimmerman LE (1964) Sympathetic ophthalmia and bilateral phacoanaphylaxis. Arch Ophthalmol (Chicago) 72: 9–15
7. Hamburg A, Bijsterveld OP von (1988) Delayed lens-induced inflammation. Ophthalmologica 196: 126–131
8. Khalil MK, Lorenzetti DW (1986) Lens-induced inflammation. Can J Ophthalmol 21: 96–102
9. McMahon MS, Weiss JS, Riedel KG, Albert DM (1985) Clinically unsuspected phacoanaphylaxis after extracapsular cataract extraction with intraocular lens implantation. Br J Ophthalmol 69: 836–840
10. deVeer JA (1953) Bilateral endophthalmitis phacoanaphylactica. Arch Ophthalmol (Chicago) 49: 607–632

Ergebnisse und Komplikationen nach Hinterkammerlinsenimplantation bei Pseudoexfoliationssyndrom

P. SOMMERAUER [1], G. HAAS [1], G. SCHUHMANN [1] und H. HANSELMAYER [1]

Zusammenfassung. Trotz des deutlich höheren Prozentsatzes an sekundärer Katarakt, Kapselruptur und Glaskörperkomplikationen konnte nahezu die Hälfte (44%) unserer Patienten einen Visus von 0,6 und besser erreichen, so daß auch bei Patienten mit Pseudoexfoliationssyndrom durchaus eine extrakapsuläre Kataraktoperation mit Implantation einer Hinterkammerlinse empfohlen werden kann; soferne erfahrene Operateure den Eingriff durchführen, kann die Komplikationsquote wahrscheinlich noch vermindert werden.

Summary. *Posterior chamber-lens-implantation in exfoliation syndrom. Complications and results.* The intra- and postoperative difficulties and complications after posterior chamber-lens-implantation are described in 32 eyes with exfoliation syndrom.
   44% of our patients had a postoperative visual acuity of 0.6 and better. In 9.3% we found a rupture of the posterior capsule as a result of intraoperative complications.
   Exfoliation syndrom is not a contraindication to implant posterior chamber lenses.

Einleitung

Kataraktoperationen mit Hinterkammerlinsenimplantation bei Augen mit Pseudoexfoliationssyndrom weisen laut Literaturangaben eine höhere Komplikationsrate auf als Kataraktoperationen mit Hinterkammerlinsenimplantation bei Augen ohne Pseudoexfoliationssyndrom (Raitta, Okamora, Dark).

Als Ursachen werden einerseits eine ungenügende Mydriasis, Synechien zwischen Iris und Linsenkapsel und eine geringe Widerstandsfähigkeit der Zonularfasern angeschuldigt (Raitta, Okamura, Dark).

In manchen Fällen tritt der erwartete Operationserfolg bezüglich des Sehvermögens aufgrund einer glaukomatösen Optikusläsion nicht ein.

Material und Methode

Im letzten Jahr wurde bei 28 Patienten mit Pseudoexfoliationssyndrom, 22 weibliche und sechs männliche, eine extrakapsuläre Kataraktoperation mit Implantation einer Hinterkammerlinse durchgeführt, davon wurden vier Patienten an beiden Augen operiert. Es wurden also insgesamt 32 Augen operiert. Bei sechs Patienten bestand ein Kapselhäutchenglaukom, bei den übrigen 22 Patienten war der Augdruck bei bestehenden Symptomen eines Pseudoexfoliationssyndroms

---

[1] Universitäts-Augenklinik, Auenbruggerplatz 4, A-8036 Graz.

normal. Bei drei von diesen sechs Patienten war zu einem früheren Zeitpunkt eine fistulierende Glaukomoperation durchgeführt worden.

Linsensubluxationen, wie sie bekanntlich bei Pseudoexfoliationssyndrom vorkommen können (Okamura, Dark), sind bei unseren Patienten nicht beobachtet worden.

Die Operationen wurden von fünf verschiedenen Chirurgen durchgeführt.

Zur Operationstechnik: Nach Eröffnung der vorderen Linsenkapsel mittels Zystostom oder Einmal-Nadel, Extraktion des vorderen Kapselblattes und Umspülung des Linsenkernes wurde eine lineare Kernexpression durchgeführt. Danach wurden die Linsenreste mittels eines Saug-Spülgerätes abgesaugt.

In 30 Fällen wurde eine Hinterkammerlinse mit großer, geschlossener Schlaufenhaptik, in einem Fall ein Linsenmodell ähnlich der Sinsky-Linse implantiert, und in einem Fall wurde eine Vorderkammerlinse implantiert.

Der Beobachtungszeitraum beträgt zwei bis elf Monate.

Ergebnisse

Die Analyse der intra- und postoperativen Komplikationen ergab, daß bei Augen mit Pseudoexfoliationssyndrom in sieben Fällen (22%) eine Kapselfibrose, die eine hintere YAG-Kapsulotomie notwendig machte, auftrat. Das ist nahezu zehnmal häufiger als bei Augen ohne Pseudoexfoliationssyndrom, wo nur bei 2,3% der Fälle eine hintere YAG-Kapsulotomie durchgeführt werden mußte (Abb. 1).

Bei drei Augen mit Pseudoexfoliationssyndrom, das sind 9,3%, fanden sich postoperativ Linsenreste im Pupillarbereich, bei Augen ohne Pseudoexfoliationssyndrom hingegen nur in 0,7% der Fälle (Abb. 2).

Glaskörperkomplikationen und Kapselrupturen traten bei Augen mit Pseudoexfoliationssyndrom in drei Fällen, also in 9,3%, deutlich öfter auf als bei Augen ohne Pseudoexfoliationssyndrom. Hier waren aus einem Gesamtkollektiv von 754 Augen 3,6% der Augen von dieser Komplikation betroffen. Bei einer Patientin

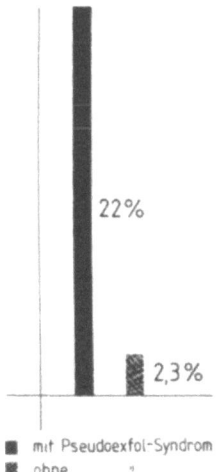

Abb. 1. YAG-Kapsulotomie

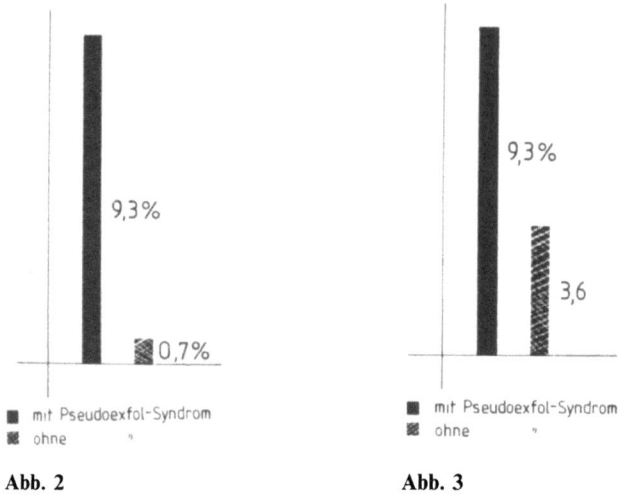

Abb. 2   **Abb. 3**

Abb. 2. Linsenreste

Abb. 3. GK-Komplikationen: Kapselrupturen

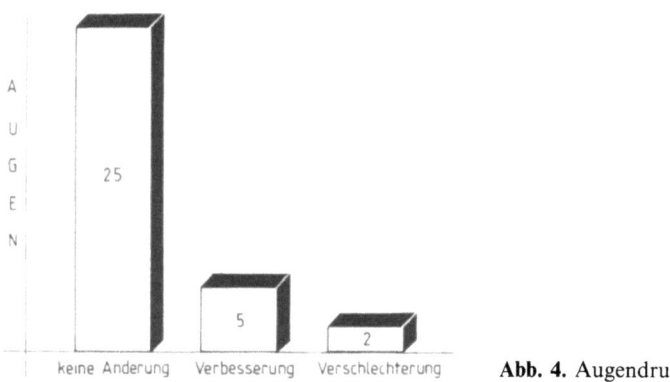

Abb. 4. Augendruck

wurde aufgrund einer ausgedehnten Kapselruptur mit Glaskörperverlust eine Vorderkammerlinse implantiert (Abb. 3).

Die Ursachen dieser Komplikationen dürften, wie eingangs erwähnt, in einer ungenügenden Mydriasis und einer geringeren Widerstandsfähigkeit der Zonularfasern liegen.

Die extrakapsuläre Kataraktoperation mit Implantation einer Hinterkammerlinse scheint auf den Augendruck bei Pseudoexfoliationssyndrom geringen Einfluß zu haben. Bei 25 (78%) Patienten kam es zu keiner wesentlichen Änderung des Augendrucks. Bei fünf (15%) Patienten trat eine Verbesserung, bei zwei (6%) Patienten eine Verschlechterung der Drucksituation ein (Abb. 4).

Literatur

Bleckmann H (1985) Hinterkammerlinsen und Glaukom. Klin Monatsbl Augenheilkd 187: 173–177

Dark AJ (1979) Cataractextraction complicated by capsular glaucoma. Br J Ophthalmol 63: 465–468

Okamura R (1988) Klinische und morphologische Untersuchungen über das Kapselhäutchenglaukom. Jpn Fortschr Ophthalmol 85: 607–610

Raitta Chr (1986) Intraocular lens implantation in exfoliation syndrome and capsular glaucoma. Acta Ophthalmologica 64: 130–133

Histologie der Hornhaut-Endothel-Epithel-Dekompensation nach Kunstlinsenimplantation

M. Küchle[1], G. K. Lang[1], K. W. Ruprecht[1] und G. O. H. Naumann[1]

Zusammenfassung. Von 1980 bis 1987 gingen 118 Hornhautexzisate von Augen, bei denen nach Kunstlinsenimplantation eine Hornhaut-Endothel-Dekompensation eine perforierende Keratoplastik erforderlich gemacht hatte, in unserem ophthalmopathologischen Labor ein. Im Rahmen unserer Studie wurden diese Exzisate histologisch anhand von insgesamt 46 zuvor definierten, quantitativen und semiquantitativen Kriterien nachuntersucht und statistisch ausgewertet.

Es handelte sich um 118 Hornhautexzisate von 114 Patienten, 61 Frauen und 53 Männern. Zehn der Kunstlinsen (9%) waren in unserer Klinik, 108 (91%) andernorts implantiert worden. 65 perforierende Keratoplastiken (55%) waren an unserer Klinik und 53 extern durchgeführt worden. Bei den implantierten Linsen handelte es sich um 68 irisfixierte Linsen (58%), 31 kammerwinkelgestützte Vorderkammerlinsen (27%) und 18 Hinterkammerlinsen (15%), bei einem Patienten konnte retrospektiv der Kunstlinsentyp nicht festgestellt werden. Das Zeitintervall zwischen Kunstlinsenimplantation und Keratoplastik lag durchschnittlich bei 54 Monaten (4 – 432 Monate).

Histologisch zeigten alle Exzisate Epithelödem, Stromaödem und Reduktion der Endothelzellzahl. Bullöse Epithelabhebung (92%), beginnende Keratinisierung des Epithels (20%), Veränderungen der Basalmembran des Epithels (32%), Defekte der Bowmanschen Membran (23%), Pannus corneae (12%), Stromanarben (30%), entzündliches Stromainfiltrat (9%), perforierende Hornhautnarben nach Keratoplastik (6%), Descemetdefekte (5%), granulomatöse Reaktion gegen die Descemetsche Membran (1%), Verdickung der Descemetschen Membran (56%), Lamellierung der Descemet (61%), Guttae zentral oder peripher (je 41%), retrokorneale Membran (59%), retrokorneales Pigment (64%) und vordere Synechien (2%) waren weitere Befunde. Bei der statistischen Auswertung fanden sich keine signifikanten Unterschiede für die unterschiedlichen Kunstlinsentypen außer bei Zeitintervall zwischen IOL-Implantation und KPL (bei HKL signifikant kürzer, p < 0,0005), bei der Beobachtung von Guttae auf dem peripheren Exzisat (bei VKL signifikant seltener, p < 0,01) und bei dem Ausmaß retrokornealer Pigmentierung (bei HKL signifikant vermehrt, p < 0,005). Diese Unterschiede könnten auf mögliche kunstlinsentypspezifische Faktoren bei der Pathogenese der pseudophaken Keratopathie hindeuten.

Summary. *Histopathologic findings in pseudophakous bullous keratopathy.* The histopathologic findings of 118 cornea buttons submitted to our ophthalmopatholigic laboratory between 1980 and 1987 are described. All buttons had been removed during penetrating keratoplasty for pseudophakic bullous keratopathy. The study included evaluation and statistical analysis of 46 clinical and histological parameters. The 118 buttons were removed from the eyes of 114 patients (61 female, 53 male). Ten intraocular lenses (9%) were implanted in our hospital, 108 implantations (91%) were performed elsewhere. 65 penetrating keratoplasties (55%) were done in our institution. The implanted intraocular lenses were: 68 iris-fixated lenses (58%), 31 anterior chamber lenses (27%), 18 posterior chamber lenses (15%). One intraocular lens type could not be determined retrospectively. The interval between IOL implantation and keratoplasty averaged 54 months (4 – 432 months).

Histopathological examination revealed epithelial edema, stromal edema and subtotal to total loss of the corneal endothelium in all corneal buttons. Histopathological findings included epithelial bullae (92%), epidermalisation of the epithelium (20%), changes of the epithelial

---

[1] Augenklinik mit Poliklinik der Universität Erlangen-Nürnberg, Schwabachanlage 6, D-8520 Erlangen.

basement membrane (32%), defects of Bowman's layer (23%), corneal pannus (12%), stromal scarring (30%), stromal inflammation (9%), penetrating stromal scars (6%), defects of Descemet's membrane (5%), granulomatous reaction to Descemet's membrane (1%), thickening of Descemet's membrane (56%), lamellation of Descemet's membrane (61%), peripheral and central guttae (each 41%), retrocorneal fibrous membrane (59%), retrocorneal pigmentation (64%) and anterior synechiae (2%). Most changes did not show any significant differences related to the type of intraocular lens implanted. However, a significant correlation was observed for the interval between IOL implantation and keratoplasty (shorter in posterior chamber lenses, $p < 0.0005$, Wilcoxon-Mann-Whitney-test), for the observation of peripheral guttae (less frequently in anterior chamber lenses, $p < 0.01$) and for the extent of retrocorneal pigmentation (greater in posterior chamber lenses, $p < 0.005$). These differences could point to possible, IOL type specific pathogenetic factors in pseudophakous bullous keratopathy.

Einleitung

Die mikrochirurgische Kunstlinsenimplantation ist das Standardverfahren der Kataraktchirurgie der achtziger Jahre geworden (Stark und Mitarb., 1983a). Gleichzeitig haben aber auch die Komplikationen intraokularer Linsen zugenommen, allen voran die pseudophake Keratopathie (Cohen und Mitarb., 1988; Kozarsky und Mitarb., 1984; Samples und Binder, 1985; Terry und Mitarb., 1984; Waring und Mitarb., 1987, 1988). Diese stellt in den USA bereits die häufigste Indikation zur Keratoplastik dar (Robin und Mitarb., 1986) und wird auch in Europa immer öfter gesehen (Burk und Mitarb., 1988; Freyler, 1986; Küchle und Mitarb., 1988; Lang und Mitarb., 1988; Meyer, 1988). Das Ziel unserer histologischen Studie war, die typischen Veränderungen der pseudophaken Hornhaut-Endothel-Epithel-Dekompensation darzustellen und gleichzeitig eventuelle kunstlinsentypspezifische Hornhautveränderungen herauszuarbeiten.

Material und Methoden

Alle Hornhautexzisate von Augen, bei welchen sich nach Kunstlinsenimplantation eine Endothel-Epithel-Dekompensation entwickelt hatte und die von 1980 bis 1987 in unserem ophthalmopathologischen Labor eingegangen waren, fanden Eingang in unsere Studie. Die Hornhäute wurden in 10% gepuffertem Formalin fixiert, halbiert, in Paraffin eingebettet, 6 mm dick geschnitten und PAS gefärbt. Alle Exzisate wurden lichtmikroskopisch von einem Untersucher untersucht. Hierbei wurden 19 klinische und 27 histologische Parameter quantitativ oder semiquantitativ erfaßt. Die klinischen Parameter beinhalteten Patientenalter, Geschlecht, Zeitpunkt von Kunstlinsenimplantation, Typ der implantierten Kunstlinse, Zeitintervall zwischen Kunstlinsenimplantation und perforierender Keratoplastik. Die Mehrzahl der histologischen Parameter (wie Epithelödem, Dicke der Descemetschen Membran etc.) wurde nach folgender Einteilung geschätzt: 0 = Merkmal nicht vorhanden, 1 = Merkmal gering vorhanden, 2 = Merkmal mäßig ausgeprägt, 3 = Merkmal stark ausgeprägt. Die Bestimmung der Hornhautendothelzellzahl erfolgte durch Auszählen von je fünf Mikroskopausschnitten im zentralen

Exzisatbereich bei 400facher Vergrößerung und deren arithmetische Mittelung. Die gewonnenen Daten wurden mit Hilfe der elektronischen Datenverarbeitung ausgewertet, die statistische Analyse erfolgte mit dem Wilcoxon-Mann-Whithney-Test.

Ergebnisse

Insgesamt konnten 118 Hornhautexzisate ausgewertet werden, die zwischen 1980 und 1987 in unserem ophthalmopathologischen Labor eingegangen waren. Die Exzisate stammten von 114 Patienten, 61 Frauen und 53 Männern, im Alter zwischen 39 und 87 Jahren (Durchschnittsalter 68,9 Jahre). Zehn Kunstlinsen (9%) waren in unserer Klinik, 108 (91%) extern implantiert worden. 65 perforierende Keratoplastiken (55%) waren in unserer Klinik durchgeführt worden, 55 Hornhautexzisate (45%) wurden nach extern durchgeführter Keratoplastik in unser ophthalmopathologisches Labor eingesandt. Bei 117 der 118 Hornhautexzisate konnte der zuvor implantierte Kunstlinsentyp ermittelt werden: Es handelte sich um 68 irisfixierte Linsen (58%), 31 kammerwinkelgestützte Vorderkammerlinsen (27%) und 18 Hinterkammerlinsen (15%). Sechs der 31 Vorderkammerlinsen waren vor 1960 implantiert worden, alle anderen Kunstlinsenimplantationen waren nach 1971 erfolgt (Abb. 1). Die Anzahl der aufgrund von pseudophaker Keratopathie erforderlichen Keratoplastiken zeigt für die einzelnen Kunstlinsentypen unterschiedliche zeitliche Verläufe (Abb. 2). Das Patientenalter zum Zeitpunkt der Keratoplastik variierte in bezug auf die unterschiedlichen Kunstlinsentypen nur geringfügig (Tabelle 1). Das Zeitintervall zwischen Kunstlinsenimplantation und Keratoplastik lag zwischen vier Monaten und 36 Jahren, durchschnittlich bei 54 Monaten, und war für Augen mit Hinterkammerlinsen signifikant kürzer als für die anderen Kunstlinsentypen (Tabelle 2, Abb. 3). Der Durchmesser der Hornhautexzisate betrug zwischen 6 und 8,5 mm, im Durchschnitt 7,3 mm. Bei sieben Augen war vor oder während der Kunstlinsenimplantation eine perforierende Keratoplastik durchgeführt worden.

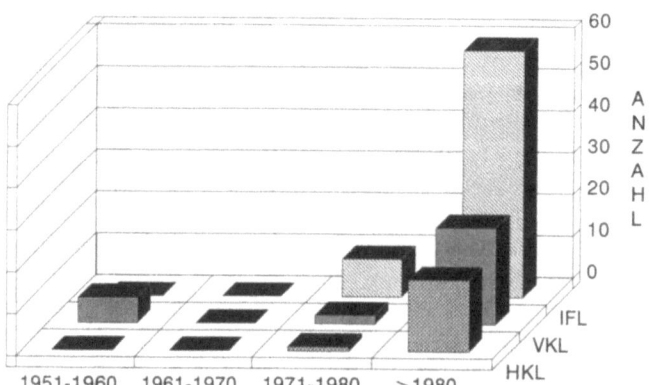

Abb. 1. Implantationsjahr der unterschiedlichen Kunstlinsentypen

Histologie der Hornhaut-Endothel-Epithel-Dekompensation

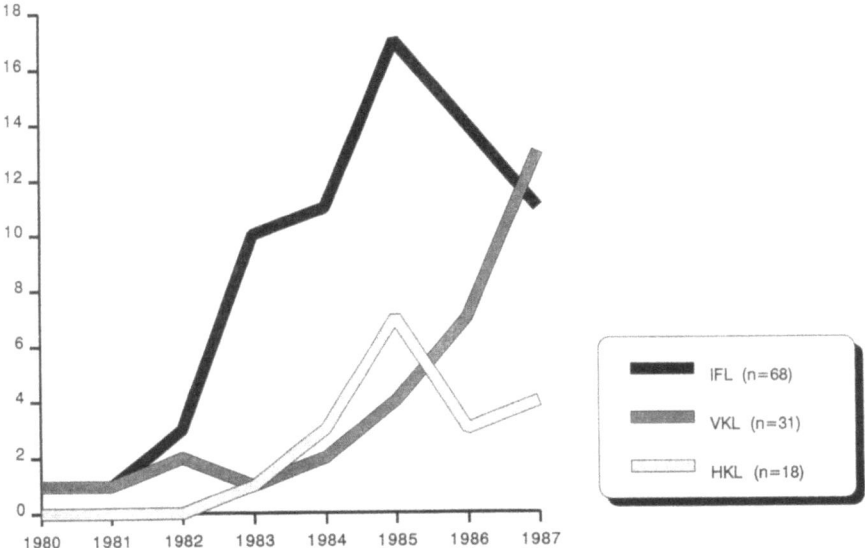

Abb. 2. Anzahl der erforderlichen Pseudophakie-Keratoplastiken im zeitlichen Verlauf

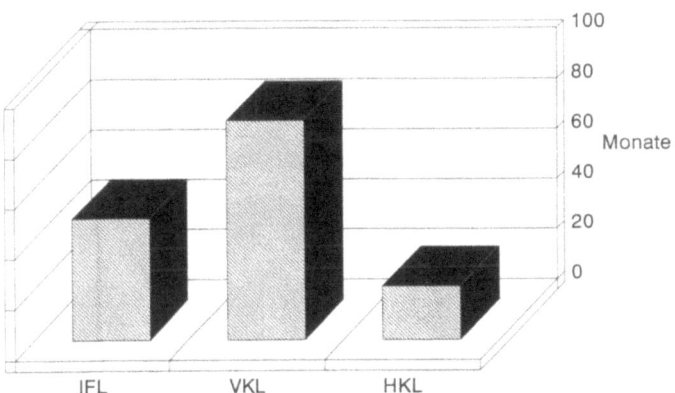

Abb. 3. Zeitintervall zwischen Kunstlinsenimplantation und Keratoplastik

Tabelle 1. Patientenalter zum Zeitpunkt der Keratoplastik und unterschiedliche Kunstlinsentypen

Linsentyp	Durchschnitt	von/bis
Gesamt	68,9 Jahre	39 – 87 Jahre
IFL	69,2 Jahre	41 – 86 Jahre
VKL	68,4 Jahre	39 – 87 Jahre
HKL	68,1 Jahre	49 – 85 Jahre

Tabelle 2. Zeitintervall zwischen IOL-Implantation und Keratoplastik

Linsentyp	Durchschnitt	von/bis	Signifikanz
Gesamt	54 Monate	4–432 Monate	–
IFL	48 Monate	5–274 Monate	ja ($p < 0{,}1$)
VKL	87 Monate	4–432 Monate	nein ($p > 0{,}9$)
HKL	21 Monate	7–48 Monate	ja ($p < 0{,}0005$)

Tabelle 3. Histopathologische Befunde der pseudophaken Keratopathie

Parameter	alle IOL ($n = 118$)	IFL ($n = 68$)	VKL ($n = 31$)	HKL ($n = 18$)
Epithelödem	100%	100%	100%	100%
Keratinisierung des Epithels	20%	22%	14%	15%
Bullöse Epithel-Abhebung	92%	92%	90%	89%
Defekte der BM des Epithels	33%	27%	37%	47%
Verdickung der BM des Epithels	32%	31%	37%	27%
Duplikaturen der BM des Epithels	21%	20%	22%	20%
Defekte der Bowman-Membran	23%	18%	29%	28%
Band-Degeneration	2,5%	0%	6,5%	5,5%
Nichtvask. Pannus	12%	7%	19%	17%
Vask. Pannus	1%	0%	3%	0%
Stroma-Ödem	100%	100%	100%	100%
Nichtvask. Stroma-Narben	30%	32%	29%	22%
Vask. Stroma-Narben	3%	3%	3%	6%
Entzündliche Stroma-Infiltrate	9%	10%	3%	17%
Durchgreifende Hornhaut-Narbe	6%	9%	0%	6%
Defekte der Descemet-Membran	5%	5%	3%	11%
Lamellierung der Descemet-Membran	61%	58%	71%	50%
Endothelzell-Zahl = 0	53%	45%	64%	67%
Endothelzell-Zahl < 10	100%	100%	100%	100%
Guttae zentral	41%	45%	32%	44%
Guttae peripher	41%	46%	23%	56%
Verdickung der Descemet-Membran	56%	57%	58%	50%
Granulomatöse Descemet-Reaktion	1%	1,5%	0%	0%
Retrokorneale Membran	59%	58%	65%	50%
Retrokorneales Pigment	64%	60%	58%	89%
Vordere Synechien	2%	0%	0%	11%

Tabelle 4. Guttae im peripheren Hornhaut-Exzisatbereich und Kunstlinsen-Typ

Linsentyp	Periphere Guttae ja	Periphere Guttae nein	Signifikanz
Gesamt	41%	59%	–
IFL	46%	54%	nein ($p > 0{,}1$)
VKL	23%	77%	ja ($p < 0{,}01$)
HKL	56%	44%	nein ($p > 0{,}1$)

Histologie der Hornhaut-Endothel-Epithel-Dekompensation

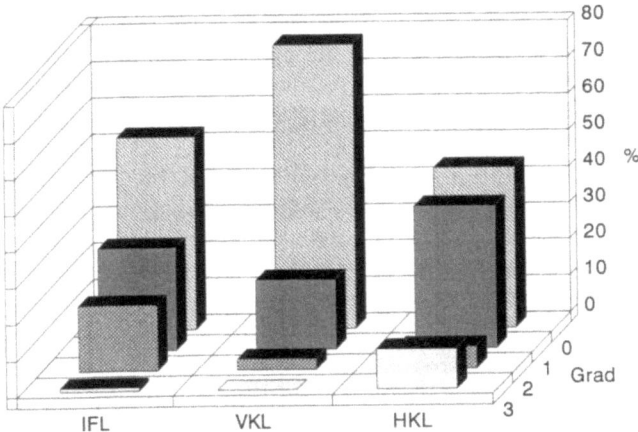

Abb. 4. Ausmaß von Guttae im peripheren Hornhautexzisatbereich bei den unterschiedlichen Kunstlinsentypen

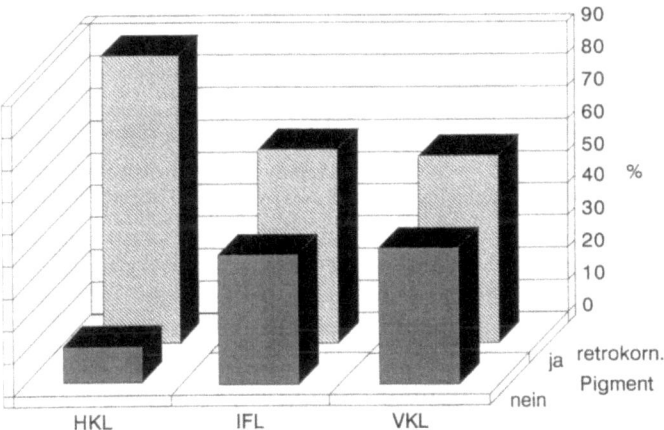

Abb. 5. Ausmaß retrokornealer Pigmentierung bei den unterschiedlichen Kunstlinsentypen

Tabelle 5. Retrokorneales Pigment und Kunstlinsen-Typ

Linsentyp	Retrokorneales Pigment		Signifikanz
	ja	nein	
Gesamt	64%	36%	–
IFL	60%	40%	nein (p > 0,2)
VKL	58%	42%	nein (p > 0,2)
HKL	89%	11%	ja (p < 0,005)

Die einzelnen histologischen Parameter sind aus Tabelle 3 ersichtlich.

Bei dem Versuch der statistischen Korrelation der einzelnen Befunde mit den unterschiedlichen Kunstlinsentypen ergaben sich für die große Mehrzahl der untersuchten Parameter keine signifikanten Zusammenhänge außer bei den folgenden drei Faktoren:

1. Das Zeitintervall zwischen Kunstlinsenimplantation und Keratoplastik war für Hinterkammerlinsen im Vergleich zu anderen Linsentypen signifikant kürzer ($p < 0{,}0005$) (Tabelle 2, Abb. 3).

2. Das Auftreten von Guttae im peripheren Hornhautexzisatbereich war für Vorderkammerlinsen im Vergleich zu anderen Linsentypen signifikant seltener ($p < 0{,}01$) (Tabelle 4, Abb. 4).

3. Vorkommen und Ausmaß einer retrokornealen Pigmentierung war für Hinterkammerlinsen im Vergleich zu den anderen Linsentypen signifikant größer ($p < 0{,}005$) (Tabelle 5, Abb. 5).

Diskussion

Die pseudophake Keratopathie gewinnt zunehmend an Bedeutung als Indikation zur perforierenden Keratoplastik (Küchle und Mitarb., 1988; Lang und Mitarb., 1988). Irisfixierte Pseudophakoi sind in unserem Krankengut immer noch der häufigste ursächlich beteiligte Kunstlinsentyp, die Anzahl der Keratoplastiken nach irisfixierten Linsen ist jedoch in den letzten Jahren – sicherlich als Folge der immer selteneren Implantationen – rückläufig (Abb. 2) (Busin und Mitarb., 1987). Die Komplikationen von Vorderkammerlinsen hingegen scheinen zuzunehmen, während sich die Zahl erforderlicher Keratoplastiken nach Hinterkammerlinsen – trotz der sehr hohen Implantationszahlen – auf vergleichsweise niedrigem Niveau zu stabilisieren scheint (Abb. 2). Das klinische Auftreten von Hornhautdekompensation nach Hinterkammerlinsen wird von verschiedenen Autoren übereinstimmend selten in deutlich weniger als 1% beobachtet (Bigar und Mitarb., 1988; Daxecker und Göttinger, 1985; Fagadau und Mitarb., 1984; Stark und Mitarb., 1983 b; Taylor und Mitarb., 1983). Auch die histologische Untersuchung von Autopsiebulbi nach komplikationsloser Kunstlinsenimplantation ergab im Seitenvergleich bei Hinterkammerlinsen eine signifikant höhere Endothelzellzahl als bei anderen Kunstlinsentypen (Champion und Mitarb., 1985; McDonnell und Mitarb., 1983).

Das von uns gefundene, im Vergleich mit den anderen Kunstlinsentypen bei Hinterkammerlinsen signifikant kürzere Zeitintervall zwischen Kunstlinsenimplantation und Keratoplastik (Tabelle 2, Abb. 3) bestätigt ähnliche Beobachtungen anderer Untersucher (Fagadau und Mitarb., 1984; Manschot, 1974). Cohen und Mitarb., 1988, sahen ein durchschnittliches Intervall von vier Monaten, Koenig und Schultz, 1988, von acht Monaten und Bigar und Mitarb., 1988, von elf Monaten.

Das histologische Bild der pseudophaken Hornhaut-Endothel-Epithel-Dekompensation ist uniform und geprägt durch Endothelverlust mit konsekutivem Flüssigkeitsstrom in Stroma und Epithel (Bresnick, 1969; Hinzpeter und Naumann,

Histologie der Hornhaut-Endothel-Epithel-Dekompensation

1986). Diese Befunde bestanden bei allen untersuchten Hornhautexzisaten. Veränderungen der epithelialen Basalmembran sind Ausdruck einer gestörten Regeneration bei Epithelödem und bullöser Abhebung des Epithels. Pannus, Stromanarben und entzündliche stromale Infiltrationen sind unspezifische Folgen eines länger bestehenden Hornhaut-Stroma-Ödems (Hinzpeter und Naumann, 1986). Veränderungen von Endothel und Descemetscher Membran können sowohl Ausdruck einer bereits vor der Kunstlinsenimplantation bestehenden Erkrankung des Endothels sein (Verdickung der Descemetschen Membran, Guttae) (Freyler, 1986) oder auf Operationstrauma und kunstlinsenbedingte Endothelschädigung zurückzuführen sein (Guttae, Lamellierung der Descemetschen Membran, retrokorneale Membran, retrokorneales Pigment). Entzündliche Stromainfarkte, von uns bei 9% der Exzisate beobachtet, wurden von Champion und Green, 1985 (14% von 94 Hornhautexzisaten), sowie von Riedel und Mitarb., 1985 (34,7% von 72 Exzisaten), noch häufiger gesehen. Sie entstehen als Folge von Defekten des schützenden Epithels und können auch klinisch mit Bildern bis zur Durchwanderungskeratitis beobachtet werden. Retrokorneale Membranen, in unserer Studie mit 59% häufig, sahen Champion und Green, 1985, in 40% und Riedel und Mitarb., 1985, in 13,9%. Sie können als Folge einer fibrösen Metaplasie des geschädigten Endothels aufgefaßt werden (Lang und Mitarb., 1986). Zentrale wie periphere Guttae sahen wir in 41% der untersuchten Exzisate (Riedel und Mitarb., 1985, 50%). Sie könnten zum einen Ausdruck einer bereits vor Kunstlinsenimplantation bestehenden Erkrankung des Endothels mit herabgesetzter Endothelzellreserve sein (Rao und Mitarb., 1984), andererseits ist auch die Entwicklung sekundärer Guttae als Folge einer überschießenden fokalen Basalmembranproduktion direkt oder indirekt geschädigter Endothelzellen denkbar. In dieser Weise wäre unser Befund, daß im Vergleich zu Vorderkammerlinsen bei irisfixierten Linsen Guttae im peripheren Exzisatbereich häufiger sind (Tabelle 4, Abb. 4), durch kunstlinsenbedingte direkte (Linsen-Endothel-Kontakt) oder indirekte (Pseudophakodonesis) Endothelschädigung erklärbar. Bei kammerwinkelfixierten Vorderkammerlinsen, welche signifikant seltener periphere Guttae aufwiesen, liegt die Region eines möglichen schädigenden Endothelkontaktes dagegen außerhalb der Hornhautexzisate und ist daher in unseren Präparaten nicht sichtbar. Von Interesse war auch unser Befund der häufigen retrokornealen Pigmentierung (Wolter, 1987), die bei Hinterkammerlinsen signifikant häufiger als bei den anderen Kunstlinsentypen war (Tabelle 5, Abb. 5). Champion und Mitarb., 1985, untersuchten 119 Autopsieaugen nach Kunstlinsenimplantation histologisch und sahen Pigmentdispersion bei 63% der Augen mit irisfixierten Linsen, bei 28% der Augen mit Vorderkammerlinsen und bei 48% der Augen mit Hinterkammerlinsen. McDonnell und Mitarb., 1985, fanden bei 201 Autopsieaugen nach extrakapsulärer Kataraktextraktion bei 9,1% der Augen, nach intrakapsulärer Kataraktextraktion bei 4,8% der Augen Pigmentdispersion. Das häufigere Auftreten von retrokornealem Pigment nach Hinterkammerlinsen könnte erklärt werden durch eine intraoperative Schädigung der Iris mit Freisetzung von Pigmentgranula, welche vom Hornhautendothel phagozytiert werden bzw. sich auf der Hornhautrückfläche ablagern. Andererseits kann auch – insbesondere bei sulkusfixierten Linsen – im weiteren postoperativen Verlauf Linsenbügel-Iris-Kontakt zu einer fortschreitenden Pigmentfreisetzung führen. Sowohl das kürzere Zeitintervall zwischen Hinterkammerlinsenimplantation und Keratoplastik als auch die vermehrte retrokorneale Pigmentierung bei Hinterkammerlinsen deuten darauf hin, daß der intraoperativen Schädigung des möglicherweise bereits vorgeschädigten Hornhautendothels eine entscheidende pathogenetische Rolle beim Entstehen der pseudophaken Keratopathie bei Hinterkammerlinsen zukommt.

Danksagung

Unser besonderer Dank gilt Herrn Prof. Dr. H. J. Meyer, Leiter der Augenabteilung des Marienhospitals, Osnabrück, für die Einsendung der überwiegenden Anzahl der extern gewonnenen Hornhautexzisate. Ebenfalls danken wir Herrn Dr. K. Ellendorf, Augenabteilung des Marienhospitals, Osnabrück, für die freundliche Unterstützung bei der Erfassung der klinischen Daten der in Osnabrück operierten Augen. Herzlich gedankt sei auch Frau C. Rummelt, leitende MTA unseres ophthalmopathologischen Labors, und Frau A. Händel, Dokumentationsabteilung, für ihre stete wertvolle Hilfe.

Literatur

1. Bigar F, Stürmer J, Ganzfried R (1988) Pseudophake bullöse Keratopathie. Klin Monatsbl Augenheilkd 192: 453–457
2. Bresnick GH (1969) Eyes containing anterior chamber acrylic implants. Pathological complications. Arch Ophthalmol 82: 726–737
3. Burk R, Böhnke M, von Domarus D, Abramo F (1988) Die perforierende Keratoplastik – Indikationen unter besonderer Berücksichtigung der Kunstlinsenkeratopathie. Klin Monatsbl Augenheilkd 192: 191–196
4. Busin M, Arffa RC, McDonald MB, Kaufman HE (1987) Intraocular lens removal during penetrating keratoplasty for pseudophakic bullous keratopathy. Ophthalmology 94: 505–509
5. Champion R, Green WR (1985) Intraocular lenses: A histopathologic study of eyes, ocular tissues, and intraocular lenses obtained surgically. Ophthalmology 92: 1628–1645
6. Champion R, McDonnell PJ, Green WR (1985) Intraocular lenses. Histopathologic characteristics of a large series of autopsy eyes. Surv Ophthalmol 30: 1–32
7. Cohen EJ, Brady SE, Leavitt K, Lugo M, Speaker MG, Laibson PR, Arentsen JJ (1988) Pseudophakic bullous keratopathy. Am J Ophthalmol 106: 264–269
8. Daxecker F, Göttinger W (1985) Komplikationen bei der Implantation von Hinterkammerlinsen. Klin Monatsbl Augenheilkd 187: 417–418
9. Fagadau WR, Maumenee AE, Stark WJ, Datiles M (1984) Posterior chamber intraocular lenses at the Wilmer Institute: a comparative analysis of complications and visual results. Brit J Ophthalmol 68: 13–18
10. Freyler H (1986) Pseudophake Keratoplastik. Klin Monatsbl Augenheilkd 188: 105–107
11. Hinzpeter EN, Naumann GOH (1986) Cornea and sclera. In: Naumann GOH, Apple DJ (eds) Pathology of the eye. Springer, New York, Berlin, Heidelberg, Tokyo, pp 374–386
12. Koenig SB, Schultz RO (1988) Penetrating keratoplasty for pseudophakic bullous keratopathy after extracapsular cataract extraction. Am J Ophthalmol 105: 348–353
13. Kozarsky AM, Stopak S, Waring GO, Stulting RD, Wilson LA, Cavanagh HD, Cornell FM (1984) Results of penetrating keratoplasty for pseudophakic corneal edema with retention of intraocular lenses. Ophthalmology 91: 1141–1146
14. Küchle M, Ruprecht KW, Lang GK, Händel A, Naumann GOH (1988) Perforierende Keratoplastik bei Pseudophakie. Klin Monatsbl Augenheilkd 192: 637–643

15. Lang GK, Green WR, Maumenee AE (1986) Clinicopathologie studies of keratoplasty eyes obtained post mortem. Am J Ophthalmol 101: 28–40
16. Lang GK, Wilk CM, Naumann GOH (1988) Wandlungen in der Indikationsstellung zur Keratoplastik (Erlangen, 1964–1986) Fortschr Ophthalmol 85: 255–258
17. Manschot WA (1974) Histopathology of eyes containing Binkhorst lenses. Am J Ophthalmol 77: 865–871
18. McDonnell PJ, Green WR, Maumenee AE, Iliff WJ (1983) Pathology of intraocular lenses in 33 eyes examined postmortem. Ophthalmology 90: 386–403
19. McDonnell PJ, Patel A, Green WR (1985) Comparison of intracapsular and extracapsular cataract surgery. Histopathologic study of eyes obtained postmortem. Ophthalmology 92: 1208–1225
20. Meyer HJ (1988) Probleme bei der Entfernung verschiedener Intraokularlinsen. In: Jacobi KW, Schott K, Gloor B (Hrsg) 1. Kongreß der Deutschen Gesellschaft für Intraokularlinsen Implantation. Springer, Berlin, Heidelberg, New York, S 155–158
21. Rao GN, Aquavella JV, Goldberg SH, Berk SL (1984) Pseudophakic bullous keratopathy. Relationship to preoperative corneal endothelial status. Ophthalmology 91: 1135–1140
22. Riedel KG, Rudin SR, McMahon MS, Weiss JS, Chess J, Albert DM (1985) Histopathologic study of changes occurring in eyes with intraocular lens implantation: Autopsy eyes, enucleated eyes and corneal buttons. Acta Ophthalmol (KBH) Suppl. 170: 11–33
23. Robin JB, Gindi JJ, Koh K, Schanzlin DJ, Rao NA, York KK, Smith RE (1986) An update of the indications for penetrating keratoplasty. Arch Ophthalmol 104: 87–89
24. Samples JR, Binder PS (1985) Visual acuity, refractive error, and astigmatism following corneal transplantation for pseudophakic bullous keratopathy. Ophthalmology 92: 1554–1560
25. Stark WJ, Leske MC, Worthen DM, Murray GC (1983) Trends in cataract surgery and intraocular lenses in the United States. Am J Ophthalmol 96: 304–310
26. Stark WJ, Worthen DM, Holladay JT, Bath PE, Jacobs ME, Murray GC, McGhee ET, Talbott MW, Shipp MD, Thomas NE, Barnes RW, Brown DWC, Buxton JN, Reinecke RD, Lao CS, Fisher S (1983) The FDA report on intraocular lenses. Ophthalmology 90: 311–317
27. Taylor DM, Atlas BF, Romanchuk KG, Stern AL (1983) Pseudophakic bullous keratopathy. Ophthalmology 90: 19–24
28. Terry AC, Snip RC, Snip RT (1984) Improved vision following penetrating keratoplasty for pseudophakic corneal edema–visual results. Ophthalmic Surgery 15: 752–756
29. Waring GO, Kenyon KR, Gemmill MC (1988) Results of anterior segment reconstruction for aphakic and pseudophakic corneal edema. Ophthalmology 95: 836–841
30. Waring GO, Stulting RD, Street D (1987) Penetrating keratoplasty for pseudophakic corneal edema with exchange of intraocular lenses. Arch Ophthalmol 105: 58–62
31. Wolter JR (1987) Beteiligung des Hornhautendothels bei pseudophakischer Keratopathie. Zbl Ges Ophthalmol 129: 98

Keratoplastik mit Linsentausch nach Vorderkammerlinsenimplantation

U. M. KLEMEN[1], P. NIEDERREITER[1], J. LEITNER[1] und P. GORKA[1]

Zusammenfassung. In 21 Fällen ergab sich zwischen 1986 und 1988 wegen Keratopathie nach i.c. Kataraktoperation mit Vorderkammerlinsenimplantation die Notwendigkeit einer Keratoplastik. Entgegen der allgemein vertretenen Ansicht, daß Vorderkammerlinsen im Rahmen der Keratoplastik entfernt werden sollen, haben wir in zehn Fällen einen Linsentausch durchgeführt. Dabei wurden die ursprünglich verwendeten Modelle Typ Dubroff und Iriscliplinsen durch Multiflex-Modelle ersetzt. Um einer postoperativen Abflachung der Vorderkammer entgegenzuwirken, wurden die Linsen invers – mit der konvexen Seite der Optik nach hinten – eingesetzt. Der Vergleich der postoperativen Resultate beider Methoden (mit und ohne Linsentausch) zeigt die Vorteile des Linsentausches im Rahmen einer allophaken Keratoplastik.

Summary. *Keratoplasty with lens exchange following intracapsular cataract extraction combined with anterior chamber lens implantation.* From 1986 to 1988 in 21 eyes suffering from bullous keratopathy following i.c. cataract extraction with implantation of iris fixated (three cases) or anterior chamber lenses (18 cases) corneals transplantation was performed. In eleven eyes the lenses were removed and in ten cases the implants were exchanged with a new style of flexible anterior chamber lenses (Symflex). The convex part of the arteficial lens was directed towards to the pupil in order to avoid a contact with the corneal endothelium as well as a postoperative flattening of the anterior chamber. Regarding to the morphological feature and the visual acuity the comparison of both surgical procedures shows advantages of the method with lens replacement.

Einleitung

Als Therapie der Wahl der Behandlung der allophaken Keratopathie steht die Keratoplastik außer Diskussion; nicht geklärt aber ist die Frage, ob eine iris- oder kammerwinkelgestützte Linse dabei entfernt, belassen oder ausgetauscht werden soll. Der besseren Prognose für eine klare Einheilung des Transplantates steht das Problem der postoperativen Aphakiekorrektur mit Starbrille oder Kontaktlinse gegenüber – in vielen Fällen ist wegen der ursprünglich befürchteten Unverträglichkeit dieser Aphakiekorrektur die Indikation zur Linsenimplantation ja gestellt worden! Um dem Patienten sowohl eine gute Chance für eine klare Transplantateinheilung zu gewähren als auch eine optimale Aphakiekorrektur zu ermöglichen, haben wir uns seit September 1988 entschlossen, im Rahmen der allophaken Keratoplastik iris- oder kammerwinkelgestützte Linsen gegen Vorderkammerlinsen vom Multiflex-Typ (Symflex, Fa. Pharmacia) mit inverser Implantation – d.h. mit dem konvexen Teil der Optik nach hinten – auszutauschen. Unsere

---

[1] Allgemeines öffentliches Krankenhaus der Stadt St. Pölten, Propst-Führer-Straße 4, A-3100 St. Pölten.

ersten Erfahrungen an zehn Patienten werden mit den Resultaten von elf Fällen verglichen, bei welchen eine Entfernung des Implantates durchgeführt worden war.

Krankengut und Operationsmethodik

Das Krankengut besteht aus 21 Fällen, welche von 1982 bis 1985 einer intrakapsulären Kataraktoperation (ICCE) und Implantation einer irisgestützten Linse (IFL, drei Fälle) oder einer kammerwinkelgestützten Linse vom Typ Dubroff (VKL, 18 Fälle) unterzogen worden waren. Das Alter der Patienten zum Zeitpunkt der ICCE lag zwischen 64 und 82 Jahren, im Durchschnitt 74 Jahre, 13 Frauen stehen acht Männern gegenüber. Der Zeitraum zwischen ICCE und Keratoplastik beträgt zwei bis sechs Jahre (3,4 Jahre im Durchschnitt). Auffällig ist ein hoher Anteil von Diabetikern (zehn = 47,6%) und Fällen mit chronischem Glaukom (acht = 38,1%). Bei der ICCE wurde 14mal ein Vitreusprolaps beobachtet (66,6%).

Zur Operationstechnik der Keratoplastik verweisen wir auf die Literatur [6]. Der Explantatdurchmesser betrug generell 7,0 mm, jener des Transplantates 7,5 mm. Trotz Healonschutzes trat in acht Fällen (38,1%) bei der Entfernung des Implantates eine stärkere Blutung aus der Iris auf, eine transpupilläre Vitrektomie war in 17 Fällen (80,9%) erforderlich. Vordere Synechien (sechs = 28,6%) wurden stumpf gelöst, in sechs von zehn Fällen mit Linsentausch mußten zur Schaffung eines großflächigen Irisdiaphragmas und einer runden zentrischen Pupille Irisnähte gesetzt werden. Die Implantation der Multiflex-VKL mit einem Gesamtdurchmesser von 13,75 mm erfolgte unter Healonschutz mit Positionierung der konvexen Optikfläche nach hinten. Die Nachbeobachtungszeit reicht von 16 Wochen bis 31 Monaten, im Durchschnitt elf Monate.

Ergebnisse

1. Anatomisch-morphologische postoperative Ergebnisse (Tabelle 1)

Zwei von drei Fällen mit Transplantateintrübung nach Linsenentfernung stehen in Zusammenhang mit der Athalamie, ebenso deren Druckanstieg. Eine operative Rekonstruktion der Vorderkammer war notwendig. Die Ursache für die eine

Tabelle 1. Vergleich der postoperativen morphologischen Ergebnisse

	Klares Transplantat	Athalamie	Pupillendezentrierung	Druckanstieg
Augen ohne Linsentausch (11)	8	2	3	4
Augen mit Linsentausch (10)	9	0	4	1

Tabelle 2. Vergleich prä-postoperative Sehschärfe

	+	=	−
Augen ohne Linsentausch (11)	8	0	3
Augen mit Linsentausch (10)	7	2	1

Transplantateintrübung nach Linsentausch ist am ehesten im immunologischen Bereich zu finden. Die Pupillendezentrierungen nach Linsentausch sind in drei von vier Fällen auf eine Verkippung der VKL zurückzuführen, Druckregulierungen waren in allen Fällen mit Ausnahme der zwei Augen mit Athalamie medikamentös möglich.

2. Vergleich präoperative − postoperative Sehschärfe (Tabelle 2)

Mit Ausnahme jener vier Fälle mit Transplantateintrübung weisen alle übrigen eine verbesserte bzw. identische Sehschärfe auf. Vergleiche in absoluten Zahlen sind wegen der kurzen postoperativen Beobachtungszeit der Augen mit Linsentausch derzeit noch nicht möglich.

Schlußfolgerungen

Im Rahmen der Keratoplastik bei allophaker Keratopathie nach ICCE mit IFL oder VKL-Implantation bestehen prinzipiell vier Möglichkeiten:
1. Implantat belassen;
2. Implantat entfernen;
3. Implantat gegen neues Modell austauschen oder
4. Implantat gegen Hinterkammerlinse (HKL) austauschen.

Während Sugar und Küchle eher die Entfernung vorschlagen [7, 12], empfehlen Terry und Samples die Implantate, soferne keine Hornhautendothelkontakte oder iritische Reizungen bestehen, zu belassen [10, 13]. Ein Linsentausch gegen ein neues Modell einer VKL wurde von Münzler, Donshik, Binder und Waring beschrieben [1−3, 8, 14], und Smith berichtet über HKL-Implantation bei noch teilweise vorhandenen Kapselresten [11]. Die von uns angewandte Methode der inversen Implantation basiert auf einer Anregung von Dohlman im Rahmen der EIIC 1988.

Die Ursachen der Entstehung einer allophaken Keratopathie teilen sich in drei Hauptgruppen:
1. Prä- und intraoperative Hornhautendothelzellschädigung.
2. Postoperativer Hornhautendothelkontakt (Vitreus, IOL).
3. Indirekte Hornhautendothelzellschädigung (mechanische iritische Reizzustände, Vorderkammerblutungen, Drucksteigerungen und toxische Substanzen auf bzw. aus IOL) [5].

Bei Keratoplastiken mit Entfernung der IFL oder VKL können praktisch alle drei Ursachen ausgeschaltet werden, bei Linsentausch besteht weiter die Gefahr der indirekten Hornhautendothelschädigung. Als Hauptproblem in unserem Krankengut hat sich jedoch die Athalamie nach Linsenentfernung erwiesen: Trotz Explantat-Transplantatdurchmesserdifferenz von 0,5 mm, trotz ausgiebiger transpupillärer Vitrektomie und japanischem Kolobom mußten wir in fünf Fällen eine Abflachung der Vorderkammer und in zwei Fällen eine aufgehobene Vorderkammer beobachten, welche einen zweiten Eingriff erforderte. Dieses Problem trat nach Linsentausch mit inverser Implantation in keinem Fall auf. Ebenso trat in keinem Fall eine stärkere Bombierung des Irisdiaphragmas nach hinten auf. Als Nachteil könnte sich jedoch die stete Berührung der Haptik mit der Iris erweisen, ebenso könnten eine bikonvexe 7-mm-Optik und eine spezielle Konfiguration der Haptik die Gefahr der Iriseinklemmung oder Pupillendezentrierung vermindern. Diese Anregungen sollten bei der Entwicklung eines neuen Linsentyps berücksichtigt werden.

Eine Spätschädigung des Hornhautendothels durch indirekte Ursachen kann durch Anwendung unserer Methodik zwar nicht ausgeschlossen werden, das Problem der Vorderkammerabflachung bzw. der Athalamie scheint mit dieser Methode besser gelöst wie auch die Korrektur des aphaken Auges.

Literatur

1. Binder PS (1985) Intraocular lens power used in triple procedure. Effect on visual acuity and refractive error. Ophthalmology 92: 1561-1566
2. Donshik PC (1984) Pseudophakic bullous keratopathy – an overview. Cataract 1: 30-33
3. Eifrig DE (1986) Two principles for repositioning intraocular lenses. Ophthalmic Surg 17: 486-489
4. Insler MS, Boutros G, Caldwell DR (1985) Penetrating keratoplasty combined with flexible anterior chamber lens implantation. Am Intraocular Implant Soc 11: 159-161
5. Hinzpeter EN, Naumann GOH (1986) Cornea and Sclera. In: Naumann GOH, Apple DJ (eds) Pathology of the eye. Springer, New York, Berlin, Heidelberg, Tokyo, pp 374-386
6. Klemen UM, Niederreiter P, Gorka P (1989) Quadrupel procedure Keratoplastik, ECCE, Hinterkammerlinsenimplantation und Trabekulektomie in einer Sitzung. Spektrum Augenheilkd (im Druck)
7. Küchle M, Ruprecht KW, Lang GK, Händel A, Naumann GOH (1988) Perforierende Keratoplastik bei Pseudophakie. Klin Monatsbl Augenheilkd 192: 637-642
8. Muenzler WS (1983) In: Discussion of Taylor DM et al, Pseudophakic bullous keratopathy. Ophthalmology 90: 24
9. Polack FM (1986) Keratoplasty and intraocular lenses. Cornea 4: 137-147
10. Samples JR, Binder PS (1985) Visual acuity, refractive error, and astigmatism following corneal transplantation for pseudophakic bullous keratopathy. Ophthalmology 92: 1554-1560
11. Smith RE, Beatty RF, Clifford WS (1987) Pseudophakic keratoplasty posterior chamber lens implantation in the presence of ruptured capsule. Ophthalmic Surg 18: 344-347
12. Sugar A, Meyer RF, Heidemann D (1985) Specular microscopic follow-up of corneal grafts for pseudophakic bullous keratopathy. Ophthalmology 92: 325-330
13. Terry AC, Snip RC, Snip RT (1984) Improved vision following penetrating keratoplasty for pseudophakic corneal edema. Ophthalmic Surg 15: 752-762
14. Waring III GO, Stulting RD, Street D (1987) Penetrating keratoplasty for pseudophakic corneal edema with exchange of intraocular lenses. Arch Ophthalmol 105: 58-62

Anästhesie bei IOL-Implantation

Narkose versus Retrobulbäranästhesie — hämodynamische Aspekte

V. Hessemer[1], K. Wieth[1], A. Heinrich[1] und K. W. Jacobi[1]

Zusammenfassung. Wir verglichen die okulär-hämodynamischen Effekte folgender Anästhesieverfahren: a) Retrobulbäranästhesie (RBA) mit Injektion von 2 oder 5 ml einer Bupivacain-Lidocain-Mischung ohne Epinephrin (Epi) oder von 5 ml der gleichen Mischung mit Epi; b) Narkose (Halothan 0,5 Vol.-% inspiratorische Konzentration, Lachgas 65 Vol.-%, Sauerstoff 35 Vol.-%). Direkt nach und 15 min nach der Injektion bzw. Intubation wurden folgende Meßgrößen bei 68 Patienten vor Kataraktoperationen ermittelt: okuläres Pulsationsvolumen (PV_{oc}) sowie systolisch-retinaler und -ziliarer Perfusionsdruck (Methode: Okulo-Oszillo-Dynamographie). — Ergebnisse: Bei 2-ml-RBA ohne Epi war PV_{oc} um durchschnittlich 39% reduziert, die okulären Perfusionsdrucke blieben unverändert. Bei 5-ml-RBA ohne Epi war PV_{oc} um etwa den gleichen Betrag (42%) reduziert, außerdem waren jedoch die Perfusionsdrucke um durchschnittlich 9 mmHg gesenkt. Bei 5-ml-RBA mit Epi war PV_{oc} um weitere 12% reduziert (Gesamtreduktion 54%). Bei Narkose waren die Perfusionsdrucke um 12 mmHg direkt nach Intubation und um 18 mmHg 15 min nach Intubation reduziert; PV_{oc} war zu beiden Zeitpunkten um 55% gesenkt. — Schlußfolgerungen: Die bei RBA und Narkose beobachteten okulären Kreislaufveränderungen sind interpretierbar als durchblutungshemmende Effekte, die in folgender Reihenfolge zunehmen: 2-ml-RBA ohne Epi, 5-ml-RBA ohne Epi, 5-ml-RBA mit Epi, Narkose. Bei der Wahl des geeigneten Anästhesieverfahrens in der Kataraktchirurgie ist der nachteilige Aspekt einer okulären Durchblutungsminderung (mögliche kritische Unterperfusion bei ischämischen Vorerkrankungen) abzuwägen gegenüber dem positiven Aspekt (weniger „Vis a tergo" durch geringere Aderhautdurchblutung).

Summary. *General anesthesia vs retrobulbar anesthesia — hemodynamic aspects.* We compared the ocular circulatory effects of the following methods of anesthesia: a) retrobulbar anesthesia (RBA) with injection of 2 or 5 ml of a bupivacaine-lidocaine mixture without epinephrine (Epi) or of 5 ml of the same mixture with Epi; b) general anesthesia (halothane 0.5 vol.% inspiratory concentration, nitrous oxide 65 vol.%, oxygen 35 vol.%). Directly after and 15 min after injection or intubation, respectively, the following variables were determined in 68 patients prior to cataract surgery: ocular pulsation volume (PV_{oc}) and systolic retinal and ciliary perfusion pressures (method: oculo-oscillo-dynamography). — Results: 2-ml RBA without Epi reduced PV_{oc} by an average of 39%, whereas the ocular perfusion pressures were unchanged. 5-ml RBA without Epi reduced PV_{oc} by approximately the same amount (42%); also the perfusion pressures, however, were lowered by an average of 9 mmHg. 5-ml RBA with Epi reduced PV_{oc} by further 12% (total reduction 54%). During general anesthesia, the perfusion pressures were increasingly reduced by 12 mmHg directly after intubation and 18 mmHg 15 min after intubation; PV_{oc} was decreased by 55% during both time periods. — Conclusions: The hemodynamic changes observed during RBA and general anesthesia may be interpreted as inhibitory effects on ocular circulation, which increase in the following order: 2-ml RBA without Epi, 5-ml RBA without Epi, 5-ml RBA with Epi, general anesthesia. The disadvantageous aspect of reduced ocular blood supply (possibility of critical underperfusion in ischemic diseases) and the beneficial aspect (lower posterior segment pressure due to less choroidal blood flow) are to be considered, when selecting the appropriate type of anesthesia in cataract surgery.

---

[1] Universitäts-Augenklinik, Friedrichstraße 18, D-6300 Gießen.

Einleitung

Die Entscheidung für die Wahl einer Narkose oder einer Retrobulbäranästhesie in der Kataraktchirurgie wird von einer Vielzahl von Gesichtspunkten bestimmt. Die Retrobulbäranästhesie hat beispielsweise den Vorteil, daß sie vom Operateur selbst durchgeführt werden kann und damit nur einen relativ geringen personellen Aufwand erfordert. Demgegenüber ist die Durchführung einer Narkose ungleich personal-, zeit- und damit kostenintensiver. Dies dürfte der Hauptgrund dafür sein, daß eine Narkose in den USA im Jahre 1986 nur bei 4% der Kataraktoperationen eingesetzt wurde, die Retrobulbäranästhesie jedoch bei 85% (Leaming, 1987). Dem weitverbreiteten Argument, die perioperative Morbidität sei größer bei einer Narkose, steht jedoch gegenüber, daß bei Retrobulbäranästhesien in jüngerer Zeit gehäuft Komplikationen beobachtet wurden (Ahn and Stanley, 1987; Hamilton, 1985; Meythaler und Naumann, 1987; Nicoll et al., 1987; Schneider et al., 1988).

In diesem Beitrag soll versucht werden, die exemplarisch genannten „klassischen" Gesichtspunkte bei der Wahl des Anästhesieverfahrens um hämodynamische Aspekte zu erweitern, die sich aus den – zum Teil noch im Fluß befindlichen – Untersuchungen unserer Arbeitsgruppe zu diesem Themenkomplex (Hessemer et al., 1989 a – c) ergeben. Es soll eine Antwort auf die Frage gegeben werden, ob Narkose und Retrobulbäranästhesie unterschiedliche okulär-hämodynamische Veränderungen bewirken, und ob sich möglicherweise daraus zusätzliche Entscheidungskriterien bei der Indikationsstellung zum durchzuführenden Anästhesieverfahren ergeben.

Methodik und Ergebnisse

Die okuläre Hämodynamik wurde mittels Okulo-Oszillo-Dynamographie untersucht (Ulrich und Ulrich, 1985). Diese Methode ist vom Prinzip her eine registrierende Saugnapf-Ophthalmodynamometrie, mit der u. a. die systolischen Perfusionsdrucke im retinalen und ziliaren Kreislaufsystem sowie das okuläre Pulsationsvolumen bestimmt werden können. Details zur Methode, insbesondere zu den Kriterien zur Bestimmung der Meßgrößen, sind dem Originalartikel von Ulrich und Ulrich (1985) zu entnehmen. Details zur Durchführung der Messungen unter den von uns untersuchten perioperativen Bedingungen finden sich an anderer Stelle (Hessemer et al., 1989 a – e).

Retrobulbäranästhesie

Alle Retrobulbäranästhesien wurden für Kataraktoperationen mit Intraokularlinsen-Implantation durchgeführt. Die Injektionen erfolgten mittels einer abgestumpften 0,5 × 40-mm-Kanüle nach Standard-Atkinson-Technik (Atkinson, 1961, 1965), d.h. intendierte Injektion innerhalb des Muskelkonus („cone injection") nach transkutanem Einstich durch das temporale Unterlid bei Blick des Patienten nach nasal oben. In allen Fällen wurde eine Lösung von Bupivacain

Narkose versus Retrobulbäranästhesie – hämodynamische Aspekte

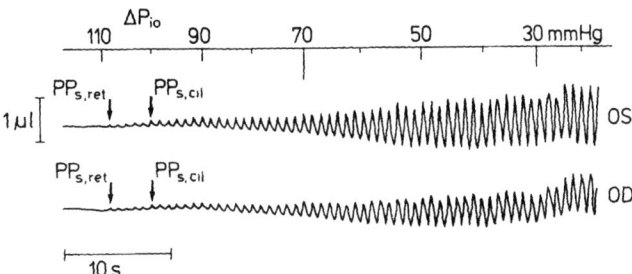

Abb. 1. Okuläre Pulskurve, registriert mittels Okulo-Oszillo-Dynamographie, direkt nach 2-ml-Retrobulbärinjektion an einem rechten Auge; zum Vergleich das nichtinjizierte linke Auge. $PP_{s,ret}$: systolisch-retinaler Perfusionsdruck; $PP_{s,cil}$: systolisch-ziliarer Perfusionsdruck; ΔP_{io}: Augeninnendruckzunahme während des Meßvorgangs. Weitere Details s. Text

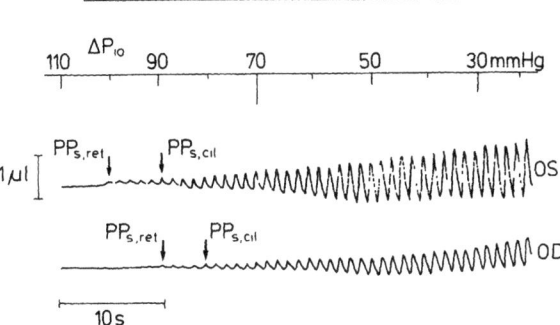

Abb. 2. Okuläre Pulskurve direkt nach 5-ml-Retrobulbärinjektion an einem rechten Auge sowie am nichtinjizierten linken Auge. Abkürzungen: s. Legende zu Abb. 1

0,75% (Carbostesin®) und Lidocain 2% (Xylocain®) – Mischungsverhältnis 1:1,5 – mit einem Zusatz von 30 I.E. Hyaluronidase (Kinetin®) pro ml injiziert.

In einer Studie an 20 Patienten (Hessemer et al., 1989 b) wurde der Einfluß des Injektionsvolumens untersucht: Bei je zehn Patienten wurden entweder 2 oder 5 ml der oben genannten Lösung injiziert. Abb. 1 zeigt eine okuläre Pulskurvenregistrierung direkt nach 2-ml-Retrobulbärinjektion an einem rechten Auge; zum Vergleich das nichtinjizierte linke Auge. Das okuläre Pulsationsvolumen war nach Injektion deutlich gesenkt; die durchschnittliche Reduktion betrug 39% (bezogen auf einen Referenz-Augeninnendruck von 35 mmHg). Systolisch-retinaler und systolisch-ziliarer Perfusionsdruck waren nach 2-ml-Injektion nicht verändert ($p > 0,05$; Varianzanalyse).

In Abb. 2 ist eine Pulskurvenregistrierung direkt nach 5-ml-Retrobulbärinjektion an einem rechten Auge dargestellt. Im Gegensatz zur 2-ml-Injektion waren systolisch-retinaler und systolisch-ziliarer Perfusionsdruck gesenkt. Die Perfusionsdruckreduktion betrug durchschnittlich 8 mmHg direkt nach Injektion und

11 mmHg 15 min nach Injektion (Prä-post-Differenzen). Das okuläre Pulsationsvolumen war im Mittel um 42% reduziert, d. h. um etwa den gleichen Betrag wie nach 2-ml-Injektion.

In einer Studie an 38 Patienten (Hessemer et al., 1989 a) wurde der Einfluß von Adrenalin untersucht: Bei je 19 Patienten wurden entweder 5 ml der oben genannten Bupivacain-Lidocain-Lösung ohne Adrenalin injiziert oder mit einem Zusatz von Adrenalin 1 : 500 000 (= Endkonzentration). Nach 5-ml-Retrobulbärinjektion mit Adrenalin war das Pulsationsvolumen um durchschnittlich 54% reduziert (graphisch nicht dargestellt). Diese um 12% größere Reduktion als nach 5-ml-Injektion ohne Adrenalin ist auf dem 5%-Niveau signifikant. Mit Adrenalin waren auch die Perfusionsdrucke tendenziell etwas stärker reduziert als ohne Adrenalin, jedoch war diese Differenz nicht signifikant.

Narkose

In einer noch laufenden Studie wurden an bislang zehn Patienten (Hessemer et al., 1989 c) die okulär-hämodynamischen Narkoseeffekte untersucht. Die Narkose wurde mit einer einmaligen Dosis von Thiopental-Natrium eingeleitet. Danach wurden Succinylcholin und Vecuroniumbromid (Norcuron®) − ein neues nichtdepolarisierendes Muskelrelaxans − zur Muskelrelaxation vor der endotrachealen Intubation injiziert. Die Narkose wurde aufrechterhalten mit einem Halothan-

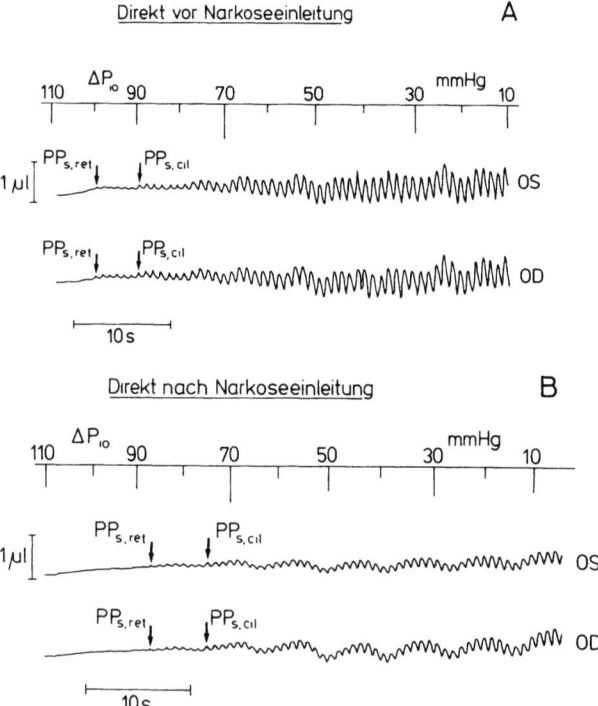

Abb. 3. Beidseitige okuläre Pulskurve direkt vor Narkoseeinleitung (oberer Teil, A) und direkt nach Narkoseeinleitung (unterer Teil, B). Abkürzungen: s. Legende zu Abb. 1

Lachgas-Gemisch folgender inspiratorischer Konzentrationen: Halothan 0,5, Lachgas 65 Vol.-% (Sauerstoff 35 Vol.-%). Die Patienten waren mit einem endexspiratorischen CO_2-Partialdruck zwischen 30 und 36 mmHg (Durchschnitt: 32 mmHg) mäßig hyperventiliert.

Abb. 3 zeigt eine Pulskurvenregistrierung direkt vor Narkoseeinleitung (oberer Teil, A) sowie direkt nach Einleitung (unterer Teil, B). Sowohl Pulsationsvolumen als auch systolisch-retinaler und -ziliarer Perfusionsdruck waren an beiden Augen direkt nach Einleitung deutlich reduziert — das Pulsationsvolumen um durchschnittlich 55%, die Perfusionsdrucke um durchschnittlich 12 mmHg. 15 min nach Einleitung waren die Perfusionsdrucke um weitere 6 mmHg abgefallen (Gesamtreduktion 18 mmHg).

Diskussion

Die hämodynamischen Veränderungen durch Narkose und Retrobulbäranästhesie sind in Abb. 5 schematisch zusammengefaßt. Die insgesamt stärkste Reduktion von okulärem Pulsationsvolumen und okulären Perfusionsdrucken liegt bei einer Halothan-Lachgas-Narkose vor; es bestehen hier auch beidseitige Veränderungen. Es folgen die 5-ml-Retrobulbäranästhesie mit Epinephrin, die 5-ml-Retrobulbäranästhesie ohne Epinephrin und zum Schluß die 2-ml-Retrobulbäranästhesie ohne Epinephrin. Diese Synopsis stellt den vorläufigen Stand unserer teilweise noch laufenden Untersuchungen dar.

Die Konstellation aus reduziertem Pulsationsvolumen in Verbindung mit reduzierten Perfusionsdrucken — wie sie bei Narkose und bei 5-ml-Retrobulbäranästhesie vorliegt — ist von hämodynamisch wirksamen Carotis-interna-Stenosen bekannt (Christ et al., 1985; Ulrich und Ulrich, 1985) und läßt sich als Reduktion zumindest der Aderhautdurchblutung interpretieren. Auch bei den — im Gegensatz zur Aderhaut — autoregulierten okulären Gefäßprovinzen (Netzhaut und Papille) besteht aufgrund der Perfusionsdruckreduktion durch die genannten Anästhesieverfahren zumindest ein erhöhtes *Risiko* einer Durchblutungsreduktion. — Die demgegenüber bei 2-ml-Retrobulbäranästhesie ohne Adrenalin vorliegende Konstellation — reduziertes Pulsationsvolumen, jedoch keine Per-

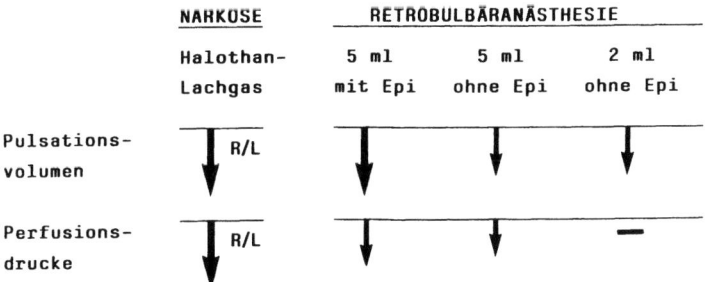

Abb. 4. Schematische Zusammenfassung okulär-hämodynamischer Veränderungen durch Narkose und Retrobulbäranästhesie. Epi = Epinephrin

fusionsdrucksenkung − interpretieren wir lediglich als Verminderung des *pulsatilen* Anteils der Aderhautdurchblutung. − Details zur Interpretation der Befunde, insbesondere zu den hier nicht diskutierten Mechanismen der hämodynamischen Veränderungen, finden sich an anderer Stelle (Hessemer et al., 1989 a−c).

Ergeben sich aus den beschriebenen hämodynamischen Veränderungen durch Narkose und Retrobulbäranästhesie neue Gesichtspunkte bei der Auswahl des geeigneten Anästhesieverfahrens? Der negative Aspekt einer möglichen okulären Durchblutungsminderung durch das Anästhesieverfahren ist natürlich die Gefahr einer kritischen Minderperfusion bei Augen mit geringer Ischämietoleranz. Bei allen Patienten etwa mit stenosierenden Gefäßprozessen im Carotis-interna- und Ophthalmika-Versorgungsgebiet, mit ischämischen Optikus- und Makulaerkrankungen jedweder Genese ist daher − aus hämodynamischer Sicht − das Anästhesieverfahren der Wahl eine Retrobulbäranästhesie mit möglichst geringem Injektionsvolumen ohne Adrenalinzusatz. Von den untersuchten Anästhesieverfahren birgt eine Narkose bei den genannten Vorerkrankungen das höchste Risiko der Induktion etwa eines ischämischen Papilleninfarkts, wie er nach Kataraktextraktionen beschrieben wurde (Hayreh, 1980; Ruprecht und Naumann, 1985). − Der positive Aspekt einer chorioidalen Durchblutungsreduktion ist eine möglicherweise geringere „Vis a tergo" bei der Bulbuseröffnung. Bei Patienten ohne gravierende ischämische Vorerkrankungen kann daher aus hämodynamischer Sicht sowohl eine Narkose als auch eine Retrobulbäranästhesie mit höherem Injektionsvolumen − evtl. mit Adrenalinzusatz − empfohlen werden. Es soll allerdings betont werden, daß hämodynamische Überlegungen natürlich nur einen Teilaspekt für die Indikationsstellung zum durchzuführenden Anästhesieverfahren darstellen (s. Einleitung). Welchen Stellenwert die in jüngerer Zeit an Bedeutung gewinnende Peribulbäranästhesie (Davis and Mandel, 1986; Hessemer et al., 1990) unter hämodynamischen Gesichtspunkten innerhalb der etablierten Anästhesieverfahren besitzt, ist Gegenstand weiterer Untersuchungen.

Danksagung

Diese Studie wurde unterstützt aus Mitteln der Gießener Hochschulgesellschaft und der Meyer-Schwarting-Stiftung, Bremen.

Literatur

Ahn JC, Stanley JA (1987) Subarachnoid injection as a complication of retrobulbar anesthesia. Am J Ophthalmol 103: 225−230
Atkinson WS (1961) The development of ophthalmic anesthesia. Am J Ophthalmol 51: 1−14
Atkinson WS (1965) Anesthesia in Ophthalmology. 2nd edition. Ch. C. Thomas, Springfield/Ill.
Christ Th, Stodtmeister R, Pillunat L (1985) Okulo-Oszillo-Dynamographie nach Ulrich: Erste Ergebnisse bei Carotisstenosen. Klin Monatsbl Augenheilkd 187: 256−261
Davis DB, Mandel MR (1986) Posterior peribulbar anesthesia: An alternative to retrobulbar anesthesia. J Cataract Refract Surg 12: 182−184

Hamilton RC (1985) Brain stem anesthesia following retrobulbar anesthesia. Anesthesiology 63: 688–690

Hayreh SS (1980) Anterior ischemic optic neuropathy. IV. Occurrence after cataract extraction. Arch Ophthalmol 98: 1410–1416

Hessemer V, Heinrich A, Hütz W, Jacobi KW (1989 a) Einfluß der Retrobulbäranästhesie auf die okuläre Hämodynamik. In: Lang GK, Ruprecht KW, Jacobi KW, Schott K (Hrsg) 2. Kongreß der Deutschen Gesellschaft für Intraokularlinsen Implantation. Enke, Stuttgart, S 206–209

Hessemer V, Wieth K, Heinrich A, Jacobi KW (1989 b) Veränderungen der uvealen und retinalen Hämodynamik durch Retrobulbäranästhesie mit unterschiedlichem Injektionsvolumen. Fortschr Ophthalmol 86 (im Druck)

Hessemer V, Wieth K, Strobel J, Grimm E (1989 c) Okulär-hämodynamische Effekte der Narkose. Sitzungsbericht 150. Versammlung des Vereins Rhein-Westf Augenärzte, S 207–211

Hessemer V, Heinrich A, Jacobi KW (1989 d) Kreislaufveränderungen am Auge durch präoperative Okulopression nach Vörösmarthy. Klin Monatsbl Augenheilkd 195 (im Druck)

Hessemer V, Heinrich A, Jacobi KW (1989 e) Augeninnendruck und okuläre Hämodynamik nach Okulopression mit und ohne zusätzliche Retrobulbäranästhesie. Fortschr Ophthalmol 86 (im Druck)

Hessemer V, Aktan G, Jacobi KW (1990) Peribulbäranästhesie – eine effektive Methode für die Kataraktchirurgie? In: Freyler H, Skorpik Chr, Grasl M (Hrsg) 3. Kongreß der Deutschen Gesellschaft für Intraokularlinsen Implantation, Wien 1989. Springer, Wien, New York

Leaming DV (1987) Practice styles and preferences of ASCRS members – 1986 survey. J Cataract Refract Surg 13: 561–567

Meythaler FH, Naumann GOH (1987) Direkte Optikus- und Retinaverletzung durch retrobulbäre Injektionen. Klin Monatsbl Augenheilkd 190: 201–204

Nicoll JMV, Acharya PA, Ahlen K, Baguneid S, Edge KR (1987) Central nervous system complications after 6000 retrobulbar blocks. Anesth Analg 66: 1298–1302

Ruprecht KW, Naumann GOH (1985) Uni- und bilaterale ischämische Papilleninfarkte nach Katarakt-Extraktion. Fortschr Ophthalmol 82: 349–352

Schneider ME, Milstein DE, Oyakawa RT, Ober RR, Campo R (1988) Ocular perforation from a retrobulbar injection. Am J Ophthalmol 106: 35–40

Ulrich W-D, Ulrich Ch (1985) Okulooszillodynamographie, ein neues Verfahren zur Bestimmung des Ophthalmikablutdruckes und zur okulären Pulskurvenanalyse. Klin Monatsbl Augenheilkd 186: 385–388

Peribulbäranästhesie — eine effektive Methode für die Kataraktchirurgie?

V. Hessemer[1], G. Aktan[2] und K. W. Jacobi[1]

Zusammenfassung. Die in den U.S.A. mit zunehmender Tendenz verwendete Peribulbäranästhesie (PBA) wurde mit der konventionellen Retrobulbäranästhesie (RBA) hinsichtlich des Grads der Bulbus-Akinesie verglichen. — Methodik: Zur PBA wurden entweder 8 ml (5 ml temporal unten/ 3 ml nasal oben) oder 10 ml (6 ml/4 ml) einer Mischung von Bupivacain 0,75% + Lidocain 2% außerhalb des Muskelkonus injiziert. Zur RBA injizierten wir 5 ml der gleichen Mischung mittels Standard-Atkinson-Technik („cone injection"). 20 min nach Injektion — im Anschluß an eine dazwischenliegende Okulopressionsphase — wurde die horizontale und vertikale Restmotilität mittels Limbustest nach Kestenbaum bestimmt. Insgesamt wurden 60 Patienten vor einer Katarakt-Operation untersucht. — Ergebnisse: Bei PBA mit 8 ml Injektionsvolumen war die horizontale Restmotilität (Adduktion 10°, Abduktion 5°; Medianwerte) signifikant ($p < 0.05$) größer als bei RBA (0° Ad- und Abduktion). 8-ml-PBA und RBA unterschieden sich jedoch nicht signifikant hinsichtlich der vertikalen Restmotilität. Keinerlei Unterschiede im Grad der motorischen Blockade bestanden zwischen 10-ml-PBA und RBA. — Schlußfolgerung: Die Bulbus-Akinesie bei PBA mit 8 ml Injektionsvolumen ist weniger vollständig als bei konventioneller RBA. Die 10-ml-PBA ist jedoch eine gleichwertige Alternative zur RBA und ist dieser bei bestimmten Indikationen (vor allem hohe Achsenmyopie) wegen einer geringeren Bulbusperforationsgefahr möglicherweise sogar vorzuziehen.

Summary. *Peribulbar anesthesia — an effective method for cataract surgery?* Peribulbar anesthesia (PBA), which is becoming increasingly popular in cataract surgery in the USA, was compared with conventional retrobulbar anesthesia (RBA) with respect to the degree of globe akinesia. — Methods: For PBA, two volumes of a mixture of bupivavaine 0.75% + lidocaine 2% were injected outside the muscle cone: 8 ml (5 ml inferotemporally/3 ml superonasally) or 10 ml (6 ml/4 ml). For RBA, 5 ml of the same mixture were injected using the standard Atkinson technique ("cone injection"). 20 min following injection — after an intervening oculopression period — both the horizontal and vertical ocular motility were determined using the limbus test of Kestenbaum. We investigated 60 patients prior to cataract surgery. — Results: During PBA with 8 ml injection volume, a significantly ($p < 0.05$) greater horizontal ocular motility was left (adduction 10°, abduction 5°; median values) than during RBA (0° ad- and abduction, respectively). With respect to vertical ocular motility, however, 8-ml PBA and RBA did not significantly differ. No differences at all were found between 10-ml PBA and RBA. — Conclusion: Akinesia of the globe is less complete during 8-ml PBA compared with conventional RBA. 10-ml PBA, however, is an equipotent alternative to RBA and may even be preferred at certain indications (particularly high axial myopia) because of a lower risk of globe perforation.

Einleitung

Die Peribulbäranästhesie wird — insbesondere in den Vereinigten Staaten — mit stark zunehmender Tendenz in der Kataraktchirurgie eingesetzt. Nach Umfragen

---
[1] Universitäts-Augenklinik, Friedrichstraße 18, D-6300 Gießen.
[2] Universitäts-Augenklinik, Mamak Caddesi Cebeci, Ankara, Türkei.
 Derzeit: The Alexandra Hospital, Woodrow Drive, Redditch B 98 7 UB, Großbritannien.

unter den Mitgliedern der American Society of Cataract and Refractive Surgery wurde die Peribulbäranästhesie im Jahre 1986 bereits in 12% eingesetzt – gegenüber nur 4% im Jahre 1985 (Leaming, 1986, 1987). Zwar ist die Retrobulbäranästhesie nach wie vor das am häufigsten eingesetzte Anästhesieverfahren in der Kataraktchirurgie, jedoch war in den genannten Umfragen eine Abnahme der Präferenz der Retrobulbäranästhesie von 92% im Jahre 1985 auf 85% im Jahre 1986 zu verzeichnen.

Von den Erstbeschreibern und Hauptprotagonisten der Peribulbäranästhesie – Davis and Mandel (1986) – wird behauptet, die Peribulbäranästhesie biete eine zuverlässige Alternative zur Retrobulbärinjektion, indem sie einerseits den gleichen Grad an Bulbus-Akinesie gewährleiste, andererseits jedoch viele der Komplikationen der Retrobulbäranästhesie (siehe z. B. Nicoll et al., 1987; Ramsey and Knobloch, 1978; Schneider et al., 1988) reduziere oder eliminiere. In der vorliegenden Studie wurde untersucht, ob diese Behauptung zutrifft.

Methodik

Injektionstechnik

Bei der Peribulbäranästhesie werden – im Gegensatz zur Retrobulbäranästhesie – üblicherweise zwei Injektionen durchgeführt (Bloomberg, 1986; Davis and Mandel, 1986; Schneider und Faulborn, 1988): eine Injektion temporal unten und die zweite nasal oben (s. Abb. 1). Für die obere Injektion dient die leicht zu

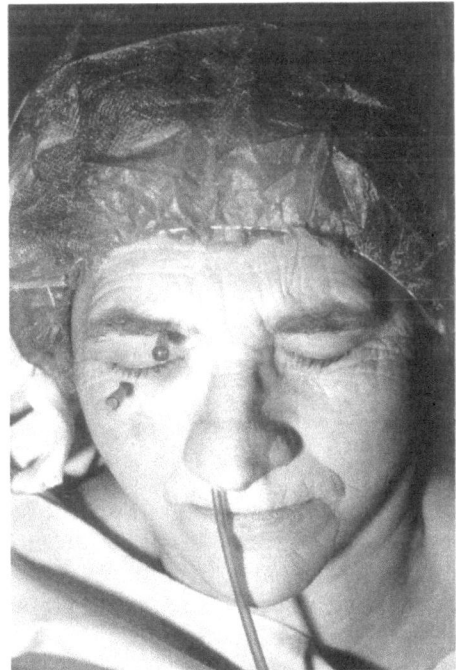

Abb. 1. Injektionsorte für die Peribulbäranästhesie

ertastende Fissura orbitalis superior als Anhaltspunkt, für die untere Injektion die untere Orbitakante. Die Blickrichtung des Auges ist bei der unteren Injektion geradeaus oder leicht nach oben und bei der oberen Injektion leicht nach unten. Nach transpalpebralem Einstich wird die Kanüle (abgestumpfte 0,6 × 30-mm-Kanüle) leicht vom Auge weggeführt − Richtung Orbitaboden bzw. Orbitadach − damit die Injektion sicher *außerhalb* des Muskelkonus erfolgt, was die Intention der Peribulbäranästhesie ist.

In der vorliegenden Studie benutzten wir für die Peribulbäranästhesie Gesamt-Injektionsvolumina von entweder 8 ml oder 10 ml (s. Bloomberg, 1986; Davis and Mandel, 1986). Bei der 8-ml-Peribulbäranästhesie wurden 5 ml temporal unten injiziert und 3 ml nasal oben. Bei der 10-ml-Peribulbäranästhesie wurden 6 ml temporal unten injiziert und 4 ml nasal oben. Als Referenzmethode verwendeten wir eine Retrobulbäranästhesie mit 5 ml Injektionsvolumen, ausgeführt nach Standard-Atkinson-Technik, d. h. Injektion innerhalb des Muskelkonus mit einer 40 mm langen Kanüle bei Blick des Patienten nach nasal oben (s. Hessemer et al., 1989 a, e, f). In allen Fällen wurde eine Mischung von Bupivacain 0,75% (Carbostesin®) und Lidocain 2% (Xylocain®) injiziert (Mischungsverhältnis 1:1,5). Die Lösung enthielt einen Zusatz von 30 I.E. Hyaluronidase (Kinetin®) pro ml sowie Adrenalin in einer Endkonzentration von 1:500 000.

Patienten und Untersuchungen

In einer prospektiven Studie wurden insgesamt 60 Patienten vor einer Kataraktoperation mit IOL-Implantation untersucht. Bei je 20 Patienten wurde − nach randomisierter Zuteilung − entweder eine 8- oder 10-ml-Peribulbäranästhesie oder eine 5-ml-Retrobulbäranästhesie durchgeführt.

Wir bestimmten die horizontale und vertikale Restmotilität nach Kommandobewegungen. Zur Quantifizierung der Motilität wurde der Limbustest nach Kestenbaum (1961) verwendet. Dazu benutzten wir eine speziell angefertigte Plexiglasbrille mit eingearbeiteter Millimeterteilung. Die in mm abgelesenen Werte wurden in Grad umgerechnet. Dafür wurde eine Beziehung von 1 mm = 5 Grad zugrunde gelegt (Duke-Elder und Wybar, 1973).

Messungen wurden einmal direkt nach Injektion durchgeführt sowie 20 min nach Injektion, nachdem eine 15minütige Vörösmarthy-Okulopression mit 30 mmHg − unter Verwendung eines „Autopressors" nach Schmitt (s. Hessemer et al., 1989 b−d) − erfolgt war.

Ergebnisse

In Abb. 2 ist die adduktorische Restmotilität und Abb. 3 die abduktorische Restmotilität bei Peribulbäranästhesie mit 8 bzw. 10 ml („Peri 8 ml" bzw. „Peri 10 ml") sowie bei Retrobulbäranästhesie mit 5 ml Injektionsvolumen („Retro 5 ml") dargestellt. Zu beiden untersuchten Zeitpunkten bestand bei Peri 8 ml immer die größte und bei Retro 5 ml die geringste ad- und abduktorische Restmotilität. Der Unterschied zwischen Peri 8 ml und Retro 5 ml war zum Zeitpunkt t_2 − d. h. 20 min

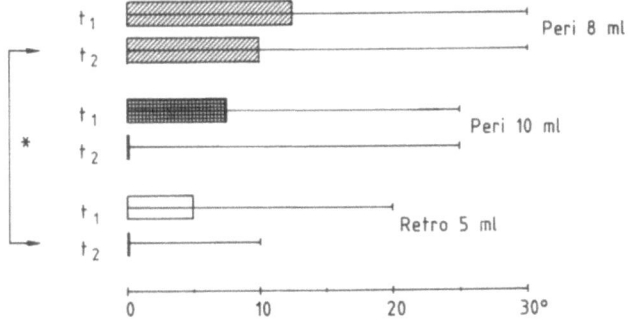

Abb. 2. Adduktorische Restmotilität bei Peribulbäranästhesie mit 8 bzw. 10 ml sowie bei Retrobulbäranästhesie mit 5 ml Injektionsvolumen. t_1, t_2: direkt nach bzw. 20 min nach Injektion. Angegeben sind Medianwerte und Spannweiten. *: signifikanter Unterschied ($p < 0{,}05$) zwischen Peri 8 ml und Retro 5 ml zum Zeitpunkt t_2.

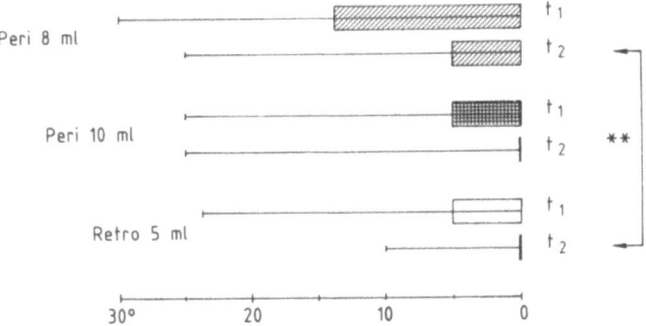

Abb. 3. Abduktorische Restmotilität bei den angegebenen Anästhesieverfahren. **: signifikanter Unterschied ($p < 0{,}01$) zwischen Peri 8 ml und Retro 5 ml zum Zeitpunkt t_2. Weitere Erläuterungen s. Legende zu Abb. 2

nach Injektion — signifikant (Adduktion: $p < 0{,}05$, Abduktion: $p < 0{,}01$; Kruskal-Wallis-Test mit a-posteriori-Test). Zu diesem Zeitpunkt bestand bei Peri 8 ml durchschnittlich noch 10 Grad Motilität in Richtung Adduktion und 5 Grad in Richtung Abduktion (Medianwerte), bei Retro 5 ml aber durchschnittlich keine horizontale Restmotilität mehr — wenn auch bei relativ großen Spannweiten. Zwischen Peri 10 ml und Retro 5 ml bestand zu keinem Zeitpunkt ein signifikanter Unterschied in der horizontalen Restmotilität.

Bezüglich der — graphisch nicht dargestellten — vertikalen Restmotilität bestand kein signifikanter Gruppenunterschied ($p > 0{,}05$; Kruskal-Wallis-Test), wenn auch bei Peri 8 und 10 ml tendenziell noch etwas mehr Motilität in Richtung Hebung und Senkung möglich war als bei Retro 5 ml.

Diskussion

Die in der Einleitung zitierte Behauptung von Davis and Mandel (1986), die Peribulbäranästhesie gewährleiste den gleichen Grad an Bulbus-Akinesie wie die Retrobulbäranästhesie, trifft nach den Ergebnissen der vorliegenden Studie nur für die Peribulbäranästhesie mit höherem Injektionsvolumen (10 ml) zu. Demgegenüber bestand bei der Peribulbäranästhesie mit niedrigerem Injektionsvolumen (8 ml) 20 min nach Injektion noch eine signifikant größere horizontale Restmotilität als bei Retrobulbäranästhesie. Von einigen Autoren werden für die Peribulbäranästhesie noch geringere Injektionsvolumina als 8 ml empfohlen: 5 ml (Schneider und Faulborn, 1988) oder 4 – 6 ml (Watts and Pearce, 1988). Mit diesen geringen Volumina resultiert jedoch nach unseren klinischen Erfahrungen nur in einem geringen Prozentsatz eine für die Kataraktchirurgie akzeptable Bulbus-Immobilisierung, so daß häufig Nachinjektionen erforderlich sind. Auf eine systematische Untersuchung von geringeren peribulbären Injektionsvolumina als 8 ml wurde daher von vornherein verzichtet.

Die Retrobulbäranästhesie hat eine Reihe von zentralnervösen und lokalen Komplikationsmöglichkeiten. In einer Untersuchung an 6000 Retrobulbäranästhesien wurde die Gesamt-Inzidenz zentralnervöser Komplikationen mit 0,27% angegeben (Nicoll et al., 1987). Diese Zahl umfaßt alle Varianten von Komplikationen, angefangen von Nausea über kurzfristige Atemdepressionen bis hin zu den extrem seltenen Fällen von Hirnstammanästhesie mit Atemstillstand und Bewußtlosigkeit, generalisierten Krämpfen und temporärer Amaurose und Ophthalmoplegie auch des kontralateralen Auges. Die Inzidenz einer Bulbusperforation – der hauptsächlichen lokalen Komplikation der Retrobulbäranästhesie – wurde in einer Untersuchung an 4000 Retrobulbäranästhesien mit 0,075% angegeben (Ramsey und Knobloch, 1978). Die Bulbusperforation betrifft ganz überwiegend Augen mit hoher Achsenmyopie sowie ferner Wiederholungsinjektionen und vorherige Amotio-Plombenchirurgie (Schneider et al., 1988).

Die zentralnervösen Komplikationen der Retrobulbäranästhesie werden erklärt durch eine Perforation der Optikushüllen mit konsekutiver subarachnoidaler Penetration des Lokalanästhetikus in das ZNS (Literatur in: Nicoll et al., 1987). Sollte diese Erklärung zutreffen, so ist zu erwarten, daß die Peribulbäranästhesie seltener zu zentralnervösen Komplikationen führt, da die Injektionen außerhalb des Muskelkonus erfolgen. Aus demselben Grund dürfte die korrekt ausgeführte Peribulbäranästhesie auch insgesamt seltener zu lokalen Komplikationen führen.

Zusammenfassend ist die Peribulbäranästhesie mit 10 ml Injektionsvolumen eine zuverlässige Alternative zur Retrobulbäranästhesie, da beide Methoden zu einer gleich guten motorischen Blockade führen. Geringere Injektionsvolumina sind – zumindest für die Kataraktchirurgie – weniger empfehlenswert, da eine schlechtere Bulbus-Immobilisation resultiert. Bislang ziehen wir die Peribulbäranästhesie der Retrobulbäranästhesie vor bei hoher Achsenmyopie, Wiederholungsinjektionen und bei vorheriger Amotio-Plombenchirurgie, da hier ein besonders hohes Risiko einer Bulbusperforation durch die Retrobulbärinjektion besteht. Jedoch sind Langzeitbeobachtungen erforderlich zur Beantwortung der Frage, ob der neuen Methode der Peribulbäranästhesie tatsächlich signifikant weniger Komplikationen inhärent sind als dem etablierten Verfahren der Retrobulbäranästhesie. Auch bleibt zu untersuchen, ob die Peribulbäranästhesie quantitativ vergleichbare Effekte auf die okuläre Hämodynamik besitzt wie die Retrobulbäranästhesie (Hessemer et al., 1989 a, e, 1990).

Literatur

Bloomberg LB (1986) Administration of periocular anesthesia. J Cataract Refract Surg 12: 677–679

Davis DB, Mandel MR (1986) Posterior peribulbar anesthesia: An alternative to retrobulbar anesthesia. J Cataract Refract Surg 12: 182–184

Duke-Elder S, Wybar K (1973) Ocular motility and strabismus. In: Duke-Elder S (ed) System of Ophthalmology, Vol VI. H. Kimpton, London

Hessemer V, Heinrich A, Hütz W, Jacobi KW (1989 a) Einfluß der Retrobulbäranästhesie auf die okuläre Hämodynamik. In: Lang GK, Ruprecht KW, Jacobi KW, Schott K (Hrsg) 2. Kongreß der Deutschen Gesellschaft für Intraokularlinsen Implantation. Enke, Stuttgart, S 206–209

Hessemer V, Strobel J, Hütz W, Jacobi KW (1989 b) Präoperative Anwendung der Saugnapf-Okulopression im Vergleich zur Vörösmarthy-Okulopression. Klin Monatsbl Augenheilkd 194: 83–87

Hessemer V, Heinrich A, Jacobi KW (1989 c) Kreislaufveränderungen am Auge durch präoperative Okulopression nach Vörösmarthy. Klin Monatsbl Augenheilkd 195 (im Druck)

Hessemer V, Heinrich A, Jacobi KW (1989 d) Augeninnendruck und okuläre Hämodynamik nach Okulopression mit und ohne zusätzliche Retrobulbäranästhesie. Fortschr Ophthalmol 86 (im Druck)

Hessemer V, Wieth K, Heinrich A, Jacobi KW (1989 e) Veränderungen der uvealen und retinalen Hämodynamik durch Retrobulbäranästhesie mit unterschiedlichem Injektionsvolumen. Fortschr Ophthalmol 86 (im Druck)

Hessemer V, Wieth K, Heinrich A, Jacobi KW (1990) Narkose versus Retrobulbäranästhesie – hämodynamische Aspekte. In: Freyler H, Skorpik Chr, Grasl M (Hrsg) 3. Kongreß der Deutschen Gesellschaft für Intraokularlinsen Implantation, Wien 1989. Springer, Wien, New York, S 299–305

Kestenbaum A (1961) Clinical methods of neuro-ophthalmologic examination. 2nd edition. Grune & Stratton, New York

Leaming DV (1986) Practice styles and preferences of ASCRS members – 1985 survey. J Cataract Refract Surg 12: 380–384

Leaming DV (1987) Practice styles and preferences of ASCRS members – 1986 survey. J Cataract Refract Surg 13: 561–567

Nicoll JMV, Acharya PA, Ahlen K, Baguneid S, Edge KR (1987) Central nervous system complications after 6000 retrobulbar blocks. Anesth Analg 66: 1298–1302

Ramsey RC, Knobloch WH (1978) Ocular perforation following retrobulbar anesthesia for retinal detachment surgery. Am J Ophthalmol 86: 61–64

Schneider M, Faulborn J (1989) Peribulbäranästhesie. In: Piepenbrock S, Schäffer J (Hrsg) Anästhesie in der Augenheilkunde. Schriftenreihe Intensivmedizin, Notfallmedizin, Anästhesiologie, Bd 72. Thieme, Stuttgart, S 182–184

Schneider ME, Milstein DE, Oyakawa RT, Ober RR, Campo R (1988) Ocular perforation from a retrobulbar injection. Am J Ophthalmol 106: 35–40

Watts MT, Pearce JL (1988) Day-case cataract surgery. Br J Ophthalmol 72. 897–899

Diverse IOL-Typen

Die Adatomed-„Vario-Haptik"-Intraokularlinse

F. Skjärpe [1]

Zusammenfassung. Die Adatomed-„Vario-Haptic"-Kapselsack-Intraokularlinse hat eine 7 mm-Optik. Ein zirkuläres und in jeder Richtung flexibles Haptik-System kann zusammengefaltet werden, sodaß die Größe der zu implantierenden Linse nur 7 × 9,5 mm beträgt. Dies erlaubt einen einfachen Implantationsvorgang und eine korrekte Lage im Kapselsack, bevor die Haptik sich nach Durchtrennen des Fadens, der das Bügelsystem hält, entfalten kann. Die Haptik paßt sich automatisch jeder möglichen Größe des Kapselsackes an und spannt ihn gleichmäßig in alle Richtungen aus. Bis Juni 1989 sind siebzehn Linsen implantiert. Die Implantation war in allen Fällen atraumatisch. Die Linsen sind immer sehr gut zentriert und die Hinterkapsel gut ausgespannt.

Summary. *The Adatomed "Vario-Haptic" intraocular lens.* The Adatomed "Vario-Haptic" capsular bag IOL has a circular, flexible haptic system with variable diameter and the capacity to distend the capsular bag completely and equally in all directions. A 4-point attachment between the haptic and the optic secures an exact centration and a stable fixation. The haptic can be folded, allowing an easy and atraumatic implantation procedure. The haptic is allowed to unfold when a correct position inside the capsular bag has been verified. By the beginning of June 1989 seventeen lenses have been implanted. The implantations were atraumatic. The lenses have all centered very well and stayed so with a good stretch of the posterior capsule.

Einleitung

Die „Vario-Haptik"-Intraokularlinse wurde entwickelt, um folgende Anforderungen zu erfüllen:
– zirkuläre Ausspannung des Kapselsackes;
– stabile Fixierung und Zentrierung;
– problemlose Implantation;
– garantiert korrekte Lage im Kapselsack;
– minimale Trauma während der Implantation;
– vollständiger Kontakt zwischen der Optik und der Hinterkapsel.

Mechanische Daten

Ein 360° zirkuläres Haptiksystem besteht aus zwei unabhängigen halbkreisförmigen Teilen, jeder über zwei Sackbohrungen an der Optik befestigt. Ein solches System ist zirkulär und nach allen Richtungen flexibel (Abb. 1 a).

---

[1] Augenabteilung, Sentralsjukehuset i Rogaland, Armauer Hansensvei 20, N-4011 Stavanger, Norwegen.

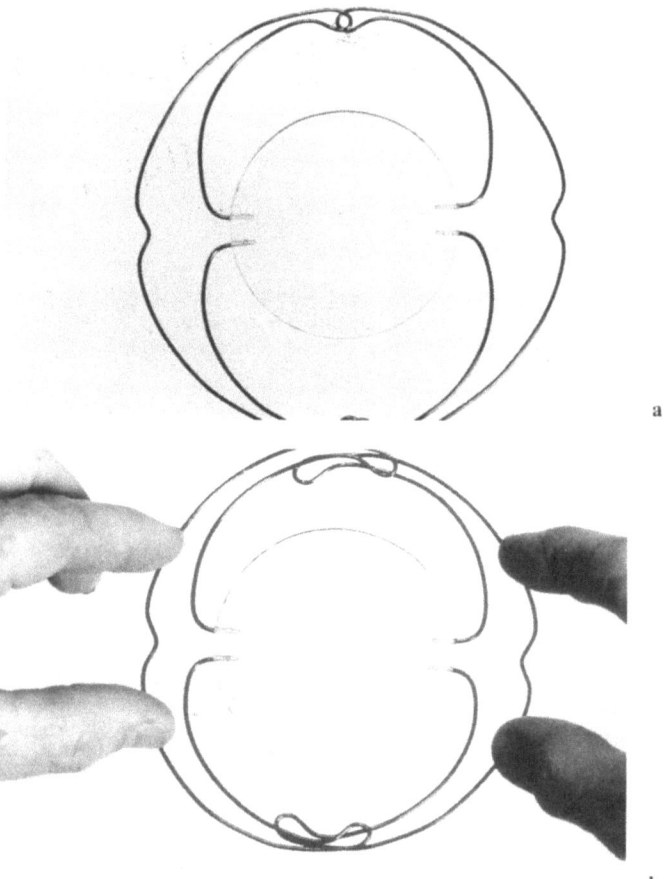

Abb. 1 a, b. Ein zirkuläres und in allen Richtungen flexibles Haptiksystem besteht aus zwei unabhängigen halbkreisförmigen Bügelhälften

Es ist von großer Bedeutung, daß diese flexible Haptik immer ihre Zirkularität beibehält, unabhängig davon, wie groß der Durchmesser der Hinterkapsel ist. Dadurch ist eine gleichmäßige Ausspannung des Kapselsackes gewährleistet (Abb. 1 b).

Der maximale Durchmesser der Haptik ist 12,75 mm, und die Optik weist einen Durchmesser von 7 mm auf. Es wäre sehr schwierig, eine so große Linse in den Kapselsack einzuführen, *aber* die Linse ist mit einem Fadenzugsystem hergestellt. Dieses System ermöglicht dem Chirurgen, die Haptik zusammenzufalten, so daß die Größe der zu implantierenden Linse nur noch 7 × 9,5 mm beträgt. Die Haptikbügel werden paarweise gegen den entgegengesetzten Optikäquator gezogen (Abb. 2).

Der beschriebene Faden ist durch einen elastischen Friktionsverschluß an der Oberfläche der Optik gezogen. Der Friktionswiderstand dieses Materials verhindert das Zurückgleiten des Fadens (Abb. 2).

Die Adatomed-„Vario-Haptik"-Intraokularlinse

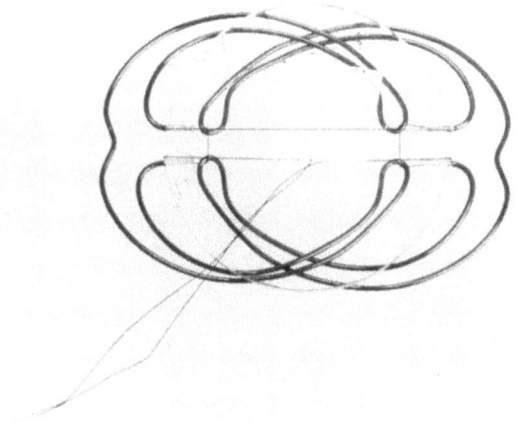

Abb. 2. Ein Fadenzugsystem ermöglicht es dem Chirurgen, die Haptik zusammenzufalten. Ein Friktionsverschluß verhindert das Zurückgleiten des Fadens. Die zusammengefalteten Bügelhälften sind auch flexibel und lassen sich fast bis an den Optikrand bewegen. Die Haptik entfaltet sich nach Durchtrennen des Fadens

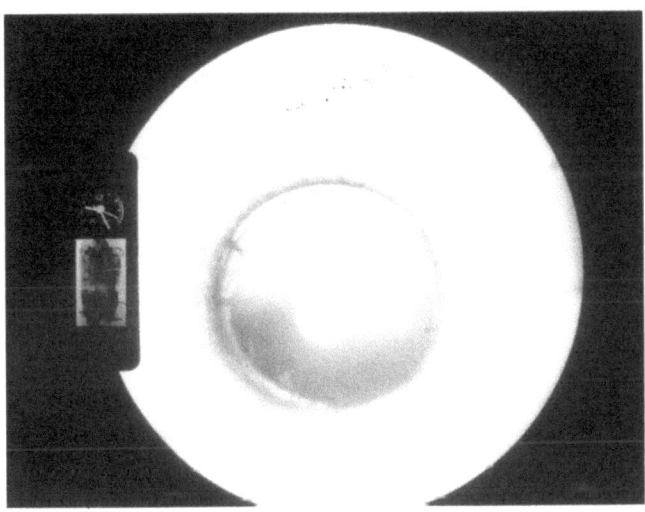

Abb. 3. Eine „Vario-Haptik"-Linse im Kapselsack fünf Monate nach der Implantation. Der Optikrand ist nahezu kongruent mit dem Pupillenrand – ein Beweis für die gute Zentrierung

Dies erlaubt einen einfachen und atraumatischen Implantationsvorgang und sichert gleichzeitig eine korrekte Lage im Kapselsack, bevor die Haptik nach Durchtrennen des Fadens, der das Bügelsystem zusammengefaltet hält, sich entfalten kann.

Weil die Ausspannungskräfte der Haptik in allen Richtungen gleichmäßig sind,

Adatomed „Vario-Haptic" Kapselsacklinse. Erste klinische Ergebnisse

Pat. ID	Monate psotop.	Zentrierung	Tynd.	Zellen	Kapselfalten	CME	Makuladegen.	Visus	Verif. im Sack	100 mmHg
C. A.	12	sehr gut	−	−	−	−	−	6/5−	+	14
A. H.	12	sehr gut	−	−	−	−	−	6/6	+	12
S. H.	12	sehr gut	−	−	−	−	+	6/12	+	15
M. G.	4	sehr gut	−	−	−	−	−	6/4	+	12
E. R.	4	sehr gut	−	−	−	−	−	6/5	+	12
I. I.	4	sehr gut	−	−	−	−	−	6/6+	+	12
I. K.	4	sehr gut	−	−	−	−	−	6/6	+	14
H. V.	3	sehr gut	−	−	(+)	−	−	6/6	+	17
K. E.	3	sehr gut	−	−	−	−	−	6/6	+	15
G. H.	3	sehr gut	−	−	−	−	−	6/6	+	16
J. B.	4	sehr gut	+	(+)	−	−	−	6/4	+	14
M. K.	3	sehr gut	−	−	?	−	+	6/7,5	+	17
B. L.	3	sehr gut	−	−	−	−	+++	fc 2 m	+	12
I. S.	3	sehr gut	−	−	−	−	−	6/6	+	20
F. F.	3	sehr gut	−	−	−	−	+	6/6	+	16
A. S.	2½	sehr gut	−	−	−	−	−	6/5−	+	14
R. N.	2	sehr gut	−	−	−	−	(+)	6/6+	+	11

Abb. 4. Die postoperativen Parameter nach der Implantation der „Vario-Haptik"-Linse. Die Ergebnisse sind gleichartig und gut.

wird auch der Kapselsack in jede Richtung gleichmäßig ausgespannt. Auf diese Weise wird sich auch die Haptik jeder Größe des Kapselsackes anpassen.

Jede Bügelhälfte hat eine 2-Punkt-Befestigung an der Optik, und die resultierende 4-Punkt-Befestigung bürgt für eine stabile Fixierung und gute Zentrierung.

Ergebnisse

Letzten Sommer haben wir drei Probelinsen implantiert. In allen Fällen waren die Ergebnisse sehr gut. Das heißt: Die Implantation war einfach und atraumatisch, die Linsen waren bei der letzten Kontrolle im Januar sehr gut zentriert, und die optischen Verhältnisse waren ebenfalls gut. In allen Fällen war die Hinterkapsel gut ausgespannt.

Eine bis 7 mm erweiterte Pupille und der untere Rand der Optik, der nahezu kongruent mit dem Pupillenrand verläuft, sind ein Beweis für die gute Zentrierung der Linse fünf Monate nach der Operation (Abb. 3).

Bis heute haben wir siebzehn Linsen implantiert. Das Ergebnis ist in allen Fällen sehr gut, so daß wir zu weiteren Implantationen im Rahmen dieser Pilotstudie ermutigt werden.

Bis Juni 1989 haben wie siebzehn Linsen implantiert. Der Implantationsvorgang war in allen Fällen atraumatisch, die Linsen sind immer sehr gut zentriert und die Hinterkapsel gut ausgespannt. In Abb. 4 sind die postoperativen Parameter aufgestellt. Das Ergebnis ist sehr gleichartig und so gut, daß wir zu weiteren Implantationen im Rahmen dieser Pilotstudie ermutigt werden.

Heparinmodifizierte, bikonvexe PMMA-Linsen
Erste klinische Erfahrungen mit der Implantation in den Kapselsack

F. J. STEINKOGLER [1], E. HUBER [1, *], V. HUBER-SPITZY [1]
und E. AROCKER-METTINGER [1]

Zusammenfassung. In einer prospektiven Studie wurden bei 30 Patienten (Alter 50 bis 90 Jahre) bikonvexe Heparin-surface-modified-PMMA-Hinerkammerlinsen implantiert.

Nach einer modifizierten Briefschlitzmethode wurde eine extrakapsuläre Kataraktextraktion durchgeführt und unter Healon® die bikonvexe One-piece-Linse in den Kapselsack implantiert.

Nur die exakte interkapsuläre Positionierung führt zur gleichmäßigen Kapselexpansion und garantiert die zentrische Lokalisation der Linse.

Durch die Heparinbeschichtung kommt es zur Hydrophilisierung der Linsenoberfläche, woraus sich eine geringere Inflammationsneigung ableiten läßt.

Ziel der Studie war es, die Verträglichkeit der heparinbeschichteten PMMA-Linse zu untersuchen und die Dauer und Intensität der intraokulären Reizung genau zu dokumentieren.

Die Nachbeobachtungszeit beträgt ein bis fünf Monate.

100% der Patienten mit altersentsprechendem Fundus erreichten einen postoperativen Visus von 0,8 bis 1,5; bei allen Patienten kam es zum raschen Abklingen der postoperativen Inflammation.

Summary. *Heparin surface modified biconvex PMMA lenses. First clinical experiences with in the bag implantation.* In a prospective study, biconvex HSM PMMA posterior chamber lenses were implanted in 30 patients (ranging between 50 and 90 years old).

Using a modified envelope technique, an extracapsular cataract extraction was performed and under Healon® the one piece biconvex lens was implanted into the capsular bag. Only the exact intercapsular position provides a uniform expansion of the capsule and guarantees a centered localization of the lens.

The lens surface is hydrophilised by heparin, which infers a lower tendency toward inflammation.

The aim of the study was to investigate the tolerability of the heparin surface modified PMMA IOL and to document the duration and intensity of intraocular irritation.

The postoperative follow-up time was one to five months.

100% of the patients with age-appropriate fundus achieved a postoperative visual acuity of 0.8 to 1.5. In all patients the postoperative inflammation decreased quickly.

Einleitung

Intraokularlinsen werden seit etwa 40 Jahren aus PMMA (Polymethylmethacrylat) hergestellt. Es gibt Hinweise, daß die hydrophobe Oberfläche des PMMA-Materials zu einer verstärkten intraokularen Inflammation und zu einer Ablagerung von Fremdkörperriesenzellen auf der Linsenoberfläche führt (Wolter, 1982; Ohara, 1985; Puck et al., 1985).

---

* Herr E. Huber wurde im Rahmen des Projekt Nr. 3171 von der Oesterreichischen Nationalbank gefördert.
[1] II. Universitäts-Augenklinik, Alser Straße 4, A-1090 Wien.

Kaufmann hat bereits 1977 über die Endothelzellschädigung durch Kontakt der Linsenoberfläche mit dem Hornhautendothel während einer Implantation berichtet, wozu es auch experimentelle Studien gibt (Reich, 1984).

In verschiedenen Studien wurde versucht, Zellablagerungen durch Heparinisierung der Implantatoberfläche zu verringern (Larsson et al., 1977; Thunberg et al., 1982; Olsson et al., 1983; Larsson et al., 1987).

Die Oberflächenmodifizierung des PMMA durch Heparin bewirkt eine Hydrophilisierung der Intraokularlinse. Daraus resultieren eine geringere Granulozytenaktivierung, eine reduzierte Zelladhäsion (Larsson et al., 1979), eine Verringerung der Ablagerung von Fremdkörperriesenzellen und des Fibroblastenwachstums und eine geringere Schädigung der Endothelzellen bei Hornhautkontakt (Fagerholm, 1988; Lydahl, 1988).

In der vorliegenden Studie wurde die intraokulare Verträglichkeit der HSM-PMMA-Linsen prospektiv untersucht und eine Dokumentation von Dauer und Intensität der intraokularen Reizung vorgenommen.

Material und Methode

Bei den 30 Patienten dieser Studie (16 männlich, 14 weiblich) lag das durchschnittliche Alter bei 72,3 Jahren (50 bis 90 Jahre).

Die implantierte Linse ist eine One-piece-PMMA-Hinterkammerlinse mit bikonvexer 7-mm-Optik ohne Positionierungslöcher und mit modifizierter C-Schlingen-Haptik. Die Oberfläche der Linse ist elektrostatisch und chemisch mit Heparin beschichtet.

Die Operation wurde im Sinne der konventionellen Technik der geplanten extrakapsulären Kataraktextraktion in Retrobulbäranästhesie oder in Vollnarkose durchgeführt.

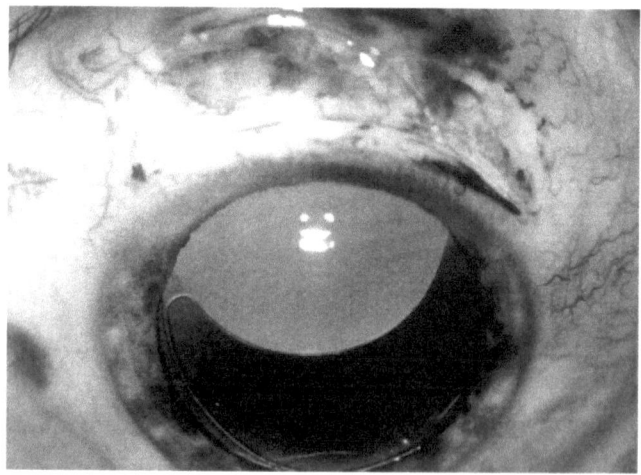

Abb. 1. 65jähriger männlicher Patient. Operationssitus: Die Hinterkammerlinse wird in den von Healon® ausgespannten Kapselsack implantiert

Um eine optimale Zentrierung der Linse im Kapselsack zu erreichen, wurde eine modifizierte Briefschlitzmethode angewendet, so daß unter Healon® die HKL sicher in den Kapselsack implantiert werden konnte (Abb. 1).

Die Lokaltherapie bestand, wie auch bei Patienten mit herkömmlichen PMMA-Linsen, in Indometacin-Tropfen peri- und postoperativ und Ultracortenol-Augentropfen postoperativ.

Ergebnisse

Die Nachbeobachtungzeit beträgt ein bis fünf Monate, wobei mehr als 80% der Patienten eine Beobachtungszeit länger als zwei Monate aufweisen. Nach der Entlassung aus der stationären Behandlung (eine Woche postoperativ) wurden Kontrolluntersuchungen einen Monat, zwei Monate und fünf Monate postoperativ durchgeführt. Dabei wurden besonders der intraokulare Reizzustand, Ablagerungen von Pigment und Makrophagen auf der Linsenoberfläche, Synechien, Sitz der Linse im Kapselsack, Kapselfibrose, Visus, Tension und postoperativer Kortisonverbrauch berücksichtigt.

Als Ausdruck der postoperativen Inflammation wurden der Tyndall und die Zelldichte in der Vorderkammer untersucht. Tabelle 1 zeigt ein sehr rasches Abnehmen des Tyndall-Phänomens, wobei bereits nach einem Monate nur mehr drei Patienten (10%) einen +positiven Tyndall aufwiesen.

Die Abnahme der Zelldichte in der Vorderkammer erfolgte wesentlich langsamer. Tabelle 2 zeigt, daß nach zwei Monaten bei noch acht Patienten vereinzelte Zellen vorhanden waren. Bei einem Patienten trat sechs Wochen postoperativ eine Ablatio retinae auf, welche durch eine Cerclageoperation saniert werden konnte.

Dies ist der Patient, der in den Tabellen 1 und 2 bei der Kontrolle nach zwei Monaten als positiv aufscheint.

Tabelle 1. Postoperativer Reizzustand. Tyndall-Phänomen

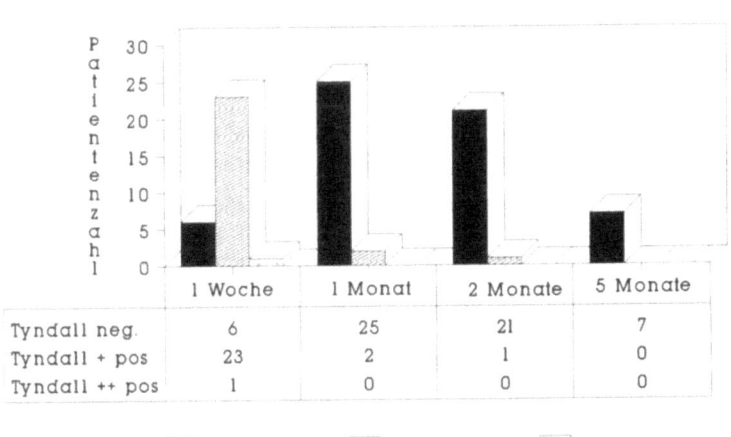

	1 Woche	1 Monat	2 Monate	5 Monate
Tyndall neg.	6	25	21	7
Tyndall + pos	23	2	1	0
Tyndall ++ pos	1	0	0	0

Tabelle 2. Zelldichte in der Vorderkammer

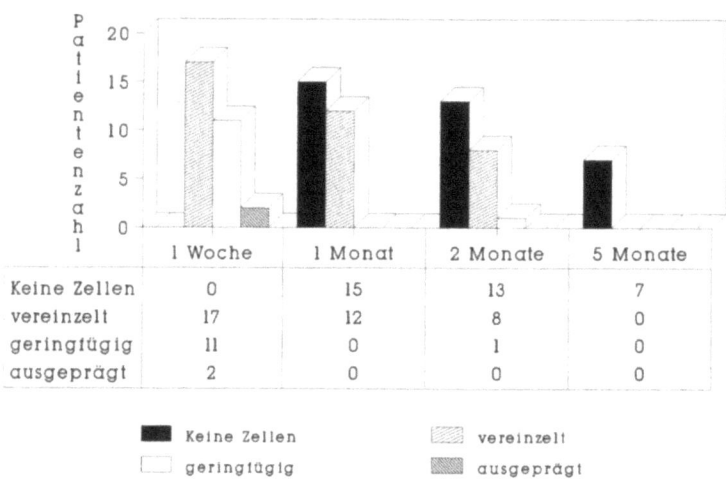

	1 Woche	1 Monat	2 Monate	5 Monate
Keine Zellen	0	15	13	7
vereinzelt	17	12	8	0
geringfügig	11	0	1	0
ausgeprägt	2	0	0	0

■ Keine Zellen   ▨ vereinzelt
□ geringfügig   ▨ ausgeprägt

Tabelle 3. Pigmentablagerungen

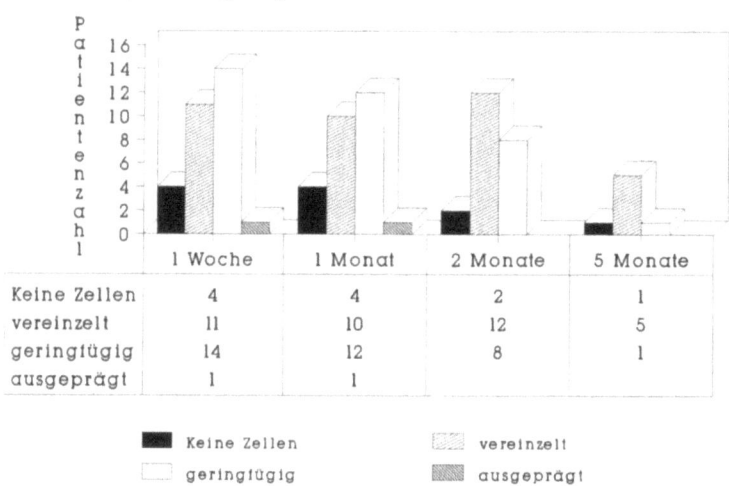

	1 Woche	1 Monat	2 Monate	5 Monate
Keine Zellen	4	4	2	1
vereinzelt	11	10	12	5
geringfügig	14	12	8	1
ausgeprägt	1	1		

■ Keine Zellen   ▨ vereinzelt
□ geringfügig   ▨ ausgeprägt

Das Verlaufsprofil der Pigmentablagerungen ist in der Tabelle 3 dargestellt; ausgeprägt waren diese nur in einem Fall.

Ebenso wurde das Auftreten von Fremdkörperriesenzellen nur bei einem Patienten registriert.

Bei vier Patienten fanden sich Synechien mit der Linsenvorderfläche oder der vorderen Linsenkapsel. Bei drei von diesen Patienten kam es intraoperativ zu einer umschriebenen Ruptur der hinteren Linsenkapsel, in zwei Fällen mit Vitreusprolaps. Bei diesen beiden Patienten wurde eine vordere Vitrektomie erforderlich.

Bei allen Patienten war die HKL zentrisch im Kapselsack fixiert (Abb. 2).

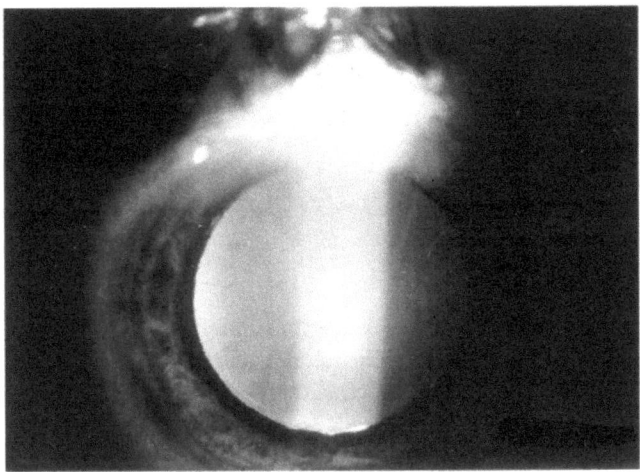

Abb. 2. 50jähriger männlicher Patient eine Woche nach Implantation einer Hinterkammerlinse, welche zentrisch im Kapselsack fixiert ist. Die Linse ist völlig klar, es finden sich keine Ablagerungen oder Fremdkörperriesenzellen

Tabelle 4. Postoperativer Visus

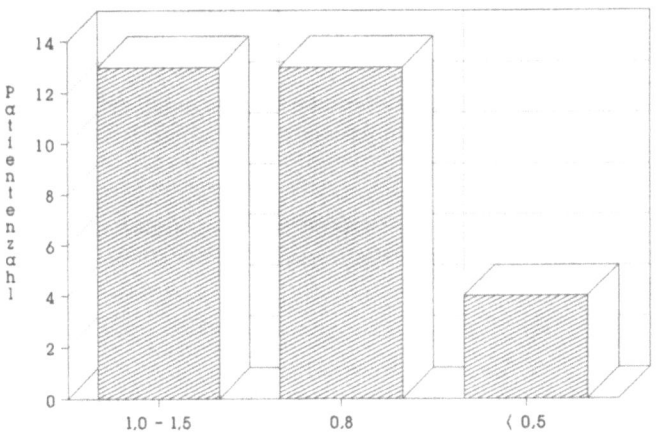

Die konvexe Hinterfläche der Optik der IOL führt zu einem engen Kontakt der IOL-Hinterfläche mit der hinteren Linsenkapsel.

In elf Fällen wurden zarte periphere Kapselfibrosen beobachtet, das optische Zentrum war bei allen Patienten klar. Bei keinem Patienten wurden Glaskörperreaktionen oder ein zystoides Makulaödem gefunden.

Bei drei Patienten bestand präoperativ eine senile, trockene Makulopathie, welche den postoperativen Visus entsprechend beeinträchtigte. Bei einer Patientin trat postoperativ eine ischämische Optikusatrophie auf. Wie Tabelle 4 zeigt, erreichten 100% der Patienten mit altersentsprechendem Fundusbefund einen Visus von 0,8 und besser. 50% dieser Patienten erzielten einen Visus von 1,0–1,5.

Der intraokulare Druck war abgesehen von passagerer, postoperativer Erhöhung bei allen Patienten im Normbereich. Alle Patienten erhielten postoperativ dreimal täglich Ultracortenol-Tropfen. Bei zwei Drittel der Patienten konnte die Kortisontherapie nach einem Monat abgesetzt werden, bei den übrigen Patienten wurde sie einen Monat länger durchgeführt.

Diskussion

Da auf der Suche nach neuen Materialien für Intraokularlinsen Substanzen wie Silikon und Hema keine entscheidenden Fortschritte erbrachten, scheint die Veränderung der Oberfläche des bewährten PMMA eine interessante Neuorientierung zu sein.

Wie in experimentellen und klinischen Untersuchungen (Lydahl, 1988) gezeigt werden konnte, bewirkt die Hydrophilisierung der PMMA-Oberfläche durch Heparin eine erwünschte Veränderung im Sinne einer besseren Biokompatibilität.

Wie die Ergebnisse dieser Studie zeigen, kam es bei der überwiegenden Mehrzahl der Patienten zu einem raschen Abklingen des postoperativen Reizzustandes. Auffallend war, daß nur in einem Auge die Ablagerung von Fremdkörperriesenzellen an der Linsenoberfläche gefunden werden konnte. Die geringe Neigung zu hinteren Synechien scheint ebenfalls zu bestätigen, daß die Hydrophilisierung der Linsenoberfläche einen günstigen Einfluß auf die Verträglichkeit der IOL im Auge bewirkt.

Ein geringer Nachteil ergibt sich möglicherweise aus der Tatsache, daß die hier untersuchte One-piece-Linse ohne Positionierungslöcher eine geringere Flexibilität aufweist. Die sichere Implantation in den Kapselsack ist praktisch nur unter Anwendung der Envelope-Technik garantiert.

Eine endgültige Aussage über die Fibrosierungsneigung der hinteren Linsenkapsel wird erst nach längerer Beobachtung möglich sein.

Literatur

Fagerholm P, Lydahl E, Philipson B (1988) Heparin surface modified lenses – an update. EIIC Kopenhagen 1988
Kaufmann HE, Katz J, Valenti J, Sheets JW, Goldberg EP (1977) Corneal endothelium damage with intraocular lenses: contact adhesion between surgical materials and tissue. Science 198: 525
Larsson R, Rosengren A, Olsson R (1977) Determination of platelet adhesion to polyethylene and heparinized surfaces with the aid of bioluminescence and ^{51}Chromium labelled platelets. Thrombos Res 11: 517
Larsson R, Ericsson JC, Lagergren H, Olsson P (1979) Platelet and plasma coagulation compativility of heparinized and sulphated surfaces. Thrombos Res 15: 157
Larsson R, Larm O, Olsson P (1987) The search for thromboresistance using immobilized heparin. Ann NY Acad Sci 516: 102
Lydahl E, Fagerholm P, Selen G (1988) Implantation of heparin surface modified intraocular lenses in animals. EIIC Kopenhagen 1988

Ohara K (1985) Biomicroscopy of surface deposits resembling foreign body giant cells on implanted intraocular lenses. AJO 99: 304
Olsson P, Larm O, Larsson R, Lind LE, Nilsson E, Swedenborg J (1983) Requirements for thromboresistance for surface-heparinized materials. Ann NY Acad Sci 416: 525
Puck A, Tso MO, Yue B (1985) Cellular deposits on intraocular lenses. Acta Ophthalmol 63 [Suppl 170]: 54
Reich S, Levy M, Meshorer A, Blumenthal M, Yalon M, Sheets JW, Goldberg EP (1984) Intraocular lens-endothelial interface: adhesive force measurements. J Biomed Materials Res 18: 737
Thunberg L, Bäckström G, Lindahl U (1982) Further characterization of the antithrombin-binding sequence in heparin. Carbohyd Res 100: 393
Wolter RJ (1982) Foreign body giant cells on intraocular lens implants. Graefes Arch Clin Exp Ophthalmol 219: 103

Prospektive, randomisierte Studie zum Vergleich zweier Hinterkammerlinsentypen

T. Schubert[1], R. Stodtmeister[1] und R. Marquardt[1]

Zusammenfassung. In einer prospektiven, randomisierten Studie wurden die funktionellen und morphologischen Ergebnisse nach extrakapsulärer Kataraktextraktion und Implantation zweier verschiedener Hinterkammerlinsen verglichen. Bei zwei Nachuntersuchungen wurde eine Vielzahl von Parametern in einem standardisierten Verfahren untersucht und dokumentiert. In den Ergebnissen findet sich kein systematischer Unterschied zwischen den beiden Linsentypen. Überlegungen zur Statistik werden erörtert.

Summary. *Prospective, randomized trial comparing two types of posterior chamber lenses.* In a prospective, randomized trial the functional and morphological results after extracapsular cataract surgery and implantation of two different types of posterior chamber lenses were compared. After follow-up periods of one week and two month visual acuity, refraction, dim light perception and detailed status of cornea, anterior chamber, iris, intraocular lens and posterior capsule were checked. For this purpose a standardized classification of results was used. There was no systematic difference between the results of the two different types of lenses.

Einleitung

Bis heute gibt es nur wenige Versuche, die Ergebnisse chirurgischer Therapie nach allgemein akzeptierten Regeln der Biometrie auszuwerten (z. B. [2, 3]). Es beziehen sich viele Untersucher lediglich auf ihren klinischen Eindruck oder berücksichtigen nur die Häufigkeit und Schwere von Komplikationen, wenn es um die Beurteilung von chirurgischen Verfahren geht. Bereits im letzten Jahr wurde vor dieser Gesellschaft ein Schema vorgestellt, mit dessen Hilfe sich die postoperativen Ergebnisse nach extrakapsulärer Kataraktextraktion mit Hinterkammerlinsenimplantation möglichst exakt beurteilen lassen [5]. Unser Ziel war es, zwei Hinterkammerlinsentypen verschiedener Hersteller zu vergleichen, die sich im Material sowie in der Konfiguration von Linsenkörper und Haptik unterschieden.

Material und Methoden

Verglichen wurden zwei Patientengruppen mit folgenden Linsen: erstens die M-Linse, abgekürzt nach dem Hersteller Morcher aus Stuttgart. Der Linsenkörper besteht aus PMMA ohne UV-Absorber, Durchmesser 5,8 mm, und ist asphärisch mit konvexer Seite vorne ohne Laserspacer. Die J-Schlaufen sind ähnlich wie bei Sinskey-Kratz geformt.

---

[1] Universitäts-Augenklinik, Prittwitzstraße 43, D-7900 Ulm.

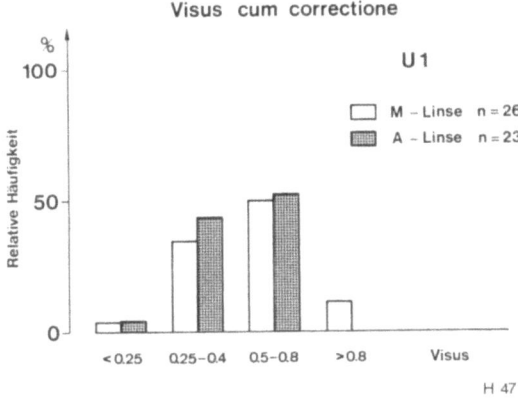

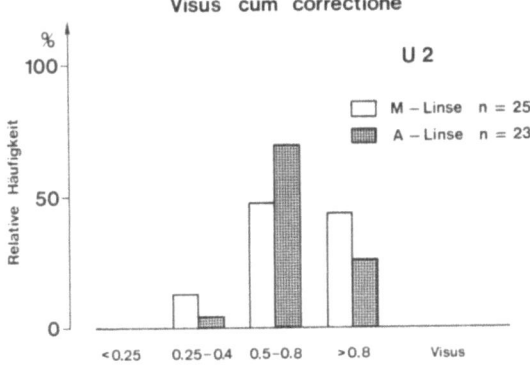

Abb. 1.1

Abb. 1.1–1.3. Funktionelle Ergebnisse (Sehschärfe, Refraktion, Dämmerungssehen)
U 1: Untersuchung ca. sieben Tage postoperativ
U 2: Untersuchung ca. zwei Monate postoperativ

Die A-Linse vom Hersteller adatomed in München enthält im Gegensatz dazu einen UV-Absorber, hat einen Durchmesser des Linsenkörpers von 6,5 mm und einen Laserspacer. Die Schlaufen haben eine C-Konfiguration wie bei Simcoe. Einheitlich besteht die Haptik aus Polypropylen, ebenso identisch die Anwinklung um 10° nach vorne sowie der Gesamtdurchmesser von 14 mm.

Die Studie wurde prospektiv angelegt, und alle Patienten, bei denen nicht Ausschlußkriterien zu berücksichtigen waren, wurden nach einem Zufallsverfahren einer der beiden Gruppen zugeteilt.

Der Operationsverlauf wurde vom Operateur nach einem standardisierten Verfahren protokolliert und damit quantitativ erfaßbar. Auf eine detaillierte Darstellung muß aus Platzgründen verzichtet werden.

Die Nachuntersuchungen der Patienten erfolgten um den siebenten postoperativen Tag sowie nach ca. zwei Monaten. Dabei wurden die im letzten Jahr vor

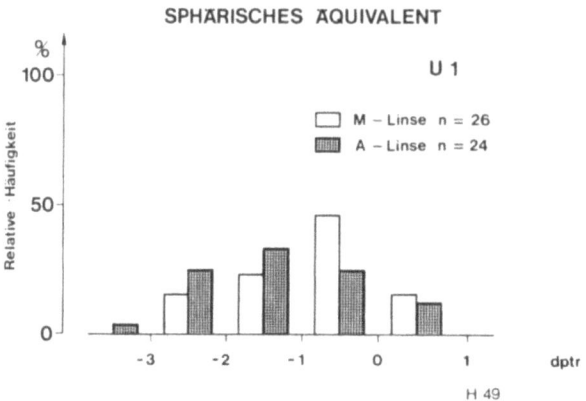

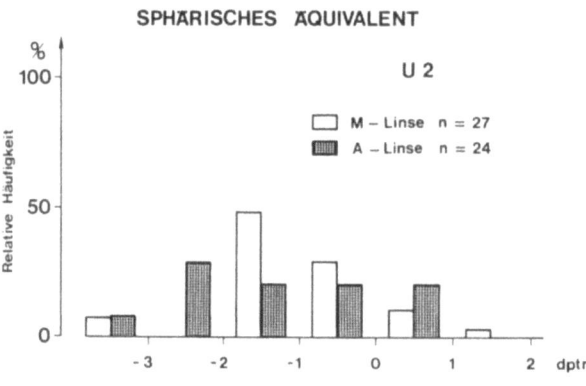

Abb. 1.2

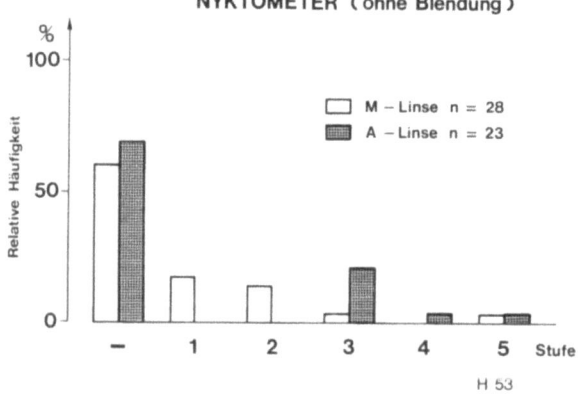

Abb. 1.3

Abb. 1.3. Dämmerungssehen zwei Monate postoperativ
Nyktometerstufen:

- Keine Probe erkannt
1 Kontrast 1:23,5
2 Kontrast 1:5,0
3 Kontrast 1:2,7
4 Kontrast 1:2,0
5 Kontrast 1:1,66

Eine Woche postoperativ wurden von allen Patienten keine Proben erkannt

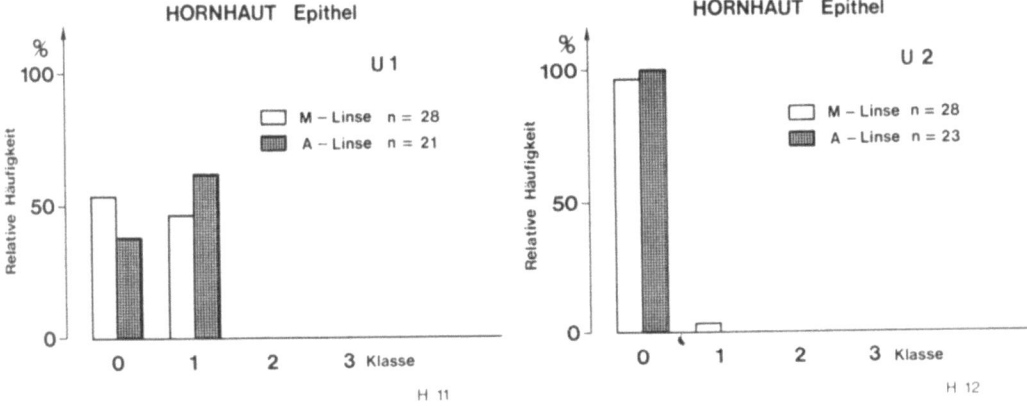

Abb. 2.1. *Hornhaut,* Epithel

0 = glatt, klar, spiegelnd
1 = gering unregelmäßig
2 = deutlich unregelmäßig
3 = deutlich höckerig

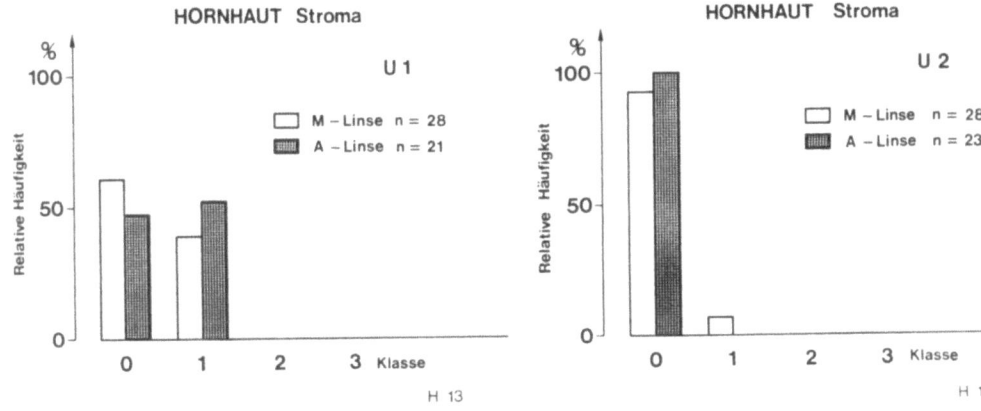

Abb. 2.2. *Hornhaut,* Stroma

0 = keine Quellung
1 = hauchig getrübt
2 = deutliche Dickenzunahme
3 = stark gequollen

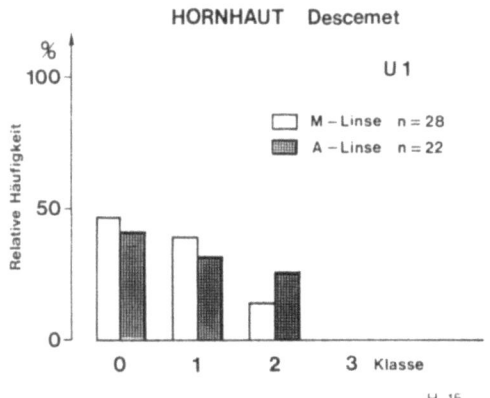
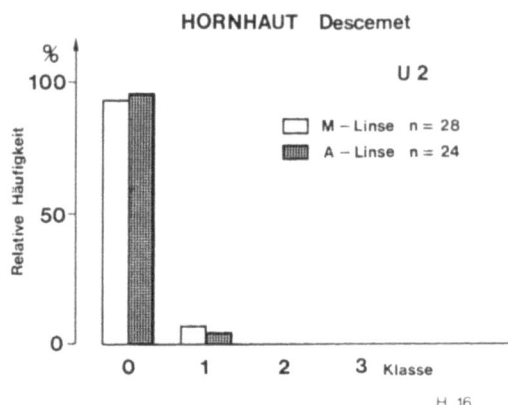

Abb. 2.3. *Hornhaut,* Descemet

0 = glatt
1 = leichte Knitter
2 = deutliche Knitter
3 = grob aufgeworfen

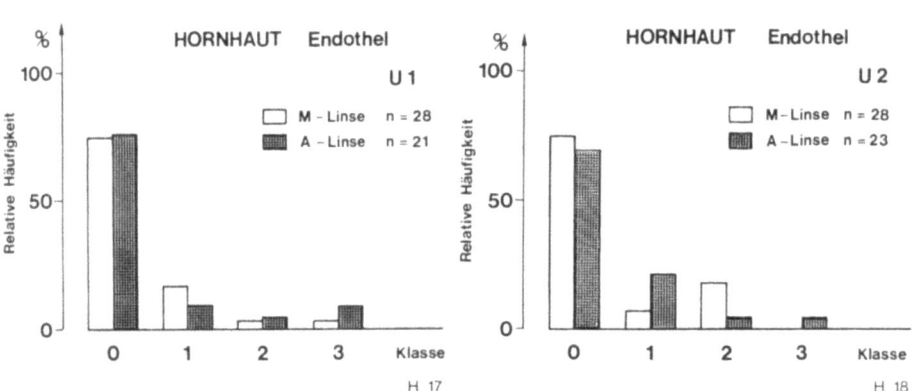

Abb. 2.4. *Hornhaut,* Endothel

0 = keine Beschläge
1 = bis drei Präzipitate oder Pigmentbeschläge
2 = vier bis zehn Präzipitate oder Pigmentbeschläge
3 = Endothel übersät

Prospektive, randomisierte Studie zum Vergleich zweier Hinterkammerlinsentypen 331

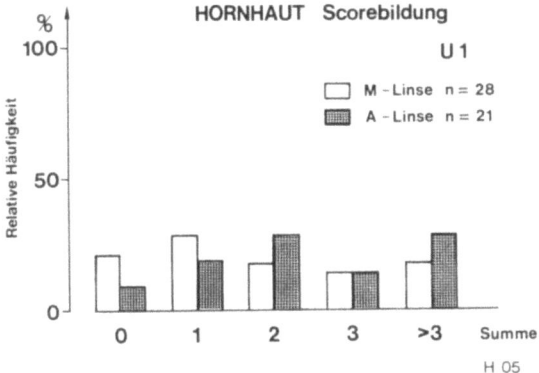

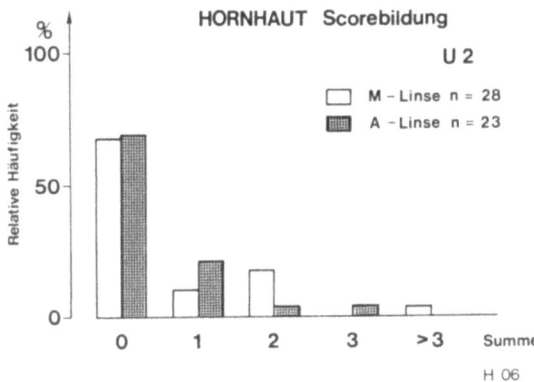

Abb. 2.5. *Hornhaut,* Score
Punktsumme aus Epithel
Punktsumme aus Stroma
Punktsumme aus Descemet
Punktsumme aus Endothel

Abb. 2.1–2.5. Morphologische Ergebnisse der Hornhaut

dieser Gesellschaft vorgestellten Untersuchungsschemata [5] angewandt, nach denen die funktionellen und morphologischen Befunde klassifiziert und dadurch einer quantitativen Beurteilung zugänglich wurden.

Ergebnisse

Im Operationsverlauf zeigten sich in keinem Fall Besonderheiten oder Komplikationen, die einen Einfluß auf das Ergebnis erwarten ließen.

Die wesentlichsten Ergebnisse sind aus den Abbildungen 1 bis 5 ersichtlich.

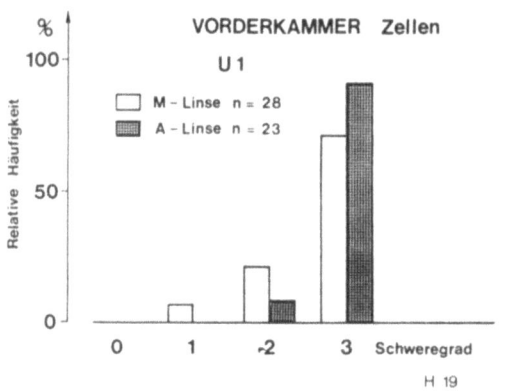
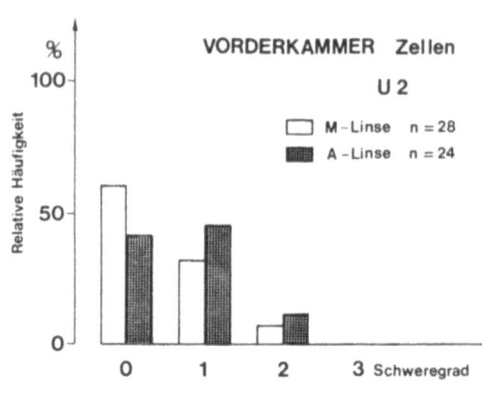

Abb. 3.1. *Vorderkammer*, Zellen (Spalt 1–2 mm)

0 = keine Zellen
1 = ein bis vier Zellen
2 = fünf bis zehn Zellen
3 = mehr als zehn Zellen

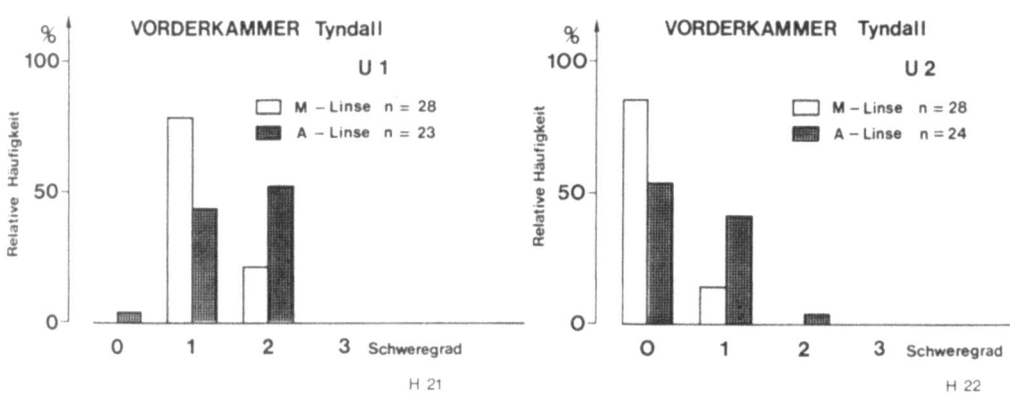

Abb. 3.2. *Vorderkammer*, Tyndall

0 = keine Lichtstreuung
1 = Lichtweg angedeutet
2 = deutlicher Lichtweg
3 = Lichtweg wie durch dichten Nebel

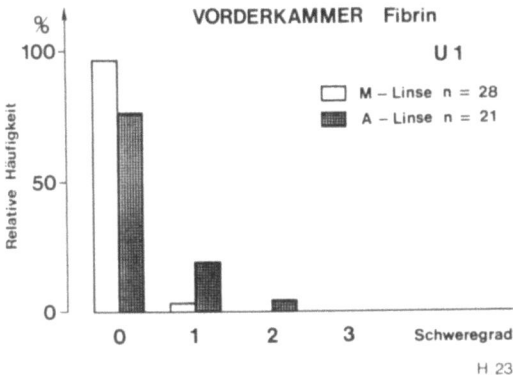

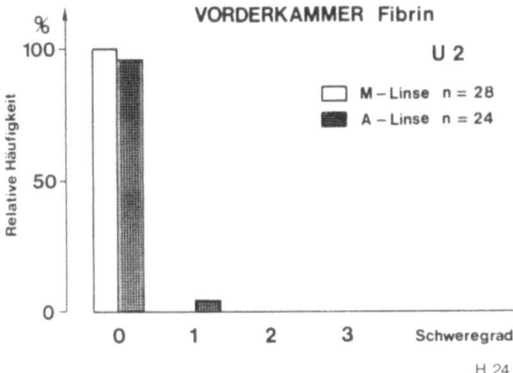

Abb. 3.3. *Vorderkammer,* Fibrin

0 = keines
1 = bis drei Flocken
2 = bis zehn Fäden oder Klumpen
3 = mehr als zehn Fäden oder Klumpen

Abb. 3. Morphologische Ergebnisse der Vorderkammer

Die Beurteilung der Diagramme soll am Beispiel der Visusergebnisse erläutert werden:

Im oberen Teil finden sich die Ergebnisse zum Zeitpunkt U 1 (etwa eine Woche postoperativ), darunter ca. zwei Monate postoperativ (U 2).

Die Säulen, die die relative Häufigkeit angeben, zeigen zwar unterschiedliche Höhe in den einzelnen Gruppen, es findet sich aber keine systematische Abweichung (Tendenz) als Hinweis darauf, daß sich die Ergebnisse eines Linsentyps grundsätzlich von denen des anderen unterscheiden.

Ein ophthalmoskopisch erkennbares zystoides Makulaödem fand sich in drei Fällen (zweimal mit M-Linse, einmal mit A-Linse).

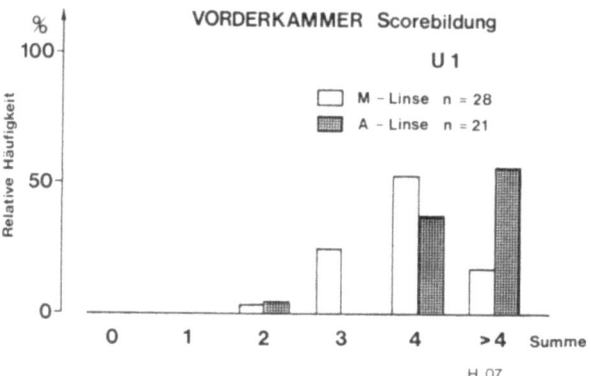

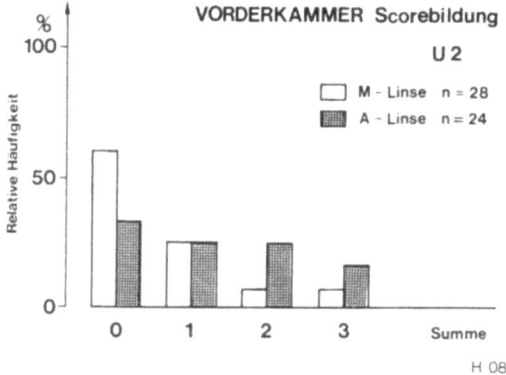

Abb. 3.4. *Vorderkammer,* Score
Punktsumme aus Zellen
Punktsumme aus Tyndall
Punktsumme aus Fibrin

Diskussion

Zusammenfassend fanden sich keine gravierenden Unterschiede in den funktionellen und morphologischen Ergebnissen nach Implantation der verschiedenen Linsen. Dies ist auch dadurch zu erklären, daß sich die verwendeten Linsen trotz der dargestellten Unterschiede ähnlich sind. Die angestrebte Randomisierung war ethisch nur vertretbar, weil nicht von vornherein die Überlegenheit eines Behandlungsverfahrens feststand.

Zwar war die Studie so angelegt, daß Tests hätten gerechnet werden können, doch haben wir bewußt auf eine Teststatistik verzichtet. Nach den Regeln der Biometrie [4] ist es nämlich nicht zulässig, bei einer Untersuchung (wie z. B. dieser hier) für jedes Kriterium teststatistisch zu prüfen, ob der Unterschied signifikant ist, es sei denn, man teile das festgelegte Signifikanzniveau durch die Anzahl der

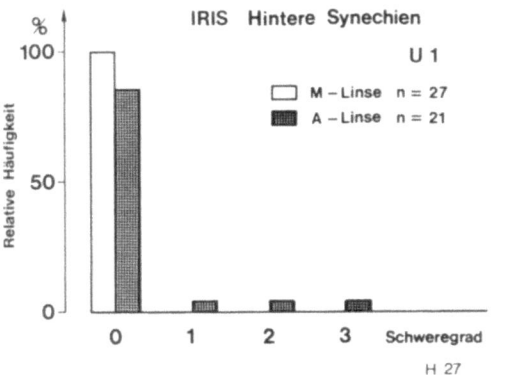 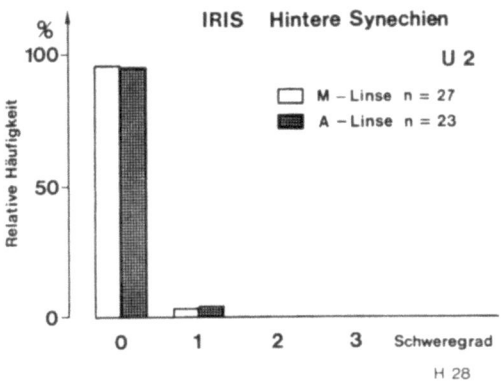

Abb. 4.1. *Iris,* hintere Synechien

0 = keine
1 = bis ½ Stunde
2 = bis zwei Stunden
3 = mehr als zwei Stunden

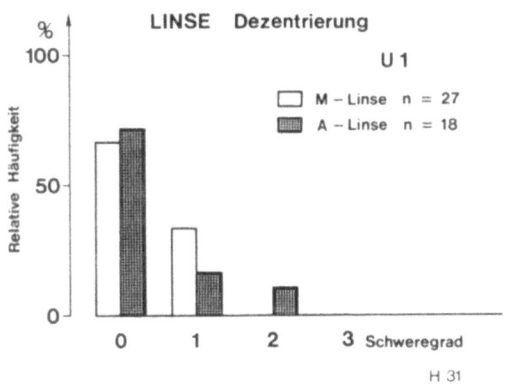 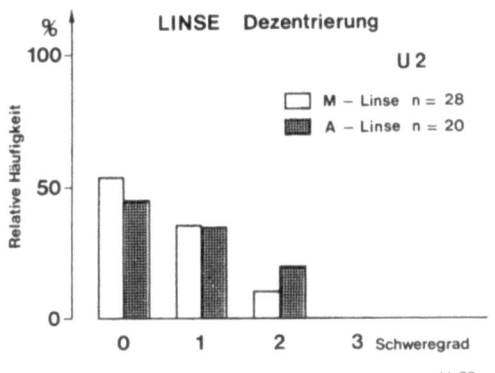

Abb. 4.2. *Linse,* Dezentrierung

0 = zentrisch
1 = Dezentrierung bis 1 mm
2 = Dezentrierung bis 2 mm
3 = Dezentrierung über 2 mm

geprüften Kriterien bzw. Tests. Das würde hier bedeuten, daß wir die Tests nicht zu einem klinisch sinnvollen Niveau von 0,05, sondern bei 20 Kriterien zum Niveau 0,0025 hätten durchführen müssen, d. h., wenn wir ein signifikantes Ergebnis für ein Kriterium hätten finden wollen, hätte $p < 0{,}0025$ werden müssen. Da ein solches Ergebnis nach unserer klinischen Erfahrung nicht zu erwarten gewesen war, als wir die Studie begannen, hatten wir – wie gesagt – auf das Testen verzichtet.

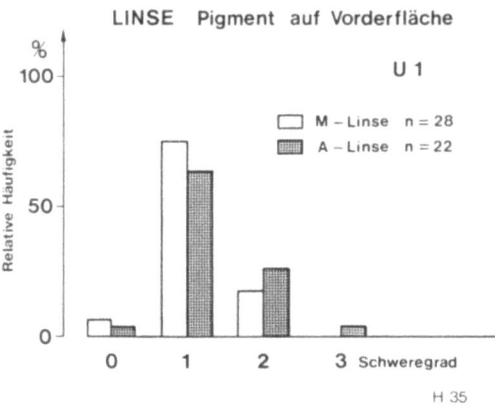
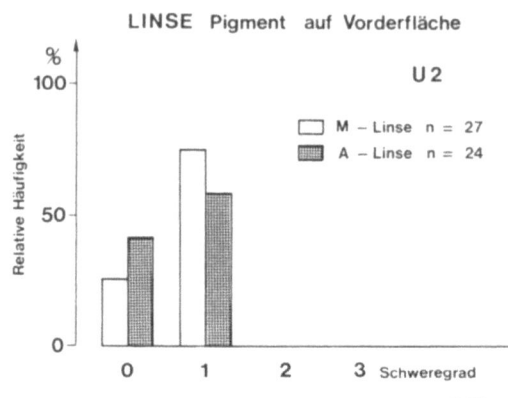

Abb. 4.3. *Linse*, Pigment auf Vorderfläche

0 = klar
1 = zarte Betauung
2 = deutliche Pigmentflecke
3 = große Pigmentbeschläge

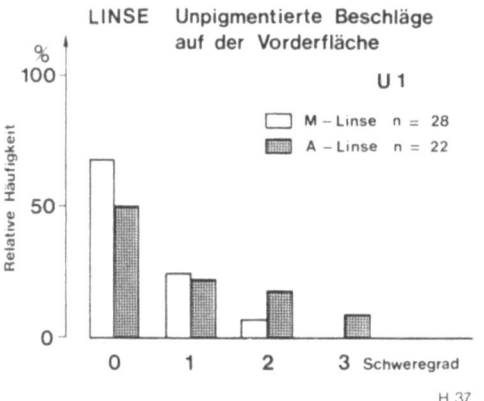
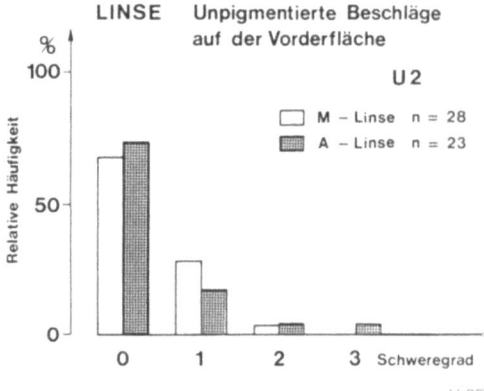

Abb. 4.4. *Linse*, unpigmentierte Beschläge

0 = Vorderfläche klar
1 = hauchig
2 = deutlich sichtbare Beschläge
3 = stark ausgeprägte Beschläge

Abb. 4. Morphologische Ergebnisse der Iris/Linse

Im Überblick kann gesagt werden, daß bei keinem der geprüften Kriterien ein Trend zugunsten der einen oder anderen Linse festzustellen war.

Man könnte nun versucht sein, zu meinen, daß nach der mit sehr viel weniger Aufwand zu erwerbenden klinischen Erfahrung dies ja schon vorher bekannt gewesen sei. Das mit der hier gezeigten Methode erworbene Wissen ist im Gegensatz zu einer klinischen Erfahrung jedoch weitgehend frei von subjektiven Einflüssen. Deshalb ist die hier gewählte Vorgangsweise (randomisierte Zuteilung, Befunder-

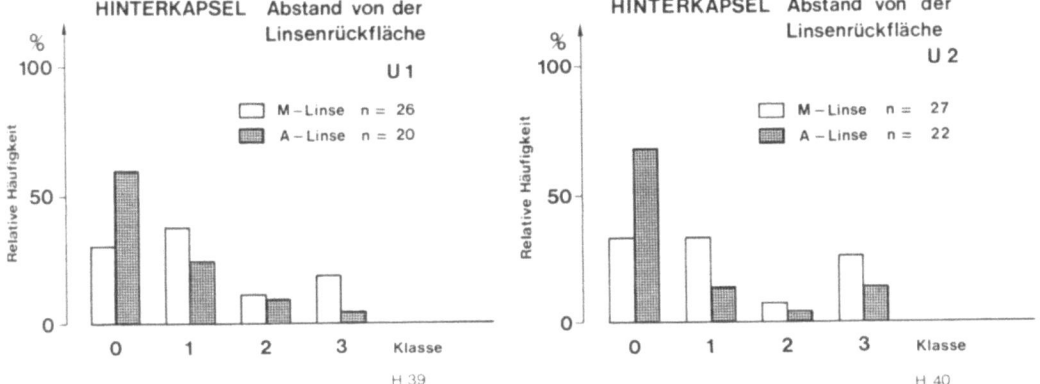

Abb. 5.1. *Hinterkapsel,* Abstand von der Linsenrückfläche

0 = deutlicher Spalt
1 = schmaler Spalt
2 = punktförmiger Kontakt
3 = flächenhafter Kontakt

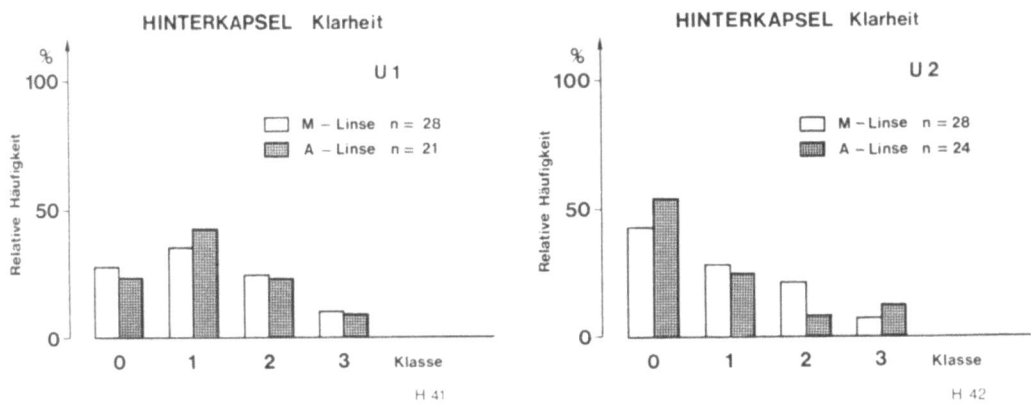

Abb. 5.2. *Hinterkapsel,* Klarheit

0 = klar
1 = hauchig getrübt
2 = fleckförmige dichte Trübung
3 = flächige dichte Trübung

hebung nach vorgegebenen Kriterien) dem Sammeln ungeordneten Wissens oder einer retrospektiven Betrachtung eindeutig vorzuziehen.

Ziel unserer Arbeit war es vor allem, zu zeigen, daß eine quantitative Erfassung und damit statistische Auswertung der Ergebnisse auch bei operativer Therapie möglich ist. Die recht hochgesteckten Anforderungen an zeitgemäße Therapiestudien [1] können also auch auf diesem Gebiet erfüllt werden; überdies eignet sich dieses Verfahren auch zur Qualitätskontrolle.

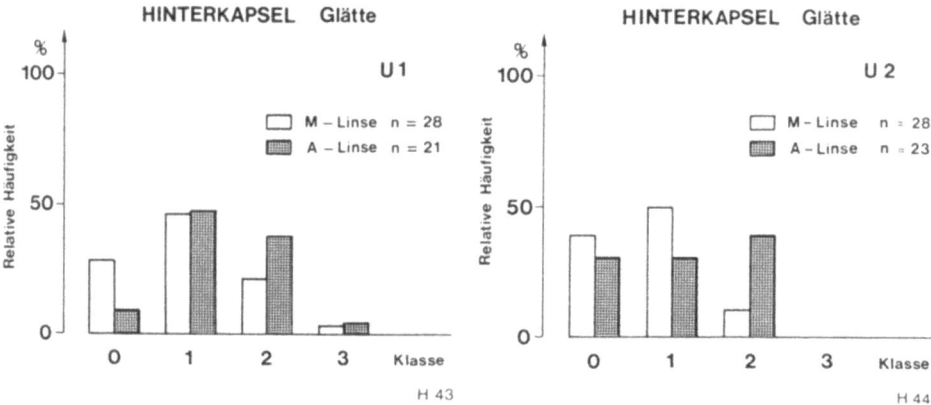

Abb. 5.3. *Hinterkapsel,* Glätte

0 = Hinterkapsel glatt
1 = zart gewellt
2 = deutlich gewellt
3 = aufgeworfen

Abb. 5. Morphologische Ergebnisse der Hinterkapsel

Literatur

1. Guggenmoos-Holzmann I (1989) Prinzipien klinischer Studien in der Ophthalmochirurgie. In: Lang GK, Ruprecht KW, Jacobi KW, Schott K (Hrsg) 2. Kongreß der Deutschen Gesellschaft für Intraokularlinsen Implantation. Enke, Stuttgart
2. Naumann GOH, Guggenmoos-Holzmann I, Händel A, Jonas J, Koniszewski G, Lang GK, Naumann LR, Nöding H, Ruprecht KW (1987) „Erlanger Augenblätter". Klin Monatsbl Augenheilkd 190: 447–449
3. Oxford Cataract Treatment and Evaluation Team (OCTET) (1986) II. Use of a grading system in the evaluation of complications in a randomised controlled trial on cataract surgery. Br J Ophthalmol 70: 411–414
4. Sokal R, Rohlf FJ (1987) Introduction to biostatistics. Freeman, New York
5. Stodtmeister R, Schubert T, Marquardt R (1989) Klassifikation klinischer Untersuchungsbefunde beim Vergleich unterschiedlicher Linsentypen. In: Lang GK, Ruprecht KW, Jacobi KW, Schott K (Hrsg) 2. Kongreß der Deutschen Gesellschaft für Intraokularlinsen Implantation. Enke, Stuttgart

Erfahrungen mit der Implantation von lochlosen PMMA-Hinterkammerlinsen mit 7-mm-Optik und eingesetzten Bügeln

CHR. SKORPIK [1], R. MENAPACE [1], M. GRASL [1] und M. AMON [1]

Zusammenfassung. In einer retrospektiven Studie wurden 54 Patienten, die eine „three piece"-Hinterkammerlinse mit eingesetzten PMMA-Bügeln nach Phakoemulsifikation implantiert bekommen hatten, nachuntersucht. Der Durchmesser der planokonvexen Optik ohne Positionierlöcher ist 7 mm. Als Kapsulotomie wurde die Kapsulorhexismethode nach Neuhann angewandt. Der Durchmesser der Rhexis war ca. 5 mm, um eine komplette Kapselsackimplantation zu gewährleisten. Eine Operationstechnik, um die sichere Kapselsackimplantation zu erreichen, wird dargestellt. 80% der Augen haben eine sehr gute Mydriasis, in 15% wurden umschriebene Synechien zwischen Iris und vorderer Kapsel gefunden, besonders in den Fällen mit herabgesetzter postoperativer Mydriasis und Fibrinexsudation. Drei Linsen sind klinisch unbedeutend leicht dezentriert; Ursache ist eine etwas exzentrische Rhexis, so daß der Linsenrand in einem Abschnitt nicht vom vorderen Kapselblatt bedeckt ist und die Kapselsackschrumpfung eine Dezentrierung der Linse bewirkt hat. Die Operationsergebnisse sind sehr gut. Die Linsen werden durch den Rand der vorderen Kapsel stabilisiert, Pseudophakodonesis wird verhindert. Durch die große optische Zone und das Fehlen von Positionierlöchern kann es auch bei Dezentrierungen nicht zu störenden optischen Phänomenen kommen. Ein anderer Vorteil der großen optischen Zone ist der ausreichende Funduseinblick bis in die Peripherie. Es ist wichtig, eine relativ kleine (5–6 mm) zirkuläre zentrale Kapsulorhexis zu machen, um einen optimalen Linsensitz zu gewährleisten.

Summary. *Experiences with three piece PMMA posterior chamber IOLs with an optical diameter of 7 mm and without positioning holes.* In a retrospective study we examined 54 patients with a three piece PMMA posterior chamber lens. The IOL's were inserted following phacoemulsification. The diameter of the planoconvex optic without positioning holes is 7 mm. A capsulorhexis of about 5 mm was performed to guarantee a complete capsular bag-fixation. The operation technique is demonstrated. 80% of the eyes have an excellent mydriatic reaction; in 15% we observed circumscript synechiae between the iris and the edge of the anterior capsule. The synechiae occurred particularly in cases with fibrinous exudation and reduced mydriatic response. Three IOL's show minimal decentration because of an excentric capsulorhexis. In part the edge of the IOL is not covered by the anterior capsule and the shrinkage of the capsule caused some decentration. The surgical results are very satisfactory. The IOL's are stablized by the covering part of the anterior capsule; pseudophacodonesis is prevented. Even in case of decentration there are no visual impairing optical phenomena because of the large optical zone and the absence of positioning holes. Another advantage of the large optical zone is excellent visualization of the peripheral retina. A relatively small (5–6 mm) circular central capsulotomy is essential for an optimal IOL-position.

Einleitung

Im Bestreben, ein möglichst optimales postoperatives Ergebnis zu erreichen, wenden wir seit Oktober 1987 eine Operationstechnik an, bei der Phakoemulsifikation

---

[1] I. Universitäts-Augenklinik, Allgemeines Krankenhaus der Stadt Wien, Spitalgasse 2, A-1090 Wien.

mit Kapsulorhexis und PMMA-Hinterkammerlinsenimplantation kombiniert wird. Der Rand der Linsenoptik mit einem Durchmesser von 7 mm soll ebenso wie die Bügel zwischen den beiden Kapselblättern zu liegen kommen, um einen stabilen Linsensitz zu gewährleisten. Pseudophakodonesis sollte damit ebenso wie postoperative Dezentrierungen von Linsen verhindert werden. Da es zu einer weißlich fibrotischen Eintrübung des auf der Hinterkammerlinse gelegenen vorderen Kapselsackblattes kommt und dadurch der Einblick auf die Netzhautperipherie getrübt wird, wurde ein Linsenmodell gewählt, das einen Optikdurchmesser von 7 mm hat, um die freie optische Zone möglichst groß zu halten. Auf Positionierlöcher wurde verzichtet. Bei einer Kontrolluntersuchung, deren Ziel es war, die ersten Ergebnisse dieser Operationsmethode auszuwerten, konnten 54 Patienten nachuntersucht werden, worüber hier berichtet wird.

Material und Methode

Der Untersuchungszeitraum betrifft Oktober 1987 bis Dezember 1988. Die mittlere Nachuntersuchungszeit beträgt sieben Monate. Das durchschnittliche Patientenalter ist 64 Jahre. Die in dieser Studie verwendete Linse ist das Modell UV 80 F der Firma ORC. Die plankonvexe Linse hat einen Optikdurchmesser von 7 mm ohne Positionierlöcher. Die eingesetzten PMMA-Bügel sind 10° zur Optik gewinkelt; der Gesamtdurchmesser beträgt 14 mm.

Technik

Die Vorderkammer wird über einen etwa 2 mm vom Limbus angelegten skleralen Stufenschnitt eröffnet. Mit einer entsprechend gebogenen 26-gauge-Einmalnadel wird unter Healon® eine modifizierte Kapsulorhexis nach Neuhann (Neuhann, 1987; Haefliger und Neuhann, 1988) gemacht. Als Durchmesser wird etwa 5 mm

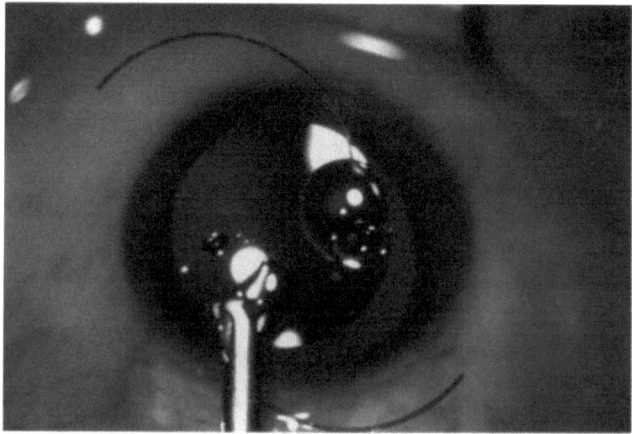

Abb. 1. Linse vor der Implantation

Erfahrungen mit der Implantation von lochlosen PMMA-Hinterkammerlinsen 341

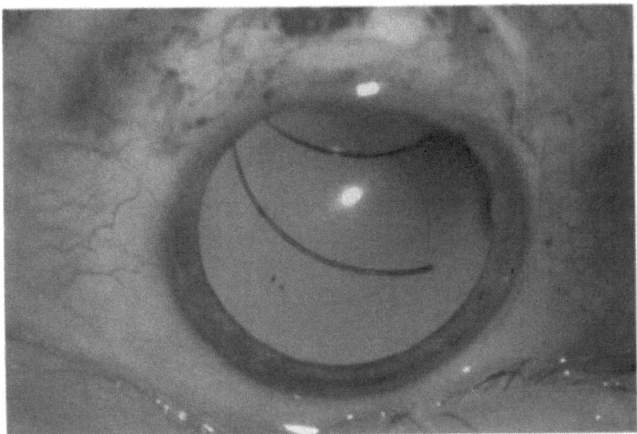

Abb. 2. Der vordere Linsenbügel wird direkt in den Kapselsack geschoben

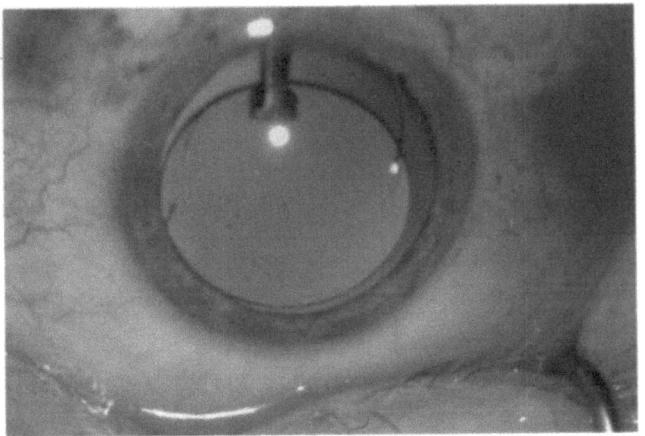

Abb. 3. Ein Bügel und die Optik liegen komplett im Kapselsack

angestrebt. Nach der Phakoemulsifikation (Cooper Vision CAVITRON KELMAN Phacoemulsifier-Aspirator, Modell 9001), der Aspiration von restlichem Kortexmaterial und Polieren der vorderen und hinteren Kapsel wird die Linse direkt in den Kapselsack implantiert. Man schiebt den einen Bügel mit der Spitze voran direkt in den Sack. Die Pinzettenimplantation ist erst beendet, wenn die nachfolgende Optik ebenfalls komplett im Kapselsack liegt. Der elastische zweite Bügel kann nun einfach mit einem „Osher Y-hook" in den Kapselsack gedrückt werden. Ein Rotieren der Linse im Kapselsack ist dabei meistens nicht mehr notwendig (Abb. 1 – 6). Bei starker Vis-a-Tergo empfiehlt es sich, den oberen Bügel bimanuell mit einem zusätzlichen Häkchen oder einer McPhearson-Pinzette in den Sack zu schieben. Die Linsenoptik liegt gut zentriert im Kapselsack. Das verbliebene Healon® wird abgesaugt, die Pupille mit Azetylcholin verengt und die Wunde

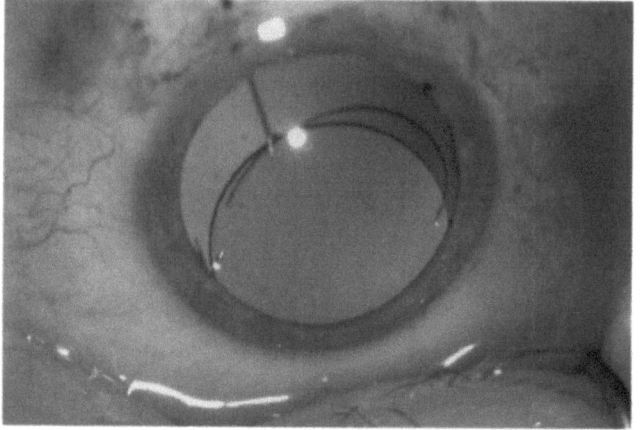

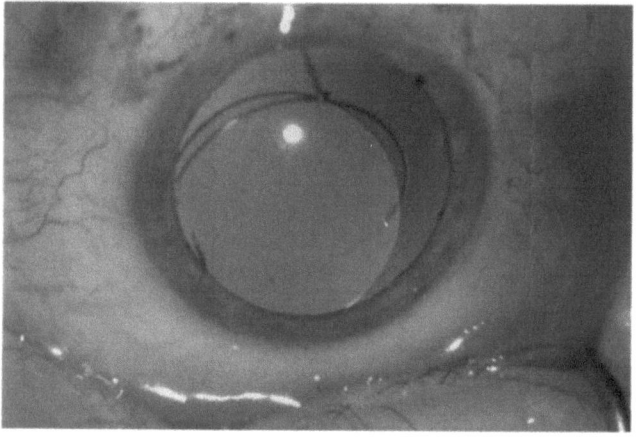

Abb. 4 und 5. Mit einem „Osher-Y-hook" wird der zweite Bügel in den Kapselsack gedrückt

mit einer fortlaufenden 10,0-Nylonnaht geschlossen. Postoperativ werden für einige Tage lokal kurzwirkende Mydriatika sowie für einige Wochen Kortison-Antibiotika-Mischtropfen verordnet.

Ergebnisse

Außer gelegentlicher verstärkter Fibrinausschwitzung, einem Hyphaema und einer traumatischen Iriseinklemmung in die Wunde hat es im postoperativen Verlauf keine Komplikationen gegeben. Bei der Untersuchung wurden nur morphologische Veränderungen ausgewertet.

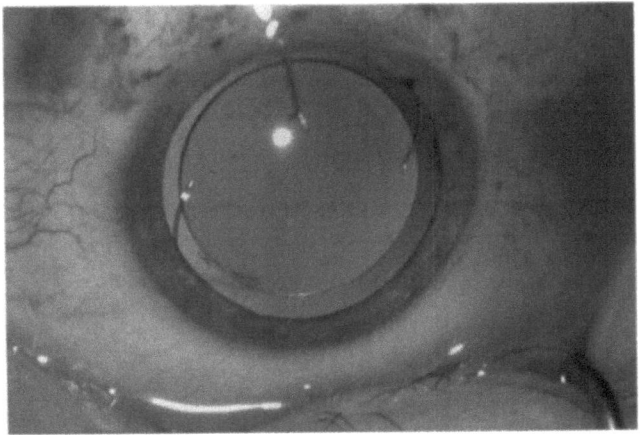

Abb. 6. Die Linse liegt gut zentriert im Kapselsack

Iris

In drei Fällen findet man eine kirchenfensterartige operationsbedingte Pigmentblattatrophie bei 12 Uhr. In sieben Fällen ist die Pupillenreaktion herabgesetzt und die Pupille etwas entrundet (Ursachen: Hyphaema, Irisprolaps, Synechien, sowie bereits präoperativ verminderte Pupillenreaktion). In diesen sieben Fällen und in vier weiteren Augen (20%) ist nur eine mäßiggradige Mydriasis zu erzielen. Als Ursache kommen möglicherweise Iris-Kapselsacksynechien in Frage. In den restlichen 43 Augen (80%) ist die Mydriasis sehr gut. In acht Augen finden sich umschriebene Synechien zwischen Iris und Rand des vorderen Kapselblattes. Auffällig häufig ist ihr Auftreten bei primär reduzierter Pupillenmotorik mit schlechter postoperativer Mydriasis und bei verstärkter postoperativer Fibrinausschwitzung (z. B. Iristrauma).

In 22 Augen (41%) besteht bereits bei normal weiter Pupille eindeutig ein Abstand zwischen Iris und Linse. In den restlichen Augen ist kein sicherer Abstand nachzuweisen.

Kapsel

In allen Fällen kommt es zu einer diffusen weißlichen Fibrose des auf der Hinterkammerlinse gelegenen Restes der vorderen Kapsel. Feine Pigmentbeschläge der vorderen Linsenkapsel sind häufig. Üblicherweise liegt die vordere Kapsel fest der Linsenvorderfläche an; in einem Fall besteht jedoch ein Zwischenraum. Der Kapselsack wird gleichmäßig durch die Linsenbügel ausgespannt. Man sieht keine Spannungsfalten (Abb. 7). Bei 20 Augen (37%) gibt es einen schmalen Spaltraum zwischen Linse und hinterer Linsenkapsel, sonst ist die hintere Kapsel immer straff der Linsenhinterfläche anliegend. In vier Augen bestanden bereits intraoperativ umschriebene Fibrosen der hinteren Kapsel. 13mal ist eine Nachstarentwicklung zu beobachten. Bei drei der Augen ist die Rhexis so groß, daß die Optik nicht im Sack liegt. Neunmal entwickelte sich eine diffuse Fibrose, viermal in der Peripherie

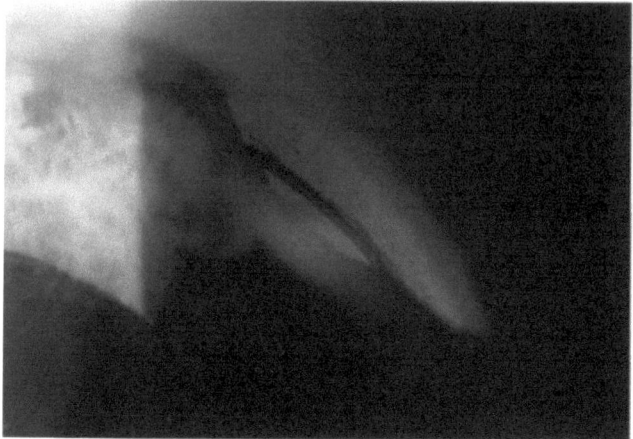

Abb. 7. Linsenimplantation nach traumatischer Iridodialyse. Der Linsenbügel spannt den Linsenkapseläquator gleichmäßig aus

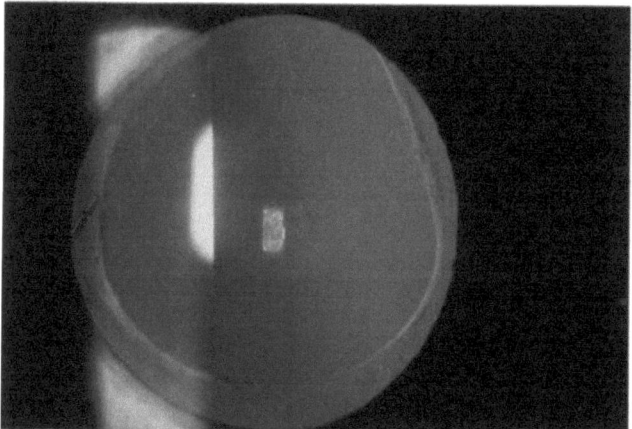

Abb. 8. Hinterkammerlinse gut zentriert im Kapselsack

ein regeneratorischer Nachstar. Die Veränderungen sind jedoch noch so diskret, daß sie zu keiner bemerkbaren Funktionsminderung führen. Eine Kapsulotomie wurde noch nicht durchgeführt.

Linse

Bei drei Augen mit reduzierter Mydriasis ist der Linsensitz nicht zu beurteilen, die Linsen wirken jedoch nicht dezentriert. Sechsmal wurde die Rhexis zu groß gemacht, so daß der Rand der Linsenoptik nicht mehr von der vorderen Kapsel bedeckt wird. Die beiden Haptiken liegen jedoch im Kapselsack. Zweimal kam es zu einem umschriebenen peripheren Ausbrechen der Rhexis, so daß in einem Sektor die Linsenoptik nicht von der Kapsel bedeckt ist. Viermal ist die Linsenoptik partiell aus der Rhexis gerutscht und der Kapselrand liegt dem Linsenrand an. Durch zusätzliche Kapselsackschrumpfung kann es dadurch zu leichten Linsendezentrierungen kommen. In drei Fällen ist ein Teil der vorderen Kapsel hinter die Linsenoptik zu liegen gekommen, in keinem Fall jedoch war die gesamte Optik aus dem Kapselsack gerutscht. Dezentrierungen traten in drei der vier Fälle auf, bei denen die Kapsel partiell dem Linsenrand anliegt. Die Dezentrierungen sind minimal und klinisch ohne Bedeutung. In keinem Fall erreicht bei normal weiter Pupille der Linsenoptikrand den Pupillarsaum. In allen übrigen Fällen liegt die Linse ideal zentrisch (Abb. 8). Zur zellulären Besiedelung der Linsen ist zu bemerken, daß in 21 Fällen fein disperses Pigment an der Oberfläche der Linse, an der Kapsel, jedoch auch am hinteren Kapselblatt an der Linsenhinterfläche auffällig ist. Elfmal sieht man Riesenzellen und Makrophagen unterschiedlicher Zahl an der Linsenvorder- und selten auch an der Linsenhinterfläche. Die Zellen treten besonders in Augen mit verstärkter Fibrinreaktion und mit Synechien zwischen Iris und vorderem Kapselblatt auf. Am Rand solcher Synechien sind diese Zellen besonders zahlreich zu beobachten.

Astigmatismus

Der mittlere Hornhautastigmatismus drei bis fünf Tage postoperativ war 4,3 Dioptrien. Bei der Kontrolluntersuchung hat sich der mittlere Astigmatismus auf 0,9 Dioptrien reduziert. Bei 23 Augen (42%) war jedoch die vorerst senkrechte in eine horizontale Achse umgeschlagen.

Diskussion

Es ist das Ziel moderner Linsenimplantchirurgie, dem Patienten einen möglichst optimalen Sehkomfort zu gewährleisten. Auch im späteren postoperativen Verlauf auftretende Beeinträchtigungen, bedingt durch Nachstarbildung oder Linsendezentrierungen, sind hintanzuhalten. Weiters ist es für die Beurteilung und eventuelle Behandlung der Fundusperipherie günstig, eine möglichst große optische Zone zur Verfügung zu haben. Um dieses angestrebte Ziel zu erreichen, müssen mehrere Faktoren berücksichtigt werden. Wie man aus Post mortem Untersuchungen weiß, ist die beste Zentrierung bei kompletter Kapselsackimplantation zu erreichen (Hansen und Mitarb., 1988). Bei asymmetrischer Bügelposition kann es durch Kapselsackschrumpfung leicht zu Dezentrierungen kommen. Dabei kann bei kleinem Optikdurchmesser ein Positionierloch oder der Linsenrand an den Pupillarsaum verlagert werden, was zu störenden Lichtbrechungsphänomenen führen kann (Brems und Mitarb., 1986; Landry, 1987). Jüngere Patienten mit guter Pupillenmotorik sind davon besonders betroffen. Die beste Möglichkeit, die Linsen eindeutig sicher in den Kapselsack zu implantieren und ein postoperatives Wiederherausgleiten zu vermeiden, ist die Kapsulorhexis nach Neuhann (Neuhann, 1987; Haefliger und Neuhann, 1988; Tenner, 1988). Dementsprechend liegen alle unsere

Linsen, soweit es zumindest die Haptik betrifft, im Kapselsack. Man muß aber darauf achten, daß die Linsenoptik zirkulär vom Rand der vorderen Kapsel bedeckt ist, und die Rhexis etwas kleiner als den Linsenoptikdurchmesser machen. Bei zu großer bzw. exzentrisch liegender Rhexis kann der schrumpfende Rand des vorderen Kapselblattes, wenn er an den Linsenrand zu liegen kommt, zu Dezentrierungen führen, wie wir es dreimal beobachten konnten. Durch die große Optik und die fehlenden Positionierlöcher kommt es dadurch aber zu keiner optischen Beeinträchtigung. Bei unregelmäßiger oder exzentrischer Rhexis kann auch ein Teil des vorderen Kapselblattes hinter die Linsenoptik zu liegen kommen, was ebenfalls Dezentrierungen begünstigt und möglicherweise das Auftreten von regeneratorischem Nachstar fördert. Nishi (1986) fand bei Augen, bei denen das vordere und hintere Kapselblatt durch die Linsenoptik voneinander getrennt sind, seltener regeneratorische Nachstarbildung. Ein direkter Kontakt zwischen vorderer und hinterer Kapsel fördert das Einwachsen von Epithelzellen entlang der hinteren Kapsel, da die Proliferation von den Epithelzellen der vorderen Linsenkapsel ausgeht (McDonnell und Mitarb., 1983, 1984). In unserem Krankengut kann bezüglich der Nachstarrate noch keine Aussage getroffen werden. Da es sich um planokonvexe Linsen handelt und in 20 Augen (37%) ein Abstand zwischen Kapsel und Linsenhinterfläche nachzuweisen war, ist jedoch im Vergleich zu bikonvexen Linsen oder Linsen mit „reversed optic" eine höhere Rate an Elschnig-Regeneraten zu erwarten (Downing, 1986; Sterling und Wood, 1986; Sellman und Lindstrom, 1988). Ob durch den Abstand eine Metaplasie der Epithelzellen verhindert und dadurch die Fibrosetendenz der hinteren Kapsel reduziert wird, bleibt ebenfalls abzuwarten (Santos und Mitarb., 1986, 1987; Hansen und Mitarb., 1988). Der Idealzustand ist somit eine zentrale runde Rhexis, deren Rand den gesamten Optikrand fixiert. Durch den zirkulären Linsenhalt kann es außerdem zu keiner Pseudophakodonesis und zu keinem „iris chafing" durch eine Linsenkante am Irispigmentblatt kommen. Einen Nachteil des „three piece"-Modells mit weichen eingesetzten PMMA-C-Bügeln gegenüber einem „one piece"-Modell, wie er in bezug auf die Zentrierung experimentell bei einem „three piece"-Modell mit eingesetzten Polypropylenbügeln gefunden wurde, können wir nicht bestätigen (Tetz und Mitarb., 1988). Die modifizierten C-Bügel legen sich ideal dem Kapseläquator an und es kommt zu keinen Spannungsfalten der hinteren Kapsel (Abb. 7). Über den Einfluß von flächigen progredienten Synechien zwischen vorderer und hinterer Kapsel und Elschnig-Proliferationen als mögliche Ursache für Linsendezentrierungen können wir keine Aussage machen, da wir es in unserem Krankengut noch nicht beobachten konnten (Krüger und Mitarb., 1985; Rochels und Nover, 1988).

Möglicherweise kommen diese Effekte bei großer Linsenoptik, bei kompletter Kapselsackimplantation und flach angesetzten weichen Linsenbügeln weniger zur Auswirkung. In bezug auf zelluläre Besiedlung der Linsen ist außer einer feinen Pigmentbestäubung das Auftreten von Makrophagen und Riesenzellen in elf Fällen bemerkenswert. Sie sind auch noch Monate nach der Implantation nachweisbar und besonders in Randbezirken im Bereich der Rhexis angesiedelt. Häufig sieht man sie auch in der Nähe von iridokapsulären Synechien. Diese Zellen treten gehäuft bei verstärkter postoperativer entzündlicher Reaktion mit Bildung einer Fibrinmembran über der Linsenvorderfläche auf. Nishi (1988) nimmt als Ursache eine linseninduzierte Uveitis im Zusammenhang mit der Proliferation von Linsenepithelzellen unter der vorderen Kapsel an. Die Makrophagen und Riesenzellen auf der Linsenoberfläche sind ebenso wie die meisten iridokapsulären Synechien Folge der Entzündungsreaktion. Ein Teil der Zellen könnte auch aus der Iris stammen, wofür das gehäufte Auftreten von Zellen im Bereich solcher Synechien spricht (Manschot, 1978).

Zusammenfassend kann festgehalten werden, daß sich die Operationstechnik in Kombination mit diesem Linsenmodell bisher hervorragend bewährt hat. Dezentrierungen sind vernachlässigbar. Um das Ergebnis zu optimieren, ist es wichtig, eine exakt definierte Kapsulorhexisöffnung zu machen (richtige Größe, zentral, rund). Bei einem Optikdurchmesser von 7 mm ist ausreichend Einblick in die Fundusperipherie möglich. Auf Positionierlöcher kann bei der beschriebenen Operationstechnik verzichtet werden. Wie sich die Augen in bezug auf Nachstarentwicklung verhalten, bleibt abzuwarten.

Literatur

Brems RN, Apple DJ, Pfeffer BR, Park StB, Piest KL, Isenberg RA (1986) Posterior chamber intraocular lenses in a series of 75 autopsy eyes. Part III: Correlation of positioning holes and optic edges with the pupillary aperture and visual axis. J Cat Refract Surg 12: 367–370
Downing JE (1986) Long-term discission rate after placing posterior chamber lenses with the convex surface posterior. J Cat Refract Surg 12: 651–667
Haefliger E, Neuhann Th (1988) Die Kapsulorhexis nach Neuhann: Eine Technik zur zuverlässigen Implantation in den Kapselsack. Klin Monatsbl Augenheilkd 192: 435–438
Hansen TE, Otland N, Corydon L (1988) Posterior capsule fibrosis and intraocular lens design. J Cat Refract Surg 14: 383–386
Hansen StO, Tetz R, Solomon KD, Borup MD, Brems RN, O'Morchoe O, Bouhaddou O, Apple DJ (1988) Decentration of flexible loop posterior chamber intraocular lenses in a series of 222 postmortem eyes. Ophthalmology 95: 344–349
Krüger H, Papst N, Otto H, Böke W (1985) Untersuchung zur Dezentrierung von Hinterkammerlinsen (HKL). Fortschr Ophthalmol 82: 344–346
Landry RA (1987) Unwanted optical effects caused by intraocular lens positioning holes. J Cat Refract Surg 13: 421–444
Manschot WA (1978) Mechanism of fixation of two-loop iridocapsular lenses. Am J Ophthalmol 85: 465–468
McDonnell PJ, Zarbin MA, Green R (1983) Posterior capsule opacification in pseudophakic eyes. Ophthalmology 90: 1548–1553
McDonnell PJ, Stark WJ, Green WR (1984) Posterior capsule opacification: a specular microscopic study. Ophthalmology 91: 853–856
Neuhann Th (1987) Theorie und Operationstechnik der Kapsulorhexis. Klin Monatsbl Augenheilkd 190: 542–545
Nishi O (1986) Incidence of posterior capsule opacification in eyes with and without posterior chamber intraocular lenses. J Cat Refract Surg 12: 519–522
Nishi O (1988) Fibrinous membrane formation on the posterior chamber lens during the early postoperative period. J Cat Refract Surg 14: 73–77
Rochels R, Nover A (1988) Untersuchung zur Häufigkeit und Entstehung der Dezentrierung kapselsackfixierter Hinterkammerlinsen. Klin Monatsbl Augenheilkd 193: 585–588
Santos BA, Pastora R, DelMonte MA, O'Donnell FE (1986) Lens epithelial inhibition by PMMA optic: Implications for lens design. J Cat Refract Surg 12: 23–26
Santos BA, Pastora R, DelMonte A, O'Donnell FE (1987) Comparative study of the effects of optic design on lens epithelium in vitro. J Cat Refract Surg 13: 127–130

Sellman TR, Lindstrom RL (1988) Effect of a plano-konvex posterior chamber lens on capsular opacification from Elschnig pearl formation. J Cat Refract Surg 14: 68–72

Sterling St, Wood ThO (1986) Effect of intraocular lens convexity on posterior capsule opacification. J Cat Refract Surg 12: 655–660

Tenner A (1989) Zur Technik der Implantation in den Kapselsack. In: Lang GK, Ruprecht KW, Jacobi KW, Schott K (Hrsg) 2. Kongreß der Deutschen Gesellschaft für Intraokularlinsen Implantation. Enke, Stuttgart, S 133–134

Tetz M, Imkamp E, Hansen SO, Solomon KD, Apple DJ (1988) Experimentelle Studie zur Hinterkapseltrübung und optischen Dezentrierung verschiedener Hinterkammerlinsen nach interkapsulärer Implantation. Fortschr Ophthalmol 85: 682–688

Multifokale Intraokularlinsen

Bifokale Intraokularlinsen nach Kataraktextraktion – eigene Erfahrungen, Europäische Multizentrische Studie und FDA-Studie

K. W. Jacobi [1], M. R. Nowak [1] und J. Strobel [1]

Zusammenfassung. Bifokale Intraokularlinsen bieten eine neue Methode zur optischen Rehabilitation kataraktoperierter Patienten. Ersten klinisch guten Ergebnissen mit einer diffraktiven multifokalen Intraokularlinse stehen zur Zeit noch mehr theoretisch zu erwartende und noch zu überprüfende Nachteile wie vermindertes Kontrast- oder Dämmerungssehen gegenüber. Ein Fernvisus von 0,5 und besser (mit Korrektur) wird in mindestens 85% der Fälle übereinstimmend in den drei Studien erreicht. Ein Nahvisus von Jaeger 1 bis 3 mit bester Korrektur wird zu 90,4% in der FDA-Studie und zu 72,2% in der Gießener Studie erreicht.

Summary. *Bifocal IOLs following cataract extraction – own experience, European multicenter study and FDA study.* Bifocal intraocular lenses offer a new way of visual rehabilitation following cataract surgery. First clinical results with the diffractive multifocal intraocular lens are promising. Theoretically expected disadvantages, i.e. reduced contrast sensitivity or reduced visual acuity under reduced contrast conditions are under investigation in several clinical studies. A corrected distance acuity of 0.5 and better was found in at least 85% without difference between the 3 studies. A best corrected near acuity of Jaeger 3 and better was achieved in 90.4% in the FDA study and in 72.2% in the Gießen study.

Einleitung

Bisher sind vier verschiedene Typen von bifokalen bzw. multifokalen Intraokularlinsen, ausschließlich Hinterkammerlinsen, bekannt. Beim ersten Typ handelt es sich um eine Bifokallinse (IOLAB), bei der sich eine zentrale Nahzone mit 2 mm Durchmesser findet, die zur ringförmigen Peripherie eine Addition von + 2,5 oder + 4,0 dpt hat. Die zweite Bifokallinse (Pharmacia) hat im Zentrum eine Fernzone mit 1 mm Durchmesser, dann eine ringförmige Nahzone, die wiederum von einer Fernzone umgeben ist.

Eine dritte asphärische, als echt multifokal angegebene Intraokularlinse ist kürzlich von Nordan beschrieben worden. Sie besteht aus Silikon (Wright Medical Inc.). Die Oberfläche ist asphärisch/sphärisch mit einer zunehmenden Brechkraft von + 1,0 bis + 3,0 dpt. Alle drei Linsen beruhen auf dem Prinzip der Brechung. Eine vierte, auch als Multifokallinse bezeichnete Intraokularlinse ist in Wirklichkeit eine Bifokallinse. Sie beruht auf Strahlenablenkung durch Brechung und Beugung, also Refraktion und Diffraktion (Hersteller: 3 M).

Auf die Wirkungsprinzipien der verschiedenen Linsen soll hier nicht näher eingegangen werden. Eigene Ergebnisse liegen mit der IOLAB und der 3M-Intraokularlinse vor. Über die ersten eigenen Ergebnisse mit der Beugungslinse von 3M soll hier berichtet und ein Vergleich mit den Ergebnissen einer FDA-Studie

---
[1] Universitäts-Augenklinik, Friedrichstraße 18, D-6300 Gießen.

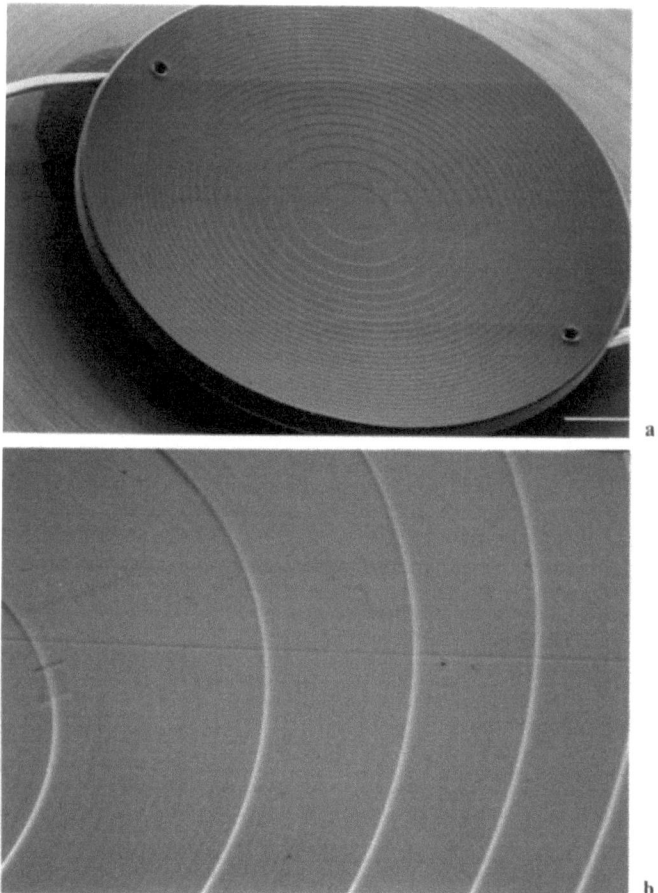

Abb. 1a und b. Rasterelektronenmikroskopische Aufnahme der Rückfläche der 3M-Multifokallinse. **a** 11fache Vergrößerung; **b** 88fache Vergrößerung

in den USA und einer Europäischen Multizentrischen Studie mit dem zuletzt genannten Linsentyp angestellt werden. Es handelt sich um vorläufige Ergebnisse.

Die 3M-Multifokallinse besteht vollständig aus PMMA. Der Durchmesser der Optik beträgt 6,0 mm, der Gesamtdurchmesser der Linse mit offenen Haptikschlingen 13,5 mm. Die Vorderfläche der Linse hat eine glatte Optik, die Rückfläche weist eine Zone mit konzentrischen Ringen auf, die verschiedene Beugungszonen darstellen. Sie haben einen Abstand von etwa 0,25 bis 0,06 mm, die einzelne Stufenhöhe beträgt einige Mikrometer. Insgesamt besteht die Rückfläche aus 27 Ringen. In Abb. 1a, b ist eine rasterelektronenmikroskopische Aufnahme der 3M-Multifokallinse wiedergegeben. Die Nahaddition beträgt 3,5 dpt, was in der Brille wegen der unterschiedlichen Hauptebenenlage eine Addition von 2,3 dpt bedeutet. Wir haben insgesamt 37 Multifokal-Intraokularlinsen implantiert. Über die eigenen Ergebnisse von 18 Intraokularlinsen, die zum Auswertungszeitpunkt eine Nachbeobachtung von mehr als vier Wochen hatten, möchten wir berichten.

Ergebnisse

Das Alter der Patienten lag zwischen 48 und 74 Jahren mit einem mittleren Alter von 70,9 Jahren. Insgesamt war das klinisch morphologische Verhalten nach Implantation wie bei anderen PMMA-Intraokularlinsen. Die Implantation selbst gestaltete sich wegen der Meniskusform der Intraokularlinse etwas schwieriger als gewohnt.

Im einzelnen ergaben sich die in Tabelle 1 und 2 dargestellten Sehschärfen, auch im Vergleich zur FDA- und Europäischen Multizentrischen Studie.

Subjektive Äußerungen der Patienten ergaben keinerlei Hinweis darauf, daß etwa wegen Unverträglichkeit durch zwei unterschiedliche Abbildungen auf der Netzhaut Beschwerden entstanden. Über vermehrtes Blendungsempfinden wurde nicht geklagt.

In den Abb. 2 – 4 sind die Augen mehrerer Patienten im seitlichen und regredienten Licht wiedergegeben.

Die Kontrastminderung, die theoretisch bei über 50% liegt, wurde von den Patienten nicht als hinderlich oder störend angegeben. Im Detail sind die Untersuchungen hierzu noch nicht abgeschlossen.

Aufgrund des Wirkungsprinzips erzeugen leichte bis mittlere Dezentrierungen der Intraokularlinse von 1 – 2 mm aus der Pupillenmitte keine optische Störung. In unseren Fällen scheint sich allerdings etwas häufiger und frühzeitiger eine Verdichtung der hinteren Kapsel zu bilden, möglicherweise bedingt durch einen weniger straffen Kontakt der konkaven Optik zur hinteren Kapsel. Wir haben in einigen Fällen eine YAG-Laserkapsulotomie durchführen können, die ohne Schwierigkeiten leicht möglich war.

Tabelle 1. Korrigierter Fernvirus; 4 Wochen postoperativ; alle Augen, auch mit Makuladegeneration oder Amblyopie

	FDA	EMS	Gießen
0,5 und besser	85,1%	87%	94,4%
0,4 bis 0,25	13,8%	10%	5,6%
schlechter 0,25	1,1%	3%	0,0%

Tabelle 2. Bester Nahvisus (Jäger-Tafeln); 4 Wochen postoperativ; alle Augen, auch mit Makuladegeneration oder Amblyopie

	FDA	EMS*	Gießen
J 1 bis J 3	90,4%		72,2%
J 4 bis J 8	5,3%		22,2%
J 9 bis J 10	2,1%		5,6%
schlechter J 10	2,1%		0,0%

* Daten zum Zeitpunkt der Untersuchung (vier Wochen postop.) nicht verfügbar

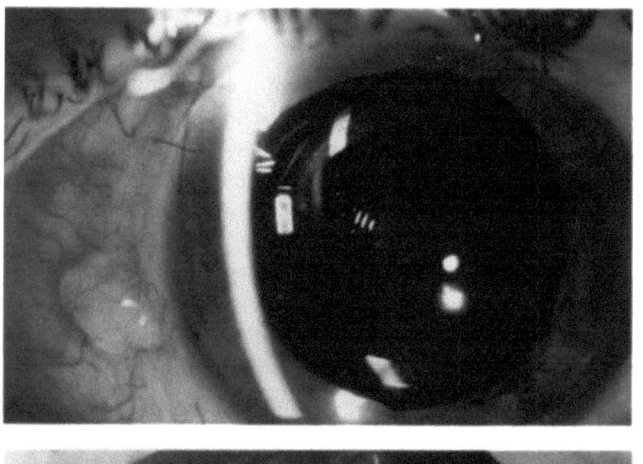
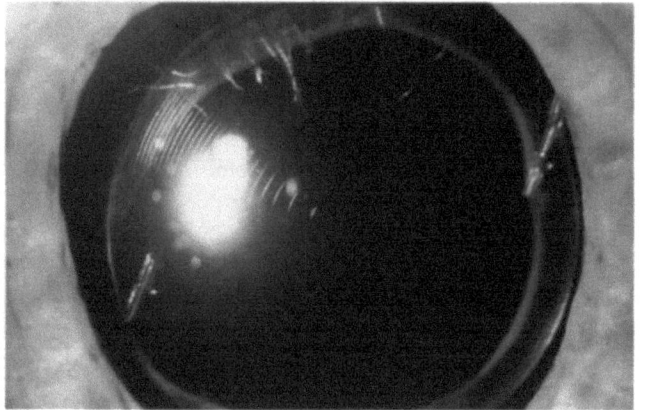

Abb. 2 a und b. 3M-Multifokallinse in situ bei einem 67jährigen Patienten

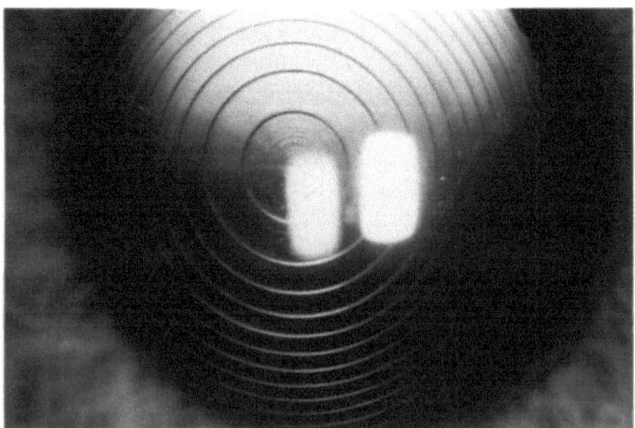

Abb. 3. 3M-Multifokallinse in situ bei einem 75jährigen Patienten

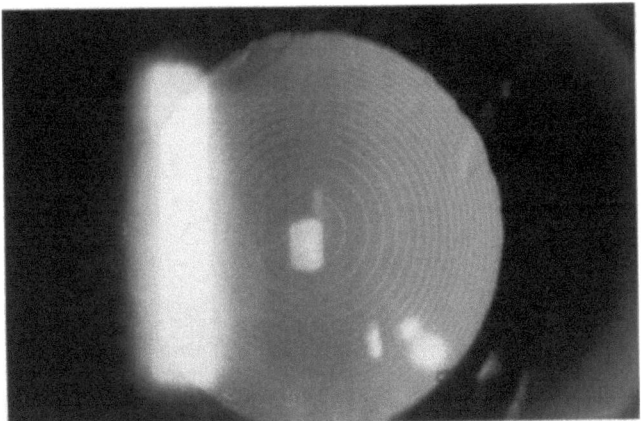

Abb. 4. 3M-Multifokallinse in situ bei einem 81jährigen Patienten

Derzeit laufen prospektive Studien über das weitere Verhalten der Sehschärfe, der Nachstarbildung sowie vor allen Dingen der Blendungs- und der Kontrastempfindlichkeit.

Diskussion

Betrachtet man lediglich die insgesamt guten Ergebnisse der Sehschärfe insbesondere für die Ferne, dann eröffnen sich neue Möglichkeiten zur Korrektur der Aphakie. Eine sehr wichtige Frage bleibt offen: Wie ist die möglicherweise erhebliche Kontrastminderung, die vielleicht subjektiv gar nicht als solche empfunden wird, zu bewerten? Können sich z. B. bei zusätzlicher postoperativer Verdichtung der hinteren Kapsel oder echter Kapseltrübung Störungen beim Dämmerungssehen ergeben, die z. B. auch beim Autofahren in der Dunkelheit eine Gefahr darstellen können?

Bevor diese Frage endgültig geklärt ist, käme möglicherweise folgendes Vorgehen in Betracht: Im ersten Fall könnte bei noch klarer natürlicher Linse ohne weiteres eine Bifokallinse des geschilderten Typs implantiert werden. In einer zweiten Situation könnte in das zuerst zu operierende Auge eine herkömmliche, monofokale Intraokularlinse und dann in das zweite Auge eine Bifokallinse implantiert werden. In beiden Fällen wäre ausreichende Sicherheit von seiten der reduzierten Kontrastwahrnehmung gegeben.

Noch einige wichtige Fragen sind zu klären, bevor diese Linse vorbehaltlos als Routinelinse angesehen werden kann.

Literatur

Keates RH, Pearce JL (1987) Clinical results of the multifocal lens. J Cataract Refract Surg 13: 557–560

Nordan LT (1989) Ocular Surgery News 7/2: 11

Erste Ergebnisse der Implantation einer bifokalen Intraokularlinse vom neuen Typ

I. BAUMGARTNER[1], V. HUBER-SPITZY[1] und G. GRABNER[1]

Zusammenfassung. Das neue Konzept der Kombination refraktiver und diffraktiver optischer Prinzipien in einer bifokalen Intraokularlinse (3M) ist bei 24 Patienten klinisch erprobt worden. Die Nachbeobachtungszeit beträgt vier bis 22 Wochen (im Mittel 11,5 Wochen). Bei „Titration" des Visus in 0,5-Dioptrien-Stufen scheint eine „multifokale" Wirkung vorzuliegen; bei neun von 14 Patienten war ein Nahvisus von Jg 1 – 3 allein mit der Fernkorrektur zu erzielen. Da von zwei gleichzeitig entstehenden Netzhautbildern jeweils eines supprimiert werden muß, scheinen sich jüngere Patienten leichter an diese Linse zu adaptieren. Eine präzise Biometrie ist wesentlich. Das postoperative Refraktionieren stellt wegen schwankender Angaben des Patienten hohe Anforderungen an den Untersucher. Dieses neue Linsenkonzept könnte einen bedeutenden Fortschritt in der Kataraktchirurgie darstellen.

Summary. *First clinical results of a bifokal intraocular lens using a new concept.* The new concept of combining refractive and diffractive optical properties in a bifocal intraocular lens (3M) has been clinically tested in 24 patients. The postoperative follow-up was from 4 to 22 weeks (mean: 11.5 weeks). The "titration" of the visual acuity in 0.5-diopter-steps revealed a seemingly "multifocal" effect. 9 out of 14 patients had a near visual acuity of Jg 1 – 3 with their distance correction only. As two images are simultaneously created on the retina – but one has to be suppressed – the younger age group seemed to have a dinstinctive advantage to adapt to the new type of vision. A precise biometry is mandatory and postoperative refraction is difficult due to fluctuating patient response. This new multifocal IOL-concept could possibly represent a significant advance in cataract surgery.

Einleitung

Die Entwicklung der Intraokularlinsen (IOL) hat für den Patienten ohne Zweifel eine wesentliche Verbesserung der Lebensqualität nach der Kataraktextraktion gebracht (Ridley, 1951; Fechner und Alpar, 1986). Das Ziel einer vollständigen Rehabilitation wäre es, jeglichen Sehbehelf – also auch die Brille für die Nahkorrektur – nach einer Staroperation überflüssig zu machen.

Für die Optik bifokaler IOL sind verschiedene Konzepte entwickelt worden:

1. Das „Zwei-Zonen-Prinzip". Diese Linse ist aus zwei konzentrischen Zonen verschiedener Brechkraft aufgebaut, wobei der zentrale Anteil (in der Regel mit einem Durchmesser von 2 mm) die Nahkorrektur beinhaltet.

2. Das „asphärische Design nach Nordan" (persönliche Mitteilung) bedeutet eine asphärische Linse aus einem Stück, wobei die Brechkraft der Nahkorrektur zum Rand derselben kontinuierlich von plus eine bis auf plus drei Dioptrien zunimmt.

---

[1] II. Universitäts-Augenklinik, Allgemeines Krankenhaus der Stadt Wien, Alser Straße 4, A-1090 Wien.

3. Im Gegensatz dazu beruht das „bifokale" Prinzip jener IOL, welche von W. Isaacson und J. Futhey (April 1988, persönliche Mitteilung) entwickelt wurde, auf einer Kombination von refraktiven und diffraktiven optischen Prinzipien: Die Korrektur für die Ferne erfolgt − wie bei jeder konventionellen IOL − durch Brechung des Lichtes an der Vorder- und Hinterfläche der Linse. Zusätzlich jedoch befinden sich an ihrer Hinterfläche konzentrisch angeordnete „diffraktive" Mikrozonen (d. h. 28−30 Mikrostufen von 2 µm Höhe), an welchen die Beugung und Interferenz des Lichtes − wie an einer Gitterstruktur − ausgenützt wird (Simpson, 1989). Wie an der optischen Werkbank nachgemessen wurde, fallen je 41% der gesamten Lichtmenge auf die beiden Brennpunkte (Ferne und Nähe). Diese Verteilung ist weitgehend unabhängig von der Pupillenweite und Zentrierung der Linse.

Es wird über die ersten klinischen Erfahrungen der Implantation einer IOL von letztgenanntem Typ berichtet.

Patientengut und Methodik

Von September 1988 bis Februar 1989 wurden an der II. Universitäts-Augenklinik Wien, 24 multifokale IOL (3M) implantiert (Abb. 1). Die Operation wurde als geplante extrakapsuläre Kataraktextraktion durchgeführt. Die Implantation erfolgte sowohl in den Kapselsack als auch in den Sulkus. Bei allen Patienten war der Befund des vorderen Augenabschnittes unauffällig, und Augenleiden, die das postoperative Sehvermögen potentiell beeinträchtigen (z. B. Makulopathien, Glaukom), fehlten. Von 24 Augen wurden 14 mit einem postoperativen Beobachtungszeitraum von mindestens vier Wochen untersucht.

Verglichen wurde die präoperativ biometrisch berechnete Korrektur mit dem sphärischen Äquivalent der postoperativ vorliegenden Korrektur, weiters wurden der korrigierte Fernvisus und der Nahvisus mit derselben (der Fernkorrektur!)

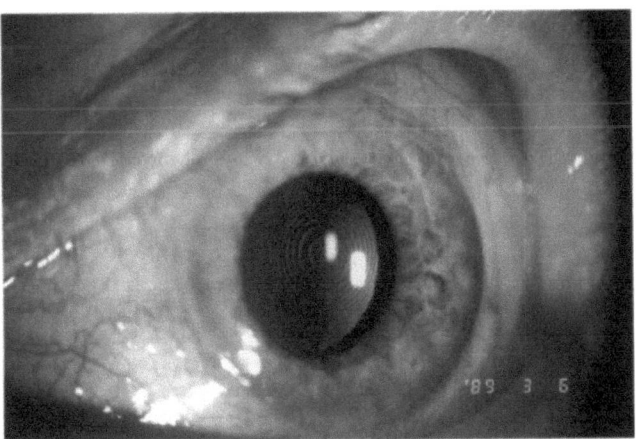

Abb. 1. 3 M-Multifokallinse in situ

Tabelle 1. Postoperative Refraktion (n = 14 Patienten)

Patient	Postop. sphär. Äquiv. (dptr)	Berechnetes sphär. Äquiv. (dptr)	Fernvirus c. c.	Nahvisus (mit Fernkorr.)	Wochen postop.
M. C.	−2,25	−0,65	0,9*	Jg 4 (25 cm)	22
N. L.	−0,87	−0,36	1,0	Jg 2 (25 cm)	16
B. M.	−1,0	−0,36	0,6	Jg 9 (25 cm)	17
H. J.	−1,0	−0,33	1,0	Jg 2 (31 cm)	15
S. E.	−1,13	−0,35	1,0−1,2	Jg 1 (30 cm)	14
B. G.	−1,63	−0,2	1,0−1,2	Jg 2 (26 cm)	15
M. J.	−3,13	−0,6	1,0	Jg 5 (28 cm)	13
V. J.	−2,63	−0,5	1,2	Jg 2 (25 cm)	13
E. M.	−1,88	−0,35	1,0	Jg 3 (18 cm)	12
V. W.	−1,25	−0,2	1,2	Jg 3 (33 cm)	6
A. C.	−0,0	−0,33	0,8	Jg 4 (25 cm)	4
R. G.	−2,5	−0,33	1,2	Jg 3 (25 cm)	4
T. M.	−1,0	−0,08	0,8	Jg 5 (25 cm)	4
C. J.	−1,5	−0,36	1,0	Jg 2 (25 cm)	4
Mittel	−1,55 dptr	−0,36 dptr	1,01	9 × Jg 1−3 4 × Jg 4−5	11,5
Bereich	plan bis −3,13 dptr	−0,08 bis −0,65 dptr	0,6 bis 1,2	1 × Jg 9 (25−33 cm)	4−22

* Zentrale Kapselfibrose

erhoben. Zusätzlich wurde bei elf von 14 Patienten das Sehvermögen mit Vorsatzgläsern in 0,5-Dioptrien-Schritten in einem Bereich von + 1,5 sph bis − 8,0 sph geprüft (Snellen) und die Mittelwerte (mit Standardabweichungen) berechnet.

Ergebnisse

Das sphärische Äquivalent der Fernkorrektur lag im Mittel bei − 1,55 Dioptrien, obwohl eine mittlere Fernkorrektur von − 0,36 Dioptrien angestrebt worden war (Tabelle 1). Mit bestmöglicher Korrektur war in der Regel ein ausgezeichneter Fernvisus zu erreichen. Neun von 14 Patienten waren in der Lage, mit ihrer Fernkorrektur fließend Jg 3−1 zu lesen; vier Patienten kamen leicht bis Jg 5 und Jg 4. In einem Fall betrug der Nahvisus nur Jg 9. Mit einem Zusatz von + 2,75 Dioptrien konnte dieser Patient mühelos Jg 4 lesen. Alle anderen Patienten, die nicht a priori mit ihrer Fernkorrektur Jg 1 erreichten, konnten mit einem Zusatzglas von + 1,75 sph bis + 2,75 sph auf einen Nahvisus von Jg 1 gebracht werden. Durch Myopisierung unserer Patienten lag der Nahpunkt nicht − wie vom Hersteller angegeben − bei 35 cm, sondern im Mittel bei 26 cm.

Über die „multifokale" Wirkung der Linse lassen sich zwei Aussagen treffen (Abb. 2):

1. Bei einem emmetropen sphärischen Äquivalent betrug der Visus der Patienten im Mittel 0,3. Das beste Sehvermögen wurde bei einem sphärischen Äquivalent zwischen − 1,5 dpt und − 2,0 dpt erreicht.

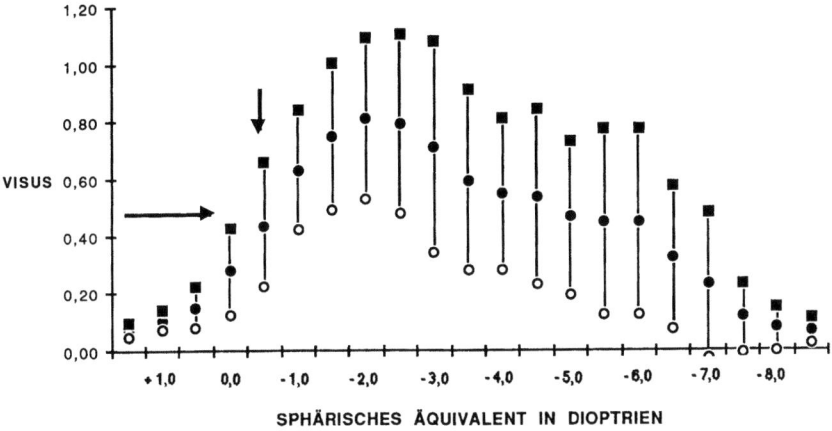

Abb. 2. „Titration" des Visus (Mw +/− SD, n = 11 Patienten)

2. In einem Bereich von − 0,5 dpt bis − 6,0 dpt lag der Visus im Mittel immer über 0,5.

Der Visus durch den „Fernteil" der Intraokularlinse (nach dem refraktiven Prinzip) wird von der Mehrzahl der Patienten als subjektiv besser empfunden als jener durch den diffraktiven Anteil der Linse (bei Vorsatz einer entsprechenden Minuskorrektur), selbst wenn in beiden Fällen ein Sehvermögen von 1,0 erzielt wird.

Bei drei Patienten mit gutem Sehvermögen auf dem kontralateralen Auge wurde zusätzlich eine Computerperimetrie (Humphrey) durchgeführt. Ein Unterschied zwischen den operierten und den Kontrollaugen konnte nicht beobachtet werden.

Diskussion

Obwohl der hohe Standard der gegenwärtigen Kataraktchirurgie kaum mehr verbesserungsfähig scheint, wäre doch das Ziel einer vollständigen postoperativen Rehabilitation das Sehen in Ferne und Nähe ohne Brille. Die Implantation einer bifokalen Intraokularlinse soll diesem Wunsch Rechnung tragen. Die bifokale Funktion der Linse kommt jedoch nur dann gänzlich zum Tragen, wenn sie, uneingeschränkt durch die jeweilige Pupillenweite (Beleuchtungsverhältnisse) und die Zentrierung, ihre Wirksamkeit behält. Das Konzept der diffraktiven Optik der untersuchten Linse scheint diesen Erfordernissen gerecht zu werden, indem in beiden Brennpunkten − soweit experimentell nachweisbar − eine gleichmäßige Lichtverteilung (jeweils 41% der gesamten Lichtmenge) herrscht. Es wird postuliert, daß von den entstehenden zwei Netzhautbildern jeweils nur eines im Fokus abgebildet wird, während das zweite aufgrund seiner Unschärfe keinen störenden Einfluß erzeugt. In der vorliegenden Untersuchung schienen ältere Patienten die erforderliche Fähigkeit zur Diskriminierung beider Bilder (und damit der Suppression jeweils einer Abbildung) keineswegs so rasch und mühelos auszubilden, wie dies bei jüngeren Patienten der Fall war. Ob diese Unterschiede im weiteren postoperativen Verlauf bestehen bleiben, werden erst längere Beobachtungen klären können.

Die 3M-Intraokularlinse nach dem diffraktiven Prinzip ist zweifelsfrei eine „multifokal" wirksame Linse. Die Auswahl der Patienten scheint ein eher kritischer Faktor zu sein, wobei sich jüngere Patienten wesentlich leichter adaptieren. Eine präzise Biometrie ist wesentlich. Das postoperative Refraktionieren erweist sich als außerordentlich anspruchsvoll, weil die Angaben über das Sehvermögen schwanken. Im Gesichtsfeld konnten bei den bisher untersuchten Patienten keine Veränderungen nachgewiesen werden. Sollten Kontrastempfindung und Blendungsempfindlichkeit bei Nacht nicht wesentlich beeinträchtigt sein, dann könnte diese Linse einen bedeutenden Fortschritt in der Kataraktchirurgie darstellen.

Literatur

Alpar JJ, Fechner PU (1986) Intraocular lenses. Thieme Inc., Stuttgart, New York
Ridley H (1951) Intra-ocular acrylic lenses. Trans Ophthalmol Soc UK 71: 617–621
Simpson MJ (1989) The diffractive multifocal-intraocular lens. Eur J Implant Ref Surg 1: 115–121

Erste klinische Erfahrungen mit einem völlig neuen Prinzip der multifokalen intraokularen Kunstlinse
Eine neue wirklich multifokale intraokulare Kunstlinse

L. CORYDON [1]

Zusammenfassung. Die ersten Erfahrungen mit einer multifokalen intraokularen Kunstlinse werden berichtet. Die von der Firma 3 M hergestellte Linse arbeitet nach dem Diffraktions-Prinzip mit mehreren Brennpunkten. Über die seit März 1988 implantierten ersten 54 Linsen wird berichtet. Das funktionelle Ergebnis ist zufriedenstellend und es konnten keine Nachteile gegenüber herkömmlichen Kunstlinsen gefunden werden. Im Gegenteil: Die Patienten können sogar wieder ohne zusätzliche Korrektur in Ferne und Nähe sehen. Der Blendungstest (BAT) und die Prüfung der Kontrastempfindlichkeit (Vistech-System) ergaben kein schlechteres Ergebnis als bei monofokalen Linsen.

Summary. *First clinical results with a new real multifocal IOL.* We report our preliminary results with a new multifocal IOL. The IOL's are manufactured by 3 M and work with diffraction. We discuss our first 54 cases implanted since March 1988. The functional visual outcome is satisfactory and we could not find any disadvantages in comparance to monofocal IOL's. In contrary: The patients achieved a good near and far distance visual acuity without additional correction with spectacles. The glare testing (BAT) and the contrast sensitivity testing (Vistech) showed no difference to monofocal IOL's.

Einleitung

Diffraktion ist ein bekanntes optisches Prinzip, das im Gegensatz zur *Refraktion* mehrere Brennpunkte gibt. Das Diffraktionsprinzip wird in einer neuen Kunstlinse von der Firma 3M verwendet.

Ich werde über die ersten klinischen Erfahrungen nach Implantation dieser Linse berichten.

Die multifokale Linse ist eine Ganz-PMMA-Linse mit konvex/konkaver Meniskus-Optik, dreiteilig mit modifizierten C-Loop-Schlingen.

Auf der Hinterfläche befinden sich 20 – 30 konzentrische Ringe. Ein Querschnitt zeigt die diffraktive Mikrostruktur: es befinden sich kleine Stufen an den Zonengrenzen. Diese Stufen ergeben die Möglichkeit einer Diffraktion des Lichtes.

In der Zeichnung sind die Stufen übertrieben; in Wirklichkeit sind die Stufen weniger als 2 Mikron, das ist ein Drittel eines roten Blutkörperchens.

Die Natur *dieser Linse* macht es möglich, daß sie perfekt arbeitet, unabhängig von Pupillengröße und Zentrierung.

---

[1] Augenabteilung, Vejle Sygehus, DK-7100 Vejle, Dänemark.

Material und Methode

In einer prospektiven Studie implantierten wir seit März 1988 54 multifokale Linsen. Beobachtungsdauer fünf bis elf Monate. Inklusionskriterien waren: keine anderen Augenkrankheiten als Katarakt und Patientenalter 60 Jahre oder mehr.

Die chirurgische Technik war die übliche extrakapsuläre Technik oder Phakoemulsifikation. Die Linsen wurden in die Kapselsack implantiert.

Resultate

Wie sind nun die Resultate mit dieser Linse?

Die Operationen und Implantationen waren ohne Probleme; keine Kapselruptur, postoperativ keine Besonderheiten.

Die Linse ist so konstruiert, daß 41% des Lichtes den Fernbrennpunkt und andere 41% den Nahbrennpunkt erreichen, und die restlichen 18% werden in anderen Brennpunkten verteilt.

Nun − funktioniert dieses Linse? Und wenn dies der Fall ist, kann die Streuung des Lichtes die Sehschärfe in den beiden Brennpunkten herabsetzen und Blendungserscheinungen hervorrufen? Und wie ist die Kontrastempfindlichkeit?

Erstens: die Linse *funktioniert!* Unsere Patienten sind sehr zufrieden, und sie können zum ersten Male seit Jahren sowohl in der Ferne scharf sehen wie auch lesen, entweder ohne Brille oder mit Fernkorrektur.

Dies sind die visuellen Resultate unserer Patienten: Acht Augen mit Sehschärfe weniger als 0,6 hatten eine senile Makuladegeration. In einem Fall traten Trübungen der hinteren Kapsel auf und in einem Fall Endotheldystrophie mit leichtem Hornhautödem. Die übrigen Patienten sahen 0,6 oder mehr am zweiten Tag nach der Operation oder bei der letzten Nachuntersuchung. Alle diese Patienten hatten ohne Leseaddition ein Sehvermögen für die Nähe Jaeger 2 oder besser.

In einem Fall war die Linse 2 mm dezentriert, die Sehschärfe war 1,0 und für die Nähe Jaeger 1 mit Fernkorrektur, sowohl mit erweiterter Pupille als auch mit enger Pupille.

Alle Patienten wurden einem Helligkeitstest (BAT) unterzogen, und eine Blendung war nicht festzustellen. Bei starker Helligkeit nahm die Sehschärfe bei einigen Patienten um eine Snellenzeile ab, wie es bei normalen und nach Implantationen konventioneller Linsen auch der Fall ist.

Die Kontrastempfindlichkeit, untersucht mit dem Vistech-System, war, verglichen mit einer Kontrollgruppe, nicht herabgesetzt.

Wir untersuchten auch das Gesichtsfeld mit dem Octopus 2000 R und konnten keine Defekte feststellen, die der intraokularen Linse zugeschrieben werden könnte.

Konklusion

Wir halten dieses neue Diffraktionsprinzip für vielversprechend, da die Linse nicht nur eine Katarakt mit einer klaren Linse ersetzen kann, sondern auch den Patienten eine multifokale Fähigkeit wiedergibt, eine Fähigkeit, die wir alle nach 40−50 Jahren verlieren, und das alles ohne Nachteile gegenüber konventionellen Linsen!

Wir implantieren jetzt die Linse als Routine und haben insgesamt 220 Linsen implantiert. Allen Patienten werden wir sorgfältig folgen und später über die Resultate berichten.

Biometrie der IOL-Implantation

Vergleich der am häufigsten angewandten Biometrieformeln anhand der nach Implantation einer Hinterkammerlinse aus PMMA erzielten Ametropie

M. Juchem[1], H. D. Gnad[1] und J. Funder[1]

Zusammenfassung. Fünf theoretische Biometrieformeln nach Huber, Binkhorst, Colenbrander, Shammas und Hoffer sowie die SRK-Formel wurden anhand der erzielten postoperativen Refraktion auf die Vorhersagegenauigkeit bei der Implantation einer planokonvexen HKL aus PMMA geprüft. Alle Formeln tendierten zur Hyperopisierung, am wenigsten die Shammas- und die SRK-Formeln. Diese zeigten auch die geringsten Abweichungen bei extremen Bulbuslängen. Da die Genauigkeit einer Biometrieformel von Faktoren wie Art der Meßgeräte, Operationstechnik und Linsentyp abhängt, ergibt sich die Notwendigkeit einer individuellen Anpassung. Möglichkeiten hierzu bieten sowohl die theoretischen wie die Regressionsformeln.

Summary. *Comparison of six popular calculation formulas after implantation of a PMMA IOL.* We evaluated five theoretical IOL calculation formulas (Huber, Binkhorst, Colenbrander, Shammas, and Hoffer) and the SRK formula for best prediction after implantation of a posterior chamber intraocular lens. All the formulas showed a tendency to hyperopia which was less using the Shammas or the SRK formulas. Those were also the most stable over the whole range of axial lengths. As the accuracy of a formula depends on several factors as the characteristics of the machines, the surgeon's technique and the lens style, it is necessary for best results to personalize the preferred formula, theoretical or regression.

Einleitung

Zu den Forderungen an die so erfolgreich gewordene Kataraktchirurgie zählt neben optimalem Linsendesign und exakter Operationstechnik auch eine genaue Voraussage der postoperativen Refraktion. Aus der Vielzahl der ihm zur Verfügung stehenden Biometrieformeln fällt es dem Implanteur nicht immer leicht, die für seinen bevorzugten Linsentyp adäquate zu finden. Wir prüften sechs gängige Biometrieformeln auf ihre Vorhersagegenauigkeit bei Implantation einer planokonvexen PMMA-Linse.

Material und Methoden

Bei 120 Augen haben wir nach Implantation einer planokonvexen PMMA-Hinterkammerlinse mit 10° nach vorne gewinkelten Haptik (ORC UV 60) retrospektiv anhand der tatsächlich postoperativen Refraktion die theoretischen Formeln nach Huber [1, 2], Binkhorst [3], Colenbrander [4], Shammas [5] und Hoffer [6] und

---

[1] Ludwig-Boltzmann-Institut für intraokulare Kunstlinsen, Wolkersbergenstraße 1, A-1130 Wien.

die Regresssionsformel (SRK) [7, 8] verglichen. Die Bedingungen wurden insofern standardisiert, als die präoperative Datenerhebung, nämlich die Messung der axialen Bulbuslänge mittels Applanationsechographie (DBR 310 Cilco-Sonometrics) und die Ermittlung der Keratometriewerte (Ophthalmometer von Zeiss), in allen Fällen durch denselben Untersucher erfolgte. Die für eine gewollte postoperative Ametropie benötigte Linsenbrechkraft wurde mit allen oben erwähnten Formeln berechnet, implantiert wurde aber jeweils die mittels der Huber-Formel eruierte Dioptrienstärke. Die statistischen Berechnungen erfolgten mit Hilfe der Minitab® statistic software auf einem Zenith 159 PC. Die Kataraktoperationen wurden in der gesamten Untersuchungsserie von demselben Operateur mit gleichbleibender Technik durchgeführt: Nach korneoskleralem Schnitt erfolgte die Kapsulorhexis unter Healon®, anschließend an die Phakoemulsifikation (Sonocat, Örtli) wurde eine ORC UV 60 in den Kapselsack implantiert. Zwei bis drei Monate später wurde die Sehschärfe mit optimaler Korrektur bestimmt. Die Untersuchungsserie umfaßt nur Patienten mit einem Visus von mindestens 0,4 p. Um die Formeln vergleichen zu können, war für jede implantierte Linse die Umrechnung der Brechkraft auf Emmetropie mit den sechs verschiedenen Formeln notwendig. Bei den theoretischen Formeln wurde die postoperative Vorderkammertiefe auf der Basis der axialen Länge bestimmt. Der Vertex-Abstand wurde mit 12 mm konstant gehalten. Die A-Konstante für die SRK-Formel betrug für diesen Linsentyp 117.

Ergebnisse

In der Tabelle 1 sind die Mittelwerte der axialen Bulbuslänge (aL), der Keratometrie-Werte (K), der implantierten Linsenstärken (Dpt) und der postoperativen Refraktion (Ref) mit den entsprechenden Standardabweichungen zusammengefaßt. Das Boxplot in Abb. 1 zeigt die Verteilungen der refraktiven Fehler bei Verwendung der verschiedenen Biometrieformeln. Der Mittelwert der refraktiven Fehler ist in jedem Fall signifikant positiv. Am weitesten im hyperopen Bereich liegt er bei Verwendung der Colenbrander- und der Hoffer-Formel. Die Tabelle 2 drückt dieses Ergebnis in Zahlen aus. Der Mittelwert der bei der Verwendung der Hoffer-Formel erzielten refraktiven Fehler beträgt + 1,27 ± 1,171 Dpt, bei der Verwendung der Shammas-Formel nur + 0,31 ± 1,066 Dpt. Die Tabelle 3 gibt den Prozentsatz der refraktiven Fehler innerhalb ± 1 Dpt der gewünschten Werte

Tabelle 1. Mittelwerte und Standardabweichungen der axialen Bulbuslängen (aL), der Keratometriewerte (K), der implantierten Linsenstärken (Dpt) und der postoperativ erzielten Refraktion (Ref.)

	n	x̄	SD	Min	Max
aL	120	24,25	±1,827	20,7	30,1
K	120	43,36	±1,492	40,1	47,7
Dpt	120	17,97	±4,585	4,0	25,0
Ref.	120	−0,28	±1,002	−3,25	+2,5

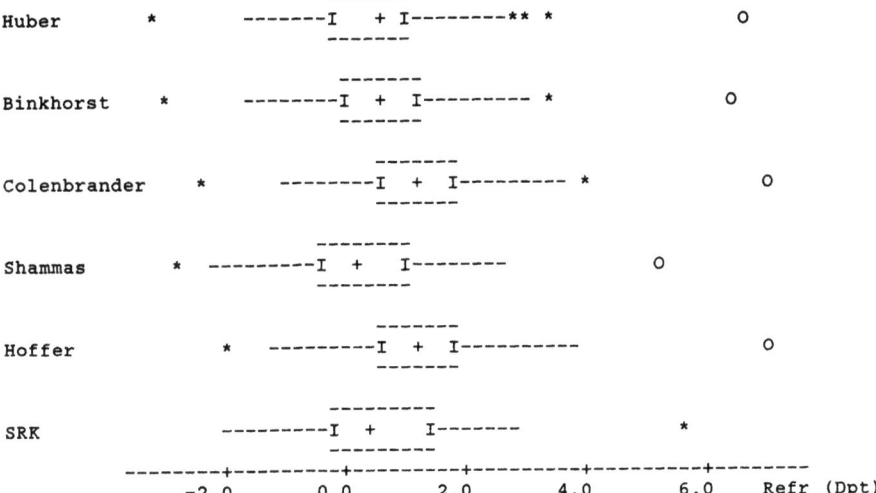

Abb. 1. Verteilung der refraktiven Fehler bei Verwendung verschiedener Biometrieformeln

Tabelle 2. Mittelwerte, Standardabweichungen und T-Werte der refraktiven Fehler bei den verschiedenen Biometrieformeln

	n	x̄	SD	Min	Max	T	
Hu	120	0,56	±1,240	−3,20	6,59	4,96	p 0,001
Bi	120	0,68	±1,182	−2,93	6,41	6,34	p 0,001
Co	120	1,20	±1,199	−2,48	7,01	10,93	p 0,001
Sh	120	0,31	±1,066	−2,89	5,20	3,14	p 0,001
Ho	120	1,27	±1,171	−2,05	7,01	11,86	p 0,001
SRK	120	0,60	±1,108	−2,06	5,66	5,99	p 0,001

Tabelle 3. Refraktiver Fehler innerhalb ± 1 Dpt in % bei den verschiedenen Formeln

	± 1 Dpt	Außerhalb
Hu	66,67	33,33
Bi	63,33	36,67
Co	44,17	55,83
Sh	70,83	29,17
Ho	42,50	57,50
SRK	60,83	39,17
Alle	58,06	41,94

Tabelle 4. Refraktiver Fehler innerhalb ± 2 Dpt in % bei den verschiedenen Formeln

	± 2 Dpt	Außerhalb
Hu	86,67	13,33
Bi	86,67	13,33
Co	80,83	19,17
Sh	93,33	6,67
Ho	77,50	22,50
SRK	90,83	9,17
Alle	85,97	14,03

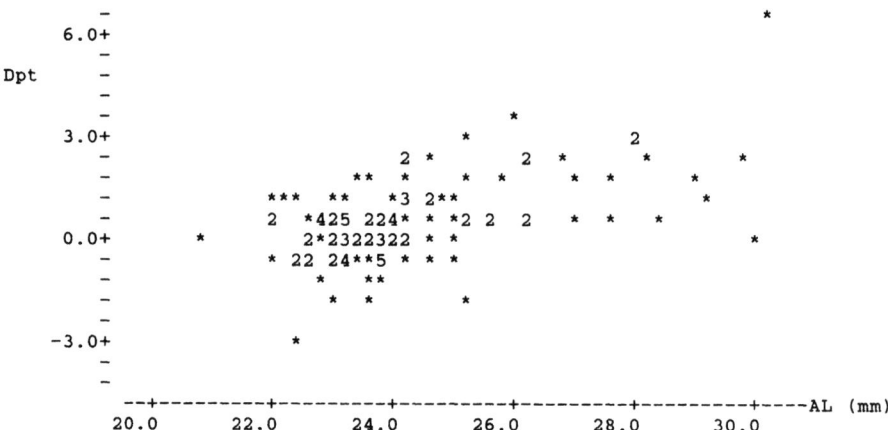

Abb. 2. Korrelation zwischen den refraktiven Fehlern und der axialen Bulbuslänge bei Verwendung der Huber-Formel

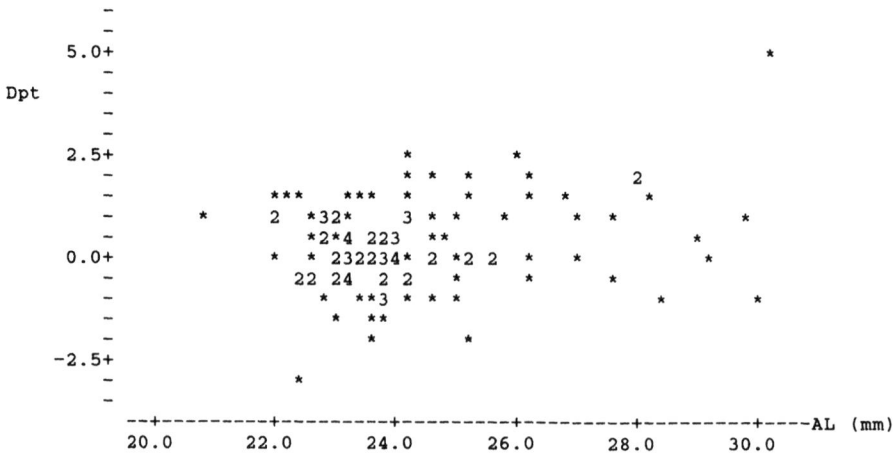

Abb. 3. Korrelation zwischen den refraktiven Fehlern und der axialen Bulbuslänge bei Verwendung der Shammas-Formel

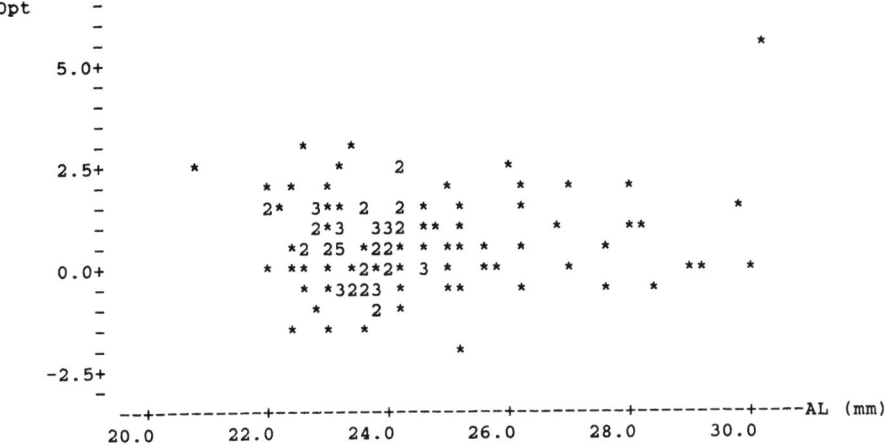

Abb. 4. Korrelation zwischen den refraktiven Fehlern und der axialen Bulbuslänge bei Verwendung der SRK-Formel

bei den verschiedenen Formeln an. Am günstigsten liegt hier die Shammas-Formel mit 70,83% der Fälle innerhalb dieses Bereiches. Betrachtet man das Intervall von ± 2 Dpt um die gewünschte postoperative Refraktion (Tabelle 4), so fallen bei Verwendung der Shammas-Formel 93,33%, bei Verwendung der SRK-Formel 90,83% in diesen Bereich. Die Untersuchung auf Zusammenhänge zwischen den refraktiven Fehlern und den Keratometriewerten einerseits und den axialen Bulbuslängen andererseits ergab im ersten Fall keine Korrelation, im zweiten Fall wiesen sämtliche theoretischen Formeln eine positive Korrelation mit der axialen Bulbuslänge auf, am stärksten bei der Huber-Formel, am schwächsten bei der Shammas-Formel. Die SRK-Formel zeigte diese Abhängigkeit nicht.

Diskussion

Die Forderungen an eine biometrische Formel sind: 1. daß der durchschnittliche refraktive Fehler möglichst Null sei, 2. daß die Standardabweichung der Fehler minimal sei und 3. daß die Formel über die gesamte Breite der axialen Längen ihre Gültigkeit behalte. Die axialen Längen der von uns untersuchten Augen lagen zwischen 20,7 und 30,1 mm mit einem Mittelwert von 24,25 mm. Dies zeigt eine gute Streubreite der Werte. Betrachtet man die Verteilung der refraktiven Fehler bei den verschiedenen Formeln, fällt bei allen die Tendenz zur Hyperopisierung auf, am geringsten ist diese jedoch bei der Shammas- und der SRK-Formel. Shammas modifizierte die Colenbrander-Formel, um eine höhere Genauigkeit bei abnorm kurzen und langen Bulbi zu erreichen [5]. Dieser Effekt spiegelt sich in der auch in unserer Serie nur schwachen Abhängigkeit der postoperativen Fehler von der axialen Länge und in dem relativ hohen Prozentsatz (70,83%) der innerhalb ± 1 Dpt der gewünschten Refraktion liegenden Werte wieder. Eine präoperativ

Tabelle 5. Korrelation der refraktiven Fehler zur axialen Bulbuslänge und zu den Keratometriewerten bei den verschiedenen Biometrieformeln

	Hu	Bi	Co	Sh	Ho	SRK
AL	0,56	0,50	0,51	0,24	0,42	0,09
K	0,12	0,11	0,13	0,17	0,19	−0,19

nicht meßbare Variable in den theoretischen Formeln ist die postoperative Vorderkammertiefe (pVkt) [9−14]. Wie anderswo dargestellt, hängt diese am stärksten von der axialen Bulbuslänge und dem verwendeten Linsentyp ab [10, 11, 14]. Durch Berücksichtigung dieser Faktoren bei der Schätzung der pVkt können die theoretischen Formeln optimiert werden [9, 10, 11, 15]. Die SRK-Formel als eine von einer breiten Datenbasis abgeleitete Regressionsformel, zeigt in unserer Untersuchung keine signifikante Abhängigkeit der postoperativen Fehler der Refraktionswerte von der axialen Länge. Eine höhere Präzision kann bei dieser Formel durch genauere Ermittlungen der A-Konstanten und einer weiteren Individualisierung durch persönliche Korrekturfaktoren erzielt werden [17, 18]. Nicht alle Abweichungen der postoperativen Refraktion sind den Formeln anzulasten. Trotz Vermeidung präoperativer Meßfehler können die Meßmethode (Applanations- oder Immersionstechnik der Ultraschallmessung), die Eichung und die Gerätecharakteristik der Meßinstrumente, der Linsentyp und die Operationstechnik diese Differenzen erklären [15, 16]. Auf die Möglichkeit der Ausschaltung dieser Unsicherheitsfaktoren durch individuelle Anpassung sowohl der theoretischen wie der SRK-Formel wird von vielen Autoren hingewiesen [14, 17, 18]. Einer individuell ableitbaren Regressionsformel ist sicher der Vorzug zu geben, hat man jedoch kein ausreichendes Kollektiv zur Erstellung seiner Formel, wird die Verwendung einer theoretischen Formel die besseren Ergebnisse bringen. Von diesen zeigte sich die Shammas-Formel in unserer Untersuchungsserie als die überlegene.

Literatur

1. Huber C (1981) Myopic astigmatism. A substitute for accomodation in pseudophakia. Thesis, Zürich
2. Huber C, Binkhorst CD (1979) Iseiconic lens implant in anisometropia. AIOIS J 5: 194
3. Binkhorst RD (1981) Intraocular lens powe calculation manual − A guide to the author's TI-58/51 IOL Power Module. 2nd ed. Binkhorst, New York
4. Colenbrander MC (1973) Calculation of the power of an iris clip lens for distant vision. Br J Ophthalmol 57: 735−740
5. Shammas HJF (1982) The fudged formular for intraocular lens power calculations. Am Intraoc Impl Soc J 8: 350−352
6. Hoffer KJ (1981) Intraocular lens calculation: The problem of the short eye. Ophthalmic Surg 12: 269−272
7. Retzlaff J, Sanders D, Kraff M (1982) A manual of implant power calculations. Sanders, Chicago
8. Sanders DR, Kraff MC (1980) Improvement of intraocular lens power calculation using empirical data. Am Intra-Ocular Implant Soc J 6: 263−267

9. Shammas HJ (1988) Accuracy of lens power calculations with the biconvex and meniscus intraocular lenses. Am J Ophthalmol 106: 613–615
10. Paroussis P et al (1987) Bestimmung der postoperativen Vorderkammertiefe nach Hinterkammerlinsenimplantation aufgrund der axialen Bulbuslänge. Spektrum Augenheilkd 1: 75–79
11. Juchem M et al (1987) Schätzung der postoperativen Vorderkammertiefe bei Implantation von Hinterkammerlinsen aus PMMA und Silikon. Spektrum Augenheilkd 1: 129–131
12. Huber C (1986) Präoperative Schätzung der postoperativen Vorderkammertiefe nach Linsenimplantation. Klin Monatsbl Augenheilkd 188: 439–441
13. Bossard Ch, Huwiler B (1982) Anwendung und Resultate der Biometrie des Auges bei der Implantation einer intraokularen Linse. Klin Monatsbl Augenheilkd 180: 428–431
14. Holladay JT et al (1988) A three-part system of refining intraocular lens power calculations. J Cataract Refract Surg 14: 17–24
15. Shammas HJ (1984) Acoparison of immersion and contact techniques for axial length measurements. Am Intra-Ocular Impl Soc J 10: 444–447
16. Gruber PF (1982) Fehlerpropagation bei der Berechnung intraokularer Linsen. Klin Monatsbl Augenheilkd 180: 432–435
17. Barrett GD (1987) Intraocular lens calculation formulas for new intraocular lens implants. J Cataract Refract Surg 13: 389–396
18. Sanders DR, Retzlaff J, Kraff M (1988) Comparison of the SRK II formula and other second generation formulas. J Cataract Refract Surg 14: 136–141

Brechkraftkalkulation intraokularer Linsen bei Tripeloperationen

U. PLEYER [1], E. G. WEIDLE [1], W. BACHMANN [1], W. LISCH [1] und H.-J. THIEL [1]

Zusammenfassung. 38 Tripeloperationen eines Operateurs werden bezüglich der optischen Bezugsgrößen zur Intraokularlinsenberechnung nachuntersucht. Die Gegenüberstellung prä- und postoperativ erhobener Biometrie- und Keratometriedaten zeigt bei guter Korrelation der axialen Bulbuslänge hohe Abweichungen der Hornhautbrechkraft.
  Bei 54% der Patienten wird nach Kalkulation mit der Binkhorst-Formel eine Restametropie von ± 2 Dioptrien erreicht. Vergleichbare Ergebnisse lassen sich für die Anwendung der SRK-Regressionsformel errechnen. Bei präoperativ nicht meßbarer Hornhautbrechkraft erweist sich die Keratometrie des Partnerauges gegenüber einem mittleren Schätzwert überlegen. Zur Hornhautbrechkraftänderung ließ sich keine Korrelation mit transplantatspezifischen Parametern wie Transplantatdurchmesser oder die Differenz der Trepandurchmesser herstellen.
  Die Entscheidung zum simultanen bzw. zweizeitigen Vorgehen muß individuell getroffen werden. Schnellere visuelle Rehabilitation mit guter korrigierter Sehschärfe nach Tripeloperation muß gegen den Nachteil zum Teil höherer postoperativer Ametropie abgewogen werden.

Summary. Optical data from 38 Triple Procedures performed by the same surgeon were analyzed in relation to intraocular lens calculation. A comparison of pre- and postoperative biometric and keratometric data showed good correlation of axial globe length but wide deviations in corneal refraction.
  Final ametropia, calculated with the Binkhorst formula, was ± 2 diopters in 54% of the patients. The SRK regression formula yielded similar results. In cases where preoperative measurement of corneal refraction was not possible, keratometry of the fellow eye proved more helpful than a mean estimate. For purposes of modifying corneal refraction, no correlation was found with transplant-specific parameters such as graft diameter or differences in trepanation diameter.
  The decision for simultaneous or successive procedures must be made individually. Speedier visual rehabilitation with good corrected vision after the Triple Procedure must be weighed against the disadvantage of occasionally increased postoperative ametropia.

Bei gleichzeitiger Trübung von Hornhaut und Linse hat sich das simultane Vorgehen als Dreifachoperation, d. h. Kataraktextraktion mit Intraokularlinsenimplantation und perforierender Keratoplastik, als technisch problemlos und im Ergebnis zufriedenstellend erwiesen [4, 5, 7, 10 – 12]. Während die Brechkraftberechnung bei konventioneller Kataraktextraktion mit Linsenimplantation eine hohe Aussagekraft gestattet [2, 3, 8, 13], verbleiben nach Dreifachoperationen gelegentlich höhere postoperative Ametropien [4 – 7, 10, 12]. Insbesondere die postoperativ veränderte Korneabrechkraft erschwert die präoperative Festlegung des Kunstlinsenimplantates. Pathologische Veränderungen der Kornea, wie Ulzera, Quellung und Narben, vereiteln zudem oft präoperativ die Messung der Hornhautradien.

---
[1] Universitäts-Augenklinik, Schleichstraße 12, D-7400 Tübingen.

Bisherigen Untersuchungen zur Brechkraftbestimmung bei kombinierten Eingriffen lagen zum Teil schwer vergleichbare Parameter, wie z. B. unterschiedliche Implantate (Vorderkammerlinsen und Hinterkammerlinsen), zugrunde. Weiterhin fand die mögliche Veränderung der axialen Bulbuslänge im Hinblick auf das postoperative Refraktionsergebnis bisher keine Berücksichtigung.

Dies veranlaßte uns, die Ergebnisse eines Operateurs unter vergleichbaren Voraussetzungen zu analysieren. Von besonderem Interesse sind:
- Korrelation zwischen prä- und postoperativ erhobenen Biometriedaten.
- Veränderungen der Korneabrechkraft.
- Einfluß unterschiedlicher, klinisch gebräuchlicher Berechnungsgrundlagen auf das Refraktionsergebnis.
- Alternativparameter bei präoperativ nicht durchführbarer Keratometrie.

Material und Methode

Aus einer Serie von 94 konsekutiv durchgeführten Tripeloperationen eines Operateurs EGW wurden 38 nicht ausgewählte Patienten bezüglich der optischen Bezugsgrößen nachuntersucht. Alle Patienten hatten ein klares Transplantat und eine Sehschärfe für die Ferne über 0,2. Als postoperative Refraktion wurde eine Myopie zwischen −1,0 und −3,0 Dioptrien, bzw. bei unbeeinträchtigtem Partnerauge Iseikonie angestrebt worden. Um fadenbedingte Spannungsveränderungen der Kornea auszuschließen, wurden nur Patienten nach Fadenentfernung einbezogen. Die Messung der Korneabrechkraft wurde am Zeiss-Ophthalmometer vorgenommen (Refraktionsindex = 1,3375). Die Messung der axialen Bulbuslänge erfolgte mit einem handelsüblichen Biometriegerät (Schallfrequenz: 10 MHz); die Ankopplung Schallkopf: Bulbus erfolgte applanatorisch im federnd gelagerten Arm einer Applanationshalterung. Stets erfolgte die Keratometrie zu Beginn einer Meßreihe, um Veränderungen nach Echographie auszuschließen.

Die Implantatbrechkraft wurde zunächst nach der Binkhorstformel [2] festgelegt. Zum Vergleich unterschiedlicher Kalkulationsgrundlagen wurden als Bezugsgrößen der Patientenanteil im Ametropieintervall von ± 2 Dioptrien sowie die zu erwartenden maximalen Abweichungen gewählt. Die Auswertung der Daten wurde mit einem Personalcomputer vorgenommen, prä- und postoperative Daten mit dem T-Test verbundener Stichproben analysiert.

Ergebnisse

Biometrie

Die mittlere Achsenlänge der präoperativ gemessenen Bulbi (n = 37) betrug 22,98 mm bei einer Spanne von 21,3 − 25,35 mm. Die Meßergebnisse einer Patientin mit ausgeprägtem Intensionstremor bei Morbus Parkinson konnten nicht verwertet werden. Mit einer durchschnittlichen Abweichung von ± 0,18 mm bewegt sich die

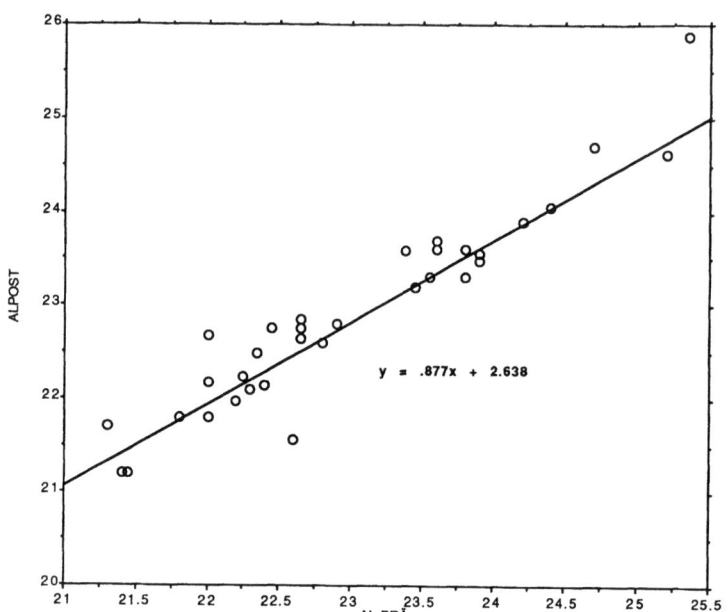

Abb. 1. Zusammenhang prä- und postoperativ gemessener axialer Bulbuslänge (r = 0,899)

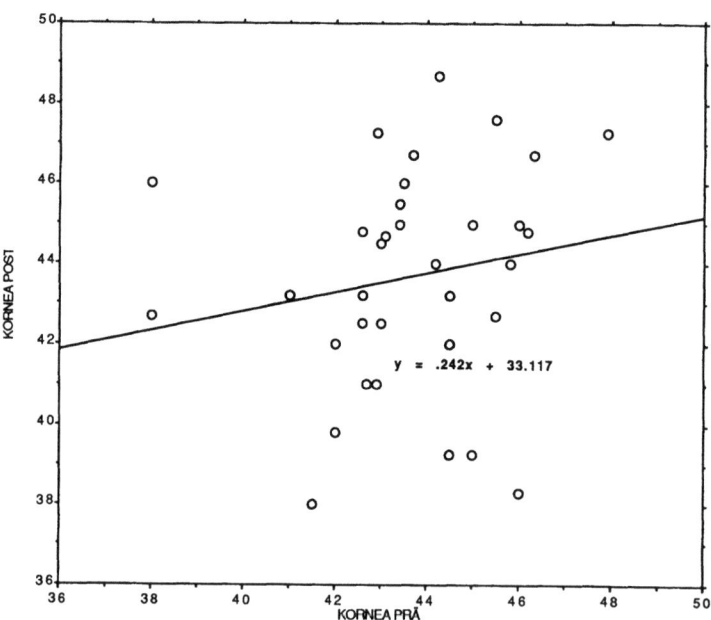

Abb. 2. Zusammenhang prä- und postoperativ gemessener Hornhautbrechkraft (r = 0,242)

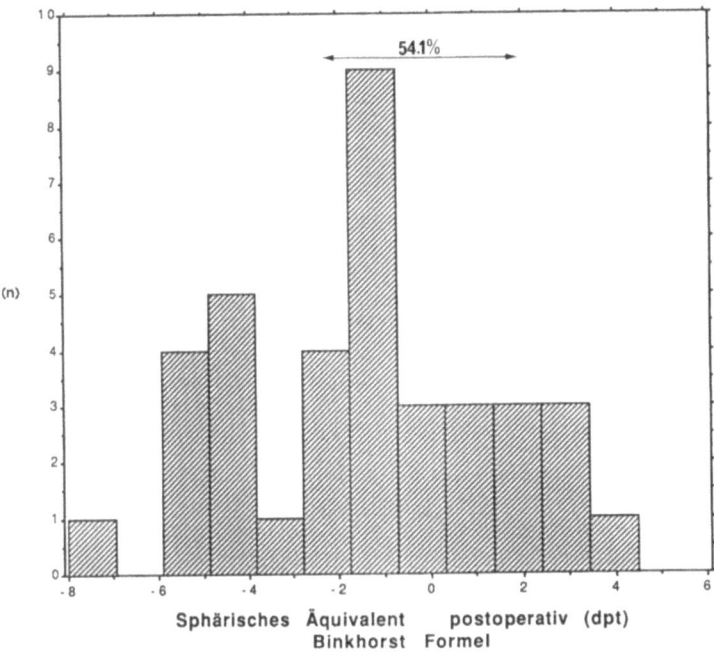

Abb. 3. Sphärisches Äquivalent postoperativ nach Berechnung mit der Binkhorstformel

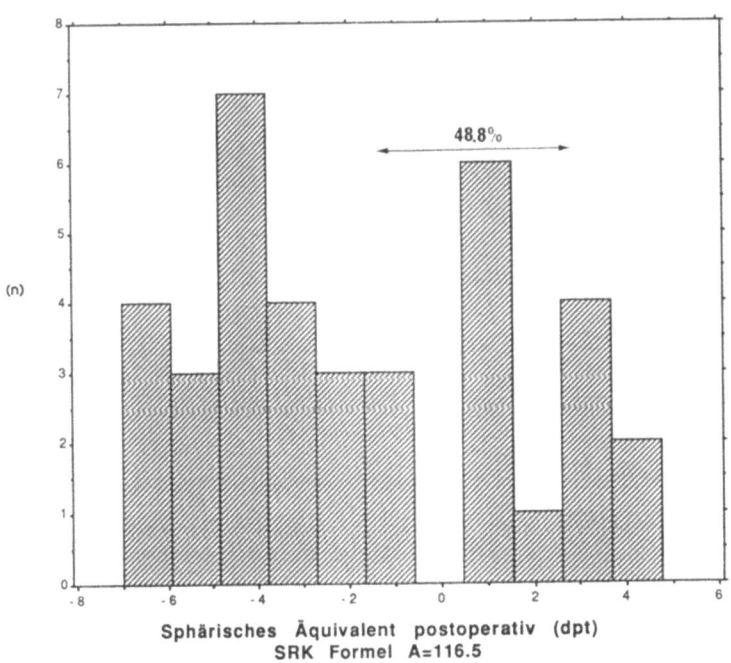

Abb. 4. Errechnete postoperative Refraktionsabweichung unter Anwendung der SRK-Regressionsformel

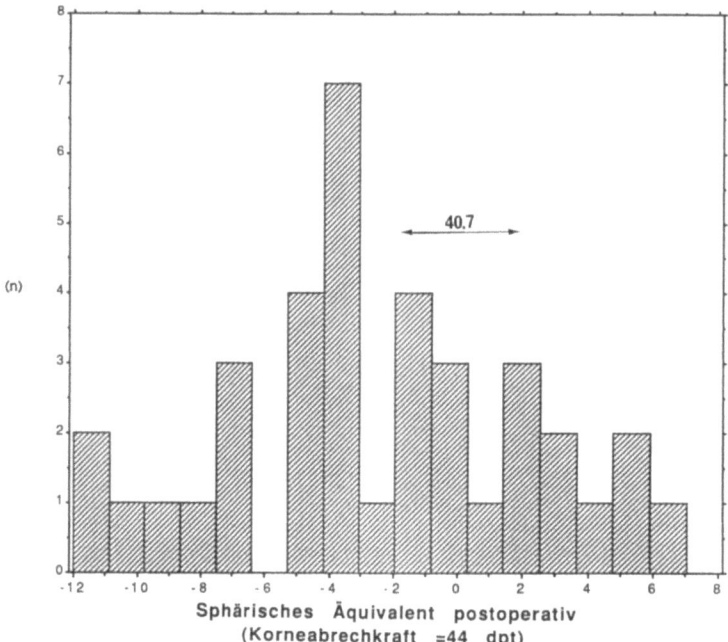

Abb. 5. Errechnete postoperative Refraktionsabweichung unter Voraussetzung unbrauchbarer Keratometrie des OP-Auges. Als Bezugsgröße wird ein Brechkraftäquivalent von 44 Dioptrien gewählt

Achsenlängendifferenz postoperativ im Bereich der methodisch bedingten Meßgenauigkeit. Die Regressionsgrade in Abb. 1 zeigen eine hohe Korrelation (r = 0,899) prä- und postoperativer Messungen.

Keratometrie

Präoperativ lag die Korneabrechkraft unserer Patienten zwischen 38,0 und 48,0 Dioptrien (Mittelwert = 44,05 Dioptrien). Nach dem Eingriff lagen die Ergebnisse der Keratometrie bei einem Mittelwert von 43,70 Dioptrien zwischen 38,0 und 49,0 Dioptrien. Wie aus Abb. 2 hervorgeht, besteht zwischen prä- und postoperativen Ergebnissen keine Beziehung (r = 0,242). Der T-Test verbundener Stichproben ergibt einen signifikanten Unterschied (p > 0,01).

Postoperative Refraktion

Nach Berechnung der Linsenbrechkraft mit der theoretisch-optischen Ableitung von Binkhorst resultieren die in Abb. 3 dargestellten postoperativen Refraktionsabweichungen. Bei 54% der Patienten lag die Restametropie innerhalb des ± 2-Dioptrienbereiches. Maximalewerte der postoperativen Abweichungen lagen bei − 8 bzw. + 3.75 Dioptrien.

Theoretisch errechnete Refraktion

Beispiel einer Alternative zur Vielzahl vergleichbarer theoretischer Berechnungsansätze ist die nach Sanders, Retzlaff und Kraff empirisch gewonnene SRK-Re-

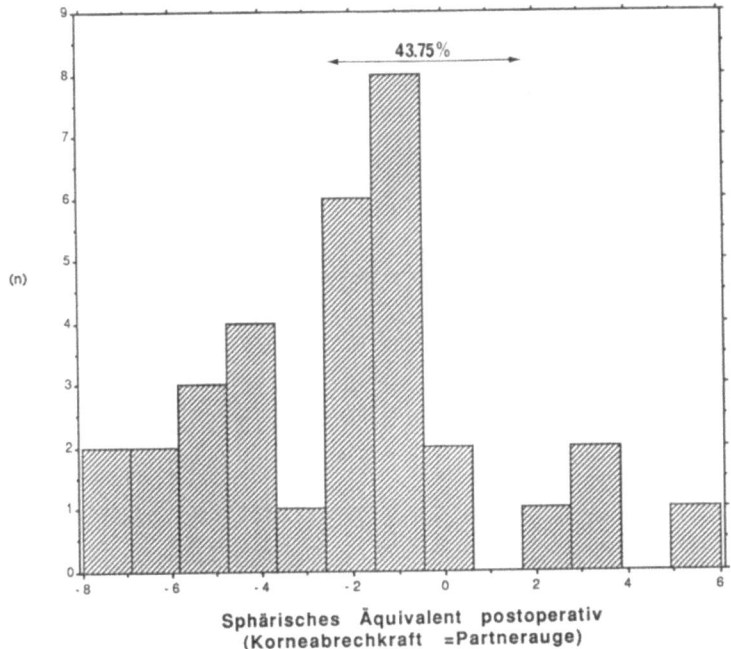

Abb. 6. Errechnete postoperative Refraktionsabweichung unter Voraussetzung unbrauchbarer Keratometrie des OP-Auges. Als Bezugsgröße wird das Partnerauge gewählt

gressions-„Formel" [9]. Unter Annahme der für Hinterkammerlinsen mit anterior gewinkelter Haptik vorgeschlagenen „A-Konstanten" von 116,5 wäre bei 49% der Patienten postoperativ eine Abweichung von ± 2 Dioptrien zu erwarten gewesen. Es läßt sich eine maximale Abweichung von − 7 bis + 4,25 Dioptrien errechnen.

Alternativparameter bei unbrauchbarer Keratometrie

Ist bei pathologischer Veränderung der Kornea präoperativ keine Messung der Hornhautbrechkraft möglich, bieten sich als Alternativen
− die Annahme eines mittleren Brechkraftäquivalentes oder
− die Keratometrie des Partnerauges an.

Wäre die Brechkraftberechnung des Implantates mit der Binkhorst-Formel bei einer durchschnittlichen Korneabrechkraft von 44 Dioptrien erfolgt, hätten sich die in Abb. 5 wiedergegebenen Refraktionsabweichungen ergeben. Auf die erhebliche maximale Abweichung von − 12 bis + 7 Dioptrien sei besonders hingewiesen.

Unter Voraussetzung brauchbarer Keratometriebefunde des Partnerauges hätten sich günstigere Resultate ergeben (Abb. 6). Bei 43,8% der Patienten wäre eine Restametropie innerhalb des vorgegebenen Intervalls zu erwarten gewesen. Gleichzeitig wäre auch eine geringere Spannweite der Abweichungen erzielt worden (− 8 bis + 6 Dioptrien).

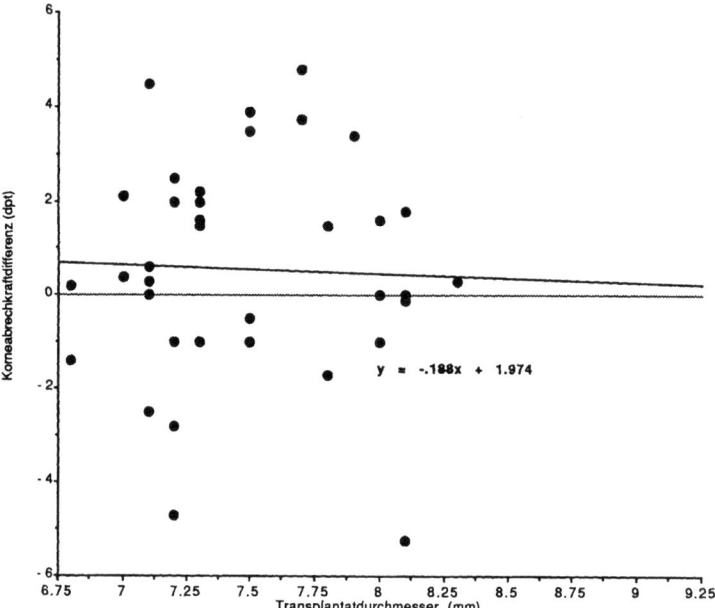

Abb. 7. Beziehung der Hornhautbrechkraftdifferenz (prä-postoperativ) zum Transplantatdurchmesser (r = 0,19)

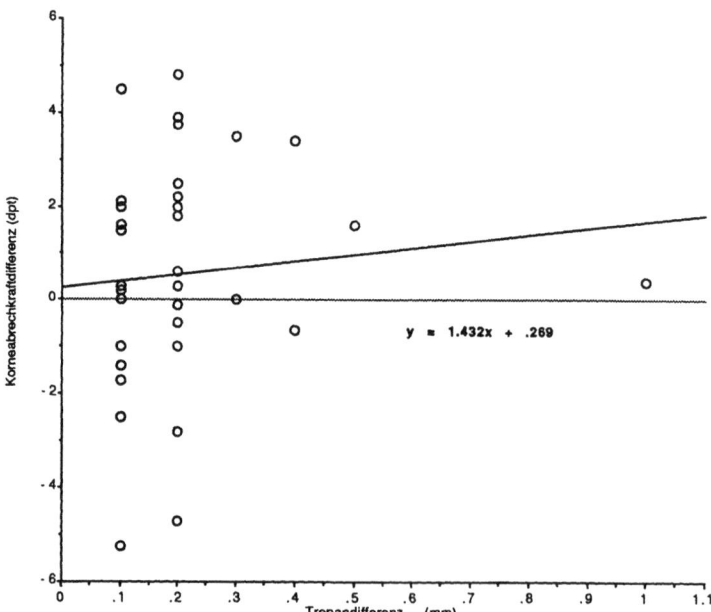

Abb. 8. Beziehung der Hornhautbrechkraftdifferenz (prä-postoperativ) zur Trepandifferenz (r = 0,27)

Einfluß der Transplantatgröße

Als spezifische Ursachen unbefriedigender Brechkraftkalkulation sind zunächst transplantatbezogene Einflüsse zu vermuten. Die Gegenüberstellung der Hornhautbrechkraftdifferenz zum Transplantatdurchmesser (6,8 – 8,3 mm) zeigt keine Korrelation beider Größen (Abb. 7).

Ein ähnliches Resultat ergibt sich aus dem Versuch, einen Zusammenhang zwischen Trepandifferenz (Spender und Empfänger) und Hornhautbrechkraftdifferenz herzustellen. Bei einer Steigung von 0,19 der Regressionsgeraden läßt sich keine Abhängigkeit beider Größen nachweisen (Abb. 8).

Diskussion

Problem des simultanen operativen Vorgehens bei Linsen- und Hornhauttrübung ist die variable postoperative Restametropie. Wie der Literaturvergleich zeigt (Tabelle 1), liegen die Ergebnisse anderer Autoren, bei zum Teil deutlich höheren maximalen Refraktionsfehlern, in ähnlicher Größenordnung. Werden die allen Berechnungen zugrunde liegenden Daten prä- und postoperativ gegenübergestellt, tritt deutlich die besondere Problematik der Hornhautbrechkraftänderung hervor. Während sich die Abweichung der axialen Bulbuslänge im Rahmen der meßtechnischen Toleranz bewegt und eine hohe Korrelation zeigt, resultieren postoperativ starke Veränderungen der Hornhautbrechkraft. Aus der Wahl der Berechnungsgrundlage läßt sich kein wesentlicher Einfluß auf das Refraktionsergebnis ableiten. Vergleichbare Resultate werden unter Anwendung eines theoretisch-optischen Ansatzes (Binkhorst-Formel) und der klinisch weitverbreiteten SRK-Regressionsformel erzielt.

Kann aufgrund pathologischer Veränderungen der Hornhaut präoperativ keine exakte Messung der Hornhautbrechkraft erfolgen, erweist sich bei unseren Patienten die Messung des Partnerauges als Bezugsgröße gegenüber einem mittleren Schätzwert überlegen.

Hauptproblem der unbefriedigenden Refraktionsergebnisse bleibt die nicht vorhersehbare Hornhautbrechkraftänderung. Eine Korrelation zu transplantatspezifischen Parametern wie Transplantatdurchmesser oder Differenz der Trepandurchmesser kann nicht nachgewiesen werden. Als nicht kalkulierbare Einflüsse

Tabelle 1. Literaturüberblick (VKL = Vorderkammerlinse, HKL = Hinterkammerlinse)

	(n)	IOL	sph. Äquivalent	+/− 2.00 dpt Emmetropie (%)
Katz/Forster	53	VKL, HKL	− 6,90/+ 7,90	26
Crawford et al.	46	VKL, HKL	− 5,50/+ 6,60	62
Samples/Binder	43	HKL	− 7,0/+ 5,50	49
Binder	68	VKL, HKL	− 14,7/+ 5,50	55,6
Gabel et al.	81	VKL, HKL	− 14,00/+ 4,50	57,0
Pleyer et al.	38	HKL	− 8,75/+ 3,75	54,0

müssen Trepanführung, Fadenspannung und -tiefe sowie individuell verschiedene Heilungsverläufe angenommen werden.

Aus der Ungewißheit höherer postoperativer Ametropie muß die Entscheidung zum simultanen bzw. zweizeitigen Vorgehen individuell getroffen werden. Die schnellere visuelle Rehabilitation mit guter korrigierter Sehschärfe nach Tripeloperation bei nur einmaligem stationären Aufenthalt wiegt, insbesondere für ältere Patienten, diesen Nachteil meist auf. Berücksichtigt werden muß, daß auch nach Berechnung der Intraokularlinse bei alleiniger Kataraktextraktion höhergradige Refraktionsabweichungen auftreten können.

Literatur

1. Binder PS (1985) Intraocular lens powers used in the triple procedure: effect on visual acuity and refractive error. Ophthalmology 92: 1561–1566
2. Binkhorst RD (1975) The optical design of intraocular lens implantats. Ophthalmic Surg 6: 17–31
3. Binkhorst RD (1979) Intraocular lens power calculation. Int Ophthalmol Clin 19: 83–94
4. Crawford GJ, Stultin RD, Waring GO (1986) The triple procedure: analysis of outcome, refraction and intraocular lens power calculation. Ophthalmology 93: 817–824
5. Gabel MG, Meyer RF, Musch DC (1986) Intraocular lens power. In: Brightbill FS (ed) Corneal surgery: Theory, technique, and tissue. CV Mosby Co, St. Louis, pp 153–157
6. Katz HR, Forster RK (1985) Intraocular lens calculation in combined penetrating keratoplasty, cataract extraction and intraocular lens implantation. Ophthalmology 92: 1203–1207
7. Kramer SG (1985) Penetrating keratoplasty combined with extracapsular cataract extraction. Am J Ophthalmol 100: 129–133
8. Pleyer U (1988) Kalkulation intraokularer Linsenimplantate. Erfahrungen mit dem Aachener Intraokularlinsen-Computerprogramm. Inaug. Diss. Med. Fakultät RWTH Aachen
9. Retzlaff J, Sanders D, Kraff M (1981) A manual of implant power calculation: SRK formula. Medford, Oregon: Published by the authors
10. Schönherr U, Händel A, Ruprecht KW, Naumann GOH (1988) Simultane perforierende Keratoplastik, Katarakt-Extraktion und Kunstlinsenimplantation. Klin Monatsbl Augenheilkd 192: 644–649
11. Weidle EG, Thiel H-J, Pleyer U (1987) Erfahrungen mit gleichzeitiger Keratoplastik, Kataraktoperation und Linsenimplantation. Fortschr Ophthalmol 84: 435–442
12. Weidle EG, Thiel H-J (1989) Kombinierte Kataraktextraktion mit Keratoplastik und Linsenimplantation (sog. Tripeloperation) – Bericht über 100 Fälle. In: Lang GK, Ruprecht KW, Jacobi KW, Schott K (Hrsg) 2. Kongreß der Deutschen Gesellschaft für Intraokularlinsen Implantation. Enke, Stuttgart, S 101–105
13. Wieder M, Hettlich A, Pleyer U (1985) Erfahrungen mit dem Aachener Intraokularlinsenprogramm. Fortschr Ophthalmol 82: 331–333

Vergleich verschiedener Formeln zur Berechnung sulkusfixierter Hinterkammerlinsen

U. GIERS[1], R. STODTMEISTER[1] und G. PINZ[1]

Zusammenfassung. An 262 Patienten, denen sulkusfixierte Hinterkammerlinsen implantiert worden waren, wurde bei der Klinikentlassung sowie nach einer mittleren Nachbeobachtungszeit von zwölf Monaten die Refraktion am pseudophaken Auge bestimmt. Die Brechkraftberechnung für die Implantatlinsen war mit der physikalisch-optischen Formel unter Verwendung des kommerziellen Rechnerprogramms von Lepper und Trier durchgeführt worden. Refraktionsziel war in der Mehrzahl der Fälle eine geringe Myopisierung. Wir haben zum einen eine Qualitätskontrolle unserer bisherigen Linsenberechnung durchgeführt und dabei festgestellt, daß ein Jahr postoperativ zusätzlich zur Zielrefraktion eine durchschnittliche Myopisierung von − 0,86 dpt zu verzeichnen war.
   In einer Simulationsrechnung wurde überprüft, ob unter Verwendung einer anderen Formel zur Brechkraftbestimmung für die Implantatlinsen eine bessere Vorhersage möglich gewesen wäre. Bei Anwendung von acht verschiedenen Berechnungsempfehlungen wurden Korrelationskoeffizienten zwischen der empfohlenen Linse und der idealen Linse von 0,63 bis 0,68 festgestellt. Zur geringsten Abweichung von der Zielrefraktion hätte die Verwendung der SRK-II-Formel geführt.
   Systemimmanente Meßfehler der Faktoren, die für die Linsenberechnung herangezogen werden, lassen die exakte Vorherbestimmung der postoperativen optischen Situation unmöglich erscheinen.

Summary. *Comparison of eight currently used formulas for IOL power prediction.* Refractive results after implantation of posterior chamber lenses were reviewed in 262 cases. The follow up time was 12 months (arithmetic mean). Befor implantation IOL power had been calculated with a program by Lepper and Trier. In most of the cases aim of calculation was a slightly myopic refraction postoperatively. One year after IOL implantation refractive results were found to be −0.86 dpt. more myopic than target refraction.
   The biometric and keratometric values taken preoperatively were taken to perform additional IOL power calculations by using eight currently recommended formulas. The results were compared with the ideal emmetropic lens, we had calculated from implant lens power, follow up refraction and target refraction. Coefficients of correlation were 0.63 to 0.68 between the IOL power prediction − calculated by different formulas − and the ideal emmetropic lens. SRK II-formula yielded the best prediction compared with target refraction.
   Uncertainties in A-scan and K-reading (where refractive power of posterior corneal surface is not known individually) may be the reason for the lack of accuracy of power prediction with any formula for IOL calculation.

Einleitung

Das Problem der Brechkraftberechnung für Intraokularlinsen ist auch im vierzigsten Jahr nach der Pioniertat von Harold Ridley noch nicht vollkommen gelöst. Seit von Fjodorov 1967 [4] die erste Formel zur Brechkraftberechnung von im-

---

[1] Universitäts-Augenklinik, Prittwitzstraße 43, D-7900 Ulm/Donau.

plantierten Linsen vorgestellt wurde, ist eine Fülle von Vorschlägen zur Linsenberechnung publiziert worden. Auch in den jüngsten Publikationen von 1988 stehen sich zwei dominierende Ansätze gegenüber: zum einen die physikalisch-optische Formel, die von Fjodorov [4], Binkhorst [1], Colenbrander [2], Shammas [22–24], van der Heide [7] und in ihrer jüngsten Modifikation von Holladay et al. [12] angewandt wird, sowie auf der anderen Seite die empirisch abgeleitete SRK-Formel nach Sanders, Retzlaff und Kraff, die in ihrer derzeit jüngsten Modifikation als SRK-II-Formel ebenfalls 1988 neu publiziert wurde [21].

An unserer Klinik wird seit Anfang der achtziger Jahre ein kommerziell erworbenes Programm zur Intraokularlinsenberechnung verwendet. Dabei war es stets das Ziel der Intraokularlinsenberechnung, die Patienten postoperativ gering zu myopisieren und bei gutem Gebrauchsvisus des anderen Auges eine verträgliche Aniseikonie zu erzielen. Mit der vorliegenden Arbeit haben wir überprüft, ob unsere bisherige Implantatlinsenberechnung für sulkusfixierte Hinterkammerlinsen zu einer ausreichend genauen Vorhersage geführt hat und ob mit den oben erwähnten, in jüngerer Zeit vorgeschlagenen, Linsenberechnungsverfahren der zweiten Generation eine bessere Vorhersage möglich gewesen wäre.

Material und Methoden

An 262 Patienten, denen zwischen Juli 1986 und Juni 1987 drei Typen von sulkusfixierten Hinterkammerlinsen implantiert worden waren, wurden in der Modellrechnung verschiedene Linsenberechnungsverfahren verglichen. Zum einen wurde die Zielrefraktion mit unserem kommerziellen Programm mit der Refraktion bei Entlassung sowie nach einer mittleren Nachbeobachtungszeit von zwölf Monaten (vier bis 24 Monate) verglichen.

Zum anderen wurden aus der Krankenakte die präoperative Hornhautbrechkraft sowie die präoperative Biometrie entnommen, um mit diesen Werten die Linsenberechnung nach folgenden Verfahren durchzuführen:
1. Binkhorst
2. Colenbrander
3. Fjodorov
4. Hoffer
5. Shammas
6. Holladay
7. SRK II

Die mit all diesen Formeln bzw. Modifikationen berechneten Implantatlinsen wurden anschließend mit der idealen Emmetropielinse verglichen. Das Konstrukt der idealen Emmetropielinse war die Voraussetzung für den Vergleich verschiedener Berechnungsverfahren. In Anlehnung an einen Vorschlag von Sanders, Retzlaff und Kraff [19–21] haben wir diese nach folgender Formel berechnet:

$$D_{ID} = D_{Impl} + 1{,}25 \times (R_A - R_T)$$

D_{ID} = ideale Linse
D_{Impl} = implantierte Linse
R_A = aktuelle postoperative Refraktion (ein Jahr postoperativ)
R_T = Zielrefraktion

Dieses Postulat war notwendig, da wir bei unseren Patienten selbstverständlich nicht in allen Fällen die idealen Emmetropielinsen implantiert hatten. Die obige Formel erlaubt es, diese postulierte ideale Linse mit hinreichender Genauigkeit zu berechnen, so daß daran die Vorhersagen mit verschiedenen Formeln gemessen werden können.

Die Biometrien wurden in Immersionstechnik mit einem 10-MHz-Schallkopf am Ocuscan 400 durchgeführt. Die Bestimmung der Hornhautradien war in allen Fällen mit dem Zeiss-Ophthalmometer erfolgt.

Ergebnisse

Bei der bei uns real durchgeführten Linsenberechnung mit dem Programm nach Lepper und Trier war ein Jahr postoperativ im Mittel eine Myopisierung um $-0,85$ dpt gegenüber der Zielrefraktion zu verzeichnen. Im Nachbeobachtungszeitraum war dabei eine Myopisierung um $-0,17$ dpt eingetreten, die Patienten waren aus der stationären Behandlung durchschnittlich mit einer Myopisierung von $-0,68$ dpt gegenüber der Zielrefraktion entlassen worden.

Der Korrelationskoeffizient zwischen der errechneten idealen Linse und der tatsächlich implantierten Linse betrug $r = 0,68$, für die beiden am häufigsten ver-

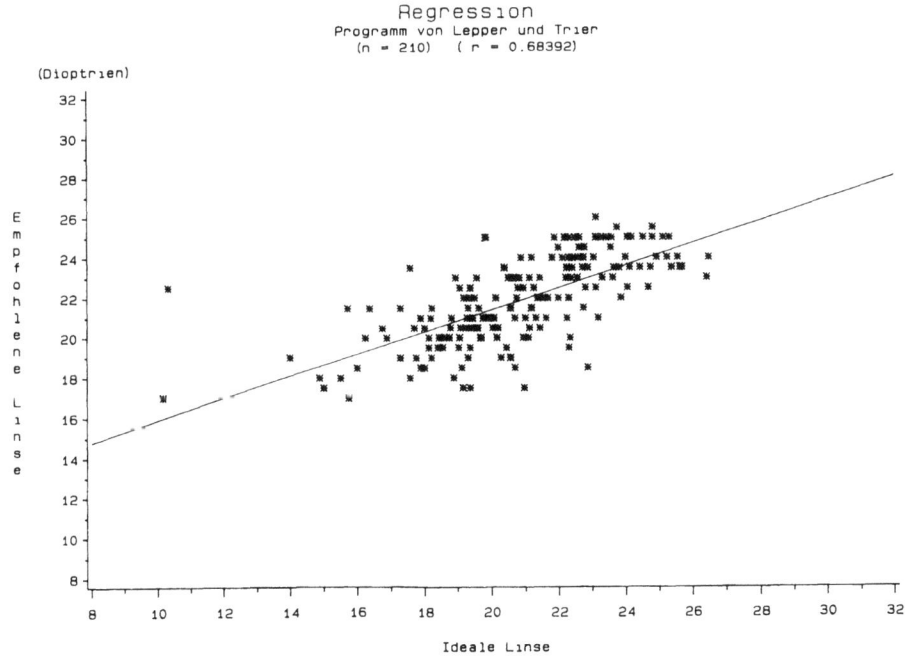

Abb. 1. Streuungsdiagramm für den Zusammenhang zwischen der idealen Linse und der Implantatlinsenvorhersage nach dem Programm von Lepper und Trier. Korrelation: $r = 0,68$; Regressionsgerade: $y = 10,4 + 0,55 x$

Tabelle 1. Korrelations-Koeffizienten zwischen der Brechkraftempfehlung für die Implantatlinse mit verschiedenen Formeln und der anhand unserer Operationsergebnisse an 262 Patienten bestimmten idealen Linse

Formel	Korrelationskoeffizient		
	r_{ges}	r_A	r_M
Lepper/Trier	0,68	0,70	0,69
Binkhorst	0,65	0,61	0,75
Colenbrander	0,65	0,61	0,75
Fjodorov	0,65	0,61	0,76
Hoffer	0,65	0,62	0,76
Shammas	0,63	0,59	0,73
Holladay	0,65	0,62	0,76
SRK II	0,65	0,62	0,75
SRK II AI	0,63	0,61	0,74

r_{ges} = Korrelationskoeffizient mit der idealen Linse für alle Fälle, bei denen die Refraktion ein Jahr postoperativ bekannt war (n = 120)
r_A = Korrelationskoeffizient für die Adato 62 p-Hinterkammerlinse (n = 157)
r_M = Korrelationskoeffizient für die Morcher 16-Hinterkammerlinse (n = 41)
SRK II Al = SRK II-Formel mit individualisierter A-Konstante für jede Kombination Operateur/Linsentyp

Tabelle 2. Abweichung der mittleren Zielrefraktion von der idealen Linse: Berechnet wurde zum einen die Abweichung der empfohlenen Implantatlinse von der idealen Linse und zum anderen die Auswirkung auf die Refraktion: in zwei Fällen wäre im Mittel eine Hypertropisierung um etwa 1 dpt eingetreten, in den anderen Fällen wäre eine unterschiedlich starke Myopisierung zu verzeichnen gewesen

	Abweichungen von idealer Linse	
	IOL	Brille
Lepper/Trier	+1,08	−0,81
Binkhorst	+2,07	−1,55
Colenbrander	−1,40	+1,05
Fjodorov	+0,60	−0,45
Hoffer-Colenbrander	+0,71	−0,53
Shammas	−1,57	+1,18
Holladay	+2,29	−1,72
SRK II	+0,20	−0,15

wendeten Implantatlinsen betrugen die Korrelationskoeffizienten r = 0,70 für die Adato 62 p sowie r = 0,69 für die Morcher-16-Linse.

Für das Gesamtkollektiv wurde mit keiner anderen Formel ein höherer Korrelationskoeffizient erreicht. In Tabelle 1 ist der Zusammenhang zwischen der Implantatvorhersage mit den verschiedenen Berechnungsverfahren einerseits sowie

Vergleich verschiedener Formeln zur IOL-Vorausberechnung   387

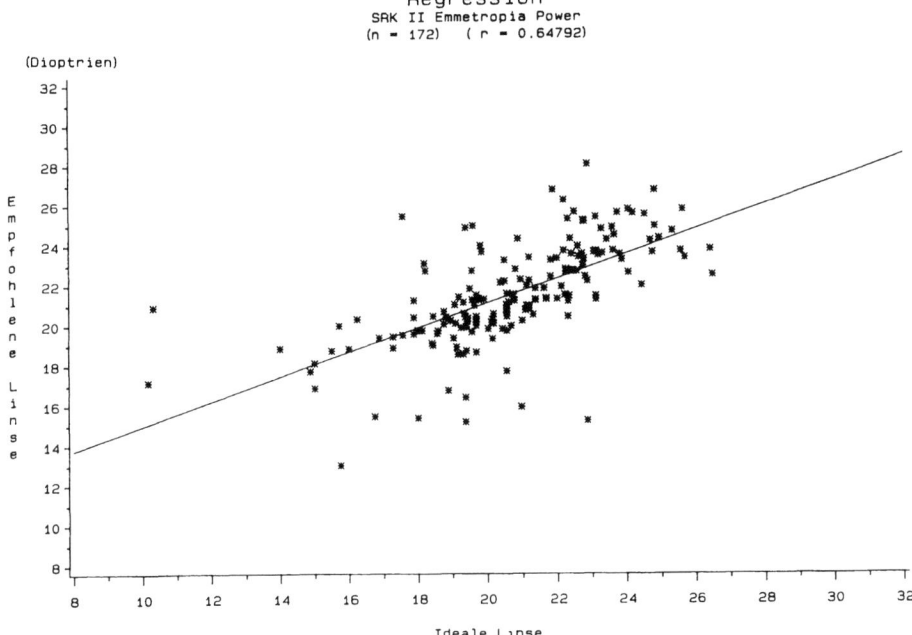

Abb. 2. Streuungsdiagramm für den Zusammenhang zwischen idealer Linse und Implantatlinsenempfehlung nach der SRK-II-Formel (ohne individualisierte A-Konstante). Korrelation: r = 0,65; Regressionsgerade y = 8,47 + 0,60 x

der errechneten idealen Linse andererseits dargestellt. Die Korrelationskoeffizienten lagen für das Gesamtkollektiv zwischen 0,63 und 0,68, für die Adato-62p-Linse zwischen 0,59 und 0,70; für die Morcher-16-Linse zwischen 0,69 und 0,76. Dabei sind die etwas höheren Korrelationskoeffizienten für die Morcher-Linse zum Teil durch die kleinere Fallzahl erklärbar und sollten deswegen nicht so interpretiert werden, als ob hier eine bessere Vorhersage möglich sei.

Bei sechs von den acht getesteten Formeln wäre eine Myopisierung gegenüber der Zielrefraktion eingetreten. In zwei Fällen hätte mit einer durchschnittlichen Hyperopisierung gerechnet werden müssen. In Tabelle 2 ist zur Bezeichnung der zentralen Tendenz der Mittelwert für die Abweichung der Implantatlinsenempfehlung mit den verschiedenen Formeln von der idealen Linse dargestellt. Eine gute Annäherung an die Zielrefraktion wäre im Mittel unter Verwendung der Formel von Fjodorov sowie mit der Hoffer-Modifikation der Colenbrander-Formel und auch mit der SRK-II-Formel zu erreichen gewesen. Im Fall der SRK-II-Formel hätte die Myopisierung gegenüber der Zielrefraktion nur − 0,15 dpt betragen. Unter Berücksichtigung der durchschnittlichen Myopisierung im Nachbeobachtungszeitraum von − 0,17 dpt wären unsere Patienten bei Berechnung der implantierten Linsen mit der SRK-II-Formel ziemlich exakt mit der Zielrefraktion entlassen worden.

Das Streuungsdiagramm in Abb. 2 zeigt den Zusammenhang zwischen der Implantatlinsenvorhersage anhand der SRK-II-Formel und der errechneten idealen Linse. Dabei wird erkennbar, daß bei Verwendung dieser Formel die bessere mittlere Annäherung an die Zielrefraktion mit einer etwas höheren Streuung erkauft worden wäre; beachtenswert in dem Streuungsdiagramm sind einige wenige Ausreißerwerte.

Diskussion

Seit 1967 wurde eine Fülle von Formeln zur Berechnung der Brechkraft von implantierten Intraokularlinsen vorgeschlagen [1 – 4, 7 – 9, 11, 12, 15, 19 – 23, 26, 27]. Mehrfach wurde untersucht, mit welcher Methode der Linsenberechnung die beste Vorhersage der postoperativen Refraktion möglich sei, wobei die verschiedenen Untersucher hier zu widersprüchlichen Ergebnissen gelangten. Häufig werden Vorzüge der Regressionsformel im Bereich mittlerer Bulbuslängen den Vorzügen der theoretisch-optischen Formeln bei kürzeren und längeren Augen gegenübergestellt. Ohne diese Unterscheidungen wollten wir an einem unselektierten Krankengut überprüfen, ob wir mit einer anderen Form der Linsenberechnung zu besseren Vorhersageergebnissen gelangt wären.

Interessant war es hierbei für uns festzustellen, daß keine der getesteten Formeln eine optimale Korrelation zwischen der idealen Emmetropielinse und der jeweiligen Implantatlinsenempfehlung hervorbrachte. Eine Berechnung – unabhängig davon, auf welchen theoretischen Überlegungen sie beruht – kann immer nur so genau sein wie die Meßdaten, die für die Rechnung herangezogen werden können. Die Brechkraftvorhersage beruht auf
– der gemessenen Länge des Bulbus
– der Bestimmung der Hornhautbrechkraft und
– einer Annahme über den Ort des optisch wirksamen Implantats.

Nach anfänglicher Euphorie über die Genauigkeit der Ultraschallbiometrie werden in jüngerer Zeit wieder die Fehlermöglichkeiten hervorgehoben, die das Ergebnis der Biometrie beeinflussen [5, 6, 10, 14, 15, 17, 24, 25]. Unter kritischer Würdigung dieser Befunde muß wohl doch von einer Unsicherheit bei der Bulbuslängenmessung von etwa 0,3 mm ausgegangen werden.

Es ist weiterhin bekannt, daß die Hornhautrückflächengeometrie für die klinische Routine in die Berechnung der Hornhautbrechkraft nur mit Hilfe eines fiktiven Brechungsindex eingeht, der bei Verwendung unterschiedlicher Keratometer zu um 0,7 dpt verschiedenen Annahmen über die Hornhautbrechkraft führt.

Schließlich kann der Ort des optisch wirksamen Implantats nicht für jedes Individuum exakt vorhergesagt werden, was zu einer weiteren Unsicherheit bei der Vorherbestimmung der postoperativen Refraktion führt.

Offenbar lassen diese Fehlerquellen eine mathematisch und physikalisch exakte Vorherbestimmung der Brechungsverhältnisse nicht zu, so daß es nach unseren Ergebnissen im klinischen Routinefall nicht zu wesentlichen Vorzügen eines bestimmten Linsenberechnungsmodus gegenüber anderen Formeln kam.

Dennoch haben wir bei den verschiedenen Formeln unseres Simulationslaufes unterschiedliche Tendenzen zur Hyperopisierung bzw. Myopisierung gefunden. Diese Tendenzen sind allerdings durch die Einführung konstanter Faktoren in die

Berechnung, etwa durch die Wahl einer anderen erwarteten postoperativen Vorderkammertiefe, durch die Wahl einer anderen A-Konstanten – oder auch durch die Addition eines konstanten Faktors zum errechneten Wert – ausgleichbar. Deswegen sollen diese Unterschiede nicht überbewertet werden. Andererseits halten wir es für erwähnenswert, daß allein mit der SRK-II-Formel ohne Verwendung weiterer Korrekturfaktoren die höchste mittlere Treffsicherheit in bezug auf die Zielrefraktion erreicht worden wäre. Diese Formel besitzt darüber hinaus den Vorzug, daß Berechnungen auch ohne technische Hilfsmittel angestellt werden können, weswegen ihr vielleicht von manchem Implanteur der Vorzug gegeben werden mag.

Eine zwingende Empfehlung für die Verwendung der einen oder anderen Formel für die Vorherbestimmung der Brechkraft von implantierten Linsen läßt sich aus unserer Untersuchung nicht herleiten.

Literatur

1. Binkhorst RD (1979) Intraocular lens power calculation. Int Ophthalmol Clin 19: 237–252
2. Colenbrander MC (1973) Calculation of the power of an iris clip lens for distant vision. Br J Ophthalmol 57: 735–740
3. Donzis PB, Kastl PR, Gordon RA (1985) An intraocular lens formula for short, normal and long eyes. CLAO J 11: 95–98
4. Fjodorov SM, Kolenkow AI (1967) Estimation of the optical power of the intraocular lens. Vestnik Oftalmol (Moscow) 4: 27–31
5. Giers U (1988) Intraokularlinsenberechnung: Grenzen und Fehlerquellen. Augenärztliche Fortbildung 11: 127–137
6. Giers U, Epple C, Schütte E (1988) Grenzen der IOL-Vorausberechnung: Zur Genauigkeit der A-Scan-Biometrie. In: Lang GK, Ruprecht KW, Jacobi KW, Schott K (Hrsg) 2. Kongreß der Deutschen Gesellschaft für Intraokularlinsen Transplantation. Enke, Stuttgart
7. van der Heide GL (1975) A nomogram for calculatoring the power of the prepupillary lens in the aphacic eye. Ultrasonography in ophthalmology. Bibl Ophthal 83: 273–279
8. Hoffer KJ (1981) Intraocular lens calculation: The problem of the short eye. Ophthalmic Surg 12: 269–272
9. Hoffer KJ (1982) Preoperative cataract evaluation: intraocular lens power calculation. Int Ophthalmol Clin 22: 37–75
10. Hoffer KJ (1984) Preoperative evaluation of the cataractous patient. Surv Ophthalmol 29: 55–69
11. Holladay JT, Prager TC, Ruiz RS, Lewis JW, Rosenthal H (1986) Improving the predictability of intraocular lens power calculations. Arch Ophthalmol 104: 539–541
12. Holladay JT, Prager TC, Chandler TI, Masgrove KH (1988) A three-part system for refining intraocular lens power calculations. J Cataract Refract Surg 14: 17–24
13. Jacobi KW, Strobel J (1986) Hornhautastigmatismus nach Katarakt-Operationen. Klin Monatsbl Augenheilkd 188: 209–215
14. Lepper RD, Trier HG, Reuter R (1980) Neuartige Ultraschallbiometrie. Klin Monatsbl Augenheilkd 177: 101–106
15. Maass C, Chrobok R (1986) Praxisgerechte Implant-Biometrie. Eine vergleichende Studie der zur Zeit auf dem Markt befindlichen Geräte. Fortschr Ophthalmol 83: 678–679
16. Nitsch J, Reiner J (1985) Herleitung und kritische Analyse der Formeln zur Berechnung der Brechkraft intraokularer Linsen. Klin Monatsbl Augenheilkd 186: 66–73
17. Pittke EC (1985) Fehlerbetrachtungen zu einem kommerziellen Rechenprogramm für intraokulare Linsen. Fortschr Ophthalmol 83: 269–271
18. Richards SC, Olson RJ, Richards WL, Brodstein RS, Hale PN (1985) Clinical evaluation of six intraocular lens calculation formulas. J Am Intraocul Implant Soc 11: 153–158

19. Sanders DR, Kraff MC (1980) Improvement of intraocular lens power calculation using empirical data. J Am Intraocul Implant Soc 6: 263–267
20. Sanders D, Retzlaff J, Kraff M, Kratz R, Gills J, Levine R, Colvard M, Weisel J, Loyd T (1981) Comparison of the accuracy of the Binkhorst, Colenbrander, and SRK implant power prediction formulas. J Am Intraocul Implant Soc 7: 337–340
21. Sanders DR, Retzlaff MD, Kraff MC (1988) Comparison of the SRK II™ formula and other second generation formulas. J Cataract Refract Surg 14: 136–141
22. Shammas HJ (1984) A comparison of immersion and contact techniques for axial length measurement. J Am Intraocul Implant Soc 10: 444–447
23. Shammas HJ (1982) The fudged formula for intraocular lens power calculations. J Am Intraocul Implant Soc 8: 350–352
24. Shammas HJ (1982) Axial length measurement and its relation to intraocular lens power calculations. J Am Intraocul Implant Soc 8: 346–349
25. Strobel J (1985) Die Berechnung der Brechkräfte von intraokularen Linsen. Fortschr Ophthalmol 82: 165–167
26. Thompson JT, Maumenee AE, Baker CC (1984) A new posterior chamber intraocular lens formula for axial myopes. Ophthalmology 91: 484–488
27. Trinkmann R, Gelb W, Sassenroth U (1986) Rechnergestützte Vorherbestimmung der Brechkraft intraokularer Linsen. Klin Monatsbl Augenheilkd 188: 316–318

Wie man die Genauigkeit der Kunstlinsenberechnung mit einer computergestützten Methode verbessern kann

TH. OLSEN[1]

Zusammenfassung. Durch eine Analyse der Grundlagen der Berechnung der Brechkraft intraokularer Linsen (IOL) konnte eine Verbesserung in drei Punkten dargestellt werden: 1. in der Berechnung der Brechkraft der Hornhaut, 2. in der Korrektion der Hauptebenen der verschiedenen IOL-Typen und 3. in der Prädiktion der individuellen Position der IOL nach der Operation. Mit Hilfe eines Computerprogramms, das auf einem IBM-PC läuft, wurde die Genauigkeit dieser verbesserten Methode gegenüber der der SRK-I- und -II-Formel in einer Reihe von 202 Implantationen mit Hinterkammerlinse geprüft. Die größere Genauigkeit, d. h. die kleinste Spanne und Variation des Fehlers und der höchste Korrelationskoeffizient zwischen der vorausgesagten und der observierten Refraktion, war mit der computergestützten, optischen Methode zu sehen ($p < 0.05$). Diese Ergebnisse sprechen dafür, exakte optische Methoden in der Kataraktchirurgie anzuwenden. Die empirische Grundlage der Linsenberechnung scheint weitgehend eine Frage der Position der IOL nach der Operation zu sein.

Summary. *How to improve the accuracy of IOL calculation with a computerised method.* Through an analysis of the assumptions of the calculation of IOL power, an improvement over current methods is proposed 1) in the calculation of corneal power, 2) in the correction for principal planes according to the different types of IOL, and 3) in the prediction of the individual position of the IOL after the operation. With the assistance of a computer program written for the IBM PC, the accuracy of the improved method was evaluated in a series of 202 implantations with posterior chamber lenses and compared with that of the SRK I and II methods. The highest accuracy, that is, the smallest range and variation of errors and the highest correlation coefficient between the observed and the predicted refraction, was found with the computerised, optical method ($p < 0.5$). These results suggest the use of exact optical methods in IOL calculation. The empirical foundation of IOL calculation seems primarily related with the prediction of IOL position after surgery.

Einleitung

Es gibt viele Formeln zur Berechnung der Brechkraft der Kunstlinsen. Die ersten Formeln waren die theoretischen (optischen) Formeln, so genannt, weil sie in abgekürzter Form aus der physiologischen Optik hergeleitet wurden (Binkhorst, 1973; Colenbrander, 1973; Werner und Mitarb., 1976). Die klinischen Ergebnisse dieser Formeln waren aber nicht überzeugend, und das führte später zu der Entwicklung der empirischen Formeln (Gills, 1980; Axt, 1983), vor allem zu der Sanders-Retzlaff-Kraff-(SRK)-I- und -II-Formel (Sanders und Kraff, 1980; Retzlaff, 1980; Sanders und Mitarb., 1981; Sanders und Mitarb., 1988), die heute die populärsten Methoden zur Linsenberechnung sind.

---

[1] Augenabteilung, Vejle Sygehus, DK-7100 Vejle, Dänemark.

1. Analyse der Grundlage der Linsenberechnung

Wie kommt es eigentlich, daß die optischen Methoden keine suffiziente Beschreibung der Implantationsoptik darstellen? Wenn wir eine kritische Analyse der Voraussetzungen der bekannten optischen Formeln machen, finden wir folgende Schwachpunkte mit Bezug auf 1. die Berechnung der Brechkraft der Hornhaut, 2. die Korrektion der Hauptebenen der IOL und 3. die Vorausberechnung der Position der Kunstlinse nach der Operation.

1.1 Die Berechnung der Brechkraft der Hornhaut

In manchen Formeln geht die Berechnung so vor sich, daß die Hornhaut als eine brechende Fläche betrachtet wird, und zwar mit einem refraktiven Index, der hypothetisch angenommen ist. Die Hornhaut ist aber nicht nur eine Fläche, und die exakte Berechnung muß auch die Hinterfläche in der Berechnung berücksichtigen. Auf diese Weise erreicht man einen äquivalenten refraktiven Index von etwa 1,3315 (Olsen, 1986). Dieser Wert konnte durch klinische Messungen der Brechkraft der Kunstlinse *in situ* optisch bestätigt werden (Olsen, 1988).

Der refraktive Index von 1,3315 ist niedriger als normalerweise angenommen wird. Beispielsweise sind die meisten Keratometer mit dem Wert 1,3375 kalibriert. Wird dieser Wert in der Berechnung der IOL angewendet, wird der betreffende Wert für die Brechkraft der Hornhaut um mehr als eine Dioptrie falsch erhöht und die Linse wird etwa eine Dioptrie zu schwach berechnet.

1.2 Die Korrektion der Hauptebenen der IOL

Eine andere Voraussetzung der Linsenberechnung, die problematisch ist, ist die Korrektion der Hauptebenen der IOL (Nitsch und Reiner, 1981). Die meisten Formeln benutzen hier eine Standardkorrektion, die für eine planokonvexe Linse (convex anterior, das heißt: konvexo-plane) gilt. Heute gibt es aber eine große Variation der Konfiguration der Linsen: Es gibt bikonvexe, konvexo-konkave, plano-konvexe sowie konvexo-plane Linsen, die eine verschiedene Korrektion der Hauptebenen fordern. Wenn nicht korrigiert, wird die Linsenberechnung leicht mit einem Fehler von einer Dioptrie oder mehr behaftet. Die exakte Berechnung der IOL muß also die genaue Form der Optik berücksichtigen.

1.3 Die Position der IOL

Die dritte Voraussetzung, die vielleicht das Wichtigste ist, ist die Position der IOL nach der Implantation. Die meisten Formeln benutzen hier einen Mittelwert, aber die Anwendung einer Konstante ist problematisch, wenn die Position der Linse eine gewisse Variation zeigt (Huber, 1984; Lepper und Trier, 1984; Olsen, 1986 a; Næser und Mitarb., 1988).

In einem klinischen Material von 293 Implantationen mit Hinterkammerlinse haben wir gefunden, daß die postoperative Kammertiefe sowohl von der präoperativen Kammertiefe (Abb. 1) als von der Achsenlänge (Abb. 2) abhängt. Wenn wir diese zwei Parameter in einer Formel vereinigen (mittels einer multiplen Regressionsanalyse — etwas ähnlich der SRK-Formel), bekommen wir eine Methode

Wie man die Genauigkeit der Kunstlinsenberechnung verbessern kann

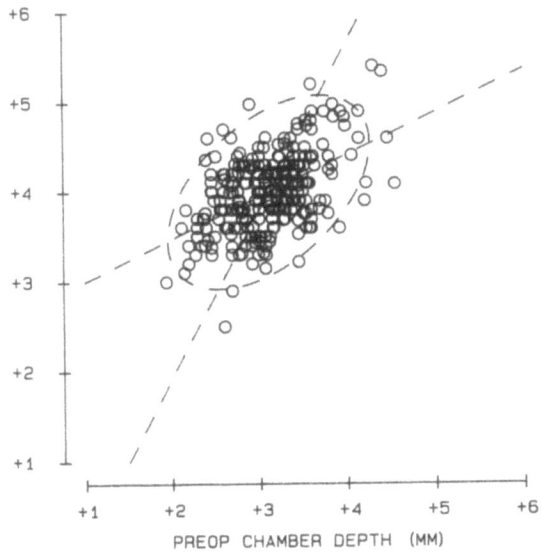

Abb. 1. Die Abhängigkeit der postoperativen Kammertiefe von der präoperativen Kammertiefe in 293 Implantationen mit Hinterkammerlinse. Die Linien bezeichnen die Regressionsgeraden und die Ellipsis die 95% Toleranzgrenzen der zweidimensionalen Normalverteilung. Korrelationskoeffizient r = 0,46

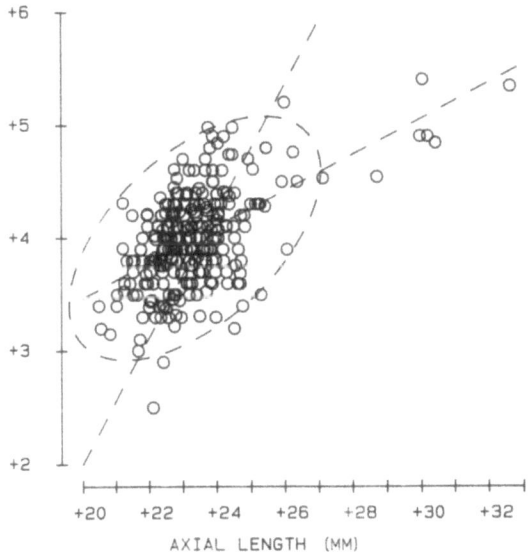

Abb. 2. Die Abhängigkeit der postoperativen Kammertiefe von der präoperativen Achsenlänge in 293 Hinterkammerlinsenimplantationen. Korrelationskoeffizient r = 0,51

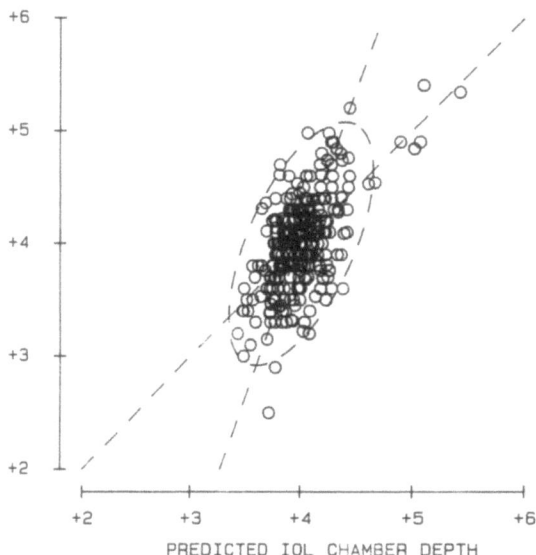

Abb. 3. Die Korrelation zwischen der observierten postoperativen Kammertiefe und der vorausgesagten Kammertiefe, wenn sich die Kammertiefe mittels einer multiplen Regressionsanalyse von der präoperativen Kammertiefe und der Achsenlänge berechnen läßt. Formel zur Prädiktion der postoperativen Kammertiefe y = 0,35 + 0,22*Cd + 0,12*Ax. Cd = die präoperative Kammertiefe und Ax = die Achsenlänge. Korrelationskoeffizient r = 0,63

zur Prädiktion der individuellen postoperativen Position der IOL (Abb. 3). Eine solche Formel läßt sich leicht in eine theoretisch-optische Linsenberechnung einbauen.

2. Computergestützte Linsenberechnung

Mit diesen Verbesserungen wird die optische Linsenberechnung etwas kompliziert. Mit dem heutigen leichten Zutritt zu elektronischen Rechnern gibt es aber kaum Gründe, eine komplizierte Formel nicht anzuwenden, wenn sie die exakteste Berechnung ist. Zu diesem Zweck haben wir ein Computerprogramm gemacht, das exakte Formeln innerhalb der Gaußischen Optik benutzt (Olsen, 1987). Das Programm läuft auf einem IBM-PC unter MS DOS und dient auch als Datenbank für alle klinischen Daten.

Frühere Ergebnisse haben gezeigt, daß diese computergestützte Methode gegenüber der SRK-Formel eine größere Genauigkeit für die Berechnung der Ametropie zeigt (Olsen, 1987a), während bei der Berechnung der aphaken Refraktion (Olsen, 1987b) und der Emmetropie bei Vorderkammerlinsen (Olsen und Mitarb., 1988) eine ähnliche Genauigkeit zu beobachten ist.

3. Klinische Ergebnisse

Die Genauigkeit dieser computergestützten Methode der Linsenberechnung gegenüber der der SRK-I- und -II-Formel wurde in einer Reihe von 202 konsekutiven Implantationen mit Hinterkammerlinse geprüft. Die vorausgesagte Refraktion wurde mit der observierten Refraktion (sphärische Äquivalenz) vier bis sechs Monate nach der Operation verglichen. Nur Fälle mit einem Visus von 0,5 oder besser wurden mitgenommen.

Die größere Genauigkeit war mit der optischen Methode zu sehen, d. h. mit dieser Methode gab es den höchsten Korrelationskoeffizienten zwischen der vorausgesagten und der observierten Refraktion (Tabelle 1) sowie die kleinste Spanne und Variation des Fehlers (Abb. 4).

Tabelle 1. Die Genauigkeit der computergestützten Methode und der SRK I und II Formel zur Praediktion der postoperativen Refraktion. Der Fehler bezeichnet die mittlere Abweichung des vorausberechneten Werts von dem observierten Wert (± Standardabweichung); n = 202

Methode	Fehler (D)	Spanne (D)	r
Computer	−0,22 (± 0,85)*	−2,14 − +2,14	+0,47*
SRK I	+0,19 (± 0,96)	−2,83 − +3,10	+0,27
SRK II	+0,36 (± 0,96)	−2,28 − +3,13	+0,29

* Die Variation und der Korrelationskoeffizient waren signifikant unterschiedlich von SRK I und II (p < 0,05)

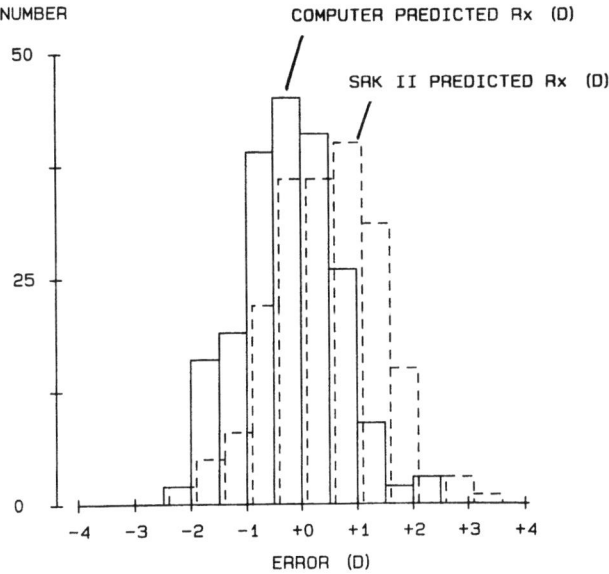

Abb. 4. Die Verteilung des Fehlers (Abweichung der observierten Refraktion von dem präoperativ vorausgesagten Wert) bei der computergestützten Methode und der SRK-Methode

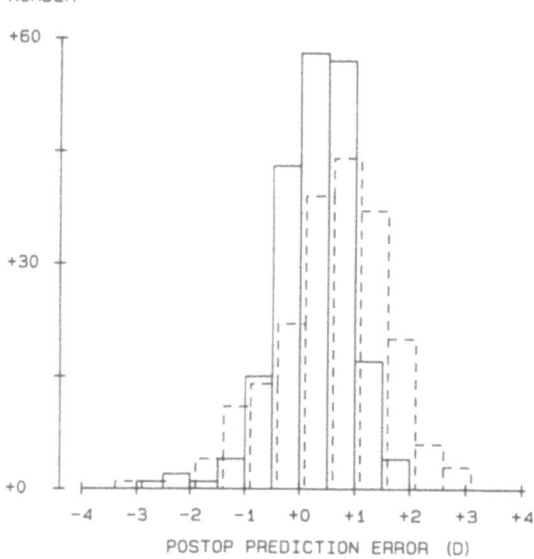

Abb. 5. Die Verteilung des Fehlers (Abweichung der observierten Refraktion von dem vorausgesagten Wert) bei der computergestützten und der SRK-Methode, wenn die postoperativen Messungen in den Formeln angewendet sind

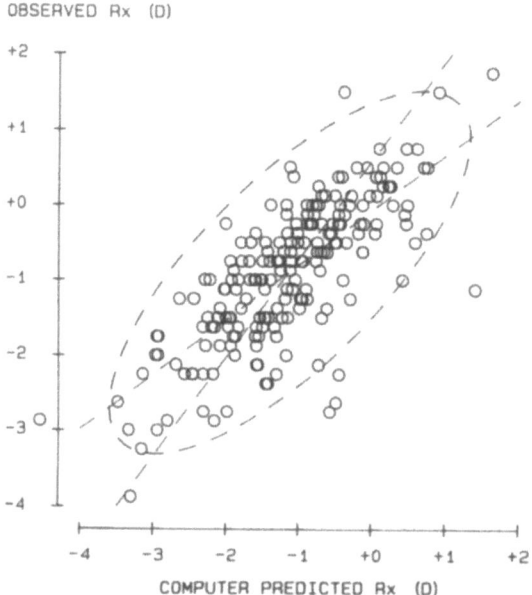

Abb. 6. Die Korrelation zwischen der observierten und der berechneten Refraktion bei der computergestützten Methode, wenn die postoperativen Messungen in den Berechnungen angewendet sind. Korrelationskoeffizient r = 0,75

Wie man die Genauigkeit der Kunstlinsenberechnung verbessern kann

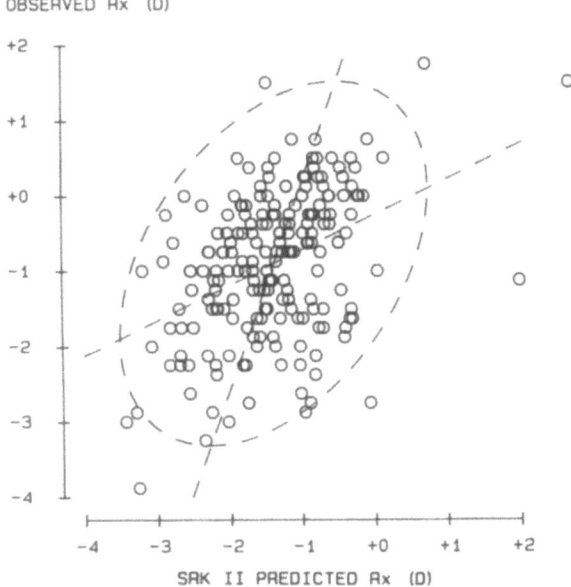

Abb. 7. Die Korrelation zwischen der observierten und der berechneten Refraktion bei der SRK-II-Formel, wenn die postoperativen Messungen in den Berechnungen angewendet sind. Korrelationskoeffizient r = 0,41

In diesem Material haben wir die Biometrie bei dem postoperativen Besuch repetiert. Wenn wir nämlich die *postoperativen* Befunde des Auges in die Formeln hineinsetzen, haben wir einen sehr kritischen Test des Prädiktionswerts der Formel *per se*. Die Standardabweichung des Fehlers betrug in dieser Situation bei der Computermethode nur 0,6 Dioptrien, hingegen bei der SRK-I- und -II-Formel 0,9 Dioptrien ($p < 0,001$) (Abb. 5). Der Korrelationskoeffizient zwischen der observierten und der kalkulierten Refraktion betrug 0,75 für die Computermethode (Abb. 6) und 0,41 für die SRK-I- und -II-Formel (Abb. 7) ($p < 0,001$).

Eine systematische Abweichung des Fehlers mit der Achsenlänge war mit der optischen Methode nicht zu beobachten ($p > 0,05$).

4. Diskussion

Ein Problem der meisten früheren Formeln war die geringere Genauigkeit in langen und kurzen Augen (Hoffer, 1981; Holladay und Mitarb., 1988). Der Bias mit der Achsenlänge führte später zu der Anwendung von „fudge factors" (Shammas, 1982) in den optischen Formeln und zu der Entwicklung von nonlinearen empirischen Regressionsformeln (Donzis und Mitarb., 1985 d; Thompson und Mitarb., 1984). Die Position der IOL und ihre Abhängigkeit von der Achsenlänge sind in diesem Zusammenhang sehr wichtig. Wird nämlich eine konstante Kammertiefe in einer optischen Formel angewendet, so wird die wahre Kammertiefe in kurzen Augen überschätzt und in langen Augen unterschätzt. Eine Folge ist, daß die Brechkraft der IOL in kurzen Augen überschätzt und in langen Augen unterschätzt wird. Wenn die Korrelation der Kammertiefe mit der Achsenlänge berücksichtigt wird, gibt es keinen Bias der Linsenberechnung.

Die hier erwähnten Verbesserungen haben den Zweck gehabt, „der Optik zu geben, was der Optik gehört" in der Linsenberechnung. Die empirische Grundlage der IOL-Berechnung scheint weitgehend eine Frage der Position der IOL nach der Operation zu sein. Mit einer individuellen Vorausberechnung der postoperativen Kammertiefe haben wir aber eine biasfreie Linsenberechnung, die der empirischen Methode überlegen sein soll.

Literatur

Axt J (1983) Power calculations for the Style-30 (Sheets design) and other intracular lenses. CLAO J 9: 102–106

Binkhorst CD (1973) Dioptrienzahl künstlicher Augenlinsen. Klin Monatsbl Augenheilkd 162: 354–361

Colenbrander MC (1973) Calculation of the power of an iris clip lens for distant vision. Br J Ophthalmol 57: 735–740

Donzis PB, Kastl PR, Gordon RA (1985) An intraocular lens formula for short, normal and long eyes. CLAO J 11: 95–98

Gills JP (1980) Minimizing postoperative refractive error. Contact and Intraocular Lens Med J 6: 56–59

Hoffer KJ (1981) Intraocular lens calculation: The problem of the short eye. Ophthalmic Surg 12: 269–272

Holladay JT, Musgrove KH, Prager TC, Lewis JW, Chandler TY, Ruiz RS (1988) A three-part system for refining intraocular lens power calculations. J Cataract Refract Surg 14: 17–24

Huber C (1984) Prediction des paramètres post-operatoires dans le calcul des lentilles intraoculaires. Bull et Mem SFO 95: 201–206

Lepper RD, Trier HG (1984) Refraction after intraocular lens implantation. Results with a computerized system for ultrasonic biometry and for implant lens power calculation. Docum Ophthal Proc Series 38: 243–248

Nitsch J, Reiner J (1985) Herleitung und kritische Analyse der Formeln zur Berechnung der Brechkraft intraokularer Linsen. Klin Monatsbl Augenheilkd 186: 66–73

Næser K, Boberg-Ans J, Bargum R (1988) Prediction of pseudophakic anterior chamber depth from pre-operative data. Acta Ophthalmol 66: 433–437

Olsen T (1986) On the calculation of power from curvature of the cornea. Br J Ophthalmol 70: 152–154

Olsen T (1986a) Prediction of intraocular lens position after cataract extraction. J Cataract Refract Surg 12: 376–379

Olsen T (1988) Measuring the power of an in situ intraocular lens with the keratometer. J Cataract Refract Surg 14: 64–67

Olsen T (1987) Theoretical approach to intraocuclar lens calculation using Gaussian optics. J Cataract Refract Surg 13: 141–145

Olsen T (1987) Theoretical, computer-assisted prediction versus SRK prediction of postoperative refraction after intraocular lens implantation. J Cataract Refract Surg 13: 146–150

Olsen T (1987) Theoretical vs empirical prediction of aphakic refraction. Arch Ophthalmol 105: 1042–1045

Olsen T, Uggerhøj C, Plesner H-J (1989) Computerised intraocular lens calculation. Clinical results and predictability. Br J Ophthalmol 73: 220–224.

Retzlaff J (1980) A new intraocular lens calculation formula. Am Intra-ocular Implant Soc J 6: 148–152

Sanders DR, Kraff MC (1980) Improvement of intraocular lens power calculation using empirical data. Am Intra-ocular Implant Soc J 6: 263–267

Sanders DR, Retzlaff J, Kraff M et al: Comparison of the accuracy of the Binkhorst, Colenbrander, and SRK implant power predictions. Am Intra-ocular Implant Soc J 7: 337–340

Sanders DR, Retzlaff J, Kraff MC (1988) Comparison of the SRK II (tm) formula and other second generation formulas. J Cataract Refract Surg 14: 136–141

Shammas HJF (1982) The fudged formula for intraocular lens power calculations. Am Intraocular Implant Soc J 8: 350–352

Thompson JT, Maumenee AE, Baker CC (1984) A new posterior chamber intraocular lens formula for axial myopes. Ophthalmology 91: 485–488

Werner H, Ostholt H, Gernet H (1976) Beitrag zur augenseitigen Optik. Graefes Arch Klin Exp Ophthalmol 199: 281–291

Pharmakologie der IOL-Implantation

Zur chirurgischen Therapie der bakteriellen Entzündung nach Intraokularlinsen-Implantation

H. Treumer[1]

Zusammenfassung. Eine bakteriell bedingte Entzündung nach Intraokularlinsen-Implantation wird häufig verkannt. Wir berichten über 14 Patienten, bei denen eine unterschiedliche chirurgische Therapie entsprechend dem Schweregrad der Entzündung zum Zeitpunkt der Diagnose vorgenommen wurde. Bei rascher Diagnostik des Prozesses („Gruppe 2", acht Patienten) konnte durch eine ausgiebige Vorderabschnittsrevision mit Spülung des Kapselsackes und Exzision von Anteilen der Vorderkapsel, falls notwendig in Kombination mit einer umschriebenen Vitrektomie, der Pseudophakos in situ belassen werden. Das funktionelle postoperative Ergebnis war günstig, die Sehschärfe lag bei fünf von acht Patienten zwischen 0,5 und 1,0. Rezidive der Entzündungsreaktionen wurden danach nur bei einem Patienten beobachtet (Beobachtungszeitraum maximal 3½ Jahre).

Bei sechs Patienten wurde die Diagnose zu spät gestellt („*Gruppe 1*"), eine Explantation des Pseudophakos mit ausgiebiger Vitrektomie war unumgänglich. Hier war das postoperative funktionelle Resultat ungünstig (Visus maximal 0,3), ein Auge mußte enukleiert werden. Nach unseren Erfahrungen kann ein abgestuftes chirurgisches Vorgehen unter Erhaltung der Intraokularlinse auch bei gesicherter bakterieller Kontamination des Kapselsacks durchaus empfohlen werden, sofern die Diagnose einer bakteriellen Genese frühzeitig gestellt und dann rechtzeitig chirurgisch interveniert wird. Eine Eröffnung der Hinterkapsel zur Erleichterung der Kammerwasserzirkulation im Rahmen einer Vitrektomie erweist sich als sinnvoll. Alle chirurgischen Maßnahmen kommen erst in Betracht, wenn eine rasche Besserung nach intensiver antibiotischer Therapie ausbleibt.

Summary. *Surgical therapy of bacterial inflammation after IOL-implantation.* Bacterial inflammation of the eye after IOL-implantation is often misunderstood. We report about 14 patients with different therapy management correlating to the severeness of the inflammation at the time of diagnosis. In the group with rapid diagnosis the IOL-implant could left in situ after extensive anterior segment revision with irrigation of the capsular bag, excision of the anterior capsule or if necessary circumscribed vitrectomy. No eye was lost and the final visual outcome was satisfactory. In patients with retarded diagnosis, explantation of the pseudophakos and extensive vitrectomy was essential. One eye was lost, the final visual outcome in the other five eyes was poor. All the surgical interventions are indicated if there is no rapid recovery after fortified antibiotic therapy.

Einleitung

Das Krankheitsbild der bakteriell bedingten lokalisierten Endophthalmitis nach Intraokularlinsen-Implantation wurde in den letzten Jahren zunehmend als eigenständige nosologische Entität erkannt (Driebe und Mitarb., 1986; Jaffe und Mitarb., 1986; Meisler und Mitarb., 1986; Piest und Mitarb., 1987; Roussel und Mitarb., 1987; Tetz und Mitarb., 1987). Die Entzündungsreaktion kann postope-

---

[1] Universitäts-Augenklinik, Hegewischstraße 2, D-2300 Kiel.

Tabelle 1. Bakterielle Postimplantations-Entzündung

Meist Ende der ersten Woche
Typische Frühzeichen
Keimnachweis bei 9 von 14 Patienten
Steroidsensibel; erforderlich; Umstellung auf Antibiotika

Die bakterielle Entzündung nach Intraokularlinsen-Implantation kann frühzeitig postoperativ auftreten oder sich auch erst nach Ablauf von Monaten oder sogar Jahren durch rezidivierende Entzündungen bemerkbar machen. Frühzeichen sind ein typischer weißlicher Kapselaspekt und eine heftige Fibrinexsudation in die Vorderkammer, ein Hypopyon kann auftreten. Nicht in allen Fällen läßt sich ein positiver Kernnachweis führen. Interessant ist die Feststellung, daß trotz einer bakteriellen Kontamination zunächst eine Begrenzung des Entzündungsprozesses nach intensiver Steroid-Therapie aufzutreten scheint, jedoch ohne langfristige Besserung. Das richtige therapeutische Konzept besteht in einer intensiven antiobiotischen Therapie, evt. in Kombination mit Steroiden.

rativ akut oder auch erst später schleichend auftreten; wir haben über unterschiedliche Verläufe berichtet (Treumer und Böke, 1989). Die Entzündung zeichnet sich durch ein charakteristisches Bild aus. Ursächlich verantwortlich für den Entzündungsprozeß ist eine durch die Implantation ausgelöste mikrobielle Kontamination des Kapselsacks; diese kann sowohl bei Sulkusfixation wie auch bei Kapselsackfixation der Haptik der Intraokularlinse auftreten. Es wird empfohlen, bei Vorliegen einer bakteriellen Infektion den Pseudophakos samt Kapselsack chirurgisch zu entfernen (Roussel, 1987). Diese Maßnahme bedeutet für den Patienten, auf andere optische Hilfsmittel, etwa eine Kontaktlinse, angewiesen zu sein oder sich einem meist schwierigeren Re-Implantationsvorgang zu einem späteren Zeitpunkt stellen zu müssen.

Im Folgenden möchten wir über unsere Erfahrungen berichten, mit einer abgestuften, am jeweiligen Befund orientierten chirurgischen Therapie bei rechtzeitiger Diagnostik des Entzündungsprozesses die Intraokularlinse in situ zu belassen.

Patientengut und Methodik

Unsere Erfahrungen stützen sich auf chirurgische Eingriffe an 14 Patienten mit postoperativer bakteriell bedingter Entzündungsreaktion nach Intraokularlinsen-Implantation. Das Alter der Patienten lag zwischen 23 und 87 Jahren, unterschiedliche Intraokularlinsen (modifizierte C-Schlinge, J-Schlinge) waren teils in den Kapselsack (zehn Patienten), teils sulkusfixiert (vier Patienten) implantiert worden. Die Zuweisung in die Klinik erfolgte in unterschiedlich weit fortgeschrittenen Stadien der Infektion. Nur bei einem Teil der Patienten konnte das Fortschreiten der Entzündungsreaktion unter stationären Bedingungen in den ersten postoperativen Tagen verfolgt werden. Bei zehn der 14 Patienten konnte eine bakterielle Kontamination mit unterschiedlichen Keimen im Bereich des Kapselsacks, der Vorderkammer, des Glaskörpers oder in Einzelfällen der Bindehaut nachgewiesen werden. Bei den Keimen handelte es sich um Staph. aureus, Staph.

Tabelle 2. Chirurgisches Vorgehen abhängig vom Zeitpunkt der Diagnose

n = 14 Patienten		
Gruppe 1 („spät"):	6× VAR + Vitrektomie	→ 6× IOL-Explantation
Gruppe 2 („früh"):	5× VAR 3× VAR + Vitrektomie	→ 1× IOL-Explantation

Von 14 Patienten, welche nach einer bakteriell bedingten Entzündungsreaktion nach Intraokularlinsen-Implantation chirurgisch behandelt wurden, wurde in 6 Fällen die Diagnose zu spät gestellt. Der Entzündungsprozeß war bereits zu weit fortgeschritten, bei allen Patienten mußte die Intraokularlinse explantiert werden, eine ausgiebige Vitrektomie war erforderlich. Bei 8 Patienten dagegen ließ sich nach frühzeitiger Diagnosestellung die Intraokularlinse durch Kombination von konservativer und chirurgischer Therapie (Vorderabschnitts-Revision, „VAR") in situ belassen, bei einem Patienten mußte zu einem späteren Zeitpunkt nach erneutem Rezidiv dann doch noch explantiert werden.

epidermidis, Strept. viridans, Proteus mirabilis und in einem Fall um einen nicht näher klassifizierbaren Anaerobier. In den übrigen Fällen gelang ein direkter Keimnachweis nicht, jedoch veranlaßte uns das jeweils typische klinische Bild sowie ein günstiges Ansprechen auf antibiotische lokale Therapie, die Augen als bakteriell kontaminiert einzuordnen.

Alle Patienten waren ausnahmslos postoperativ mit einer lokalen Steroidtropfen-Therapie behandelt worden sowie nach Auftreten der ersten Entzündungssymptome meist auch mit subkonjunktivalen Steroid-Injektionen. Wurde der Verdacht auf Vorliegen einer bakteriellen Infektion geäußert, erfolgte eine prompte Umstellung auf Tropfen- und subkonjunktivale Injektionstherapie mit Antibiotika [Cefmenoxin (Tacef®), Mezlocillin und Oxacillin (Optocillin®), Tobramycin (Gernebsin®, Tobramaxin®)]. In unterschiedlichem zeitlichen Abstand nach Einsetzen der Antibiotikatheraphie wurde zusätzlich kombiniert mit Steroiden behandelt.

War nach intensiver antibiotischer Therapie über einige Tage keine deutliche Befundbesserung feststellbar, wurde die Indikation zur operativen Intervention gestellt. Nach Punktion der Vorderkammer zum Keimnachweis wurde am Limbus chirurgisch eröffnet und mit dem Irrigations-Aspirations-Ansatz die Vorderkammer ausgiebig gespült. Synechierungen zwischen Intraokularlinse, Iris und Kapselsack wurden gelöst, der Kapselsack wenn möglich eröffnet und nach chirurgischer Exzision von Anteilen des vorderen Kapselblattes ebenfalls gespült. War die Infektion bereits auf vordere Anteile des Glaskörpers übergegangen, wurde zusätzlich eine Pars-plana-Vitrektomie im vorderen Glaskörperraum vorgenommen und die Hinterkapsel zentral perforiert, um eine bessere Zirkulation des Kammerwassers auch innerhalb des Kapselsacks zu gewährleisten. In weiter fortgeschrittenen Fällen erfolgte eine ausgedehntere Vitrektomie und bei schlechtem Einblick auf den Fundus eine Explantation der Intraokularlinse samt Kapselsack nach vorhergehender Anwendung von α-Chymotrypsin.

Ergebnisse

Je nach Schweregrad der Erkrankung und Zeitpunkt der Diagnosestellung konnten wir unsere Patienten zwei Gruppen zuordnen.

1. Intraokularlinse explantiert, relativ späte Diagnose (Gruppe 1)

Bei sechs Patienten war das Krankheitsbild zum Zeitpunkt der Zuweisung in die Klinik bereits so weit fortgeschritten, daß Gefahr für das Auge nur durch Explantation des Pseudophakos und ausgiebige Vitrektomie abgewendet werden konnte. Ein Auge mußte wegen chirurgisch nicht beherrschbarer Endophthalmitis enukleiert werden. Alle so behandelten Augen beruhigten sich postoperativ nach einer gewissen Zeit, die Entzündungssymptomatik klang langsam ab. Oft war die Netzhaut infiltrativ bereits in Mitleidenschaft gezogen, die Sehschärfe blieb schlecht (vgl. Tabelle 5).

Tabelle 3. Vorderabschnitts-Revision

Vorderkammer-I/A
Synechien-Lösung
Kapselsack-Spülung
Vorderkapsel-Exzision

Vorderabschnittsrevision als erste chirurgische Maßnahme bei Verdacht auf bakteriell bedingte Entzündungsreaktion und Nachweis einer fehlenden raschen Besserung auf Antibiotika-Therapie. Eine ausgiebige Irrigation und Aspiration in Kombination mit Lösung von Verklebungen zwischen Iris, Kapsel und Intraokularlinse sowie eine ausgiebige Spülung des Kapselsackes kann den Entzündungsprozeß bremsen. Eine Exzision von Anteilen der Vorderkapsel erleichtert den Zutritt des Kammerwassers zum Kapselsack.

Tabelle 4. Stadien der chirurgischen Therapie

---
1. VAR (Vorderabschnitts-Revision)
2. VAR + pp-Vitrektomie + Hinterkapseleröffnung
       retrolental   IOL belassen
3. VAR + pp-Vitrektomie + Hinterkapseleröffnung
       ausgedehnt   IOL belassen
4. VAR + pp-Vitrektomie + IOL-Explantation
                             mitsamt Kapsel

Je nach Ausmaß der Entzündungsreaktion bei Stellung der Diagnose „bakteriell bedingte Endophthalmitis" kommt die alleinig Vorderabschnitts-Revision oder deren Kombination mit retrolentaler oder ausgedehnterer Pars plana Vitrektomie als chirurgische Therapie in Betracht. Die Inzision der Hinterkapsel begünstigt die Kammerwasserspülung des Kapselsacks und damit den Zutritt der antibiotischen Aktivität zum Ort der Infektion. Nur bei primär weit fortgeschrittenem Entzündungsprozeß (Punkt 4) ist eine primäre Explantation der Intraokularlinse erforderlich, meist um eine ausgiebige Vitrektomie hinreichend kontrolliert durchführen zu können.

Tabelle 5. Postoperativer Visus

---
n = 14 Patienten

Gruppe 1 („spät"):   0,3 | 0,3 p | 0,2 | LP | LP | Enu.
Gruppe 2 („früh"):   1,0 | 0,8 | 0,6 | 0,6 | 0,5 | 0,3 | 0,3 | 0,2

Postoperativer Visus bei *frühzeitiger Diagnosestellung* (Gruppe 2) und *zu später Diagnosestellung* (Gruppe 1) nach bakteriell bedingter Entzündungsreaktion. Nach frühzeitiger Diagnose lag bei 5 Patienten die Sehschärfe zwischen 0,5 und 1,0, nach zu später Diagnose und zu weit fortgeschrittenem Entzündungsprozeß dagegen maximal bei 0,3, 2 Patienten wiesen nur intakte Lichtprojektion auf, bei einem Patienten war eine Enukleation erforderlich.

2. Intraokularlinsen in situ belassen, frühzeitige Diagnosestellung (Gruppe 2)

Bei acht Patienten wurde der Verdacht auf bakterielle Infektion frühzeitig gestellt, durch entsprechende therapeutische Maßnahmen und ein abgestuftes chirurgisches Vorgehen konnte der Entzündungsprozeß gebessert werden (Vorderabschnitts-Revision, „VAR", Tabelle 3). Bei fünf Patienten wurde eine Besserung erreicht durch eine ausgiebige Spülung der Vorderkammer sowie des Kapselsacks nach Lösung von Verklebungen zwischen Kapselsackanteilen, Iris und Intraokularlinse. Bei sechs Patienten wurde dieses Vorgehen mit einer Exzision von restlichen Anteilen der Vorderkapsel kombiniert, um dadurch eine ausgiebige Kammerwasserspülung des Kapselsacks zu gewährleisten. Postoperativ war zunächst eine heftige Fibrinreaktion die Regel, welche sich unter kombinierter Steroid- und Antibiotikatherapie zurückbildete. Eine chirurgische Eröffnung der Hinterkapsel erwies sich als sinnvoll, wenn der retrolentale Glaskörper infiltriert war. Bei drei Patienten bereinigte eine ausgedehntere Vitrektomie unter Belassung der Intraokularlinse die Situation. Bei einem Patienten mußte der Pseudophakos zu einem späteren Zeitpunkt dennoch entfernt werden. Außer bei diesem Patienten traten in keinem weiteren Fall Rezidive der Entzündungsreaktion während der Nachbeobachtungszeit über maximal 3½ Jahre auf.

Die funktionellen Resultate (Tabelle 5) unterschieden sich zwischen Gruppe 1 und Gruppe 2 wesentlich. Während bei *früher Diagnosestellung (Gruppe 2)* fünf Patienten nach operativer Revision einen Visus von 0,5 oder besser aufwiesen und nur drei Patienten einen Sehschärfe zwischen 0,3 und 0,2, war bei drei Patienten der *Gruppe 1 mit zu später Diagnosestellung* mit entsprechender Aphakie-Brillenkorrektion maximal ein Visus von 0,2 bis 0,3 zu erzielen, bei zwei Patienten war das Ergebnis defekte Lichtprojektion, ein Auge wrude enukleiert.

Diskussion

Das Krankheitsbild der bakteriell bedingten zunächst lokalisierten Endophthalmitis gewinnt zunehmend an Bedeutung, wird jedoch oft zu spät entdeckt (Apple und Mitarb., 1987; Jaffe, 1986; Piest, 1987; Treumer und Böke, 1989). Auch zeigen Berichte der Literatur, daß Entzündungsreaktionen nach Intraokularlinsen-Im-

Tabelle 6. Bakterielle Postimplantations-Entzündung

Klinisches Bild	Infektionsweg
Gelb-/Weiß-Reflex	Netzhaut
↑	↑
Abnehmender Rotreflex	Hinterer GK, meist unten
↑	↑
GK-Infiltration	Vorderer GK
↑	↑
Kapselbelag, „Verdickung"	*Kapselkontamination*
↓	↓
Fibrinpfropf, Hypopyon	Vorderkammer

Die Infektion nimmt ihren Ausgang von infizierten Anteilen der Kapsel, in welcher sich dorthin beim Implantationsvorgang verbrachte Keime zunächst gut entwickeln können. Klinisch wird dies deutlich durch eine weißliche Verdickung der Kapsel und einen Kapselbelag. Ein dichter Fibrinpfropf versucht meist die Kapsel zur Vorderkammer hin abzudichten. Ein Hypopyon kann auftreten. Penetrieren die Keime durch die Hinterkapsel in den vorderen Glaskörper, wird dies durch eine zunehmende Infiltration des Glaskörpers und einen zunächst im unteren Bereich abnehmenden Rotreflex klinisch sichtbar. Ein gelblicher Reflex deutet an, daß der Glaskörper dicht infiltriert ist, meist ist die Netzhaut dann bereits toxisch geschädigt.

plantation pathogenetisch häufig nicht richtig eingeordnet werden (Piest und Mitarb., 1987; Meisler und Mitarb., 1986; Treumer und Böke, 1989). Bleibt die adäquate Behandlung aus, welche eine rasche Umstellung auf Antibiotika erfordert, ist ein Fortschreiten der Infektion aus der kontaminierten Kapsel zunächst in den Bereich der Vorderkammer, dann in den vorderen und hinteren Glaskörper die Folge, zum Schluß wird die Netzhaut irreversibel toxisch geschädigt. Typische klinische Bilder lassen sich bei fortschreitender Infektion verfolgen (Tabelle 6). Nicht in allen Fällen läßt sich ein positiver Keimnachweis führen (Driebe, 1986; Treumer, 1989). Die bisherigen klinischen Erfahrungen haben deutlich gemacht, daß manchmal auch eine antibiotische Therapie allein offensichtlich durch Abtötung der Erreger den mikrobiell induzierten Entzündungsprozeß bessern kann, wenngleich letztendlich keine Sicherheit gegeben ist, daß die Entzündungsreaktion nicht später wieder aufflackert. Nach einer nur konservativen antibiotischen Therapie resultiert allerdings meist ein protahierter Heilungsverlauf und ein schlechterer Visus mit mehr oder minder ausgeprägter Trübung der Hinterkapsel und vorderer Anteile des Glaskörpers. Spätere Diszisionen der Hinterkapsel können den Entzündungsprozeß reaktivieren (Driebe, 1986; Tetz und Mitarb., 1986). Die Indikation zum chirurgischen Vorgehen sahen wir dann als gegeben, wenn eine intensive Antibiotikatherapie über einige Tage nicht den gewünschten Erfolg zeitigte. Unsere Ergebnisse zeigen, daß es dann durchaus gerechtfertigt ist, nach rascher Diagnose die Intraokularlinse in situ zu belassen und durch eine gründliche Vorderabschnitts-Revision das ursächlich verantwortliche Agens, im Kapselsack befindliche Keime, möglichst zu beseitigen. Eine partielle Exzision von Anteilen der Vorderkapsel hat sich dabei bewährt. Dadurch wird bei endokapsulärer Fixation der Intraokularlinse dem Kammerwasser der Zutritt zur infizierten Haptik erleichtert. Dieses Vorgehen kann, wenn eine Vitrektomie erforderlich wird, mit einer chirurgischen zentralen Perforation der Hinterkapsel kombiniert werden. Die Wahl des chirurgischen Vorgehens ist jeweils abhängig vom Stadium der Entzündungsreaktion zum Zeitpunkt der Diagnosestellung (Tabellen 4, 6).

Die sofortige Explantation der Intraokularlinse bei Verdacht auf bakterielle Kontamination, wie sie von Roussell 1987 empfohlen wurde, kann man nach unseren Erfahrungen dem Patienten oft ersparen, wenn nach rechtzeitiger Diagnose eine kombinierte konservative Antibiotikatherapie und chirurgische Revision erfolgt.

Wird eine Explantation des Pseudophakos dringlich, läßt sich bei endokapsulärer Fixation eine solche atraumatisch nach enzymatischer Zonulolyse mit α-Chymotrypsin durchführen. Die postoperativen funktionellen Ergebnisse verdeutlichen, wie wichtig eine frühe Diagnosestellung und rechtzeitige chirurgische Therapie für den Visus sein können. Günstige Ergebnisse unter Belassung der Intraokularlinse wurden nur erzielt nach rascher chirurgischer Intervention, bevor sich sekundäre Veränderungen der Hinterkapsel und der vorderen Glaskörperanteile einstellen konnten. Manchmal kann eine YAG-Laser-Therapie mit Durchtrennung einer den vorderen Kapselsack begrenzenden und abschließenden Fibrinmembran sinnvoll sein, um die Kammerwasserzirkulation zu verbessern (Treumer, 1990). Eine alleinige YAG-Laser-Diszision der Hinterkapsel dagegen möchten wir nicht empfehlen; sie könnte den Entzündungsprozeß reaktivieren (Driebe und Mitarb., 1986; Tetz und Mitarb., 1986) und den Keimen eine Invasion in den Glaskörper erleichtern und zu einer beschleunigten Ausweitung des Entzündungsprozesses beitragen.

Literatur

Böke W (1987) Intraokulare Entzündungsreaktionen nach Implantation einer retropupillaren Linse. Klin Monatsbl Augenheilkd 190: 393–402

Driebe WT, Mandelbaum S, Forster RK, Schwartz LK, Culbertson WW (1986) Pseudophakic endophthalmitis, diagnosis and management. Ophthalmology 93: 442–448

Jaffe GL, Whitcher JP, Biswell R, Irvine AR (1986) Propionibacterium acnes endophthalmitis seven months after extracapsular extraction and intraocular lens implantation. Ophthalmic Surg 17: 791–793

Meisler DM, Palestine AG, Vastine DW, Dermatini DR (1986) Chronic Propionibacterium endophthalmitis after extracapsular cataract extraction and intraocular lens implantation. Am J Ophthalmol 102: 733–739

Meltzer DW (1980) Sterile hypopyon following intraocular lens surgery. Arch Ophthalmol 98: 100–104

Piest KL, Kincaid MC, Tetz MR, Apple DJ, Roberts WA, Price WF (1987) Localized endophthalmitis: A newly described cause of the so-called toxis lens syndrome. J Cataract Refract Surg 13: 498–510

Roussel TJ, Culbertson WW, Jaffe NS (1987) Chronic postoperative endophthalmitis associated with "Propionibacterium acnes". Arch Ophthalmol 105: 1199–1201

Tetz MR, Apple DJ, Price FW Jr, Piest KL (1987) A newly described complication of Neodymium-YAG laser posterior capsulotomy: exacerbation of a subclinical intraocular infection. Arch Ophthalmol 105: 1324–1325

Treumer H, Böke W (1989) Zur mikrobiell induzierten Entzündungsreaktion nach Implantation endokapsulärer und sulkusfixierter Intraokularlinsen. In: Lang GK, Ruprecht KW, Jacobi KW, Schott K (Hrsg) 2. Kongreß der Deutschen Gesellschaft für Intraokularlinsen Implantation. Enke, Stuttgart, S 221–226

Treumer H (1990) Entzündungsreaktionen nach Intraokularlinsen-Implantation. Fortschr Opthalmol (im Druck)

Prostaglandinsynthesehemmer zur Vermeidung der intraoperativen induzierten Miosis

M. R. NOVAK [1]

Zusammenfassung. Es wurden 3 verschiedene Prostaglandinsynthesehemmer im Vergleich zu einem Plazebo in ihrem Einfluß auf den Pupillendurchmesser während Kataraktoperationen mit Intraokularlinsen-Implantation untersucht. Die drei Pharmaka bewirkten eine signifikant größere Pupille bei Operationsbeginn und eine Verminderung der induzierten Miosis während der Operation.

Summary. *Prostaglandin synthesis inhibitors to prevent surgically induced miosis.* Flurbiprofen, Indomethacin and Suprofen were compared to placebo in there influence on pupil size during cataract surgery. In each group 20 patients with no other ocular pathology than cataract were included. Treated eyes had a significant larger pupil prior to incision and prior to implantation. No statistically significant differences were found between Flurbiprofen and Indomethacin. The effect of suprofen was of less degree.

Einleitung

Die während nahezu jeder Kataraktoperation eintretende Pupillenverengung kann eine Kataraktoperation mit geplanter Intraokularlinsen-Implantation erheblich erschweren. Diesem Aspekt gilt insofern besondere Bedeutung, als der Trend zur 7-mm-Optik zunimmt und für deren Implantation eine ausreichend weite Pupille wünschenswert ist. Durch traumatische Einwirkungen am Auge kommt es zur Stimulation der lokalen Prostaglandinsynthese und -freisetzung. Bereits 1967 wurde von Waitzmann und King gezeigt, daß durch die topische Applikation von Prostaglandinen ins Auge eine Miosis verursacht und eine Entzündung hervorgerufen wird. Die Miosis kommt durch direkte Wirkung der Substanzen auf den m. sphinkter pupillae und unabhängig von cholinergen Rezeptoren zustande. Die Abb. 1 zeigt die einzelnen Schritte der Biosynthese und den Angriffspunkt von nichtsteroidalen Entzündungshemmern durch Blockade des Enzyms Zyklooxygenase. Aus dieser Kenntnis ergibt sich die Überlegung, durch präoperativ lokal applizierte nichtsteroidale Entzündungshemmer die intraoperativ induzierte Miosis zu vermindern. Hierfür stehen heute Flurbiprofen, Indometacin und Suprofen zur Verfügung. Suprofen befindet sich allerdings nicht im Handel. Die Wirksamkeit dieser Pharmaka sollte nun jeweils gegeneinander und gegenüber einem Plazebo geprüft werden. Als Parameter wurde der Pupillendurchmesser unmittelbar vor Bulbuseröffnung und vor Intraokularlinsen-Implantation gewählt.

---

[1] Universitäts-Augenklinik, Friedrichstraße 18, D-6300 Gießen.

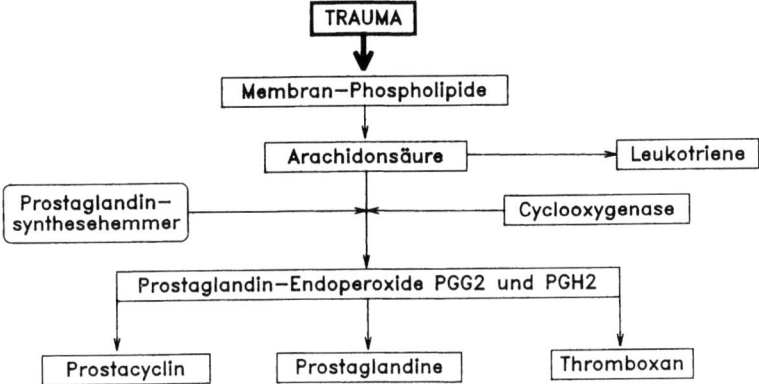

Abb. 1. Biosynthese der Prostaglandine und Wirkort der Prostaglandinsynthesehemmer

Methodik

Jeweils 20 Augen erhielten ein Pharmakon oder das Plazebo. Die Patienten wurden zufällig den verschiedenen Gruppen zugeteilt. Patienten mit einer zusätzlichen Pathologie außer der zu operierenden Katarakt sowie Patienten unter systematischer Therapie mit Kortikosteroiden oder nichtsteroidalen Entzündungshemmern waren von der Studie ausgeschlossen. Die Pharmaka wurden präoperativ viermal am zu operierenden Auge appliziert, entsprechend den Herstellerangaben entweder am Vortag oder zwei Stunden vor Operation beginnend. Davon unabhängig wurde die übliche Mydriasis mit Tropicamid 1% und Neosynephrine 10% nach einem vorher festgelegten Schema getropft. Intraoperativ wurde vor der Eröffnung des Bulbus der Pupillendurchmesser von 3 Uhr nach 9 Uhr mit einem Zirkel unter koaxialer Beleuchtung gemessen. Die Meßgenauigkeit des Zirkels betrug 0,5 mm. Die Kataraktoperationen wurden als geplante extrakapsuläre Extraktionen durchgeführt. Die Eröffnung der vorderen Kapsel erfolgte zum Untersuchungszeitpunkt mit der can-opener-Technik. Dies ist insofern wichtig, als andere Techniken, insbesondere die interkapsuläre Technik („Letterbox"-Technik), zu einem anderen Ergebnis führen könnten. Die Vergleichsmessung erfolgte unter identischen Bedingungen unmittelbar vor Implantation der Intraokularlinse. Bis zur Durchführung der zweiten Messung durfte keine Applikation von Adrenalin in die Vorderkammer erfolgen. An der Studie waren drei Operateure beteiligt; es war ihnen nicht bekannt, mit welchem Pharmakon der zu operierende Patient vorbehandelt war.

Ergebnisse

Die Alters- und Geschlechtsverteilung sowie die Augenfarbe in den verschiedenen Gruppen war statistisch nicht unterschiedlich. Die Zeitdauer zwischen den Messungen lag zwischen 7 und 15 Minuten. In den drei mit Pharmakon behandelten

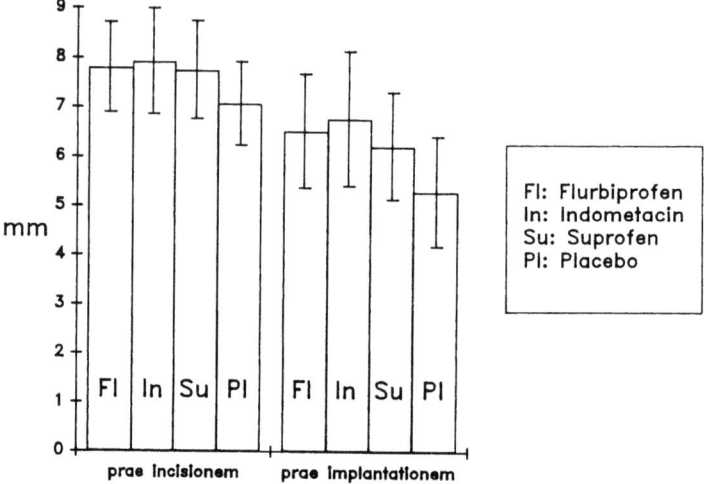

Abb. 2. Mittelwerte des Pupillendurchmessers und Standardabweichungen, prae incisionem und prae implantationem; der Unterschied zwischen den einzelnen Pharmaka und dem Plazebo ist bei beiden Messungen statistisch signifikant mit $p < 0,01$

Tabelle 1. Verringerung des Pupillendurchmessers intraoperativ

	Relativ	Absolut
Flurbiprofen	16,6%*	1,27 mm*
Indometacin	14,8%*	1,15 mm*
Suprofen	19,9%	1,52 mm
Placebo	25,1%	1,77 mm

* Statistisch signifikanter Unterschied zu Placebo $p < 0,01$

Gruppen war der mittlere Pupillendurchmesser sowohl zu Beginn der Operation wie auch vor Implantation der Intraokularlinse statistisch signifikant größer als in der Plazebo-Gruppe (Abb. 2). Die Unterschiede zwischen den drei Pharmaka waren weder für die erste Messung noch für die zweite Messung statistisch signifikant. Betrachtet man die prozentuale Verringerung des Pupillendurchmessers, so liegt der Mittelwert (vgl. Tabelle 1) für Flurbiprofen bei 16,6%, für Indometacin bei 14,8%, für Suprofen bei 19,9% und für Plazebo bei 25,1%. Statistisch signifikant unterscheiden sich dabei die Mittelwerte von Flurbiprofen und Indometacin gegenüber dem Plazebo, nicht jedoch diejenigen von Suprofen und Plazebo.

Diskussion

Die Wirksamkeit verschiedener nichtsteroidaler Entzündungshemmer konnte bestätigt werden. Die drei geprüften Pharmaka zeigten je nach statistischer Betrachtung keinen oder einen teilweise (Suprofen) signifikanten Unterschied und hatten

Tabelle 2. Vergleich der Ergebnisse verschiedener Autoren

Relative Verringerung des Pupillendurchmessers (intraoperativ)

Flurbiprofen	Indometacin	Suprofen	Placebo	Autoren
30%			46%	Keates, McGowan
	3,2%		9,9%	Keates, McGowan
	31%		40%	Keulen-DeVos
	24%		37%	Nielsen
		13%	19%	Stark
16,6%	14,8%	19,9%	25,1%	Nowak

gegenüber der Plazebo-Behandlung einen nachweisbaren therapeutischen Effekt. Der absoluten Verringerung des Pupillendurchmessers von der ersten zur zweiten Messung kommt unseres Erachtens eine nicht allzu große Bedeutung zu, da bei signifikant größerem Ausgangswert eine Verringerung um denselben Betrag dennoch eine Optimierung der Operationssituation bedeutet. Da in vielen anderen Studien die relative Verringerung des Pupillendurchmessers angegeben wird, ist in Tabelle 2 ein Vergleich mit den Ergebnissen anderer Autoren dargestellt. Auffällig sind dabei sehr unterschiedliche Ausgangswerte, die sicherlich mit der verwendeten OP-Technik zusammenhängen, jedoch ergibt sich in allen Studien ein deutlicher Unterschied zwischen Plazebo- und Pharmakon-Behandlung.

Ein weiterer Aspekt ist die subjektive Verträglichkeit für den Patienten. So klagten die mit Indometacin behandelten Patienten zu 75% über Brennen nach der Applikation. Die Patienten der anderen Gruppen äußerten keine Beschwerden. Die Erklärung hierfür liegt im pH-Wert der gebrauchsfertigen Lösung bzw. Suspension. So liegt Indometacin bei einem pH-Wert von 4,5 vor, die anderen Substanzen etwa bei einem pH-Wert von 6,5.

Zusammenfassend kann gesagt werden, daß heute mehrere nahezu gleichwertige Pharmaka zur Verminderung der intraoperativen Miosis zur Verfügung stehen. Eine vollständige Vermeidung der induzierten Miosis ist nicht möglich. Damit behält eine schonende Operationstechnik nach wie vor ihren hohen Stellenwert.

Literatur

Duffin RM, Camaras CB, Gardner S, Pettit TH (1982) Inhibitors of surgically induced miosis. Ophthalmol 86: 966–979
Keates RH, McGowan KA (1984) Clinical trial of flurbiprofen to maintain pupillary dilation during cataract surgery. Ann Ophthalmol 16: 919–921
Keulen-DeVos HCJ, VanRij G, Renardel De Lavette JCG, Jansen JTG (1993) Effect of indomethacin in preventing surgically induced miosis. Brit J Ophthalmol 67: 94–96
Sawa M, Masuda K (1976) Topical indomethacin in soft cataract aspiration. Jpn J Ophthalmol 20: 404–415
Stark WJ, Fagadau WR, Stewart RH, Crandall AS, deFaller JM, Reaves TA, Klein PE (1986) Reduction of pupillary constriction during cataract surgery using suprofen. Arch Ophthalmol 104: 364–366
Waitzman MB, King CD (1967) Prostaglandin influences on intraocular pressure and pupil size. Amer J Physiol 212: 329

Nachstarprävention durch endokapsuläre Daunomycinapplikation

CHR. HARTMANN [1], P. WIEDEMANN [1], K. GOTHE [1], M. WELLER [1] und K. HEIMANN [1]

Zusammenfassung. Die pharmakologische Inhibition der Nachstarbildung durch endokapsuläre Applikation von Antimitotika wie das Daunomycin ist ein theoretisch interessantes Konzept. Eigene In-vitro-Studien an kultivierten Schweineepithelzellen haben gezeigt, daß Daunomycin innerhalb von fünf Minuten in die Zellen penetriert, eine geringe akute Zytotoxizität besitzt und bei einer Konzentration von 2,5 – 7,5 mg/l eine signifikante Proliferationshemmung im Vergleich zur Kontrolle ausübt. In vitro hat Daunomycin praktisch keine toxische Wirkung auf das Endothel, wie wir an isolierten Hornhäuten nachweisen konnten. Diese Ergebnisse und die positiven Erfahrungen mit Daunomycin bei der Prophylaxe und Therapie der PVR haben uns veranlaßt, eine kontrollierte prospektive Studie zu beginnen. Mit Zustimmung der Ethikkommission haben wir nach gründlicher Aufklärung sechs Patienten (zwölf Augen) ausgewählt mit einem Durchschnittsalter von 77 (72 – 83) Jahren ohne okuläre oder allgemeine Begleiterkrankungen und einer beidseitig gleich weit fortgeschrittenen, morphologisch identischen Katarakt. Beide Augen wurden in gleicher Weise und vom selben Operateur operiert. Nach Briefkastenschlitzperforation der Vorderkapsel, Kernexpression und gründlicher Kapselpolitur wurde vor der endokapsulären IOL-Implantation am ersten Auge BSS als Kontrolle und am zweiten Auge 7,5 mg/l Daunomycin endokapsulär fünf Minuten lang appliziert. Der mittlere postoperative Beobachtungszeitraum beträgt derzeit zehn Monate für die Kontrollaugen und acht Monate für die mit Daunomycin behandelten Augen. Alle zwölf Augen entwickelten eine zarte Hinterkapselopaleszenz. In vier der sechs Fälle mit Daunomycingabe war diese Kapselfibrose jedoch geringer ausgeprägt als am Kontrollpartnerauge. Es fand sich ein klinisch signifikanter Unterschied der regeneratorischen Nachstarbildung mit Epithelproliferation, die bei allen sechs Augen ohne Daunomycingabe nachweisbar war und bei den sechs Augen mit Daunomycinapplikation fehlte. Obwohl eine größere Fallzahl und ein längerer Beobachtungszeitraum erforderlich sein werden, sind diese ersten Ergebnisse ermutigend im Hinblick auf die Daunomycinapplikation auch bei jüngeren Patienten mit hoher proliferativer Nachstarrate.

Summary. *Endocapsular application of Daunomycin for prevention of after-cataract.* In a controlled clinical study the influence of endocapsular applied Daunomycin on the development of an opacification of the posterior capsule and Elschnig regenerates was evaluated. An in vitro toxicitiy of Daunomycin on the corneal endothelium, which we tested with human corneas does not exist. Our positive results with Daunomycin the treatment of prophylaxis of PVR encouraged us to initiate this controlled prospective study. We operated 12 eyes of 6 patients (mean age 77 years). The patients did not suffer from any systemic and other eye diseases. The cataracts of both eyes were morpholotical identic. Cataract surgery was performed on both eyes by the same surgeon with the same surgical technique. The capsule was opend with the latter box technique and the nucleus expressed the capsule polished, and an conventional PMMA posterior chamber IOL was implanted. Before IOL implantation one eye got for control 5 minutes BSS into the capsular bag and the other eye got 5 mm endocapsular 7.5 mg/l Daunomycin. Then the Daunomycin (BSS) was aspirated. The mean postoperative follow-up was ten months for the control eyes and 6 months for the Daunomycin treated eyes. All the 12 eyes got an insignificant fibrosis of the posterior capsule, but in the 6 Daunomycin treated eyes fibrosis was minor than in the control eyes. The difference in the development of Elschnig regenerates in both group was clinically insignificant. The eyes with Daunomycin treatment had no regeneratory after-cataract and all

---

[1] Universitäts-Augenklinik, Joseph-Stelzmann-Straße 9, D-5000 Köln 41.

the non treated eyes developed some regenerates. More cases and a larger follow up-time are needed but the preliminary results are encouraging. Especially for young patients with an high risk for after-cataract this treatment may be advantageous.

Einleitung

Die häufigste Ursache für eine postoperative Visusminderung nach extrakapsulärer Kataraktextraktion mit und ohne IOL-Implantation ist die proliferative und/oder fibrotische Nachstarbildung. Die Nachstarrate wird mit 15 – 35% nach zwei Jahren und 50% nach drei Jahren beim Erwachsenen und mit nahezu 100% bei entsprechender Beobachtungszeit beim Kind angegeben [9, 18]. Die Nachstardurchtrennung, zumeist durch YAG-Laser-Kapsulotomie, ist mit dem Risiko einer phakogenen Uveitis bei Freisetzung von Linsenmaterial [1], der Aktivierung einer Endophthalmitis durch Keime im Kapselsack [2] und vor allem einer erhöhten postoperativen Amotiorate verbunden [12, 13, 19]. Ein weiterer Nachteil der Kapsulotomie ist die Barriereeröffnung, durch die es in höherem Maße zum zystoiden Makulaödem kommt [8, 19].

Histopathologisch ist es nicht die Kapsel selbst, die sich trübt, sondern es erfolgt zunächst eine Linsenepithelzellproliferation, ausgehend von den im Bereich des Äquators verbliebenen Zellen. Durch Mitose und Migration erreichen die Zellen das Kapselzentrum. Es kommt zur Zellmetaplasie mit Kollagen- und Basalmembransynthese und einer daraus resultierenden Fibrose. Durch Umwandlung in Myofibroblasten kommt es zur Kontraktion und Fältelung sowie Sternbildung der fibrosierten Hinterkapsel. Verschiedene Möglichkeiten werden diskutiert zur Verhinderung der Nachstarbildung. Man kann operativ z. B. unter Einsatz eines speziellen Ultraschallgerätes [11], aber auch durch entsprechendes Saug-Spülmanöver versuchen, möglichst viele Linsenepithelzellen abzusaugen. Dieses Verfahren ist zeitaufwendig und nicht in der Lage, den Kapseläquator, der durch die Iris verdeckt wird, zu säubern.

Nach den positiven Erfahrungen mit Daunomycin zur Verhinderung der PVR an der Kölner Universitäts-Augenklinik [14, 16, 17] im Bereich der Hinterabschnittschirurgie haben wir zunächst in vitro die Proliferationshemmung des Lin-

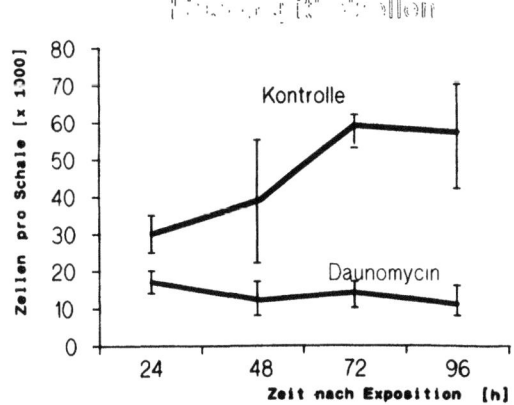

Abb. 1. Signifikante In-vitro-Proliferationshemmung des Linsenepithels nach zehnminütiger Einwirkung von Daunomycin (7,5 mg/l) im Vergleich zur unbehandelten Kontrolle mit Ringerlösung

senepithels durch Daunomycin im Vergleich zur Ringerlösung als Kontrolle untersucht [5, 15]. Wie unsere Ergebnisse zeigen, penetriert das Antimitoticum Daunomycin unter Zellkulturbedingungen in weniger als fünf Minuten in Schweinelinsenepithelzellen und besitzt eine geringe akute Zytotoxizität in vitro. Daunomycin besitzt in vitro die Fähigkeit zur signifikanten Proliferationshemmung im Vergleich zur Kontrolle bei Konzentrationen von 2,5 bis 7,5 mg/l (Abb. 1). Ein anderer therapeutischer Ansatz ist der Versuch, in vitro Linsenepithel zu schädigen durch EDTA bzw. Trypsinexposition [6]. Diese In-vitro-Ergebnisse zusammen mit der von der Hinterabschnittschirurgie her bekannten guten Verträglichkeit des Daunomycins bei PVR-Patienten waren Anlaß für uns, eine kontrollierte prospektive klinische Studie durchzuführen.

Ziel der klinischen Untersuchung war die Beurteilung der Effizienz der Nachstarinhibition durch intraoperative Applikation von Daunomycin bei extrakapsulärer Kataraktextraktion mit IOL-Implantation.

Material und Methoden

In Absprache mit der Ethikkommission der Universität Köln wurde entschieden, zunächst nur Patienten über 70 Jahre ohne internistische oder ophthalmologische Begleiterkrankungen zu operieren. In einem speziellen Aufklärungsbogen wurden die Patienten über den Versuch der pharmakologischen Nachstarinhibition durch Daunomycin sowie die möglichen Risiken und Nebenwirkungen ausführlich aufgeklärt. In einer Pilotstudie erhielten zunächst drei Patienten bei der Kataraktextraktion am zweiten Auge Daunomycin für ein, drei und fünf Minuten endokapsulär. Nach Ablauf einer dreimonatigen Beobachtungszeit dieser Patienten wurde eine prospektive Studie bei sechs Patienten (zwölf Augen) eingeleitet, die den obigen Auswahlkriterien entsprachen. Voraussetzung zur Aufnahme in die Studie waren eine beidseitig gleich weit entwickelte Katarakt gleicher Morphologie und ein vergleichbarer Ausgangsvisus. Zunächst erfolgte die Operation des ersten Auges ohne Daunomycin. Frühestens vier Wochen später und bei gutem funktionellen Ergebnis des ersten Auges wurde das zweite Auge mit Daunomycinapplikation operiert.

Prä- und postoperativ wurden die Patienten mindestens fünfmal kontrolliert, nämlich während des stationären Aufenthaltes, ein und zwei Wochen sowie ein und drei Monate nach Entlassung und am Ende des Beobachtungszeitraumes. Geprüft wurden jeweils Visus, Augendruck, Vorderabschnittsreizzustand, Fundus und Gesichtsfeld. Das Hornhautendothel wurde prä- und postoperativ spiegelmikroskopisch untersucht. In Einzelfällen erfolgte prä- und postoperativ eine ERG- und EOG-Kontrolle.

Operationstechnik

Die Operationen wurden alle von einem Operateur (C. H.) durchgeführt. Die endokapsuläre Implantation erfolgte bewußt über Briefkastenschlitztechnik, um während der Daunomycingabe die verbliebene Vorderkapsel als Schutz zu erhalten.

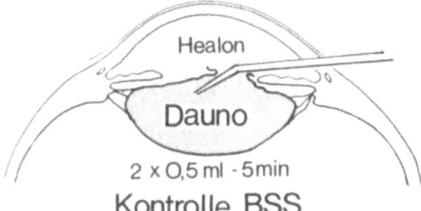

Abb. 2. Schematische Darstellung der Operationstechnik und Daunomycinapplikation

Nach Kernexpression und gründlicher instrumentaler Politur der Vorder- und Hinterkapsel sowie Auffüllen der Vorderkammer mit einer viskoelastischen Substanz (Healon) wurde fünf Minuten lang 2 × 0,5 ml Daunomycin in den Kapselsack appliziert (Abb. 2). Die Kontrollen erhielten dieselbe Menge BSS. Unter dem Operationsmikroskop war die Aufblähung des Kapselsackes durch das Daunomycin aufgrund der rötlichen Färbung dieser Lösung gut kontrollierbar. Eine Diffusion in den Vorderabschnitt erfolgt auf diese Weise praktisch nicht. Nach Abwarten von etwa fünf Minuten wurde zunächst das Daunomycin bzw. BSS aus dem Kapselsack, danach die viskoelastische Substanz aus dem Vorderabschnitt abgesaugt und gründlich herausgespült. Danach erfolgte die Implantation der IOL-Linse in den Kapselsack und weit peripher wurde ein großes Vorderkapselfenster ausgerissen, um möglichst wenig Vorderkapsel mit verbliebenem Linsenepithel zu belassen.

Als Linsentyp wurde bewußt eine „konventionelle" IOL von 6 mm Durchmesser mit vier Positionierlöchern und Prolene-Bügeln sowie plankonvexer Geometrie verwendet (Morcher, Typ 16), um keine Linse zu implantieren, die vom Design und Material her bereits eine Nachstarinhibition bewirkt. Die postoperative Kapseldokumentation erfolgte durch Photographie der Linsenkapsel im Auflicht und regredienten Licht. Der Kapselseitenvergleich erfolgte durch subjektive Bewertung durch zwei unabhängige Untersucher. Zusätzlich wurde der Einblick durch Photographie des hinteren Pols mit einer Funduskamera festgehalten. Die Nachstarbewertung erfolgt nach ihrer Intensität (+ bis 3+) sowie Form und Ausdehnung: Epithelregeneration (Froschlaich, Elschnig-Perlen, Wedlzellen) bzw. Fibrose (streifig, mosaikförmig, Falten und Sterne).

Ergebnisse

Das Durchschnittsalter der Patienten betrug 77 (72–83) Jahre zum Zeitpunkt der Operation des ersten Auges. Das Kollektiv umfaßt vier Frauen und zwei Männer. Der Beobachtungszeitraum beträgt beim erstoperierten Kontrollauge im Mittel zehn (drei bis fünfzehn) Monate, beim Auge mit Daunomycingabe acht (zwei bis zwölf) Monate.

Der postoperative Reizzustand wies bis auf einen der sechs Fälle, die Daunomycin bekommen hatten, keinen an der Spaltlampe faßbaren Unterschied auf. In diesem einen Fall war es zu einer protrahierten Entzündungsreaktion mit Fi-

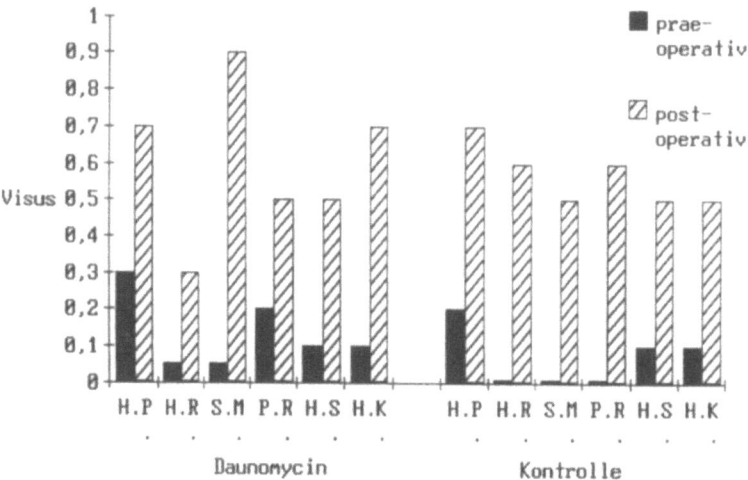

Abb. 3. Darstellung des prä- und postoperativen Visus bei Patienten mit bzw. ohne Daunomycinapplikation

brinausschwitzung ohne Hypopyonbildung am Auge mit Daunomycinapplikation gekommen, ohne daß diese Entzündungsreaktion auf die Substanz selber zurückgeführt werden konnte. Die postoperative Druckmessung über 48 Stunden zeigte keine Seitendifferenz. Es fanden sich weder ein Druckanstieg noch -abfall als Zeichen einer Ziliarkörper- oder Trabekelwerkveränderung. Die spiegelmikroskopische Untersuchung zeigte morphologisch und morphometrisch zwischen dem Kontrollauge und dem Auge, das Daunomycin erhalten hatte, keinen signifikanten Unterschied. Auch die Gesichtsfelduntersuchungen nach Linsenimplantation waren am Daunomycin- und am Kontrollauge unverändert. Die Verteilung des postoperativen Visus zeigt Abb. 3. Auch hier fand sich kein auf das Daunomycin zurückführbarer Effekt. Pat. H. R. erreichte aufgrund einer senilen Makulopathie postoperativ nur einen Visus von 0,3. Bei zwei der sechs beidseitig kataraktoperierten Patienten, bei denen eine elektrophysiologische Untersuchung vor und nach der Operation vorgenommen wurde, fand sich beim Vergleich des präoperativen zum postoperativen EOG kein wesentlicher, als pathologisch einzustufender Unterschied im „light rise". Der Vergleich war allerdings durch die Tatsache erschwert, daß allein die operative Bulbuseröffnung eine nicht nachzumessende „light rise"-Abweichung verursacht. In bezug auf das ERG zeigten sich vor bzw. nach Operation mit Daunomycin keine eindeutigen B-Wellenamplitudenreaktionen, -Reduktionen, -Latenzverlängerungen oder pathologische A-Wellenkonfigurationen im Vergleich zum Kontrollauge.

Nachstarbewertung

In allen Fällen kam es zu einer mehr oder minder ausgeprägten Fibrose mit und ohne Falten- und Sternbildung. Es fand sich jedoch in vier Fällen eine deutlich geringere Fibrosierung bei den Augen, die intraoperativ Daunomycin erhalten

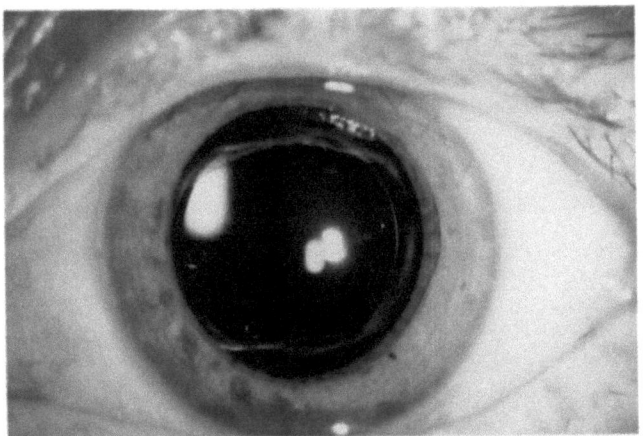

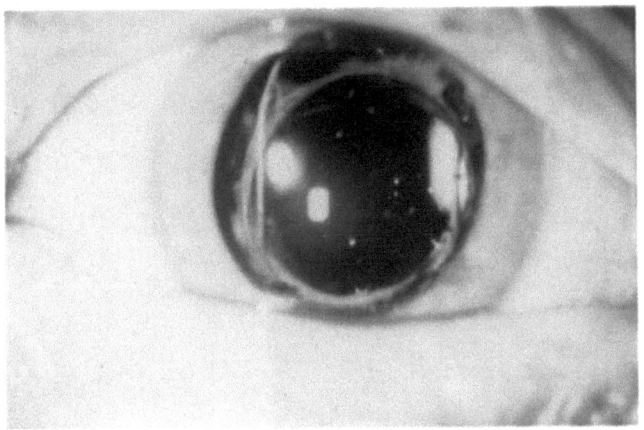

Abb. 4 a, b. Vorderabschnittsphotographie des mit Daunomycin operierten (**a**) bzw. des Kontrollauges (**b**) desselben Patienten (Daunomycinauge sechs, Kontrollauge mit BSS acht Monate nach Operation)

hatten. Bei zwei Augen fand sich kein Unterschied der Fibroseintensität zwischen dem Daunomycin- und dem Kontrollauge.

Eindeutig waren die Verhältnisse bei der Bewertung des epithelialen regeneratorischen Nachstars. Bei keinem der sechs mit Daunomycin behandelten Augen fand sich eine epitheliale Regeneration mit froschlaichartiger Neubildung, sowohl im Bereich des Kapseläquators als auch der Hinterkapsel sowie der zum Teil erhaltenen Vorderkapselreste. Dagegen wiesen alle sechs Augen, die kein Daunomycin hatten, zumindest in der Zone bei 12 Uhr, die instrumentell keine Politur der verbliebenen Vorderkapsellefze erlaubt, einen regeneratorischen Nachstar auf. Die Abb. 4 a, b sowie 5 a, b zeigen in der Gegenüberstellung jeweils das mit Daunomycin behandelte bzw. das Kontrollauge. Bei allen gezeigten Fällen betrug der Beobachtungszeitraum mindestens sechs Monate nach dem Eingriff.

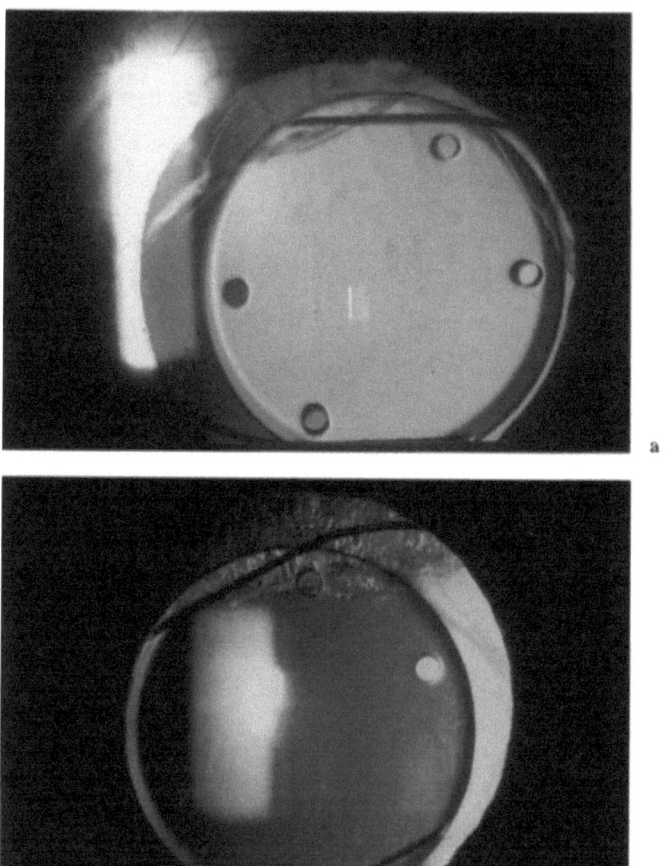

Abb. 5 a, b. Hinterkapselphotographie im retrograden Licht des mit Daunomycin operierten (**a**) bzw. des Kontrollauges (**b**) desselben Patienten (Daunomycinauge sieben, Kontrollauge mit BSS acht Monate nach Operation)

Diskussion

Die Irrigations- und Aspirationsmanöver allein sind ungeeignet, um verbliebene Linsenepithelzellen komplett zu entfernen. Die Linsenkapsel ist die Basalmembran und somit ein Produkt der Linsenepithelzellen selbst. Die am Äquator sich teilenden Linsenepithelzellen gelangen durch Migration und Streckung hinter die Linsenvorderkapsel und wandern durch Apposition und Umwandlung in Rindenfasern in das Linsenzentrum ab. Bei extrakapsulärer Kataraktextraktion werden nach Kernexpression oder Ultraschallzertrümmerung des Linsenkerns diese Rindenfasern abgesaugt. Der Versuch, die verbliebenen Linsenepithelzellen komplett mechanisch zu entfernen, ist sehr zeitaufwendig und wird immer unvollständig bleiben, vor allen Dingen im hinter der Iris gelegenen und nicht kontrollierbaren Kapseläquator sowie in der 12-Uhr-Position. Da die Teilung, Migration und

Metaplasie der verbliebenen Epithelzellen der Hauptgrund für die postoperative Linsenkapseltrübung ist [3, 4, 7], ist der Versuch der Linsenepithelzelldestruktion von besonderem Interesse. Der Einsatz eines Antimitotikums wie Daunomycin sollte bei entsprechender Einwirkdauer und Konzentration zu einer effizienten Proliferationshemmung der verbliebenen Epithelzellen führen. Unsere In-vitro-Untersuchungen haben diesen theoretischen Ansatz bestätigt (Abb. 1). Vergleichbare In-vitro-Ergebnisse wurden kürzlich über 5-Fluorouracil, Colchicin, Doxorubecin, Cytosin Arabinosid und auch Daunomycin mitgeteilt [10].

Klinische Untersuchungen zu diesen z. T. sehr toxischen Substanzen liegen naturgemäß nicht vor. Zum Daunomycin bestehen inzwischen an verschiedenen Zentren Erfahrungen im Einsatz gegen die PVR, und es hat sich gezeigt, daß auch bei linsenlosen Augen Daunomycin bei zehnminütiger peroperativer Applikation als Kurzinfusion mit anschließendem Ausspülen zu keinen klinisch faßbaren toxischen Veränderungen am Augenvorderabschnitt führt. So besteht z. B. klinisch kein Anhalt für eine direkte Endoteltoxizität des Daunomycins — weder akut noch langfristig — bis zu einem Maximalbeobachtungszeitraum von nunmehr fünf Jahren. Dieses Ergebnis wird auch durch die allerdings bislang nur kurzfristigen spiegelmikroskopischen Kontrollen bei unseren Patienten bestätigt. Die In-vitro-Toxizitätsprüfung des Daunomycins auf die empfindliche Nachbarstruktur Hornhautendothel zeigte erst nach 120 Minuten Kontaktzeit statistisch signifikante Schäden gegenüber den Kontrollen [5, 15]. Die In-vitro-Untersuchung des Daunomycineffektes an Zellkulturen von Schweinelinsenepithelien zeigte eine intrazelluläre Penetration der Substanz in weniger als fünf Minuten, eine geringe akute Zelltoxizität und eine effiziente, dosisabhängige Proliferationshemmung. Aufgrund dieser Ergebnisse haben wir unter Verwendung der in der Hinterabschnittschirurgie gebräuchlichen Konzentration von 7,5 mg/l das Daunomycin fünf Minuten lang endokapsulär appliziert unter sorgfältiger Tamponade der umliegenden Strukturen. Ein zusätzlicher Schutzmechanismus der briefkastenschlitzförmigen Kapseleröffnung erwies sich als unnötig. Eine Diffusion der rotgetönten Daunomycinlösung in die Umgebung des Kapselsackes kann auf diese Weise verhindert werden. Klinisch fand sich mit keiner der verwendeten Untersuchungsmethoden ein Hinweis auf eine direkte Zytotoxizität außerhalb des Kapselsackes.

In Übereinstimmung mit unseren In-vitro-Ergebnissen fand sich in keinem der mit Daunomycin behandelten Augen, auch bei gonioskopischer Kontrolle der kritischen Kapselsackzone bei 12 Uhr, ein regeneratorischer Nachstar. Alle Kontrollaugen hingegen wiesen zumindest retroiridal einige Proliferationsinseln auf. Somit scheint auch klinisch eine effiziente Proliferationshemmung möglich. Demgegenüber steht die Beobachtung, daß in allen Fällen, auch nach kurzer Beobachtungszeit, eine zumindest zarte Kapselfibrose mit typischer Stern- und Faltenbildung nachzuweisen war.

Allerdings war das Ausmaß dieser Kapseltrübung bei vier Augen, die Daunomycin erhalten hatten, spaltlampenmikroskopisch eindeutig geringer ausgeprägt als an den Kontrollaugen. Die Eintrübung der Kapsel wird vom Patienten in der Regel als weniger störend empfunden als der hinter der Intraokularlinse proliferierende regeneratorische Nachstar mit Elschnig-Perlen, die zu einer erheblichen optischen Beeinträchtigung führen. Somit erscheint der Einsatz von Daunomycin auch bei jüngeren Patienten, bei denen diese Veränderungen häufiger auftreten als bei älteren, in dieser Studie operierten Patienten, durchaus gerechtfertigt.

Literatur

1. Apple DJ, Mamalis N, Steinmetz RL, Loftfield K, Crandall AS, Olson RJ (1984) Phacoanaphylactic endophthalmitis associated with extracapsular cataract extraction and posterior chamber intraocular lens. Arch Ophthalmol 102: 1528–1532
2. Apple DJ, Tetz M, Hunold W (1988) Lokalisierte Endophthalmitis: Eine bisher nicht beschriebene Komplikation der extrakapsulären Kataraktextraktion. In: Jacobi KW, Schott K, Gloor B (Hrsg) 1. Kongreß der Deutschen Gesellschaft für Intraokularlinsen Implantation. Springer, Berlin, Heidelberg, New York, London, Tokyo
3. Cobo LM, Ohsawa E, Chandler D, Arguello R, George G (1984) Pathogenesis of capsular opacification after extracapsular cataract extraction. Ophthalmology 91: 857–863
4. Harding CV, Reddan JR, Unakar NJ, Bagchi M (1971) The control of cell division in the ocular lens. Int Rev Cytol 31: 215–300
5. Hartmann C, Wiedemann P, Weller M, Pharmakakis N, Heimann K (1989) In-vitro-Veränderungen des Linsenepithels und Hornhautendothels durch das Zytostatikum Daunomycin. 86. Tagung der Deutschen Ophthalmol Ges, Berlin, 18.–21. Sept. 1988. In: Fortschr Ophthalmol 86: 167–171
6. Hymphry RC, Davies EG, Jacob TJC, Thompson GM (1988) The human anterior lens capsule–an attempted chemical debridement of epithelial cells by ethylenediaminetetracetic acid (EDTA) and trypsin. Brit J Ophthalmol 72: 406–408
7. Jacob TJC, Humphry RC, Davies EG, Thompson GM (1987) Cytological factors relating to posterior capsule opacification following cataract surgery. Brit J Ophthalmol 71: 659–663
8. Kraff MC, Sanders DR, Jampol LM, Lieberman HL (1984) Effect of primary capsulotomy with extracapsular surgery on the incidence of pseudophakic cystoid macular edema. Am J Ophthalmol 98: 166–170
9. McDonnell PJ, Zarbin MA, Green WR (1983) Posterior capsule opacification in pseudophakic eyes. Ophthalmology 90: 1548–1553
10. McDonnell PJ, Krause W, Glaser BM (1988) In vitro inhibition of lens epithelial cell proliferation and migration. Ophthalmic Surgery 19: 25–30
11. Nishi O (1988) Entfernung der Linsenepithelzellen durch Ultraschall bei endocapsulärer Cataract-Chirurgie. Fortschr Ophthalmol 85: 489–491
12. Ober RR, Wilkinson ChP, Fiore JV, Maggian JM (1986) Rhegmatogenous retinal detachment after neodymium-YAG laser capsulotomy in phakic and pseudophakic eyes. Am J Ophthalmol 101: 81–89
13. Stark WJ, Worthen D, Holladay JT, Murray G (1985) Neodymium: YAG lasers. An FDA report. Ophthalmology 92: 209–212
14. Weller M, Heimann K, Wiedemann P (1987) Cytotoxic effects of Daunomycin on retinal pigment epithelium in vitro. Graefe's Arch Clin Exp Ophthalmol 225: 235–238
15. Weller M, Wiedemann P, Fischbach R, Hartmann Chr, Heimann K (1988) Evaluation of daunomycin toxicity on lens epithelium in vitro. Internat Ophthalmol 12: 127–130
16. Wiedemann P, Sorgente N, Bekhor C, Patterson R, Tran T, Ryan SJ (1985) Daunomycin in the treatment of experimental proliferative vitreoretinopathy. Invest Ophthalmol Vis Sci 26: 719–725
17. Wiedemann P, Lemmen K, Schmiedl R, Heimann K (1987) Intraocular Daunorubicin for the treatment and prophylaxis of traumatic proliferative vitreoretinopathy. Am J Ophthalmol 104: 10–14
18. Wilhelmus KR, Emery JM (1980) Posterior capsule opacification following phacoemulsification. Ophthalmic Surg 11: 264–267
19. Winslow RL, Taylor BB (1985) Retinal complications following YAG laser capsulotomy. Ophthalmology 92: 785–789

Intraokulare Linsenimplantation bei Patienten unter Antikoagulantientherapie

J. KAMMANN[1], G. DORNBACH[1] und R. PURSCHKE[1]

Zusammenfassung. Eine lebensnotwendige Antikoagulantientherapie zu unterbrechen, kann für den Patienten mit vitalen Risiken verbunden sein. Aus diesem Grunde führten wir bei 37 Patienten an 45 Augen eine Linsenimplantation unter Beibehaltung der Antikoagulantientherapie durch. Bei drei Patienten erfolgte eine sekundäre Linsenimplantation. Die Operation wurde in Allgemeinanästhesie mit Kornealschnitt und ohne Kontakt mit blutführendem Gewebe durchgeführt. Bei keinem Auge traten blutungsbedingte Komplikationen auf.

Summary. *Intraocular lens implantation with patients under anti-coagulant therapy.* To interupt a vital anti-coagulant therapy can be connected with fatal risks for the patient. As a result of this fact, we carried out lens implantations with 37 patients in 45 eyes keeping up the anti-coagulant therapy. A secondary lens implantation was carried out with 3 patients. The operation was executed under general anaesthesia with a corneal out and without contact with haemophorio tissue. No blood-induced complications arised.

Der Wunsch nach einer sehverbessernden und die Lebensqualität steigernden Kataraktoperation mit Linsenimplantation oder sekundären Linsenimplantation nach einer früher durchgeführten Kataraktextraktion ohne Linsenimplantation besteht in zunehmendem Maße auch bei Patienten mit gravierenden Allgemeinerkrankungen. Daher steigt im ophthalmologischen Krankengut auch die Zahl der Patienten, die einer dauerhaften Antikoagulantientherapie bedürfen. Die Unterbrechung der Therapie kann jedoch mit erheblichen Risiken, wie Embolien, tiefen Becken- oder Beinvenenthrombosen, Klappenthrombosen bei Patienten mit künstlichen Herzklappen etc., verbunden sein. Deswegen sollte nach unserer Ansicht auch im Zusammenhang mit einer Operation, trotz der möglichen intra- und postoperativen Schwierigkeiten, die zum Teil lebensnotwendige Behandlung beibehalten werden.

Es besteht jedoch unter den Operateuren keine einheitliche Meinung, ob die Antikoagulantientherapie vor der Kataraktoperation unterbrochen oder beibehalten werden sollte. McMahan [7] und Hall [1, 2] fanden bei Untersuchungen an Patienten unter gerinnungshemmender Medikation im Vergleich zum normalen Patientengut keine vermehrten Komplikationen. Maida [6], Kulvin [4], Jaffe [%], Schwartz [9] und Stone [10] empfehlen, die Antikoagulantien vorbeugend präoperativ abzusetzen.

---

[1] St.-Johannes-Hospital Dortmund, Augenklinik.
[2] St.-Johannes-Hospital Dortmund, Anästhesie-Abteilung, Johannesstraße 6–9, D-4600 Dortmund.

Patientengut und Methode

Zwischen Februar 1985 und Dezember 1988 führten wir bei 37 Patienten (27 männlich/10 weiblich) eine Linsenimplantation in Allgemeinanästhesie unter Beibehaltung der vollen gerinnungshemmenden Medikation durch. Operiert wurden 45 Augen (22 OD, 23 OS), davon 42 in ECCE-Technik (sieben Phakoemulsifikationen), in drei Fällen wurde eine sekundäre Linsenimplantation vorgenommen. Das Alter der Patienten lag zwischen 55 und 80 Jahren (Abb. 1). Der Wert der Thromboplastinzeit präoperativ ist in Abb. 2 dargestellt, dabei liegt der therapeutisch wirksame Bereich zwischen 15 und 25% der Norm.

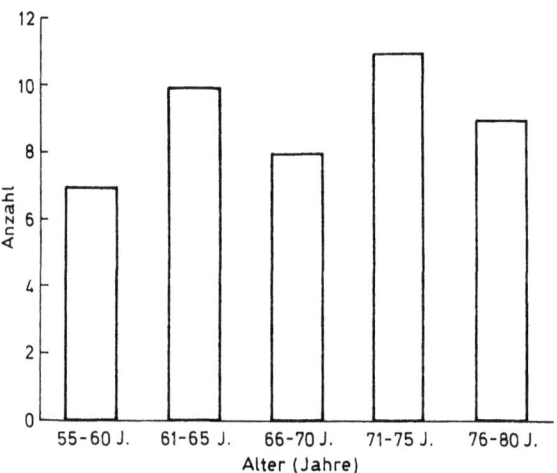

Abb. 1. Altersstruktur des Patientengutes (N = 45)

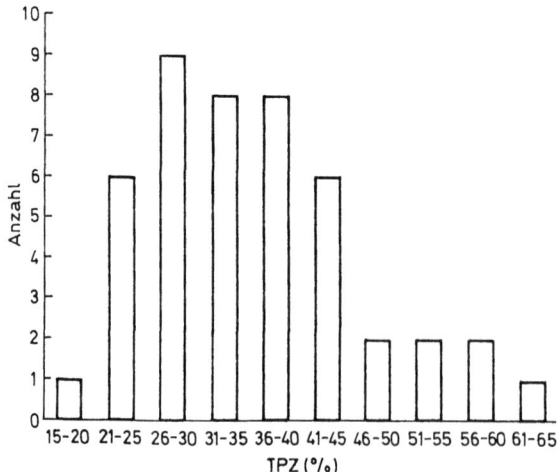

Abb. 2. Präoperative Werte der Thromboplastinzeit

Erstaunlicherweise war in einem Teil der Fälle die Gerinnung bei der Aufnahme unzureichend eingestellt. Bei den wenigen Werten über 50% hatten die Patienten zum Teil die Medikation kurzfristig selbst abgesetzt. Noch am Tage der Aufnahme wurde unsererseits mit einer optimalen Einstellung der Thromboplastinzeit auf Werte zwischen 15 und 25% begonnen, um das allgemeine Risiko so gering wie möglich zu halten.

Der Anlaß für eine Antikoagulantientherapie war in 19 Fällen ein vorangegangener Herzinfarkt, bei vier Patienten ein Zustand nach Lungenembolie, bei drei Patienten eine frühere Thromboseerkrankung. Zwei Patienten hatten ein Mitralvitium, ein Patient ein Aortenvitium. Bei sieben Patienten waren operative Eingriffe (Mitralklappen-Op., Y-Prothese, Karotis-Op.) der Anlaß für die Antikoagulantientherapie. An okulären Begleiterkrankungen hatten vier Patienten eine Makuladegeneration, jeweils drei Patienten eine diabetische Retionpathie oder ein Glaukom.

Zur Vermeidung der bekannten Komplikationsmöglichkeiten durch eine Retrobulbäranästhesie bei Patienten unter Antikoagulantientherapie führten wir die Operation in Allgemeinanästhesie durch. Es konnte so auch auf eine Zügelung des M. rectus superior oder inferior verzichtet werden. Die Eröffnung der Vorderkammer erfolgte rein korneal im 2-Stufen-Schnitt-Verfahren. Während der Inzision wurde der Bulbus mit einem Tupfer fixiert, um eine Verrollung und damit unbeabsichtigte Verletzung der Bindehaut zu vermeiden. Nach anschließender Instillation von viskoelastischer Substanz und Eröffnung der vorderen Linsenkapsel wurde der Kornealschnitt zwischen 10 Uhr und 2 Uhr vollendet und der Linsenkern exprimiert. Daraufhin wurden die Wunde provisorisch verschlossen, die Rindenanteile im Saug-Spülverfahren entfernt, die passageren Nähte durchtrennt und nach nochmaliger Gabe von viskoelastischer Substanz die Linse in den Kapselsack implantiert. Der Wundverschluß erfolgte durch Einzelknüpfnähte mit versenktem Knoten. Zwischenzeitlich Absaugen der viskoelastischen Substanz. Bei keinem Patienten wurde eine Iridektomie durchgeführt, noch subkonjunktival Antibiotika oder Kortikosteroide injiziert.

Ergebnisse

Von den 42 Kataraktoperationen mit Linsenimplantationen wurden sieben durch Phakoemulsifikation ausgeführt. Vier der Hinterkammerlinsen wurden in den Sulcus ciliaris plaziert, bei 38 Linsen erfolgte die Implantation in den Kapselsack. In den Fällen von Vorderkammerlinsenimplantation handelt es sich um zwei Linsen vom Typ Dubroff und eine Kelman-Multiflex-Linse, angewandt bei zwei sekundären Linsenimplantationen und einer Implantation aufgrund einer Kapselruptur. Insgesamt drei Patienten kamen zu einer sekundären Linsenimplantation, wobei – wie oben angeführt – zwei IOL in die vordere Augenkammer implantiert wurden und eine in den Sulcus ciliaris.

An operativen und postoperativen Komplikationen trat in einem Fall bei bekanntem Pseudoexfoliationssyndrom eine Ruptur der hinteren Kapsel mit Glaskörperverlust auf, so daß eine Vorderkammerlinsenimplantation erforderlich

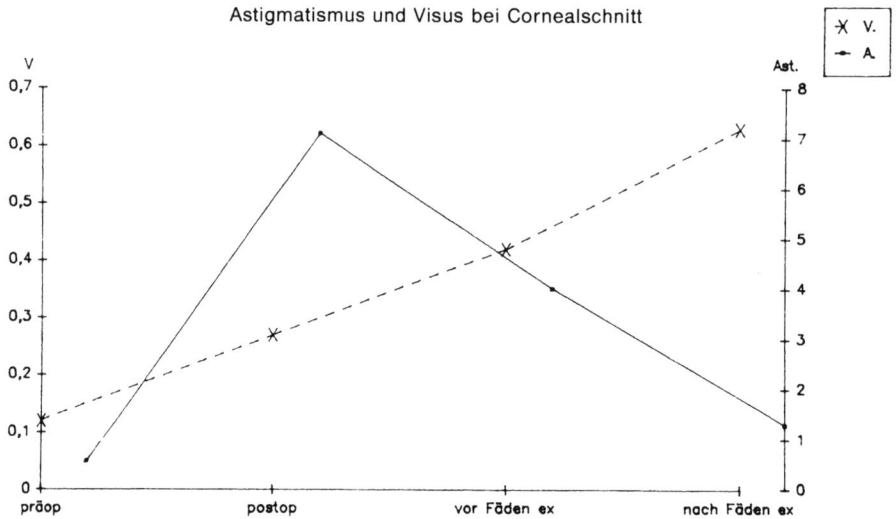

Abb. 3. Durchschnittliche Entwicklung der postoperativen Werte von Visus und Astigmatismus

wurde. In einem weiteren Fall kam es ebenfalls zu einem Defekt der hinteren Kapsel, jedoch ohne Glaskörperverlust, so daß eine sulkusfixierte Hinterkammerlinse implantiert werden konnte.

Blutungsbedingte Komplikationen, sei es unter der Bindehaut, in der Vorderkammer oder im Glaskörper, traten bei keinem der Fälle auf. Die Kornealfäden wurden nach sechs Monaten entfernt.

Drei Patienten verstarben im Nachbeobachtungszeitraum, der bei durchschnittlich 17,2 Monaten lag: ein Patient nach einem Monat, ein Patient nach zwölf Monaten und ein weiterer Patient nach 30 Monaten.

Die durchschnittliche Entwicklung des postoperativen Sehvermögens sowie des postoperativen Astigmatismus ist in Abb. 3 dargestellt. Endgültiger Visus bzw. Astigmatismus sind vergleichbar mit denen nach einer Kataraktoperation bei korneoskleraler Schnittführung.

Diskussion

Kumarinderivate beeinflussen die hepatogene Synthese der Gerinnungsfaktoren II, VII, IX und X durch kompetitive Hemmung des Vitamin K. Drei bis fünf Tage sind erforderlich, um den therapeutisch angestrebten Bereich zwischen 15 und 25% der Norm der Thromboplastinzeit zu erreichen. Der umgekehrte Effekt wird nach Absetzen der Medikation nach etwa vier bis fünf Tagen wieder erreicht, nach Einsatz von Vitamin K in kürzerer Zeit.

Stone [10] führte eine Umfrage bei 200 Mitgliedern der American Intraocular Society über ihr operatives Vorgehen bei Patienten unter Antikoagulantientherapie durch. Aus den 135 Antworten ging hervor, daß 75% der Operateure die gerinnungshemmende Therapie präoperativ unterbrechen. Der Grund liegt wahrscheinlich darin, daß neben den gefürchteten intraokularen Blutungen die Kataraktoperationen in den USA überwiegend in Lokalanästhesie durchgeführt werden und dann das Risiko für das Auftreten eines retrobulbären Hämatoms sehr groß ist. Auch Jaffe [3], Schwartz [9] und Kulvin [4] empfehlen, die Kumarintherapie einige Tage präoperativ abzusetzen und dies postoperativ für vier bis fünf Tage beizubehalten. Mellin und Waubke [8] sehen in einer gerinnungshemmenden Therapie keine Kontraindikation für Eingriffe an der Linse, lassen aber den Quickwert prä- und postoperativ kurzfristig auf 30% der Norm ansteigen.

Unser Bestreben war es, den Patienten zu einem besseren Sehvermögen zu verhelfen, gleichzeitig aber die Risiken für ihre Allgemeinerkrankung so niedrig wie möglich zu halten. Aus diesem Grunde hielten wir die Markumartherapie mit Werten zwischen 15 und 25% bei bzw. verbesserten sie sofort nach stationärer Aufnahme bei schlecht eingestellten Patienten. Auch McMahan [7] und Hall [1, 2] führten Kataraktoperationen mit Linsenimplantationen unter Beibehaltung der vollen Antikoagulantientherapie durch.

Bei dem von uns angewandten Verfahren wurde bis auf die drei Vorderkammerlinsenimplantationen und die vier Implantationen in den Sulcus ciliaris intra- und postoperativ jeglicher Kontakt mit blutführendem Gewebe vermieden. Aus diesem Grunde sahen wir keine blutungsbedingten Komplikationen. Die von Maida [6] und Hall [1, 2] beschriebenen Sanguinationen traten bei oder nach Implantationen von Iris-Clip-Linsen auf, wobei der Kontakt zum gefäßführenden Irisgewebe die Ursache sein dürfte. Im Gegensatz zu McMahan [7], Hall [1, 2] und Mellin [8] verzichteten wir auf eine Iridektomie, um ein weiteres Blutungsrisiko prä- und postoperativ auszuschließen. Auch bei den drei implantierten Vorderkammerlinsen konnten wir im Gegensatz zu Ling [5] keine Sanguinationen in der frühen oder späteren postoperativen Phase sehen. Intraoperativ stellten wir jedoch gonioskopisch sicher, daß die Linsenhaptik exakt im Kammerwinkel plaziert war.

Die von Hall [1] und Stone [10] angewandte Phakoemulsifikation hat den Vorteil des kleineren Schnittes. Wir sind nach sieben Fällen von dieser Operationstechnik abgekommen, da sich postoperativ passager eine stärkere Ödembildung der Hornhaut um den Schnittbereich zeigte.

Zusammenfassend sind wir aufgrund unserer Untersuchungen und des komplikationslosen intra- und postoperativen Verlaufes der Ansicht, daß bei dem von uns gewählten Vorgehen der Linsenimplantationen in Allgemeinanästhesie unter Vermeidung des Kontaktes zu blutführendem Gewebe das allgemeine und operative Risiko der Kataraktoperation mit Linsenimplantationen unter Kumarintherapie bei dem erfahrenen Operateur nicht größer ist als bei den sonstigen Kataraktoperationen. Die Nachteile bzw. die Gefahren, die durch Absetzen der Antikoagulantientherapie auftreten können, werden jedoch vermieden.

Literatur

1. Hall DL, Steen WH Jr, Drummond JW, Byrd WA (1988) Anticoagulants and cataract surgery. Ophthal Surg 19: 221–222
2. Hall DL (1979) IOLs and anticoagulation therapy [letter]. J Am Intraocul Implant Soc 5: 37
3. Jaffe NS (1983) Cataract surgery and its complications, 3rd ed. CV Mosby Co., St. Louis, p 413
4. Kulvin SM (1979) IOLs and anticoagulant therapy [letter]. J Am Intraocul Implant Soc 5: 37
5. Ling R (1988) Anticoagulants and cataract surgery [letter]. Ophthal Surg 19: 528
6. Maida JW (1979) IOLs and anticoagulation therapy [letter]. J Am Intraocul Implant Soc 5: 36
7. McMahan LB (1988) Anticoagulants and cataract surgery. J Cataract Refract Surg 14: 569–571
8. Mellin KB, Waubke TN (1979) Operationen am Auge unter Therapie mit Antikoagulantien. Klin Monatsbl Augenheilkd 174: 1–4
9. Schwartz SI (ed) (1983) Principles of Surgery, 4th ed. McGraw-Hill, Inc., New York, p 120
10. Stone LS, Kline OR Jr, Sklar C (1985) Intraocular lenses and anticoagulation and antiplatelet therapy. Am Intra-ocular Implant Soc J 11: 165

Prostaglandin-E_2-Konzentrationsbestimmungen im Kammerwasser und Glaskörper nach intra- und extrakapsulärer Kataraktextraktion – ein Beitrag zur Pathogenese des zystoiden Makulaödems

R. ROCHELS[1]

Zusammenfassung. Bei weißen Neuseelandkaninchen wurden nach intra- bzw. extrakapsulärer Kataraktextraktion Prostaglandin-E_2-Konzentrationsbestimmungen in Kammerwasser und Glaskörper nach ein, zwei, drei und fünf Wochen durchgeführt. Die initial hohe PGE_2-Konzentration im Kammerwasser nahm in beiden Gruppen im postoperativen Verlauf ab, während im Glaskörper eine Konzentrationszunahme festzustellen war. Die mathematische Analyse der Ergebnisse zeigt, daß es sich hierbei nicht ausschließlich um eine Diffusion von PGE_2 aus dem Kammerwasser in den Glaskörper handeln kann, vielmehr sind zusätzlich eine direkte Diffusion von PGE_2 aus dem Ziliarkörper in den Glaskörper und eine unabhängige PGE_2-Synthese in Netzhaut und Aderhaut zu postulieren, die zu entsprechend hohen PGE_2-Konzentrationen im Glaskörper führen und dadurch ein zystoides Makulaödem induzieren können. In der intrakapsulär extrahierten Gruppe waren die PGE_2-Konzentrationen in Kammerwasser und Glaskörper signifikant höher als in der extrakapsulär operierten. In beiden Gruppen konnte durch topische Applikation von Indomethacin eine signifikante Erniedrigung von PGE_2 in Kammerwasser und Glaskörper erzielt werden.

Summary. *Measurement of prostaglandin E_2 concentrations in the aqueous humor and vitreous body after intra- and extracapsular cataract extraction – a contribution to the pathogenesis of aphakic cystoid macular edema.* PGE_2 concentrations in the aqueous and vitreous of New Zealand white rabbits were measured 1, 2, 3 and 5 weeks after intra- and extracapsular cataract extraction. Initially, high PGE_2 concentrations were found in the aqueous of both groups which then decreased, whereas increasing concentrations of PGE_2 were measured in the vitreous in the later postoperative period. The mathematical analysis of these values clearly shows that the PGE_2 concentrations in the aqueous are far too low to provide by diffusion alone for the high PGE_2 concentrations determined in the vitreous. Thus, it is assumed that a direct diffusion pathway for PGE_2 from the ciliary body into the vitreous and an independent synthesis of PGE_2 in the retina and choroid exist in addition, that can incude aphakic aystoid macular edema. PGE_2 concentrations were much higher in the aqueous and vitreous of rabbits that had undergone intracapsular cataract extraction as compared to the extracapsular group. In both groups topically applied indomethacin reduced the PGE_2 concentrations in the aqueous and vitreous significantly.

Einleitung

Das zystoide Makulaödem ist eine seltene, aber für den Patienten folgenschwere Komplikation nach primär erfolgreicher Kataraktextraktion. Ätiologisch wurden unter anderem eine Glaskörpertraktion an der Makula, eine lokale Entzündung der foveolären Kapillaren und eine postoperative Hypotonie angeschuldigt. Worst vermutete schon 1975, daß Prostaglandine kausal mit der Entstehung des zystoiden Makulaödems verknüpft sein könnten. Aufgrund klinischer und experimenteller Untersuchungen wurde die Richtigkeit dieser Hypothese bestätigt (Yannuzzi und

---

[1] Universitäts-Augenklinik, Langenbeckstraße 1, D-6500 Mainz.

Wallyn, 1976; Miyake, 1977): Es konnte nachgewiesen werden, daß es durch ein noch so minimales operatives Trauma zur Prostaglandinsynthese in Iris und Ziliarkörper mit konsekutiver Liberation dieser Mediatoren in das Kammerwasser kommt (Miyake und Mitarb., 1978; Baikoff und Mitarb., 1981; Kremer und Mitarb., 1982). Es wurde postuliert, daß Prostaglandine durch den Glaskörper zur Netzhaut diffundieren und hier durch Zusammenbruch der Blut-Retina-Schranke das zystoide Makulaödem induzieren (Yannuzzi und Wallyn, 1976; Miyake, 1977). Diese Hypothese stützte sich indirekt auf klinische Untersuchungen, in denen gezeigt werden konnte, daß die Häufigkeit des zystoiden Makulaödems durch die lokale Applikation eines Prostaglandinsyntheseinhibitors signifikant gesenkt werden konnte (Miyake und Mitarb., 1978; Yannuzzi und Mitarb., 1981; Hollwich und Mitarb., 1983).

In der vorliegenden Untersuchung sollte experimentell geprüft werden, ob dieser Prostaglandindiffusionsmechanismus tatsächlich existiert und inwieweit eine Prostaglandinsyntheseinhibition hierauf Einfluß hat.

Material und Methodik

30 ausgewachsene weiße Neuseelandkaninchen wurden auf sechs Gruppen (je N = 5) verteilt: Bei Gruppe 1 wurde in Thiopental-Narkose eine intrakapsuläre Kataraktextraktion durchgeführt. Bei Gruppe 2 wurde zusätzlich am Tag vor der Operation und im weiteren postoperativen Verlauf dreimal täglich der Prostaglandinsyntheseinhibitor Indomethacin als 1% Augentropfen gegeben. Bei Gruppe 3 wurde eine extrakapsuläre Kataraktextraktion ohne, bei Gruppe 4 mit Indomethacintherapie vorgenommen. Die Gruppen 5 und 6 dienten als nichtoperierte Kontrollgruppen; wie bei den Gruppen 1 bis 4 wurde in der Gruppe 5 eine antibiotische Augensalbe und ein Mydriatikum appliziert, bei Gruppe 6 zusätzlich wie in den Gruppen 2 und 4 Indomethacin gegeben. Am 7., 14., 21. und 35. Tag nach Versuchsbeginn wurde bei allen Kaninchen in Narkose eine Vorderkammerpunktion durchgeführt und mit einer Mikropipette 50 µl Kammerwasser entnommen. Zusätzlich wurde unter indirekter ophthalmoskopischer Kontrolle eine Nadel temporal oben im Äquatorbereich transskleral in den Glaskörper eingeführt, um 100 µl Glaskörper zu aspirieren. In diesen Proben wurde eine PGE_2-Konzentrationsbestimmung mit einem hochsensitiven Radioimmunassay in Lösung durchgeführt. Zum Nachweis von PGE_2 sind Antikörper entsprechender Spezifität eine Grundvoraussetzung. Da die Herstellung und Charakterisierung geeigneter Antiseren Schwierigkeiten bereitet, wurden Hybridzellinien hergestellt, die monoklonale Antikörper mit selektiver Spezifität für PGE_2 sezernieren. Hierdurch konnte eine Kreuzreaktion mit anderen Prostaglandinen der E-Reihe verhindert werden. Die in Kammerwasser und Glaskörper zu den verschiedenen Zeitpunkten in den unterschiedlichen Gruppen ermittelten PGE_2-Konzentrationswerte wurden einer deskriptiven statistischen Analyse zugeführt. In den Gruppenvergleichstest wurden zweifache Varianzanalysen bzw. t-Tests für unverbundene Stichproben angewendet. Für verbundene Beobachtungen zweier oder mehrerer Zeitpunkte wurden entsprechende t-Tests herangezogen. Das Signifikanzniveau wurde mit $p < 0.05$ festgelegt.

Ergebnisse

In der Gruppe 1 wurden nach intrakapsulärer Kataraktextraktion im Kammerwasser in den ersten zwei Wochen hohe PGE_2-Konzentrationen gefunden, die im weiteren Verlauf deutlich abnahmen (Abb. 1). Im Glaskörper konnte ein spiegelbildliches Konzentrationsprofil nachgewiesen werden. In der Gruppe 2 (intrakapsuläre Kataraktextraktion und Indomethacintherapie) waren die PGE_2-Konzentrationen im Kammerwasser im Vergleich zu Gruppe 1 zu allen Beobachtungszeitpunkten signifikant geringer. Im Glaskörper kam es im postoperativen Verlauf trotz Inhibition zu einer geringen PGE_2-Konzentrationszunahme (Abb. 1); auch hier waren die Unterschiede zu Gruppe 1 signifikant. In den Gruppen 3 (extrakapsuläre Kataraktextraktion) und 4 (extrakapsuläre Kataraktextraktion und Indomethacintherapie) konnte ein im Vergleich zu den Gruppen 1 und 2 prinzipiell gleichartiges PGE_2-Konzentrationsprofil in Kammerwasser und Glaskörper festgestellt werden (Abb. 2). Es zeigte sich aber, daß die absoluten PGE_2-Konzentrationen in beiden Kompartimenten und Gruppen um ca. 50% niedriger waren als in den intrakapsulär operierten Gruppen 1 und 2. Der statistische Vergleich der Prostaglandinkonzentrationen in Kammerwasser und Glaskörper zeigte zwischen den Gruppen 1 und 3 sowie 2 und 4 signifikante Unterschiede. In der Kontrollgruppe 5 konnten in Kammerwasser und Glaskörper zu allen Beobachtungszeitpunkten basale PGE_2-Konzentrationen von maximal 3 ± 2 ng/ml nachgewiesen werden. Der Vergleich zu den Gruppen 1 und 3 ergab statistisch hochsignifikante

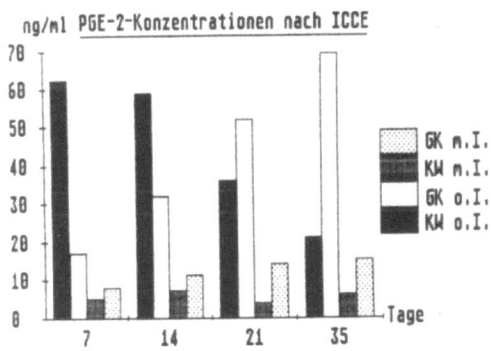

Abb. 1. PGE_2-Konzentrationen in Kammerwasser (KW) und Glaskörper (GK) nach intrakapsulärer Kataraktextraktion (ICCE) ohne (o. I.) und mit (m. I.) Indomethacinapplikation

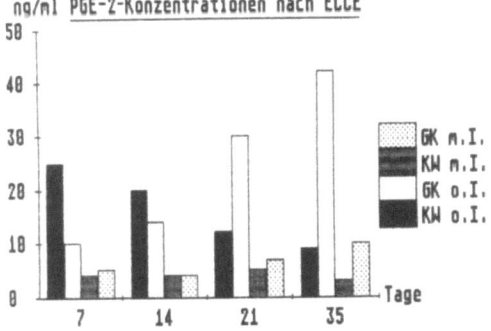

Abb. 2. PGE_2-Konzentrationen in Kammerwasser (KW) und Glaskörper (GK) nach extrakapsulärer Kataraktextraktion (ECCE) ohne (o. I.) und mit (m. I.) Indomethacinapplikation. Man beachte beim Vergleich mit Abb. 1 das kleinere Konzentrationsmaximum auf der Ordinate

Unterschiede (p < 0,005). In der mit Indomethacin therapierten Kontrollgruppe 6 konnte PGE_2 im Kammerwasser nicht nachgewiesen werden; im Glaskörper fanden sich Konzentrationen von maximal 4 ± 2 ng/ml.

Diskussion

Die Ergebnisse unserer Untersuchungen lassen sich wie folgt interpretieren: Durch das operative Trauma während der Kataraktextraktion kommt es zur PGE_2-Synthese und -freisetzung. Daß es sich tatsächlich um eine operationsbedingte Steigerung der PGE_2-Synthese handelt, beweisen die statistisch hochsignifikanten Unterschiede bei den PGE_2-Konzentrationen in Kammerwasser und Glaskörper der Gruppen 1 und 3 gegenüber der Kontrollgruppe 5. Konsekutiv läßt sich PGE_2 in hohen Konzentrationen im Kammerwasser nachweisen. Die im weiteren postoperativen Verlauf zu beobachtende Konzentrationsabnahme läßt sich dabei u. a. auf eine verminderte Synthese und/oder auf eine Diffusion in den Glaskörper zurückführen. Die hier festgestellte zeitabhängige Konzentrationszunahme kann prinzipiell drei verschiedene Ursachen haben: 1. eine Diffusion von PGE_2 aus dem Kammerwasser, 2. eine Diffusion von PGE_2 direkt aus dem Ziliarkörper in den Glaskörper und 3. eine unabhängige PGE_2-Synthese in Netzhaut und Aderhaut mit entsprechender Diffusion in das Corpus vitreum nach Zusammenbruch der Blut-Retina-Glaskörper-Schranke.

Die ausschließliche Diffusion von PGE_2 aus dem Kammerwasser in den Glaskörper ist nach mathematischer Analyse unmöglich: Bei einem durchschnittlichen Kammerwasservolumen des Kaninchens von 250 µl (Prince, 1964) reichen die hier gemessenen PGE_2-Konzentrationen nicht aus, um in einem Glaskörpervolumen von ca. 1470 µl (Prince, 1964) die von uns gefundenen Konzentrationsänderungen allein durch Diffusion hervorzurufen, da auf der Strecke von vorderer Glaskörpergrenzmembran bis zur Netzhaut mit einem zehnfachen Verdünnungseffekt gerechnet werden muß (Prince, 1964). Sehr viel wahrscheinlicher kommt es neben der Diffusion von PGE_2 aus dem Kammerwasser zu einem direkten Übertritt dieses Mediators vom Ziliarkörper über die Glaskörperbasis in das Corpus vitreum. Darüber hinaus ist eine eigenständige Synthese von PGE_2 in der Netzhaut und Aderhaut als wesentliche Voraussetzung für die im Glaskörper gefundenen hohen Konzentrationen anzunehmen. So fanden Green und Mitarb. (1988) in einem vergleichbaren Versuchsansatz nach Kataraktextraktion in der Netzhaut und Aderhaut auch deutlich höhere PGE_2-Konzentrationen als im Kammerwasser von Kaninchen.

Die von Yannuzzi und Wallyn (1976) sowie Miyake (1977) aufgestellte Hypothese zur Pathogenese des zystoiden Makulaödems muß also durch unsere Untersuchungen dahingehend relativiert bzw. erweitert werden, daß nicht ausschließlich aus dem Kammerwasser in den Glaskörper diffundierendes PGE_2, sondern zusätzlich direkt aus dem Ziliarkörper stammendes und in der Netzhaut und Aderhaut synthetisiertes (Green und Mitarb., 1988) PGE_2 am Zustandekommen des zystoiden Makulaödems beteiligt ist.

Die im Vergleich zur extrakapsulär operierten Gruppe deutlich höheren PGE_2-

Konzentrationen in Kammerwasser und Glaskörper nach intrakapsulärer Extraktion sind als Hinweis darauf zu sehen, daß diese eine größere Traumatisierung des Auges mit entsprechend stärkerer Synthese und Liberation von Entzündungsmediatoren wie PGE_2 bedeutet.

Die Tatsache, daß im Glaskörper der mit Indomethacin therapierten Gruppen 2, 4 und 6 im Vergleich zum Kammerwasser relativ hohe und ansteigende PGE_2-Konzentrationen gefunden wurden, läßt sich durch die von Green und Mitarb. (1983) durchgeführten Untersuchungen erklären, in denen gezeigt werden konnte, daß die nach topischer Applikation von Indomethacin auf die Bindehaut in der Netzhaut und Aderhaut nachweisbaren Inhibitorkonzentrationen zu gering sind, um hier die ortsständige Prostaglandinsynthese quantitativ zu hemmen.

Literatur

Baikoff G, Charbonnel B, Kremer M (1981) Dosage des prostaglandines dans l'humeur aqueuse humaine après implant intra-oculaire. Effet de l'indométhacine. J Fr ophtalmol 4: 593–595

Green K, Bowman K, Luxenberg MN, Friberg TR (1983) Penetration of topical indomethacin into phakic and aphakic rabbit eyes. Arch Ophthalmol 101: 284–288

Green K, Cheeks L, Luxenberg MN (1988) Topical indomethacin and prostaglandins in normal and aphakic rabbit eyes. Curr Eye Res 7: 1105–1111

Hollwich F, Jacobi K, Küchle H-J, Lerche W, Reim M, Straub W (1983) Zur Prophylaxe des zystoiden Makulaödems mit Indometacin-Augentropfen. Klin Monatsbl Augenheilkd 183: 477–478

Kremer M, Baikoff G, Charbonnel B (1982) The release of prostaglandins in human aqueous humor following intraocular surgery. Effect of indomethacin. Prostaglandins 23: 695–702

Miyake K (1977) Prevention of cystoid macular edema after lens extraction by topical indomethacin. (I) A preliminary report. Graefe's Arch Clin Exp Ophthalmol 203: 81–88

Miyake K, Sugiyama S, Norimatsu I, Ozawa T (1978) Prevention of cystoid macular edema after lens extraction by topical indomethacin. (III) Radioimmunoassay measurement of prostaglandins in the aqueous during and after lens extraction procedures. Graefe's Arch Clin Exp Ophthalmol 209: 83–88

Prince JH (1964) The rabbit in eye research. Thomas Publ., Springfield, pp 231, 248, 381

Worst JGF (1975) Biotoxizität des Kammerwassers. Eine vereinheitlichende pathologische Theorie, begründet auf hypothetische biotoxische Kammerwasserfaktoren. Klin Monatsbl Augenheilkd 167: 376–384

Yannuzzi LA, Wallyn RH (1976) Cystoid macular edema. A controlled treatment study utilizing indomethacin. In: Emery JM, Paton D (eds) Current concepts in cataract surgery. Mosby Co., St. Louis, pp 313–316

Yannuzzi LA, Landau AN, Turtz AI (1981) Incidence of aphakic cystoid macular edema with the use of topical indomethacin. Ophthalmology 88: 947–954

Refraktive Hornhautchirurgie: Techniken, Alternativen

Ergebnisse der intrakornealen Implantation von hypermetropischem Hydrogel bei Primaten und Menschen

Zusammenfassung. Durch eine minimale Änderung des Krümmungsradius der Hornhaut sind große Änderungen der Refraktionskraft des Auges zu erreichen. Hydrogel-Intrakorneallinsen (ICL) können solche Änderungen durch eine stärkere Wölbung der Kornea als Folge der lamellären Inzision hervorrufen. Wichtigste Kriterien bei der Berechnung der Refraktionsänderung durch die Hydrogel-Implantation sind die Dimension des Implantats, insbesondere die Dicke des optischen Zentrums und der Radius der Vorderkurve im Verhältnis zum Grundkurvenradius der ICL. Die Refraktionskorrekturen, die mit Hydrogel-ICL bei Affen erreicht wurden, variierten von +11.0% Überkorrektur bis −10.3% Unterkorrektur. Die Ergebnisse bei 2 Patienten sind vorerst sehr ermutigend, die Beobachtungszeit war noch zu kurz, um endgültige Schlüsse ziehen zu können.

Summary. *Results of intracorneal implantation of hypermetropic Hydogel in primates and humans.* A minimal change in the anterior curvature of the cornea will result in a magnificent change in the refractive power of the cornea. Intrastromal Hydrogellenses (ICL) are able to change the shape of the cornea. The most important factors for calculation of the refractive change is the dimension of the implant, especially the thickness of the optical zone and the ratio between the anterior curvature of the cornea to the basic curve of the Hydrogel implant. The refractive change by Hydrogel-Intracorneallaneses in primates varried between +11.0% overcorrection to −10.3% undercorrection. The results in two aphakic patients are promising, but the study needs a longer follow up.

Einführung

Die kräftigste Refraktionslinse im optischen System des Auges ist die Hornhaut. Das hängt mit dem großen Unterschied des Refraktionsindex zwischen Hornhaut ($n_D = 1,375$) und Luft ($n_D = 1,000$) zusammen. So ist es möglich, große Änderungen der Refraktionskraft des Auges durch eine Krümmungsänderung der Hornhautscheibe zu erreichen. Hydrogel-Intrakorneallinsen (ICL) können solche Änderungen durch eine stärkere Wölbung der Kornea als Folge der lamellären Inzision hervorrufen [1−4]. Nur ein kleiner Refraktionseffekt entsteht als Folge der optischen Eigenschaften der Hydrogel-Intrakorneallinsen in der Kornea, da der Unterschied des Refraktionsindex zwischen weichen Linsen ($n_D = \pm 1,385$) und dem Stroma nur sehr klein ist. Aus diesem Grunde sind die wichtigsten Momente bei der Berechnung der Refraktionsänderung durch die Hydrogel-Implantation die Dimensionen des Implantates, insbesondere die Dicke des Zentrums und der Radius der Vorderkurve im Verhältnis zum Grundkurvenradius der ICL.

---

[1] Erasmus Universität, Oogziekenhuis, Schiedamsevest 180, NL-3011 BH Rotterdam.
[2] Emory University, Atlanta, Georgia, U.S.A.
[3] Allergan Medical Optics, Irvine, California, U.S.A.

Bei dieser Untersuchung wurden hypermetropische Hydrogel-ICL aus Lidofilcon (Kopolymere aus N-Vinyl-2-Pyrrolidone und Methylmethacrylat) in nichtmenschliche Augen von Primaten und in zwei menschliche Augen implantiert.

Material und Methodik

Charakteristika der Intrakorneallinse

Für diese Untersuchung wurden elf Hydrogel-Linsen aus Lidofilcon, hergestellt von Allergan Medical Optics, benutzt. Die Durchmesser der ICL bei den nichtmenschlichen Primaten waren 4,7 bis 5,0 mm. Bei den Menschen war der Durchmesser 5,5 mm. Die ophthalmometrischen Werte der ICL werden nach den prognostizierten Korrekturen der Hornhautkrümmung ausgedrückt; sie werden bei den nichtmenschlichen Primaten in drei Gruppen eingeteilt, das heißt $5,5 \pm 0,4$, $11,9 \pm 0,7$ und $19,5 \pm 1,2$ dpt. Bei den Menschen war eine leichte Myopie das Ziel. Polymere aus Lidofilcon sind wegen ihrer dimensionalen Stabilität bei konstanter Temperatur und bei normalen physiologischen Fluktuationen von pH und Osmolarität bekannt [5].

Prognosealgorithmus

Die theoretischen Änderungen der Refraktion, der Keratometrie und der Korneadicke wurden mit Hilfe eines Computeralgorithmus berechnet [6].

Prä- und postoperative Untersuchungen

Die Tiere waren erwachsene männliche und weibliche Rhesusaffen (Macula Mulatta).

Die präoperative Keratometrie (fünf aufeinanderfolgende Messungen) und subjektive Retinoskopie wurden zweimal, jeweils mit einer Woche Zwischenzeit, wiederholt. Die Werte für die Distanz zum Schnittpunkt wurden justiert. Postoperative Untersuchungen wurden am 3., 7., 14. und 21. Tag nach der Operation und danach monatlich vorgenommen.

Patienten

1981 durchbohrte ein Fremdkörper Hornhaut und Linse des rechten Auges eines 44jährigen Mannes. Der Fremdkörper wurde durch das Pars plana hindurch wieder entfernt. Die Perforation der Kornea, die sich nicht im Bereich der Sehachse befand, heilte spontan. Eine extrakapsuläre Linsenextraktion wurde 1981 vorgenommen. 1982 wurde der Patient wegen Lösung der Netzhaut operiert. Er zeigte daraufhin eine Intoleranz gegen Kontaktlinsen. Die Sehschärfe mit $S + 10,25 = c - 1,25 \times 20°$ war 0,8. Im Februar 1988 wurde eine ICL mit einem Durchmesser von 5,5 mm implantiert.

Der zweite Patient war ein 42jähriger männlicher Aphakie-Patient, der an einem kongenitalen Katarakt operiert wurde. Er entwickelte eine Intoleranz gegen Kontaktlinsen. Die Sehschärfe mit S + 11,50 = c − 2,00 × 105° war 0,4. Im September 1988 wurde eine ICL mit einem Durchmesser von 5,5 mm implantiert.

Operationstechnik

Die Operationstechnik basierte auf Barraquers Technik der Keratophakie [7]. Alle Operationen wurden vom ersten Verfasser dieses Artikels durchgeführt. Um den Zugang zum Auge des Affen zu erleichtern, wurde an der Seite der Schläfe eine Kanthotomie vorgenommen. Bei den Affen wurde eine Perietomie durchgeführt, wobei die Sklera freigelegt wurde, um so die Fixierung des Mikrokeratom-Saugrings zu verbessern (Steinway Instrument Company, Inc., CA, U.S.A.). Das Mikrokeratom, mit einem 0,35-mm-Unterboden ausgestattet, wurde durch den Saugring geführt, es wurde eine Hornhautresektion vorgenommen, wobei man eine Hornhautscheibe mit einem Durchmesser von ungefähr 8,5 mm und einer Dicke von 0,30 mm erhielt. Danach wurde die Hornhautscheibe in ihre ursprüngliche Position zurückgesetzt. Vier einzelne 10-0-Nylonfäden wurden im Winkel von 90° durch die Scheibe und die umgebenden Kornea angebracht. Entweder der temporale oder der 12:00-Faden blieb für die Einpflanzung der ICL ungeknotet. Die ICL wurde zentriert über der Sehachse angebracht, und der Faden wurde geknotet. Weitere zwölf einzelne Fäden wurden in gleicher Distanz rund um die Scheibe angebracht, insgesamt sind das 16 Fäden. Der chirurgische Keratometer wurde eingesetzt zur Feststellung und Prüfung der Kugelförmigkeit der entstandenen Korneaoberfläche, und − falls notwendig − die Fäden wurden angepaßt, um die Kornea sphärisch zu machen.

Bei beiden Menschen war eine Kanthotomie nicht notwendig. Für diese beiden Patienten wurde die Mikrokeratomie nach Barraquer-Krumeich-Swinger angewandt.

Ergebnisse

Alle Operationen sind erfolgreich verlaufen. Die Ergebnisse konnten in regelmäßigen postoperativen Untersuchungen geprüft werden.

Postoperative Refraktionen

Die durchschnittliche postoperative Beobachtungszeit war 46 ± 10 Wochen bei den nichtmenschlichen Primaten; zwischen 36 und 72 Wochen (Minimum und Maximum). Bei den beiden menschlichen Patienten lag die Beobachtungszeit bei anderthalb Jahren bzw. sechs Monaten.

Der durchschnittliche Korrekturprozentsatz, der für die elf Affenaugen erreicht wurde, war 103 ± 12, mit einem Korrelationskoeffizienten von 0,95. In der Gruppe von 5,5 ± 0,4 dpt wurde eine Korrektur von 111% erreicht. In der Gruppe von

11,9 ± 0,7 dpt wurde eine Korrektur von 108,4% erreicht und in der Gruppe von 19,5 ± 1,2 dpt eine Korrektur von 89,7%. Die erreichte Korrektur verringerte sich bei zunehmender Dicke des ICL.

Die Refraktionsstabilität war gut, insbesondere für die beiden zuletzt erwähnten Gruppen. Die Gruppe, die das Implantat mit wenig dpt bekam, wies zunächst eine Überkorrektur auf, die sich jedoch nach acht Monaten auf 110%, das heißt eine Überkorrektur von 10%, stabilisierte.

Beim ersten Patienten war die Sehschärfe am zweiten Tag nach der Operation 1,0 mit S + 1,00 = c − 1,00 × 120°. Nach einem Jahr war die Sehschärfe 1,0 mit c − 1,50 × 25°. Die Kornea war klar und das Epithel vom ersten Tag nach der Operation an intakt.

Beim zweiten Patienten war die Sehschärfe am ersten Tag nach der Operation 0,25 mit S + 3,00 = c − 1,50 × 100°. Nach sechs Wochen war die Sehschärfe wieder auf dem gleichen Niveau wie vor der Operation, 0,4 mit und ohne Korrektur (S + 2,00 = c − 2,50 × 90°). Die Kornea war klar und das Epithel vom ersten Tag nach der Operation an intakt.

Diskussion

Die Refraktionsergebnisse bei den nichtmenschlich Primaten wiesen eine leichte Überkorrektur bei den 5,5- und 11,9-dpt-ICL und eine leichte Unterkorrektur bei den ICL mit 19,5 dpt (10,3%) auf. Die langfristige Stabilität ließ sich mit der aus früheren Untersuchungen von Beekhuis und Mitarb. [3] sowie von Werblin und Mitarb. [8] vergleichen, wo Stabilität schon nach zwölf bis 16 Wochen nach der Operation eintrat.

Verschiedene Faktoren dürften für die Unter- und Überkorrektur verantwortlich sein. Die Genauigkeit der Prognose hängt direkt mit der Angemessenheit des Prognosealgorithmus und der zugrunde liegenden Annahmen zusammen (2). Die Lage der Hornhautscheibe über der ICL ist bei jedem chirurgischen Eingriff einmalig aufgrund der unterschiedlichen Dicke des Zentrums der ICL, abhängig vom ophthalmometrischen Wert der ICL. Wenn die einzelnen Fäden fest angespannt werden, um eine gute Apposition zu garantieren, kann die anteriore Hornhautkrümmung eventuell die Kornea posterior abflachen und so den prognostizierten Wert ändern (3). Physische Ursachen können eventuell die Krümmung der Kornea einschränken; das hängt mit der präoperativen Krümmung der Kornea, wie von Barraquer [9] beschrieben, zusammen.

Die Refraktionskorrekturen, die mit Hydrogel-ICL bei Affen erreicht wurden, variierend von + 11,0% Überkorrektur bis − 10,3% Unterkorrektur, sind besser als die Ergebnisse, die in den neuesten Publikationen beschrieben werden.

Die Ergebnisse bei den beiden Patienten sind sehr ermutigend, aber die Beobachtungszeit war noch zu kurz, um endgültige Schlüsse ziehen zu können.

Die Schlußfolgerung, die aus dieser Untersuchung gezogen werden kann, ist, daß die in Primaten implantierten ICL sehr gut vertragen wurden − bis zu zwei Jahren − und in die menschliche Kornea implantierte bis zu sechs und achtzehn Monaten.

Literatur

1. Binder PS, Deg JK, Zavala EY et al (1981) Hydrogel keratophakia in non-human primates. Curr Eye Res 1: 535–542
2. Werblin TP, Pfeiffer RL, Fryczkowski AW (1984) Myopic hydrogel keratophakia: preliminary report. Cornea 3: 197–204
3. Beekhuis W, McCarey BE, Waring GO et al (1986) Hydrogel keratophakia: a microkeratome dissection in the monkey model. Br J Ophthalmol 70: 192–198
4. McCarey BE, McDonald MB, van Rij G et al (1989) Refractive results of hyperopic hydrogel intracorneal lenses in primate eyes. Arch Ophthalmol 107: 724–730
5. McCarey BE, Wilson LA (1982) pH, osmolarity and temperature effects on water content of hydrogel contact lenses. Contact Intraocul Lens Med J 8: 158–167
6. Watsky MA, McCarey BE, Beekhuis WH (1985) Predicting refractive alterations with hydrogel keratophakia. Invest Ophthalmol Vis Sci 26: 240–243
7. Barraque JI (1980) Keratomileusis for the correction of aphakia. In: Symposium on medical and surgical diseases of the cornea. Transactions of the New Orleans Academy of Ophthalmology. CV Mosby, St. Louis, pp 450–479
8. Werblin TP, Blaydes JE, Fryczkowski AW et al (1983) Stability of hydrogel intracorneal implants in non-human primates. CLAO J 9: 157–161
9. Barraquer JI (1981) Keratomileusis for myopia and aphakia. Ophthalmology 88: 701–708

Die Korrektur hoher Kurzsichtigkeit durch Implantation von Intraokularlinsen in phake Augen

P. U. Fechner[1] und J. G. F. Worst[2]

Zusammenfassung. Es wird eine intraokulare Linse beschrieben, die der Korrektur in Augen dient, welche ihre natürliche Linse enthalten. Träger für die konkave Optik ist die Worst-Irisklauen-Linse. Diese Linse wird vor der natürlichen Linse von vorn an der Regenbogenhaut an deren mittlerer Pheripherie fixiert. Die Kunstlinse hält soviel Abstand von der natürlichen Linse und vom Hornhautendothel, daß beide Strukturen nicht beschädigt werden.

Die Linse wird durch einen Schnitt von oben über eine Sheets-Schiene ins Auge geschoben, dann in die Horizontale gedreht und durch zwei horizontale Einschnitte hindurch an der Iris fixiert. Von November 1986 bis Februar 1988 wurden vom Vortragenden (P. U. F.) 77 Augen von 42 Patienten operiert. Schwerwiegende Komplikationen traten nicht auf. Die postoperative Refraktion läßt sich vor der Operation relativ genau bestimmen, nämlich auf etwa 10% des Ausgangswertes.

Summary. *Concave lens for the intraocular correction of myopia in phakic eyes.* The description of an intraocular lens is given for the correction of myopia in eyes which contain the natural lens. Carrier of the concave optic is a Worst iris claw lens. The lens is fixed to the iris from in front with the help of small claws. It keeps an adequate distance from both the natural lens and the corneal endothelium.

The lens is introduced through a corneoscleral incision from 12 o'clock, positioned over the pupil in the horizontal meridian and fixed to the iris through two small further incisions, one at 3 and one at 9 o'clock.

From November 1986 to Februar 1988 one author (P. U. F.) operated on 77 eyes of 42 patients. Serious complications did not occur. The postoperative refraction can be precalculated fairly accurately: in two thirds of the eyes the calculation was within 1 dioptre correct.

Irisklauen-Linsen

1979 entwickelte Worst die Irisklauen-Linse (Alpar und Fechner, Fechner). Diese Kunstlinse wird an der mittleren Peripherie der Regenbogenhaut mit zwei kleinen Klammern fixiert. Als Konvexlinse diente sie bisher der Korrektur der Aphakie. Insgesamt wurden etwa 25 000 konvexe Linsen implantiert (Singh, Singh et al.). In Europa wird diese Linse meist für die sekundäre Implantation verwendet.

Worst hat 1980 erstmals auch eine Irisklauen-Linse in ein phakes Auges eingesetzt. Diese Linse ist plan und opak und dient dazu, bei einem aufgrund eines Schädeltraumas ständig von Diplopie belästigten Patienten das operierte Auge vom Sehakt auszuschließen. Nachuntersuchungen nach vier und acht Jahren zeigten einen unveränderten Zustand, d. h. die Linse haftet perfekt an der Iris.

Auf der Basis solcher Erfahrungen haben die Verfasser eine Irisklauen-Linse

---

[1] Augenabteilung, Robert-Koch-Krankenhaus, D-3007 Gehrden 1.
[2] Refaja Hospital, Stadskanaal, Niederlande.

Implantation von Intraokularlinsen in phake Augen

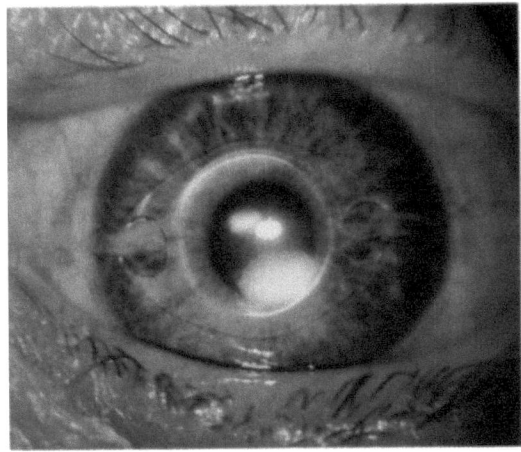

Abb. 1. Konkave Irisklauen-Linse in situ. Pupille nicht erweitert

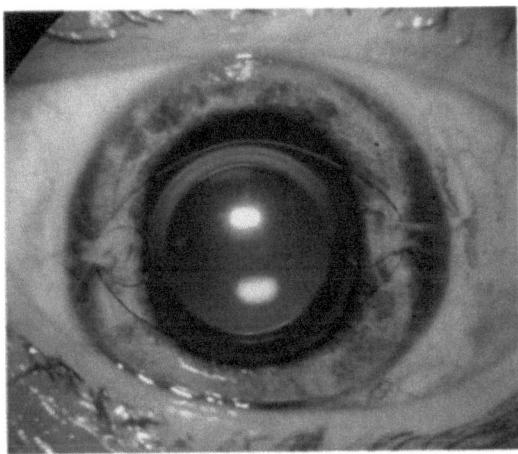

Abb. 2. Konkave Irisklauen-Linse. Gleiches Auge wie auf Abb. 1. Pupille erweitert. Guter Funduseinblick

mit konkaver Optik entwickelt, die der Korrektur hoher Myopie in phaken Augen dienen soll (Fechner et al., van der Heijde et al., Abb. 1).

Von Herbst 1986 bis Februar 1989 hat der Vortragende (P. U. F.) 77 Linsen in die Augen von 42 Patienten implantiert. Die mittlere Nachbeobachtung ist ein Jahr.

Die Autoren kennen natürlich die Bedenken, die gegen die Irisfixation vorgebracht werden. Diese beziehen sich jedoch auf eine irisfixierte Linse, die nach intrakapsulärer Kataraktoperation implantiert wurde. In einem solchen Fall besteht aber die Kombination von Pseudophakodonesis und Barrier-Deprivation. Ganz anders ist die Situation, wenn man eine Irisklauen-Linse vor die natürliche Linse implantiert. Weder gibt es dann eine Pseudophakodonesis noch eine Barrier-Deprivation. Die Linse kann das Endothel nicht berühren. Sie ist in ihrer Gänze überschaubar, und der Zustand des Auges wird bei Überprüfung jederzeit völlig offenbar, d. h. im Hinblick auf Endothelzelldichte, Druckverhalten, Haftung der Linse oder das Bestehen eines intraokularen Reizzustandes.

Ein weiterer Vorteil unserer Linse ist, daß man den Fundus gut einsehen kann (Abb. 2).

Schließlich sei erwähnt, daß man die Linse durch eine relativ einfache Operation auch wieder entfernen kann, sollte dies einmal später notwendig sein, etwa weil sich ein grauer Star entwickelt. In dieser Hinsicht unterscheidet sich die Irisklauen-Linse von einer im Kammerwinkel fixierten Linse, wie sie mit konkaver Optik von der Firma Domilens für Professor Baikoff, Marseille, hergestellt wird. Deren Haptik könnte im Kammerwinkel eingemauert werden, so daß eine Entfernung traumatischer sein muß.

Operation

Die Linse wird durch einen Einschnitt bei 12 Uhr über eine Sheets-Schiene in die mit Healon aufgefüllte Vorderkammer implantiert. Sie wird dann in die Horizontale gedreht und über der Pupille sorgfältig zentriert. Danach fixiert man die Linse an der Iris mit zwei Pinzetten. Die eine faßt die Haptik der Linse von oben, die andere durch weitere Einschnitte (bei 3 und 9 Uhr) von der Seite (Abb. 3). Das Healon wird dann sorgfältig aus dem Auge entfernt, und alle Wunden werden fest mit 9-0-Nylon vernäht.

Ergebnisse

Die endgültigen funktionellen Ergebnisse der ersten 62 der von P. U. F. ausgeführten ersten 77 Operationen liegen vor. − Bei 80% (50 Augen) war der Visus nach der Operation etwas besser als vor der Operation, in keinem Fall war er schlechter.

39 der 62 Augen (63%) wurden auf 1 Dioptrie genau korrigiert, und nur bei vier Augen (6,5%) war die Abweichung größer als 2 Dioptrien.

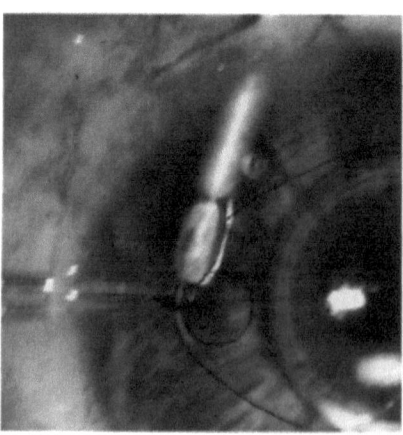

Abb. 3. Fixation der konkaven Irisklauen-Linse bei 9 Uhr

Ausgedrückt in Relation zur präoperativen Refraktion ist das Ergebnis wie folgt: In dreiviertel der Fälle (47 Augen, 76%) war die Abweichung nicht größer als 10%, in keinem Fall über 20%. (Beispiel: − 18,0 Dioptrien sollten um − 15,0 Dioptrien auf − 3,0 Dioptrien korrigiert werden, es resultierte aber eine Refraktion von − 4,5 Dioptrien. Dies war eine 10%ige Abweichung.)

Es zeigt sich also, daß die Implantation von Kunstlinsen ein wesentlich genaueres Ergebnis liefert als die Epikeratophakie.

Die auch bei unserem Verfahren beobachteten Abweichungen der tatsächlichen postoperativen Refraktion vom präoperativ kalkulierten Wert beruhen auf zwei Faktoren: Zum einen ist es vor der Operation schwierig, die bestehende Kurzsichtigkeit genau zu definieren, weil sowohl die objektiven Verfahren wie die subjektive Überprüfung ungenau sind, wenn die Makula vorgeschädigt ist. Zum andern kennt man vor der Operation nicht den genauen Sitz der Kunstlinse in der Vorderkammer und mithin den Abstand der Hauptebene der Kunstlinse vom Hornhautscheitel.

Komplikationen

Natürlich waren unsere Operationen nicht völlig frei von Komplikationen. Einzelheiten hierüber haben wir im American Journal of Ophthalmology berichtet. Hier sollen zwei Schwierigkeiten hervorgehoben werden.

Die Manipulation an der Iris führte bei den ersten Fällen zu einer erheblichen postoperativen Iritis. Diese bringt die Gefahr mit sich, daß die Pupille in Engstellung mit der natürlichen Linse verklebt, was den Einblick auf die Netzhautperipherie, der bei Kurzsichtigen besonders wichtig ist, behindern würde. Es gelang uns jedoch bald, die Iritis dadurch zu vermeiden, daß wir vor der Operation eine hohe Dosis von Prednison (250 mg) intravenös verabreichten.

Eine weitere Schwierigkeit bestand darin, das Healon aus dem Auge zu entfernen. Die Vorderkammer muß noch während des Vernähens der Wunde mit Healon aufgefüllt bleiben, damit es beim Einstechen der Nadel nicht zu Kontakt zwischen Endothel und Kunstlinse kommt. Erst nachdem alle Fäden gelegt sind, aber der letzte Faden noch nicht geknüpft wurde, darf man das Healon entfernen.

Grundsätzlich ist zu sagen, daß wir mit fortschreitender Erfahrung Komplikationen immer besser vermeiden konnten und daß keine das Sehvermögen ernsthaft gefährdenden Komplikationen auftraten.

Indikation

Abschließend noch ein Wort zur Indikation. Der Eingriff ist grundsätzlich nicht indiziert, wenn Kontaktlinsen getragen werden können. Es ist auch nicht gerechtfertigt, ihn vorzunehmen, nur um das Sehvermögen zu verbessern. Vielmehr muß ein wirklich triftiger beruflicher oder psychologischer Grund vorliegen. Die Indikation muß also in jedem Einzelfall mit großer Sorgfalt und Zurückhaltung gestellt werden. Das ethische Problem besteht darin, daß man einen intraokulären Eingriff an einem Auge vornehmen wird, das auch ohne diesen Eingriff funktionstüchtig bliebe. Unsere bisherigen Erfahrungen haben uns aber überzeugt, daß die Operation in bestimmten Fällen in der Tat vertretbar ist.

Literatur

Alpar JJ, Fechner PU (1984) Intraokularlinsen. Enke, Stuttgart, S 242–245
Fechner PU (1987) Die Irisklauenlinse. Klin Monatsbl Augenheilkd 191: 26–29
Fechner PU, van der Heijde GL, Worst JGF (1988) Intraokulare Linse zur Myopiekorrektion des phaken Auges. Klin Monatsbl Augenheilkd 193: 29–34
Fechner PU, van der Heijde GL, Worst JGF (1989) The correction of myopia by lens implantation into phakic eyes. Am J Ophthalm 107: 659–663
van der Heijde GL, Fechner PU, Worst JGF (1988) Optische Konsequenzen der Implantation einer negativen Intraokularlinse bei myopen Patienten. Klin Monatsbl Augenheilkd 193: 99–103
Singh D (1988) Persönliche Mitteilung
Singh D, Singh IR (1987) Use of the Worst-Singh Lobster Claw intraocular lens in children. Ophthalmic Prac 5: 18

Astigmatismuskorrektur nach perforierender Keratoplastik mit radialer Keratotomie

A. Tenner [1]

Zusammenfassung. Ein sehr hoher postoperativer Astigmatismus (zehn und mehr Dioptrien) nach perforierender Keratoplastik, der weder mit Brille noch Kontaktlinse korrigiert werden kann, verhindert trotz klar eingeheiltem Transplantat ein brauchbares Sehvermögen. Zur Korrektur dieses Astigmatismus stellt die radiale Keratotomie als extraokulares Verfahren mit geringem Risiko eine gute Möglichkeit dar. Dabei können T-Inzisionen im steileren Meridian evtl. mit radiären Inzisionen kombiniert werden. Die dadurch entstehenden neuen Narben sind wesentlich zarter als die Narben der ehemaligen Keratoplastikwunde. Ein gewöhnlich noch bestehender Restastigmatismus kann mit Brille korrigiert und auch ein brauchbares Sehvermögen erreicht werden. Bei sechs Patienten mit zehn Dioptrien durchschnittlich wurde der Astigmatismus um sieben Dioptrien durchschnittlich vermindert. Der Visus stieg von präoperativen Werten zwischen 0,06 und 0,2 auf postoperativ 0,4 bis 1,0 an.

Summary. *Correction of post-keratoplasty astigmatism by RK.* A very high post-keratoplasty astigmatism (ten and more dioperts) could be corrected neither by glasses nore by contactlenses. A usable visual acuity could not be achieved in spite of a clear transplant. For correction of this astigmatism RK as an extraocular procedure, presented a low risk solution. T-Incisions in the steeper meridian were combined with radial incisions. The newly produced RK scars were less visible than the keratoplasty scars. The remaining astigmatism was corrected with glasses and a useful visual acuity was achieved in all cases.

Ein sehr hoher postoperativer Astigmatismus von zehn und mehr Dioptrien nach perforierender Keratoplastik, der weder mit Brille noch mit Kontaktlinse korrigiert werden kann, verhindert trotz klar eingeheiltem Transplantat ein brauchbares Sehvermögen. Zur Korrektur dieses Astigmatismus stellt die radiale Keratotomie als extraokulares Verfahren mit geringem Risiko eine gute Möglichkeit dar.

Bei sechs Patienten nach perforierender Keratoplastik wurde dieses Verfahren angewendet. Die Keratoplastik lag zwischen drei und acht Jahren, im Durchschnitt 4,3 Jahre zurück. Es handelte sich jeweils um einen endgültigen Zustand. Die Hornhautfäden waren seit langem entfernt, die Transplantate klar eingeheilt. Der Astigmatismus betrug zwischen acht und zwölf Dioptrien, im Durchschnitt zehn Dioptrien.

Der Operationsplanung wurden die Empfehlungen von Ruiz zur Astigmatismuskorrektur zugrunde gelegt. Allerdings wurde die optische Zone nie kleiner als 5 mm gewählt (Abb. 1). Die Transplantatgrößen lagen zwischen 7 und 8 mm. Es wurde in Kauf genommen, daß der Astigmatismus nicht in voller Höhe korrigiert werden konnte.

Die Operationstechnik entspricht der bei radialer Keratotomie. Die Operation

---

[1] Augenabteilung des Kreiskrankenhauses Wengen, D-7988 Wengen/Allgäu.

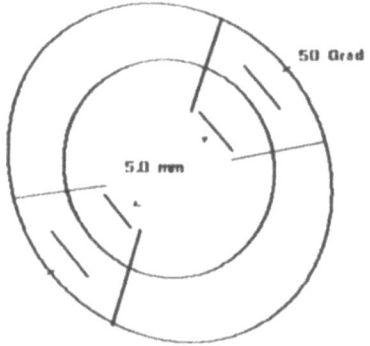

Abb. 1. Zur Astigmatismuskorrektur wurden die Empfehlungen von Ruiz der Operationsplanung zugrunde gelegt. Die optische Zone wurde jedoch nie kleiner als 5 mm gewählt. Bei Transplantatgrößen zwischen 7 und 8 mm wurde jeweils eine T-Inzision innerhalb und außerhalb des Transplantes mit radialen Inzisionen im steileren Meridian kombiniert

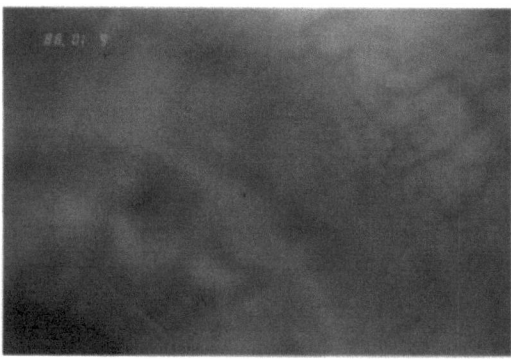

Abb. 2. Die Narben nach radialer Keratotomie sind deutlich zarter als die Narbe der Keratoplastikwunde und nur bei hoher Vergrößerung erkennbar

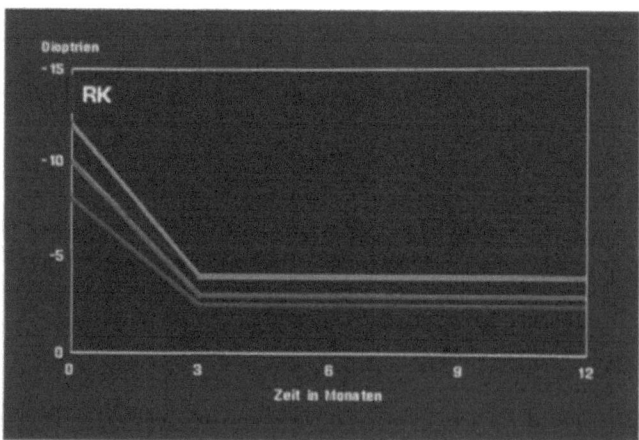

Abb. 3. Ein präoperativer Astigmatismus von zehn Dioptrien im Durchschnitt wurde bei sechs Patienten auf drei Dioptrien im Durchschnitt postoperativ vermindert. Diese Werte blieben während der bisherigen Beobachtungsdauer stabil

wird in Lokalanästhesie unter den gleiche Kautelen ausgeführt wie intraokulare Operationen. Zur Markierung des optischen Zentrums wird dem Patienten ein kleiner Lichtpunkt dargeboten, der durch eine zusätzliche Adaptierung an das Operationsmikroskop erzeugt wird. Nach Markieren des optischen Zentrums sowie der optischen Zone von 5 mm wird die Pachymetrie ausgeführt. Die Messerlänge wird jeweils mit 100 Prozent der gemessenen Hornhautdicke am Transplantat gewählt. Es wurden bisher vorjustierte Einmal-Stahlmesser verwendet. Anschließend wird die Achse des steileren Meridians markiert, in der dann die T-Inzisionen im Transplantat ausgeführt werden. Anschließend werden zwei zusätzliche T-Inzisionen jeweils in der Wirts-Kornea ausgeführt. Ein klinisches Beispiel zeigt eine solche Situation (Abb. 2). Es zeigte sich, daß die neu entstandenen Narben nach radialer Keratotomie wesentlich zarter sind als die alte Narbe der Keratoplastikoperation. Sie sind nur bei sehr hoher Vergrößerung verkennbar.

Bei allen so operierten Patienten konnte eine deutliche Verminderung des Astigmatismus erreicht werden, zwischen sechs und acht Dioptrien, im Durchschnitt sieben Dioptrien (Abb. 3). Als einzige Komplikation trat einmal eine Mikroperforation in der Wirts-Kornea auf. Diese hatte jedoch keinen Einfluß auf den Heilverlauf bzw. das Endresultat. Bei allen Patienten stieg der Visus von 0,06 bis 0,2 präoperativ auf 0,4 bis 1,0 postoperativ an. Alle Patienten erreichten wieder ein brauchbares Sehvermögen. Es wurde zwar in keinem Fall der Astigmatismus in voller Höhe korrigiert, der Restastigmatismus ließ sich jedoch jeweils mit Brille gut auskorrigieren.

Literatur

Lavery GW, Lindstrom RL, Hofer LA, Doughman DJ (1985) The surgical management of corneal astigmation after penetrating keratoplasty. Ophthalmic Surg 16: 165–169
Lavery GW, Lindstrom RL (1985) Clinical results of the Ruiz astigmatic keratotomy. J Refract Surg 1: 70–74
Sanders DR, Hofmann RF, Salz JJ (1986) Refractive corneal surgery. Slack 13: 227–240

Geführtes Trepansystem für perforierende Keratoplastiken*

J. H. KRUMEICH[1], M. M. GRASL[2], P. S. BINDER[3] und A. KNÜLLE[1]

Zusammenfassung. Ein neues Trepansystem (GTS) für die perforierende Keratoplastik wird vorgestellt. Es vermeidet jede Verkippung des Trepans aus der Vertikalen zur Limbusebene. Das System erlaubt die Herstellung identischer Dimensionen von Spendertransplantat und Empfängerbett. Die Spenderhornhaut wird in der Vorderkammerbank auf den gleichen Druck wie das Empfängerauge adjustiert. Auf der Empfängerseite wird der gleiche Trepan auf einem Saugring, der den intraokularen Druck nicht erhöht, benutzt. Das System basiert auf einer mathematischen Analyse der Vermeidung der Entstehung von Ovalen während des Schnittes. Klinische Ergebnisse liegen in 78 Fällen vor mit mehr als einem Jahr postoperativ. Der Astigmatismus liegt in 80% der Fälle bei zwei bis drei Dioptrien. Vorteile des Systems liegen in einer unkomplizierten, weiter vereinfachten Chirurgie, sicheren Penetration der Vorderkammer, schnellerem postoperativen Verlauf und wesentlich geringerem sowie regulärem Astigmatismus.

Summary. *Trephining system for perforating keratoplasties.* A new trephining system (GTS) for perforating keratoplasties is presented. It prevents any tilt of the trephine on both the donor and the recipient. On the anterior chamber the donor button is pressurized to the same pressure as prevalent on the recipient. Both donor and recipient are trephined from the epithelial side. Trephination occurs under tight fixation on the artificial chamber. On the recipient side the same trephine is used in a suction ring that does not increase the intraocular pressure. The system is based on a mathematical analysis to avoiding tilt and thereby creating ovals during the cut. Results of 78 cases with at least one year postop follow-up demonstrate an astigmatism of two to three diopters in 80% of the cases. Mayor advantages seem to be an uncomplicated facilitated surgery, a faster postop course and little and regular final astigmatism.

Einleitung

Das wesentliche Problem bei den Ergebnissen perforierender Keratoplastiken ist der Astigmatismus. Bei klar eingeheilten Hornhäuten resultiert oft trotz optimal erreichten morphologischen Ergebnisses ein unzureichender Visus wegen hoher, fast stets irregulärer Astigmatismen. Dieser Astigmatismus wird von uns aufgrund mathematischer Überlegungen mit der Freihandtrepanation in Zusammenhang gebracht: Jede Abweichung von der Vertikalität zum Limbus (Abb. 1 und 2) führt notwendigerweise zur Schneidung eines Ovals (Abb. 3) und damit zur Entstehung von Astigmatismus. Man muß davon ausgehen, daß bei jeder Freihandtrepanation

---

* Diese Forschungsarbeit wurde wesentlich durch den Jubiläumsfonds der Oesterreichischen Nationalbank, Projekt Nr.: 3014, in großzügiger Weise unterstützt.
[1] Marienhospital, D-4630 Bochum 6.
[2] I. Universitäts-Augenklinik, Allgemeines Krankenhaus der Stadt Wien, Spitalgasse 2, A-1090 Wien.
[3] La Jolla, CA 92037, U.S.A.

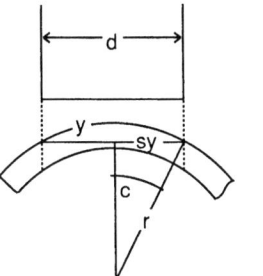 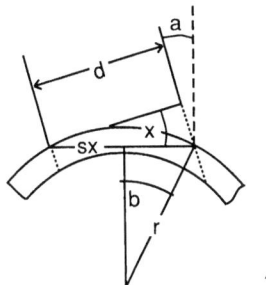

Abb. 1. Geometrie zur zentralen Trepanation vertikal zur Limbusebene

Abb. 2. Verkippung des Trepans um den Winkel a bei der Freihandtrepanation

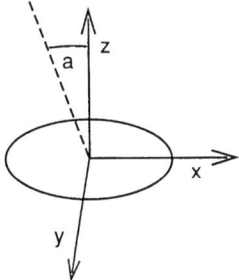

Abb. 3. Rotationsellipsoid nach Freihandtrepanation

Tabelle 1. Trepankippung und Astigmatismus nach Keratoplastik

	Trepan-Kippung (Grad)			
a/Grad	2°	5°	10°	15°
x/mm	8,43	8,46	8,57	8,76
y/mm	8,42	8,42	8,42	8,42
rx/mm	7,56	7,34	6,71	5,99
ry/mm	7,60	7,60	7,60	7,60
Astigmatismus (D)	0,26	1,57	5,84	11,85

Durchmesser, Radien und entstehender Astigmatismus für schräge Trepanation von 2–15 Grad. Die Hornhautscheibe wird vom intakten Spenderauge geschnitten. Der Durchmesser des Trepans ist 8,0 mm

multiple Ovale in verschiedenen Positionen erzeugt werden, so daß ein irregulärer Astigmatismus kaum vermeidbar ist.

Rechnerisch ergibt sich bei einer Abweichung des Trepans aus der Vertikalen von 10 Grad ein resultierender Astigmatismus von 6 D (Tabelle 1).

Als weiterer Grund für die Entstehung des Astigmatismus ist die unterschiedliche Trepanation, so wie heute üblich beim Empfänger von der Epithelseite, beim

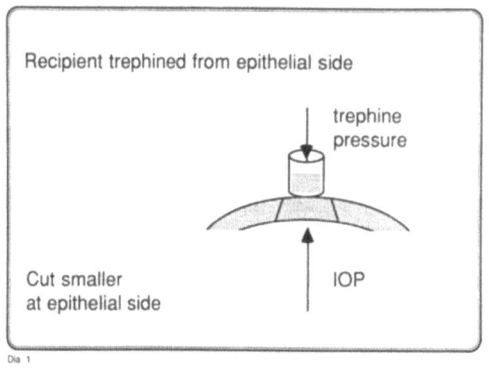

Abb. 4. Unterschnitt an der Epithelseite bei Trepanation von epithelial

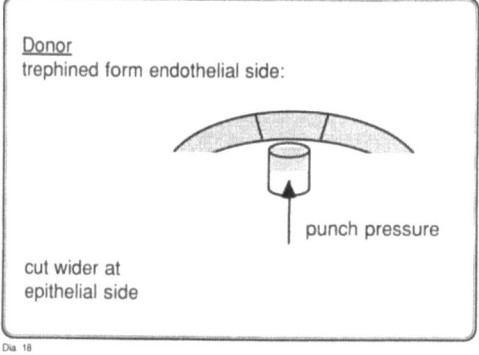

Abb. 5. Unterschnitt an der Endothelseite bei Trepanation von endothelial

Spender von der Endothelseite, zu nennen. Solche Trepanation führt beim Spender zur Entstehung von größeren Durchmessern auf der Epithelseite und kleineren auf der Endothelseite, so daß die Einpassung der weiteren Epithelseite des Spenders in die schmälere des Empfängers durchgeführt wird, wobei am Endothel die schmälere Dimension des Donors mit der weiteren des Empfängers vereinigt werden soll [1] (Abb. 4 und 5).

Zur Kompensation der nicht exakt trepanierbaren Dimensionen sind Graftrotation [2], oversized Grafts [3, 4], also größere Spenderscheiben als das Empfängerbett, empfohlen worden. Multiple Nahttechniken, sowohl fortlaufend wie Einzelnähte, werden angewendet, um resultierende Astigmatismen zu minimieren. Postoperative Entfernung von Einzelnähten (selective suture removal) kann hohe Astigmatismen vermindern [5].

Nach der von uns gemachten Analyse geht es darum, eine Abweichung des Trepans von der Vertikalen zur Limbusebene zu vermeiden. Es ergibt sich die Notwendigkeit, sowohl Spender wie Empfänger von der gleichen Seite, also vom Epithel, zu trepanieren.

Saugtrepane, wie der Hessburg-Barron oder der Hanna-Trepan, saugen sich an der Hornhaut selbst an und verformen diese. Während des Schnittes bei diesen Trepanen führt der Sog zu einer zunehmenden Unterschneidung [6]. Nach Eröffnung der VK muß der Sog sofort unterbrochen werden, um Ansaugung von Iris und Uvea zu verhindern. Die Trepanation kann also nicht zirkulär perforierend sein.

Beide Saugtrepane haben nicht die Möglichkeit, beim Spender eingesetzt zu werden, so daß in üblicher Weise vom Endothel her trepaniert werden muß.

Wir sahen unsere Aufgabe darin, ein Trepansystem zu bauen, das identische Dimensionen zwischen Spender und Empfänger erzeugt.

Material und Methoden

Die realisierte Konstruktion besteht für die Spenderhornhautgewinnung aus
- der Vorderkammerbank mit Trepan-Fixationsansatz,
- der Trepanführung,
- dem Innenkern (Abb. 6)

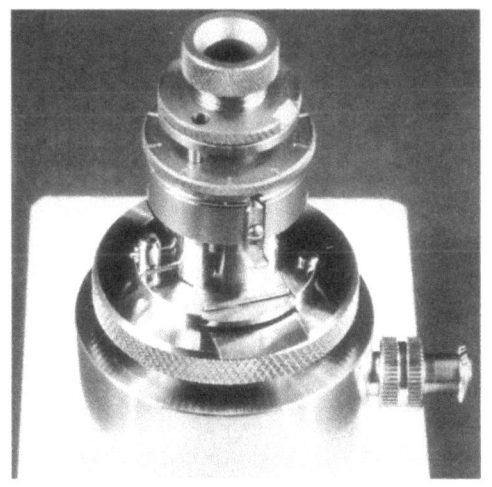

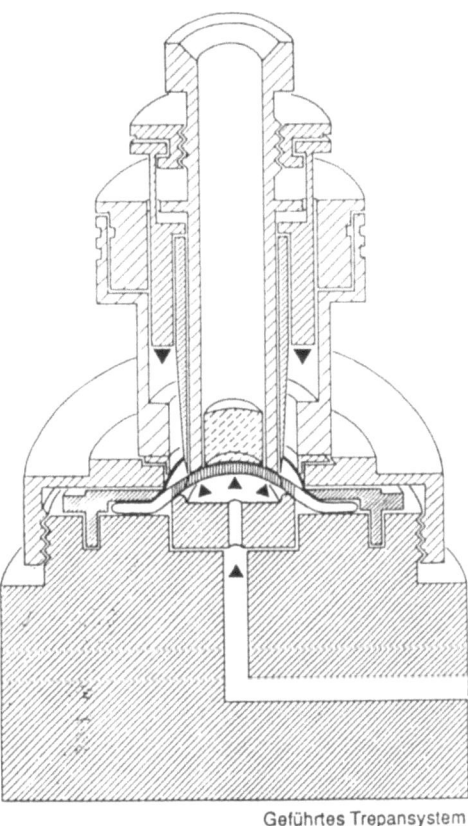

Abb. 6

Abb. 8

Abb. 6. Vorderkammerbank mit Trepan-Fixationsansatz und Trepanführung

Abb. 8. Geführtes Trepansystem auf Vorderkammerbank (geometrischer Schnitt zu Abb. 6)

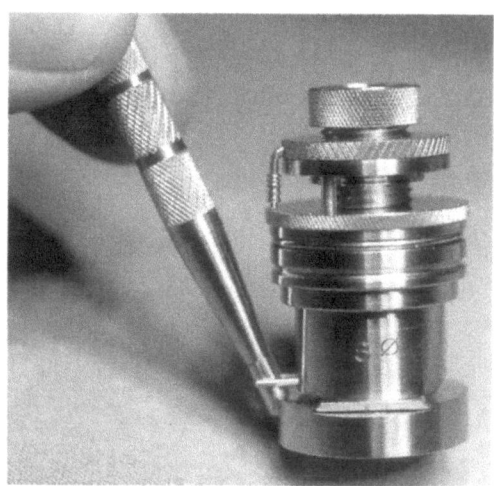
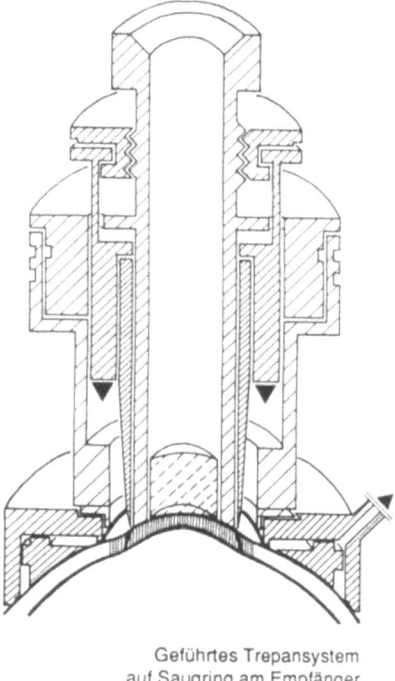

Geführtes Trepansystem
auf Saugring am Empfänger

Abb. 7   Abb. 9

Abb. 7. Fixationssaugring mit Trepanaufsatz

Abb. 9. Geführtes Trepansystem auf Saugring am Empfängerauge (geometrischer Schnitt zu Abb. 7)

sowie auf der Empfängerseite
- dem Fixationssaugring,
- demselben Trepan wie auf der Vorderkammerbank (Abb. 7).

Die konstruktiven Merkmale gehen aus den Zeichnungen (Abb. 8 und 9) hervor. Das Vorgehen wird wie folgt erläutert:

Die Spenderhornhaut wird in einem Durchmesser von 14 bis 16 mm, also mit einem 1 bis 2 mm breiten Skleralring, vom Spenderauge genommen. Dazu wird ein einfacher Trepan, der die Schneide rotierbar gelagert hat, benutzt.

Diese Spenderscheibe wird über einen konkaven Hohlkörper gelegt, wobei der Kontakt zum Endothel außerhalb der Trepanatsfläche liegt. Das Endothel wird mit Healon geschützt. Ein Zwischenring siegelt die Hornhaut gegen den Hohlkörper ab. Ein Überwurfring fixiert den Zwischenring. Durch die Zweizapfenkonstruktion des Zwischenrings kann die Hornhaut beim Niederdrehen des Fixationsrings nicht verdreht werden.

An der VK-Bank wird ein Dreiwegehahn befestigt, dem eine Infusion und eine 2-ml-Spritze angeschlossen sind.

Nach Plazierung der Hornhaut wird mit einer VK-Kanüle die Luft unter der

Hornhaut bei gleichzeitiger Injektion von Ringerlösung aus der Spritze abgesaugt, so daß innerhalb des Systems keine Luft mehr vorhanden ist.

Jetzt wird das Infusionssystem mit einer Klemme unter dem Tropfer abgeklemmt. Der Tropfer selbst und der Dreiwegehahn dürfen dazu nicht benutzt werden. Der subkorneale Druck wird mit einem chirurgischen Tonometer überprüft.

Trepan

Der Einwegtrepan wird auf den Trepankern gesteckt, der Obturator in diesen bündig eingesteckt. Der Trepankern wird in seiner Führung mit einem lösbaren Kugellager fixiert. Der Trepan steht auf der Nullposition also in einer Ebene mit der Rohr-Außenfläche. Der Trepan wird in die Aufnahme an der Vorderkammerbank über der Hornhaut eingeklinkt. Die Hornhaut ist nun fest mit der Trepanunterseite verbunden, ohne daß der Trepan einen Vorschub hat.

Bei fester Fixation mit der Hornhaut kann der Vorschub des Trepans aus dieser Nullstellung von außen beginnen. Die Tiefenverstellung erfolgt von oben und kann unabhängig von der Rotation bestimmt werden. Unter dem Mikroskop werden durch den Hohlkern des Trepans Vorschub und Rotation solange fortgesetzt, bis zu erkennen ist, daß die Scheibe sich mitdreht. Durch die versiegelte Abdichtung bleibt die Vorderkammer stehen, so daß eine 360-Grad-Perforation erzielt wird.

Empfänger

Am Empfänger wird der GTS-Saugring zentrisch plaziert. Dieser neu entwickelte Ring wird mit 800 mbar dem Auge aufgesetzt und hat seine obere Ebene am Limbus. Die Konstruktion ist so, daß zwei Saugungen vertikal und horizontal gerichtet sind, wobei ein im rechten Winkel des Rings angebrachter dreieckiger Füllkern eine Verformung der Sklera und damit eine Druckerhöhung im Augeninneren verhindert. Die Ansaugkraft des Rings ist wegen der zum Limbus und zur Konjunktiva gerichteten Versiegelungen sehr groß. Der Saugring kann genau zentral zur optischen Achse fixiert werden. Eine Fadenkreuz-Applanationslinse hilft, diese Plazierung zu erreichen.

Nach der Fixierung wird der GTS auf die Schwalbenschwanzführung des Rings eingehakt. Der Trepan wird, wie oben beschrieben, in den vom Operateur gewollten Vorschub durch Außenverstellung vorangetrieben, und getrennt davon erfolgt eine Drehbewegung. Eine 360-Grad-Trepanation wird erreicht, ohne daß die Vorderkammer abfließt.

Ergebnisse

Ein 8-mm-Trepan wurde für Empfänger und Spender benutzt. Unabhängig von der die Transplantation erforderlich machenden Diagnose wurde unter Endothel-Healon-Schutz das Transplantat mit einer doppelt verlaufenden Antitorquenaht von je acht Einstichen genäht. Die Nähte wurden unter dem Keratoskop geknotet. Es wurde jeweils versucht, unter Normaldrucken eine möglichst optimale Kreis-

Tabelle 2. Geführtes Trepansystem für perforierende Keratoplastiken

1 Jahr postoperativ (78 Fälle – Astigmatismus)

	%	n
1 D	0	0
2 D	28	22
3 D	61	47
4 D	7	5
>4 D	5	4
		78

form des Keratoskoprings zu erhalten. Wenn zusätzliche Einzelknopfnähte die Kreisform optimierten, wurden bis zu vier E-Nähte gelegt. Postoperativ ergeben sich Astigmatismen, die meist 3 D keratoskopisch nicht überschreiten. Die Astigmatismen sind weitgehend regulär. Es treten während der ersten postoperativen Monate kaum Veränderungen auf.

Ergebnisse nach einem Jahr sind in Tabelle 2 aufgezeichnet. Der bei weitem überwiegende Teil der keratometrisch ermittelten Astigmatismen liegt im Bereich von zwei bis drei Dioptrien.

Eine Aufschlüsselung der Ergebnisse nach den Ausgangsdiagnosen ist in Arbeit.

Literatur

1. Perl I, Charlton KH, Binder PS (1981) Disparate diameter grafting Astigmatism intraocular pressure and visual acuity. Ophthalmology 88: 774–781
2. Van Rij G, Cornell FM, Waring III GO, Beekhuis WH (1985) Postoperative astigmatism after central vs. eccentric penetrating keratoplasties. Am J Ophthalmol 99: 317–320
3. Heidemann DG, Sugar A, Meyer RF et al (1985) Oversized donor grafts in penetrating keratoplasty. A randamized trial. Arch Ophthalmol 103: 1807–1811
4. Troutman RC, Gaster RN (1980) Effects of disparate-sized graft and recipient opening. In: Symposium on Medical and Surgical Diseases of the Cornea. Trans New Orleans Acad Ophthalmol. CV Mosby Co, St. Louis, MO, pp 386–405
5. Binder PS (1984) Reduction of postkeratoplasty astigmatism by selective suture removal. Dev Ophthalmol 11: 86–92
6. Insler MS, Cooper HD, Caldwell DR (1987) Final results with a suction trephine. Ophthalmic Surg 18: 2327

Ein neues geführtes Trepansystem (GTS®) für die perforierende Keratoplastik. Morphologische Aspekte und erste klinische Erfahrungen*

M. M. GRASL[1], R. SCHRANZ[1], CH. SKORPIK[1], R. MENAPACE[1], W. SCHEIDEL[1] und J. H. KRUMEICH[2]

Zusammenfassung. Der Hauptfaktor zum Entstehungsmechanismus hoher postoperativer Keratoplastik-Astigmatismen ist die geometrische Inkongruenz bei der Spender- und Empfängertrepanation. Zur Vermeidung dieser Irregularitäten wurde ein neues geführtes Trepansystem (GTS®) in vitro und in vivo getestet, welches die Herstellung identischer Dimensionen von Spendergewebe und Empfängerbett unter Gleichgewichtsbedingungen gewährleisten soll. Die Trepanation der Spenderhornhaut erfolgt von epithelial unter einer festen Fixation auf der künstlichen Vorderkammerbank unter einem Führungszylinder. Am Empfängerauge wird der gleiche Trepan in einem Saugring, der den intraokularen Druck stabilisiert, verwendet. Das neu konzipierte Trepanationssystem wurde vor seinen ersten klinischen Einsätzen in vitro hinsichtlich geometrischer Eigenschaften der geschnittenen Scheiben als auch in Hinblick auf Kantenprofil und geschädigtes Schnittkantenareal an der Endothelseite mit konventionellen Systemen (Handtrepan und Motortrepan) verglichen. Sowohl die In-vitro-Studien als auch die ersten klinischen Erfahrungen an acht Patientenaugen zeigten optimale Schnittrandqualität und Adaptationseigenschaften.

Summary. *A new guided trephining system (GTS®) for perforating keratoplasties. Morphological aspects and first clinical results.* Inaccuracies in donor and recipient corneal trephination are the major factor contributing to high postoperative keratoplasty astigmatism. To prevent irregular buttons with poor edge profile a new guided trephination system (GTS®) was developed which allows under steady conditions the same trephination procedure on the donor and recipient cornea from the epithelial side. This new device was evaluated by corneal shape, edge profile and endothelial edge damage in vitro and compared to currently available devices (manual trephine, motor trephine). The in vitro results as well the first clinical evaluation on eight human recipients indicate a major impact on reducing postoperative astigmatism by providing identical, vertical edged corneal buttons with reduced endothelial cell damage.

Einleitung

Seit Einführung des ersten Hornhauttrepans für die perforierende Keratoplastik (Arthur von Hippel 1877) wurden zahlreiche Systeme entwickelt, die die Sicherheit, Reproduzierbarkeit und identische Dimensionierung zwischen Spender und Empfänger Trepanation verbessern sollten (Amsler 1948, Arato 1951, Castroviejo 1966, Draeger 1971, Brightbill et al. 1973, Lieberman 1976, Hessburg 1980, Olson 1982, Grasl und Krumeich 1987). Für die Trepanation von frischen oder konservierten Spenderhornhäuten von endothelial her werden bei Anwendung von Handtre-

---

* Diese Forschungsarbeit wurde wesentlich durch den Jubiläumsfonds der Oesterreichischen Nationalbank, Projekt Nr. 3014, in großzügiger Weise unterstützt.
[1] I. Universitäts-Augenklinik, Allgemeines Krankenhaus der Stadt Wien, Spitalgasse 2, A-1090 Wien.
[2] Marienhospital, D-4630 Bochum.

panen vorwiegend Schneideblöcke aus Paraffin, Silikon oder Teflon benutzt (Brightbill 1980). Beim motorbetriebenen Rotortrepan (Draeger 1972) wird die Hornhaut durch Anlegen eines Unterdrucks breitflächig fixiert, um Abscherungen des Endothels zu vermeiden. Trotz dieser Verbesserung bleiben diese Methoden Freihandtrepanationen, wobei jedes Abgleiten von der Vertikalität zum Limbus unterschiedliche Abweichungen von der Kreisform induziert (Olson 1980, Krumeich 1989).

Die häufigste Komplikation der perforierenden Keratoplastik bleibt jedoch nach wie vor trotz zahlreicher verbesserter Systeme der hohe, meist irreguläre postoperative Astigmatismus bei klarer Einheilung. Als Hauptursache dafür ist die unterschiedliche Trepanationsgeometrie von epithelial und endothelial zu sehen. Ein neues Trepansystem (GTS®) für die perforierende Keratoplastik vermeidet die Verkippung des Trepans aus der Vertikalen zur Limbusebene und erlaubt die Präparation einer identisch dimensionierten Spenderhornhautscheibe zum Empfängerbett (Krumeich 1989).

Ziel dieser Studie war es, die derzeit konventionellen Systeme des Motortrepans (Mikro-Keratron® nach Geuder) und der Handtrepanation (Franceschetti) mit dem geführten Trepanationssystem (GTS® nach Krumeich) hinsichtlich der geometrischen Eigenschaften der geschnittenen Scheiben als auch in Hinblick auf Kantenprofil und geschädigtes Schnittkantenareal an der Endothelseite zu vergleichen.

Material und Methoden

Für die In-vitro-Studien wurden humane, bei 4°C in Kulturmedium konservierte 15-mm-Korneoskleralscheiben oder intakte, sog. „frische", Spenderaugen, die aus ethischen Gründen trotz ausreichend guter Endothelvitalität nicht mehr für eine perforierende Keratoplastik in Frage kamen (hohes Spenderalter, hohe post-mortem-Zeit, unsichere Sterilität), verwendet. Für den Vergleich der Trepanation wurden

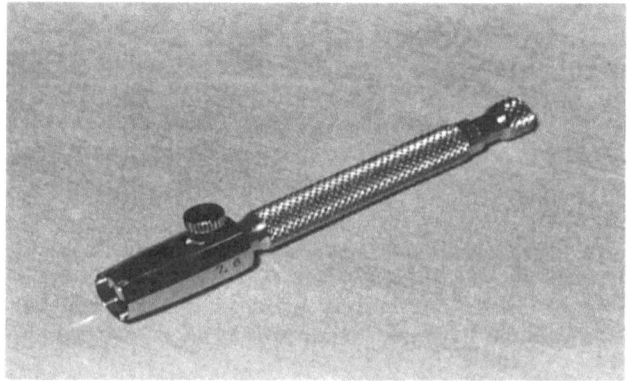

Abb. 1a. Franceschetti-Handtrepan: Trepanation von epithelial (Spender- bzw. Empfängerauge) oder endothelial an einer Korneoskleralscheibe am Stanzblock

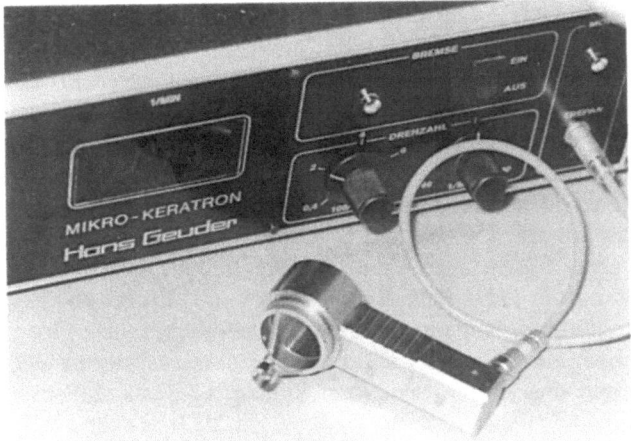

Abb. 1 b. Motortrepan (Mikro-Keratron®, Fa. Geuder): Trepanation von epithelial am Spender- bzw. Empfängerauge

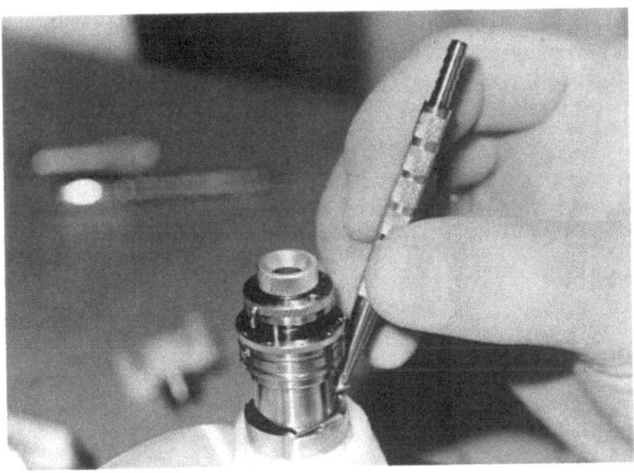

Abb. 1 c. Geführtes Trepansystem (GTS®) in situ am Spenderauge bei Trepanation von epithelial. Schneidemechanismus wie beim Empfängerauge. Trepanation von epithelial auch an einer Korneoskleralscheibe durch Montage auf einer künstlichen Vorderkammerbank

drei verschiedene Typen ausgewählt: der Franceschetti-Handtrepan (Durchmesser 7,6 mm, Abb. 1 a), der Motortrepan (Mikro-Keratron®, Fa. Geuder, Durchmesser 7,5 mm, Abb. 1 b) und ein Prototyp des geführten Trepansystem (GTS® nach Krumeich, 8,0 mm, Abb. 1 c). Alle Trepanschneiden waren neu und wurden vor ihrem Einsatz unter dem Mikroskop auf eventuelle Schäden untersucht. Die Trepanation erfolgte an intakten Spenderaugen von epithelial, an präparierten Korneoskleralscheiben von endothelial bzw. epithelial nach Fixierung an der künstlichen Vorderkammerbank (genaue Beschreibung bei Krumeich et al. 1989). Das

Profil der Schnittkanten sowie das Ausmaß der Endothelzellschädigung wurden sowohl phasenkontrastmikroskopisch nach Vitalfärbung (0,3% Trypanblau in BSS für zwei Minuten) als auch rasterelektronenmikroskopisch untersucht. Die Präparate wurden unmittelbar nach der Vitalfärbung für vier bis sechs Stunden in einem Gemisch von 2,5% Glutaraldehyd + 1 Formaldehyd fixiert, dreimal in 0,1 M Cacodylatepuffer bei 4°C je 30 Minuten gewaschen. Die Nachfixierung erfolgte mit 2% Osmiumtetroxiden in 0,1 M Cacodylatepuffer, die Dehydratation in einer aufsteigenden Alkoholreihe (50–100%).

Anschließend erfolgte unter flüssigem CO_2 die kritische Punkt-Trocknung, die Spickung der Oberflächen mittels Gold-Palladium-Gemisch (60:40) bei 20 kV.

Es wurden jeweils vier homolog gepaarte Korneoskleralscheiben bzw. Spenderaugen in den drei Gruppen untereinander unter gleichen standardisierten Versuchsbedingungen verglichen und mittels gepaarten Student's-t-Tests statistisch ausgewertet.

Ergebnisse

Die Ergebnisse der Trepanationsstudie sind in Abb. 2 für die jeweiligen Gruppen statistisch aufgeschlüsselt. Die größten Endothelschäden waren bei der Freihandtrepanation von endothelial an Korneoskleralscheiben zu beobachten (Abb. 3a und Abb. 3b). Die Schnittkantenareale der GTS-Trepanation waren sowohl an frischen als auch mittelfristig (fünf Tage) konservierten Korneoskleralscheiben unter Healon®-Schutz im Vergleich zur Franceschetti-Handtrepanationstechnik auf einem Silikonblock und zur Motortrepanation von epithelial statistisch hochsignifikant geringer geschädigt (Abb. 4a und Abb. 4b). Die Komplettierung der Trepanation bei unvollständiger Penetration der Vorderkammer mittels Horn-

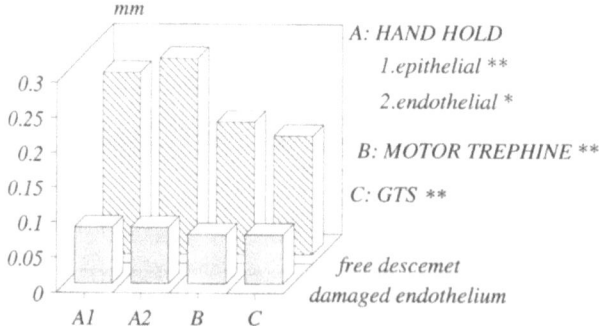

Abb. 2. Graphik des endothelialen Schädigungsmusters nach Trepanation von endothelial*/ epithelial**. Schäden bei Handtrepanation A 1 und A 2 (Franceschetti) statistisch hoch signifikant ausgeprägter im direkten, gepaarten Experiment zur Motortrepanation und GTS-Trepanation ($p < 0,001$), A 1 zu A 2 statistisch nicht signifikant ($p > 0,05$). B zu C statistisch signifikant ($p < 0,005$). Gepaarter Student's-t-Test

Ein neues geführtes Trepansystem (GTS®) für die perforierende Keratoplastik

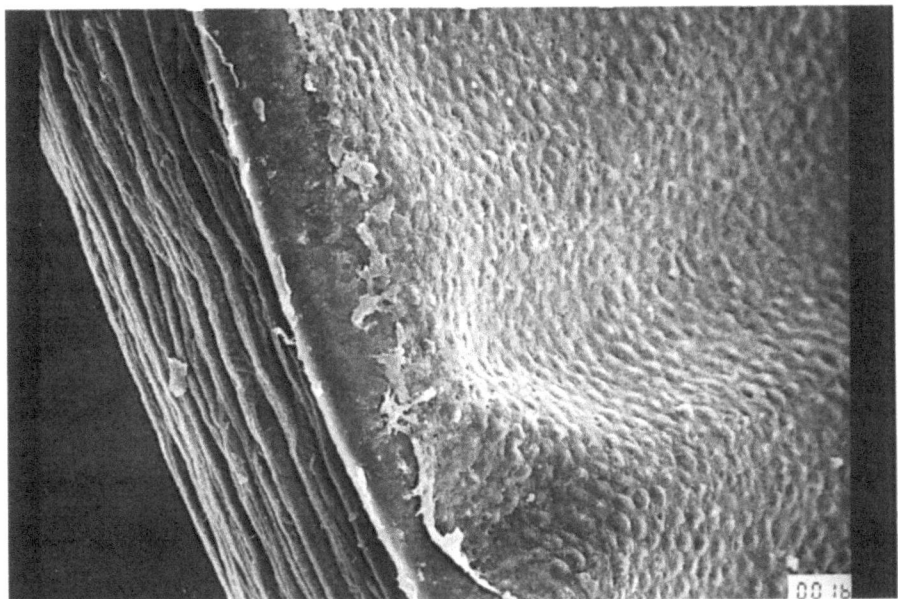

Abb. 3a. Rasterelektronenmikroskopie: Schnittkantenareal bei Handtrepanation von endothelial (200fach). Freiliegende Descemetsche Membran durchschnittlich 100 µ breit

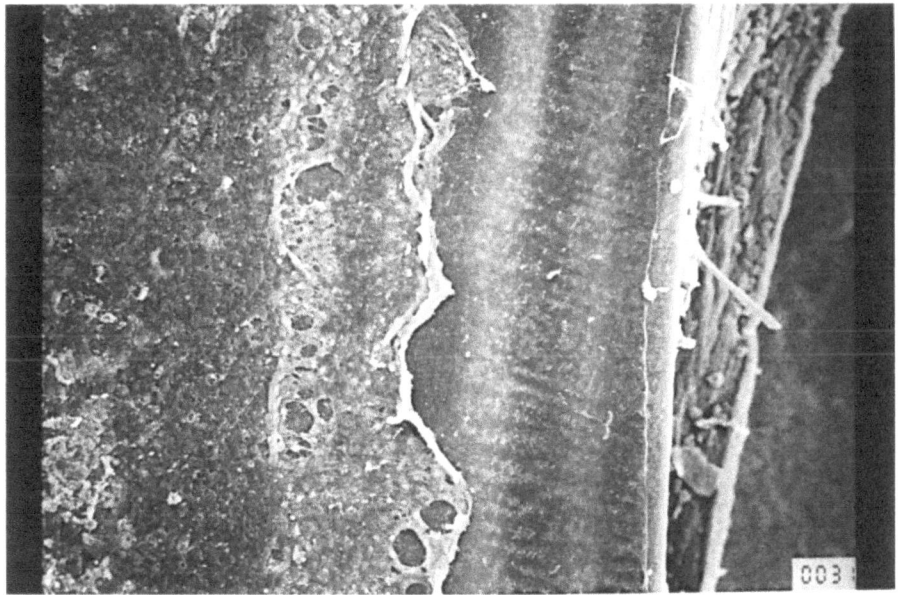

Abb. 3b. Wie Abb. 3a (350fach)

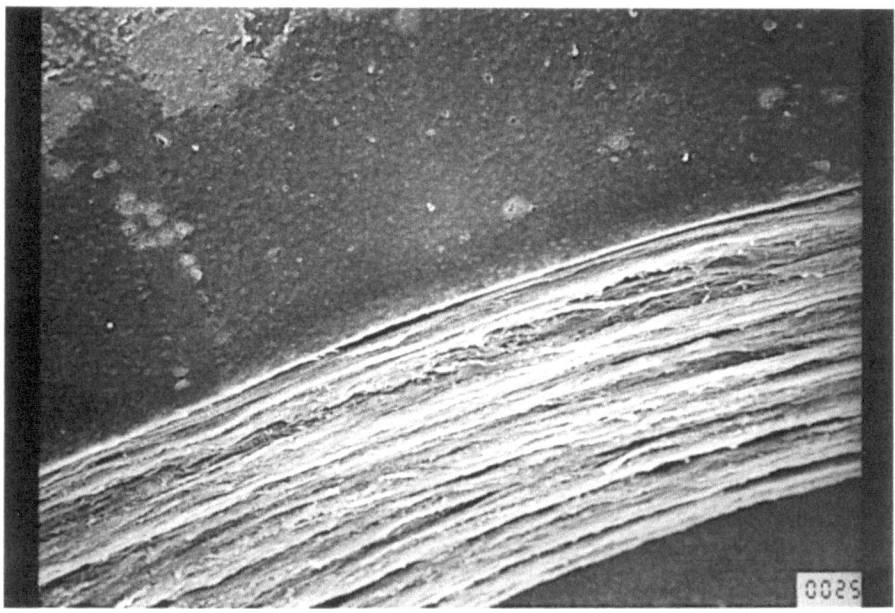

Abb. 4a. Rasterelektronenmikroskopie: Schnittkantenareal bei GTS-Trepanation. Nahezu intaktes Endothel bis zur Schnittkante, keine freiliegende Descemetsche Membran (100fach)

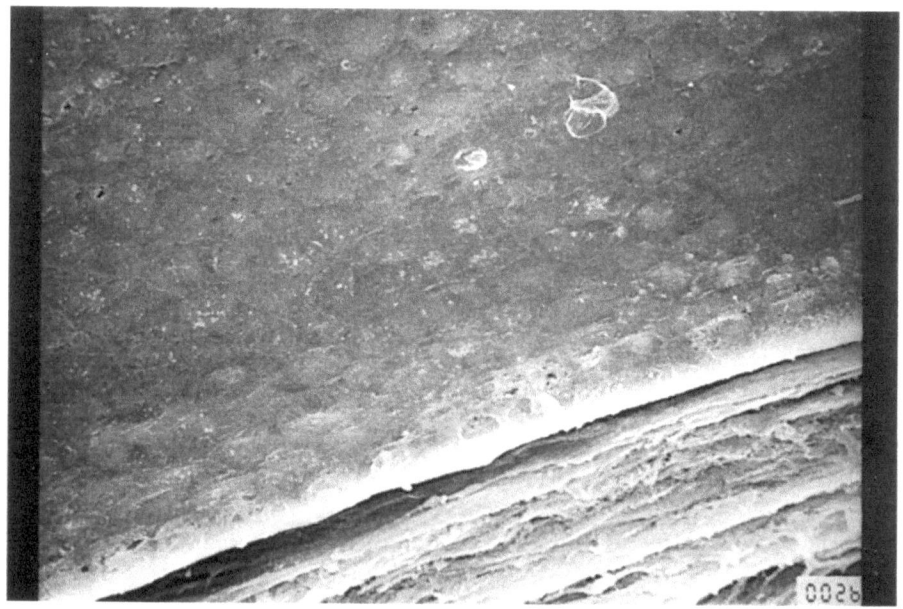

Abb. 4b. Wie Abb. 4a (500fach)

Tabelle 1. Geführtes Trepansystem für Keratoplastiken. Astigmatismus in Dioptrien (Dpt.) ein Jahr postoperativ, nach Entfernung der Nähte (acht Augen*)

Dpt.	%	n
1–2	38	3
2–3.5	38	3
4–6	24	2

* 6mal Keratokonus, 2mal Fuchs'sche D.

hautschere ergab ein zusätzliches, wenngleich variables Schädigungsprofil am Endothel, das einen statistischen Vergleich mit einer kompletten „on line"-Penetration der Vorderkammer bei der GTS-Trepanation nicht zuläßt.

Tabelle 1 zeigt an einem kleinen Pilotkollektiv an der I. Universitäts-Augenklinik Wien die Ergebnisse des Astigmatismus ein Jahr postoperativ nach Nahtentfernung an acht Empfängeraugen (sechsmal Keratokonus, zweimal Fuchs'sche Endotheldystrophie). Als Standardnahttechnik wurden acht 10-0-Nylon-Einzelknopfnähte und eine fortlaufende 11-0-Nylonnaht verwendet.

Diskussion

Trotz zahlreicher, in den letzten Jahren im Detail verbesserter Trepansysteme ist die klinisch am häufigsten verwendete Freihandtrepanation (vor allem ihrer Einfachheit halber und wegen der damit verbundenen Praktikabilität) anfällig für Verkippung und Kompression am Hornhautgewebe. Dies führt zu geometrisch inkongruenten Rotationsellipsoiden, die als Hauptquelle für einen hohen und irregulären postoperativen Astigmatismus diskutiert werden müssen. Zur Kompensation nicht exakt trepanierbarer Dimensionen sind Graftrotationen (Van Rij 1985) überdimensionierter Transplantate, d. h. größere Spenderscheiben als das Empfängerbett, empfohlen worden (Troutman 1980). Saugtrepane, wie der Hessburg-Barron oder der Hanna-Trepan, saugen die Hornhaut an, verformen daher diese und produzieren einen Unterschnitt (Insler et al. 1987). Jede nicht primär zirkulär perforierende Trepanation stellt außerdem ein additives Endothelzellschädigungsmuster dar, das großen Streuungen je nach Geschicklichkeit des Operateurs unterliegt. Daraus resultierende Irregularitäten an der Schnittkante sind neben den morphologischen Schäden Ursache für ungleichförmige Heilung und Vernarbung.

Das neue geführte Trepansystem (GTS®) nach Krumeich vermeidet jede Verkippung des Trepans aus der Vertikalen zur Limbusebene und ermöglicht dadurch die Präparation identischer Dimensionen von Spendertransplantat und Empfängerbett. Die Vorteile dieses Systems im Vergleich zu konventionellen Trepanationssystemen liegen in einer sicheren, uveales Gewebe schonenden Penetration der Vorderkammer und in einem regulären Schnittkantenprofil mit geringer Endothelzellschädigung.

Literatur

Amsler M, Verry F (1948) The removal of the graft for keratoplasty. Arch Ophthalmol 8: 150–1555

Arato S (1951) A new electro-motor cornea trephine for keratoplasty. Ophthalmologica 121: 38–42

Böhnke M, Draeger J, Niesmann U (1983) Influence of endothelial cell count of donor's cornea on endothelial cell loss. Graefe's Arch Clin Exp Ophthalmol 221: 41–45

Brightbill FS, Polack FM, Slappey T (1973) A comparison of two methods for cutting donor corneal buttons. Am J Ophthalmol 75: 500–504

Castroviejo R (1966) Atlas of keratectomy and keratoplasty. Saunders, Philadelphia, London

Draeger J (1971) Neue Schneidtechnik für die Mikrochirurgie. Klin Monatsbl Augenheilkd 159: 293–303

Grasl MM, Krumeich J, Quast N, Skorpik Ch, Gnad HD (1987) Eine neue Keratoplastik-Präzisionsstanze mit vakuumfixierter Korneoskleralscheibe. Spektr Augenheilkd 1: 47–49

Hessburg PC, Barron M (1980) A disposable corneal trephine. Ophthalmic Surg 11: 730–733

Hippel A van (1877) Über die operative Behandlung totaler stationärer Hornhauttrübungen. Graefe's Arch Klin Exp Ophthalmol 23: 79

Insler MS, Cooper HD, Caldwell DR (1987) Final results with a suction trephine. Ophthalmic Surg 18: 23–27

Krumeich JH, Grasl MM, Binder PS, Knülle A (1989) Geführtes Trepansystem für perforierende Keratoplastiken. In: Freyler H, Skorpik Ch, Grasl M (Hrsg) 3. Kongreß der Deutschen Gesellschaft für Intraokularlinsen Implantation. Springer, Wien, New York, 449–456

Lieberman DM (1976) A new corneal trephine. Am J Ophthalmol 81: 684–687

Olson RJ (1982) The contact lens cutter: accuracy and reproducibility. Ophthalmic Surg 13 (3) 210–215

Troutman RC (1979) Astigmatic considerations in corneal graft. Ophthalmic Surg 10 (2) 21–26

Van Rij G, Cornell FM, Waring III GO, Beekhuis WH (1985) Postoperative astigmatism after central vs. eccentric penetrating keratoplasties. Am J Ophthalmol 99: 317–320

Intrastromale Implantation eines justierbaren Kunststoffringes zur Hornhautrefraktionsänderung*

CHR. HARTMANN [1], N. PHARMAKAKIS [1] und F. VON EY [1]

Zusammenfassung. Das Konzept der intrastromalen Implantation eines biokompatiblen Kunststoffringes stellt eine interessante Alternative zu den derzeitigen hornhautchirurgischen Techniken dar. Die theoretischen Vorteile sind: exzentrische, reversible Implantation außerhalb der optischen Zone, wenig oder nur geringe Inhibition des intrastromalen Stoffwechsel- und Metabolitflusses, Justierbarkeit des angestrebten refraktiven Defektes durch Implantation eines konstringierenden oder expandierenden Ringes.

In einer *In-vitro-Studie* wurden bei 20 isolierten, tonisierten (37 mmHg) Schweineaugen Ringe aus 0,65 mm dicken, nylonfadenarmierten Silikonschläuchen implantiert. Die offenen Ringe wurden mit einem Durchmesser von 7,5 mm durch zwei gegenüberliegende radiäre Inzisionen in 90% Hornhauttiefe nach Ultraschallpachymetrie (mittlere Hornhautdicke = 0,88 ± 0,03 mm) mittels einer einfachen handgeführten Halbkreissonde implantiert. Scheinoperationen ohne Ringimplantation wurden an zehn isolierten Schweineaugen durchgeführt, um den refraktiven Effekt der radiären Inzisionen und Stromakanalisierung zu untersuchen.

Es fand sich kein statistisch signifikanter Unterschied der Hornhautkrümmung nach den radiären Inzisionen und/oder der tiefen Stromakanalisierung. Dagegen bestand ein geringer, aber statistisch signifikanter Versteilerungseffekt der Hornhäute nach Implantation der offenen Silikonringe: Die Refraktion änderte sich von 38,75 auf 39,99 Dpt (p = 0,01).

Eine *In-vivo-Studie* an Kaninchenaugen wurde begonnen, um kurz- und langfristig die Biokompatibilität und den refraktiven Effekt zu untersuchen nach intrastromaler Implantation von offenen und geschlossenen Ringen aus Silikon, PMMA und Teflon. Aus diesem Grunde wurden spezielle Instrumente entwickelt. Ein Ansaugring wurde entworfen, um eine halbkreis- oder kreisförmige geschlossene oder kanülierte Sonde in kontrollierter Tiefe durch die Hornhautstromalamellen bei der Ringinsertion zu führen. Ein PMMA-Ring mit einem neuartigen „Puzzle-Verschluß" wurde entwickelt, um eine korneale Expansion oder Konstriktion durch Implantation über einen größeren oder kleineren Stromakanaldurchmesser zu erzielen.

Summary. *Intrastromal implantation of adjustable silicone, PMMA and teflon rings for changing corneal refraction.* The concept of a intrastromal implantation of ring shaped implants made of biocompatible synthetic material represents an interesting alternative to the actual corneal refractive surgery techniques. The theoretical advantages are: excentric reversible placement out of the optical zone, few or no inhibition of the intrastromal nutritional and metabolic flow, adjustability of the refractive effect by implanting a constricting or expanding ring.

In an *in vitro study* using isolated pig eyes with an intraocular pressure maintained at 37 mmHg we implanted 20 rings made of 0.64 mm armed silicone tubes. Open rings with a 7.5 mm diameter were placed through two opposite radial incisions at 90% depth after ultrasonic pachymetry (mean corneal thickness = 0.88 ± 0.03 mm) using a simple manually guided semicircular channelling probe. Sham operations without ring implantation were done on ten isolated pig eyes to study the refractive effect of the radial incisions and stromal channelling.

No statistically significant changing of the initial corneal curvature was to be found after the two radial incisions and/or deep stromal channelling. However, there was a small but sta-

---

* Mit Unterstützung der DFG (Ha 953/4-2) und dem deutsch-französischen DAAD-Projekt PROCOPE (311-pro/ca).
[1] Universitäts-Augenklinik, Joseph-Stelzmann-Straße 9, D-5000 Köln 41.

tistically significant steepening of the corneas after ring implantation of open silicone rings, changing the refractive power from 38.75 to 39.99 diopters (p = 0.01).

An *in vivo study* was started on rabbit eyes, to analyse the short and long term biocompatibility and refractive effect after intrastromal implantation of opened and closed silicone, PMMA and teflon rings. For this purpose, a special instrumentation was developed. A suction instrument was designed to guide the semicircular and circular closed or canulated probes through the stromal lamellae during ring insertion. A PMMA ring with a new "puzzle lock" was designed to achieve controlled corneal expansion or constriction by intrastromal implantation via a channel diameter differing from the ring dimensions.

Der refraktive Effekt bei hornhautchirurgischen Eingriffen erfolgt mit den derzeitigen Techniken auf unterschiedliche Weise (Tabelle 1). Grundsätzlich hat die Verwendung von biokompatiblem Kunststoffmaterial gegenüber dem Gebrauch homologen Hornhautmaterials den Vorteil der einfachen Verfügbarkeit und des Fehlens von immunologischen Abstoßungsmechanismen. Demgegenüber stehen Komplikationen, die nach Implantation von Kunststofflentikeln auftreten. Als wesentliche Ursache für die zu beobachtende aseptische Nekrose des vorderen Stromas und Epithels wird eine Unterbrechung des transstromalen Ernährungs- und Metabolittransportes diskutiert.

Die intrastromale Implantation eines kleinen, diesen Transport möglicherweise nicht behindernden Kunststoffringes erscheint deshalb als interessante Alternative zu den bislang vorhandenen hornhautchirurgischen Techniken.

Das Konzept geht zurück auf eine frühe Arbeit von Blavatskaya [1], die einen homologen Hornhautstromaring über eine lamellierende Tasche in Kaninchenhornhäute implantiert hat. Simon et al. [4] griffen diese Technik wieder auf und implantierten eine größere Serie von Kaninchenaugen mit einem geschlossenen Silikonring von unterschiedlicher Breite, Dicke und Durchmesser. Sie fanden nach Implantation und in Abhängigkeit von den Ringparametern eine Hornhautabflachung bis zu sieben Dioptrien. Parallel dazu stellten Fleming et al. [2] theoretische Überlegungen zur refraktiven Wirkung eines justierbaren PMMA-Ringes nach intrastromaler Implantation an. Sie konnten diesen Effekt durch Nachbeobachtung von zwei Kaninchen drei und sechs Monate nach Implantation experimentell bestätigen.

Vereinfacht läßt sich die theoretische refraktive Wirkung durch Implantation eines Kunststoffringes erklären als Folge eines Volumeneffektes, einer Gewebekompression mit Hornhautversteilerung bzw. Gewebeexpansion mit Hornhautabflachung im Zentrum. Diese ersten experimentellen Mitteilungen waren für uns Anlaß zu eigenen Untersuchungen.

Tabelle 1. Techniken der refraktiven Hornhautchirurgie

Refraktiver Effekt durch Hornhautgewebe
 -Relaxierung (Inzisionen: radiäre Keratotomie)
 -Kompression (Nähte mit/ohne Keratektomie)
 -Verminderung (Keratomileusis, Excimer)
 -Vermehrung (Keratophakie, Epikeratoplastik)
 -Inlays (Kunststofflentikel, intrastromaler Ring = ISR)

Intrastromale Implantation eines justierbaren Kunststoffringes

Ziel der vorliegenden Arbeit ist es, die ersten Ergebnisse einer In-vitro-Pilotstudie vorzustellen, in der wir den refraktiven Effekt nach Ringimplantation eines offenen Silikonringes am tonisierten enukleierten Schweineauge untersucht haben. Ferner sollen unsere Überlegungen zur Modifikation und Entwicklung des Instrumentariums zur Implantation und zu den Ringen aus verschiedenen Kunststoffmaterialien vorgestellt werden.

Material und Methoden

Als einfachstes *Instrumentarium* wurde eine geringfügig modifizierte Halbring-("pig tail")-Sonde verwendet. Die Modifizierung bestand in einer Reduktion der Sondendicke auf 0,7 mm, einer Verlängerung der Zirkumferenz auf 190° und einer

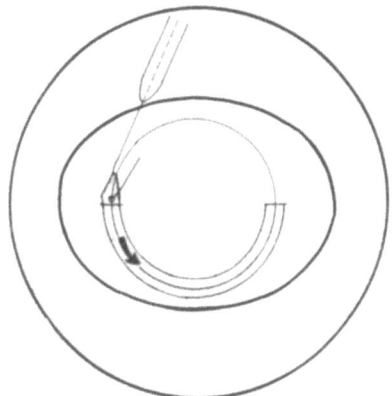

Abb. 1. Technik der intrastromalen Implantation eines fadenarmierten Silikonschlauches mittels einer 190°-Halbkreissonde über zwei radiäre Hornhautinzisionen

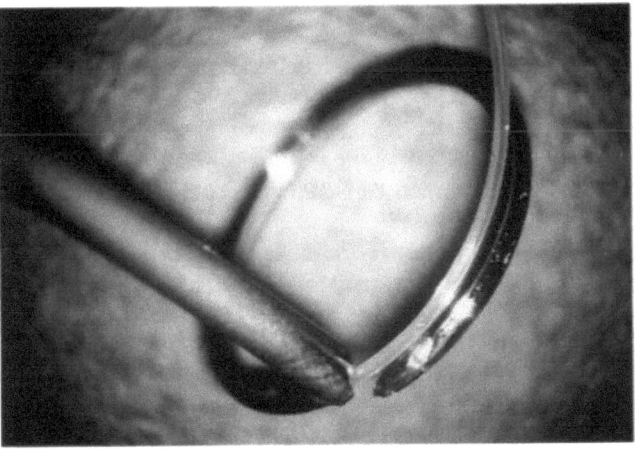

Abb. 2. 360°-Kanülensonde zur intrastromalen Implantation eines Teflonringes über eine radiäre Hornhautinzision

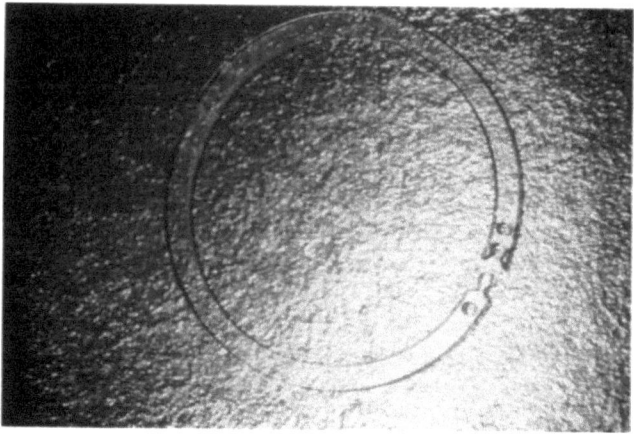

Abb. 3. Speziell konzipierter PMMA-Ring mit „Puzzle-Verschluß" zur intrastromalen justierbaren Implantation. Die beiden Positionierlöcher dienen zur Manipulation beim Verschluß des Ringes

spatelförmigen Abflachung sowie Abrundung der Spitze. Dieses Instrumentarium wurde verwendet zur Implantation der in der Tränenwegschirurgie gebräuchlichen, mit einem schwarzen Nylonfaden armierten Silikonröhrchen nach Ruprecht mit einem Durchmesser von 0,64 mm (Abb. 1).

Zur Implantation eines nichtarmierten Teflonröhrchens wurde eine 360°-Kanülensonde entwickelt mit zwei Öffnungen am Beginn und Ende der Zirkumferenz zum Ein- und Ausführen des Schlauches (Abb. 2). Ein Prototyp eines PMMA-Ringes mit neuartigem „Puzzle-Verschluß" mit Durchmesser 7,5 mm und gürtelförmiger Konfiguration sowie Anpassung an die Krümmung der Schweinehornhaut wurde ebenfalls entworfen (Abb. 3). Mit einem DGH-2000-Ultraschallpachymeter wurde die durchschnittliche *Hornhautdicke* zentral sowie bei 3, 6, 9 und 12 Uhr intermediär und peripher an zehn enukleierten Schweineaugen bestimmt.

In einer *In-vitro-Pilotstudie* wurden zwei Versuchsserien an frisch enukleierten, tonisierten Schweinebulbi durchgeführt. Die Tonisierung erfolgte über eine Infusion durch eine Infusionskanüle, die über den Nervus opticus in die Glaskörperkavität geführt wurde. Der dadurch konstant gehaltene intraokulare Druck wurde durch Schiötz-Augendruckmessungen zu Beginn und am Ende jeder Versuchsserie geprüft (Abb. 4).

Das Schweineauge mit oval konfigurierter Hornhaut wurde bei der Hornhautastigmatismusmessung so orientiert, daß der größere Hornhautdurchmesser horizontal zu liegen kam. Die 12-Uhr-Position des Auges wurde durch eine kleine Kautermarke auf der Sklera in 10-mm-Limbusabstand markiert. Der Bulbus wurde in einem gepolsterten Trichter so befestigt, daß keine asymmetrischen Deformationskräfte auf ihn einwirken konnten.

Die prä- und postoperative *Messung des Hornhautastigmatismus* erfolgte in den zwei Hauptschnitten mit dem Hornhautastigmatometer der Firma Zeiss („Zeiss-Bombe"). Nach der präoperativen Messung wurde zunächst eine Markierung des

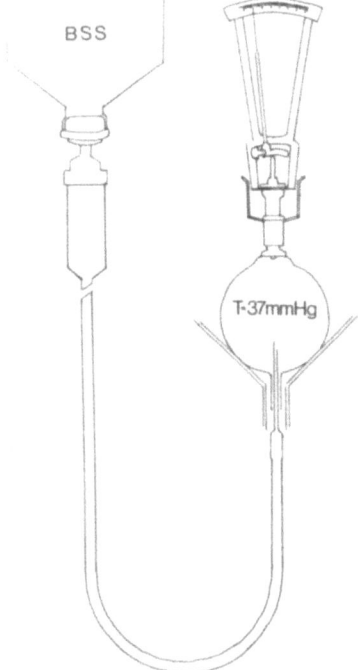

Abb. 4. Schema zur Tonisierung und Stabilisierung der isolierten Schweinebulbi für die In-vitro-Serie der intrastromalen Implantation eines offenen Silikonringes

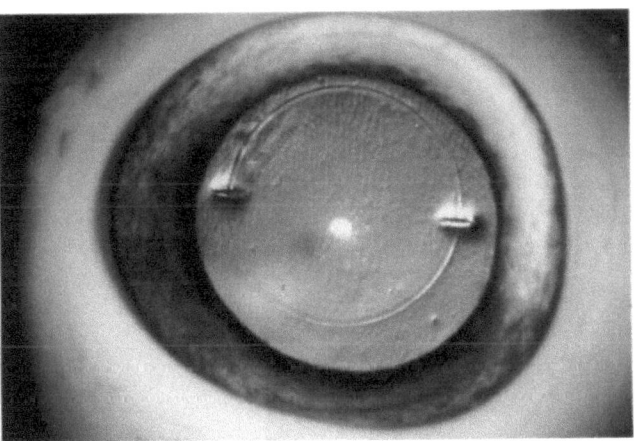

Abb. 5. Isolierter, tonisierter Schweinebulbus nach Anbringen der epithelialen Trepanmarkierung (Durchmesser 7,5 mm) und der beiden radiären, 90% tiefen Hornhautinzisionen

geplanten Implantationsdurchmessers auf dem Hornhautepithel mit einem 7,5-mm-Trepan angebracht. Danach wurden zwei 1 mm breite radiäre Inzisionen im Bereich dieser Markierung mit einem Diamantmesser gesetzt bis auf eine Tiefe von 90% der pachymetrisch gemessenen Hornhautdicke (Abb. 5). Für die Inzisionen wurde der horizontale, größte Hornhautmeridian gewählt, da hier im Vergleich zu Inzisionen auf der senkrechten Achse die Abweichung von der ursprünglichen Hornhautkrümmung geringer war.

Ausgehend von einer Inzision wurde mit der Implantationssonde zunächst die Hornhaut über 180° lamellierend kanalisiert und die Nadel an der zweiten Inzision herausgeführt. Danach wurde der armierte Silikonfaden in die Öse eingefädelt und der Silikonschlauch in den präformierten Kanal eingezogen, und zwar durch Zurückziehen der Sonde einerseits sowie durch vorsichtigen Vorschub mit einer Fadenpinzette an der Inzision andererseits (Abb. 1). Derselbe Vorgang wurde dann über die restlichen 180° Zirkumferenz wiederholt. Nach Resektion des Silikonschlauches mit seinem Armierungsfaden mit der Klinge und Apposition der Schlauchenden war es auf diese Weise möglich, einen kreisrunden Ring zu erzeugen (Abb. 6). Auf das Knoten des Armierungsfadens wurde bewußt verzichtet, um zunächst den reinen Volumeneffekt der Ringimplantation beurteilen zu können.

In einer Kontrollserie von zehn Augen erfolgten lediglich zwei Inzisionen und danach Kanalisierung ohne Implantation mit Messung der Hornhautkrümmung zwischen den jeweiligen chirurgischen Maßnahmen. In einer zweiten Serie von ebenfalls zehn Augen wurde die Astigmatismusänderung in den beiden Hauptmeridianen zu Beginn und am Ende des gesamten Implantationsvorganges gemessen.

Weitere Versuchsreihen wurden begonnen mit Implantation von intrastromalen Ringen aus Teflon bzw. PMMA.

Zur *rasterelektronenmikroskopischen Untersuchung* wurden einige Bulbi zunächst in Glutaraldehyd in toto 30 Minuten fixiert, danach erfolgte eine Fixation der gesamten Hornhaut nach Exzision des vorderen Augensegmentes und vorsichtiger Abpräparation des Iris-Linsendiaphragmas unter dem Stereomikroskop. Nach Lufttrocknung und Goldbedampfung wurden die Hornhäute mit einem Jeol-JSM-200-Rasterelektronenmikroskop untersucht.

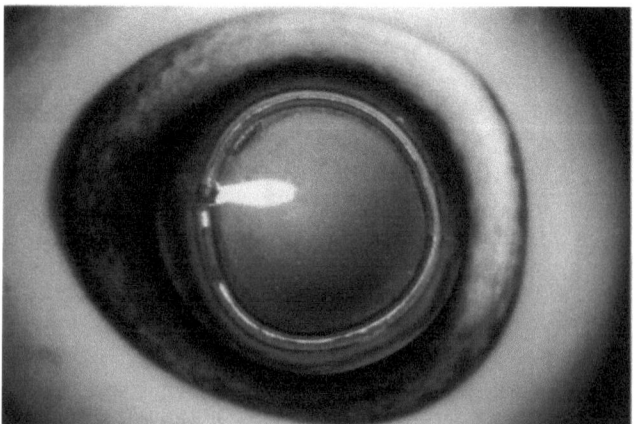

Abb. 6. Derselbe Bulbus wie in Abb. 5 nach abgeschlossener intrastromaler Implantation eines offenen Silikonringes. Der Armierungsfaden ist entfernt

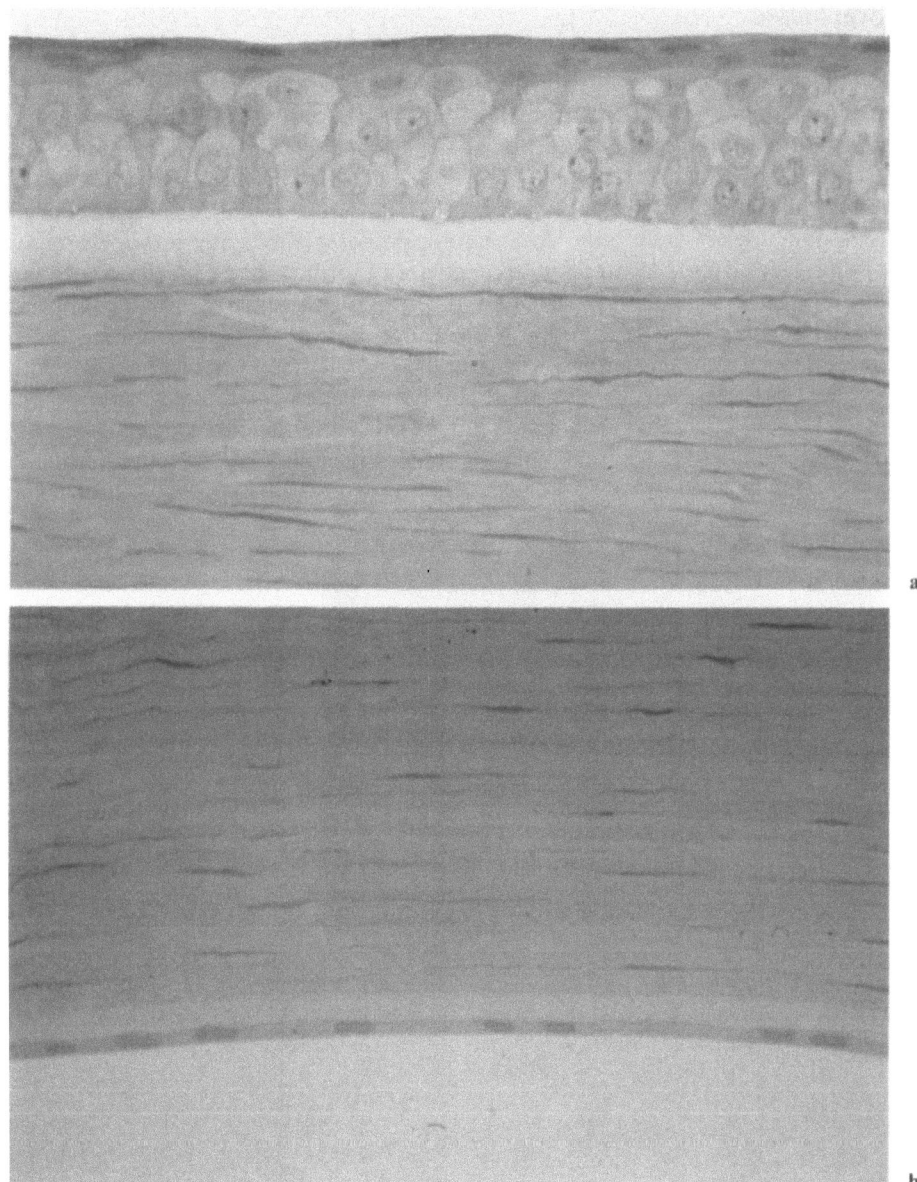

Abb. 7a, b. Menschliche Hornhaut, Semidünnschicht, Initialvergrößerung 140fach. **a** Vordere Stromaanteile mit unregelmäßiger, z. T. sich durchkreuzender Lamellenordnung. **b** Hintere Stromaanteile mit paralleler Lamellenarchitektur, die eine Kanalisierung und intrastromale Implantation bei geringem Gewebewiderstand erlaubt (Abb. 7b). (Sammlung Prof. Y. Pouliquen, Paris)

Ergebnisse

Bei tiefer Stromaimplantation erweist sich die Implantationstechnik mit dem von uns gewählten einfachen Instrumentarium als unkompliziert und äußerst zuverlässig durchführbar. Entscheidend ist die genaue Plazierung der initialen Inzisionstiefe nach Ultraschallpachymetrie. Die mittlere Dicke, bestimmt an zehn Schweinehornhäuten, beträgt zentral 0,88 ± 0,03 mm. Nach Einführen der Halbkreissonde gleitet diese ohne Anwendung größerer Kraft durch das Hornhautstroma. Der Grund hierfür ist in der regulären Fibrillen- und Lamellenanordnung im hinteren Stromaanteil zu suchen (Abb. 7 a, b). Auf diese Weise gelingt es mit etwas Übung, regelmäßig konfigurierte Ringe zu implantieren (Abb. 6). Auf ein Knoten des Armierungsfadens wurde in dieser ersten Serie bewußt verzichtet, da sich die Dosierung als schwierig erwies und der entsprechende Versteilerungseffekt durch Hornhautgewebekompression mit diesem Verfahren nicht kalkulierbar war. Der Vergleich der Hornhautkrümmungsänderung in den beiden Hauptmeridianen

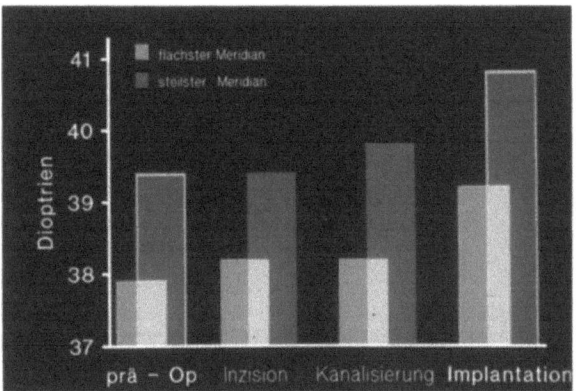

Abb. 8. Einfluß der zwei radiären Inzisionen (Abb. 5) und Kanalisierung (Abb. 1) ohne (n = 10) und mit (n = 10) intrastromaler Implantation eines offenen Silikonringes am isolierten, tonisierten Schweinebulbus. Keine statistisch signifikante Zunahme der Hornhautbrechkraft durch Inzision und Kanalisierung

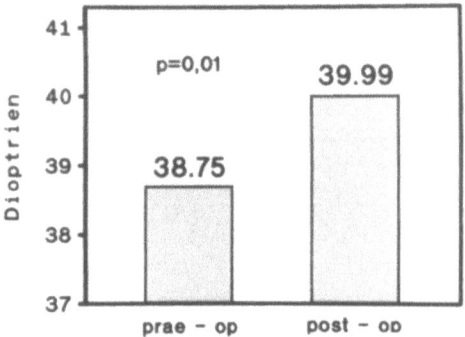

Abb. 9. Statistisch signifikante, geringe Zunahme der Hornhautbrechkraft von 38,75 auf 39,99 Dpt nach tiefer intrastromaler Implantation eines offenen Silikonringes (Dicke: 0,64 mm, Durchmesser: 7,5 mm) am isolierten, tonisierten Schweineauge (n = 10)

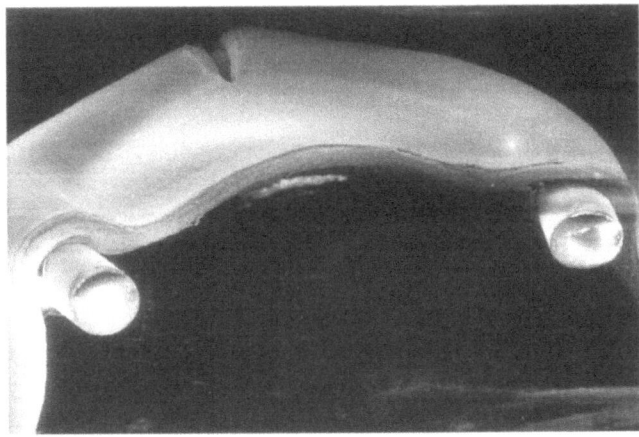

Abb. 10. Rasterelektronenmikroskopischer Aspekt nach tiefer intrastromaler Silikonringimplantation. An der zur Hälfte aufgeschnittenen Hornhaut sieht man die ringförmige Vorwölbung der Hornhaut durch den Volumeneffekt des relativ dicken Implantates mit Zunahme des Hornhautkrümmungsradius im Zentrum. Am oberen Bildrand radiäre Inzision (= Implantationsöffnung), die durch die präparationsbedingte Schrumpfung klafft. REM. Initialvergrößerung 20fach

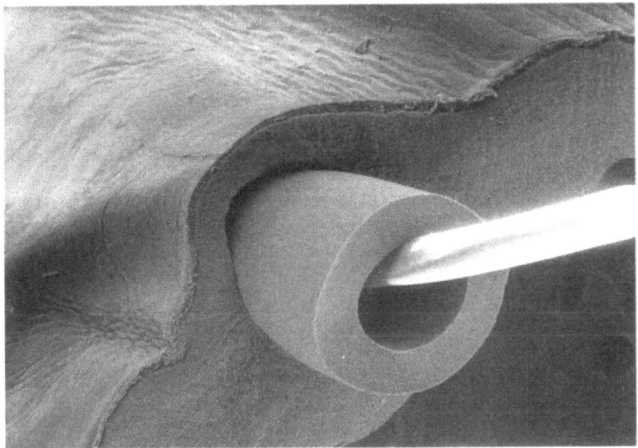

Abb. 11. Rasterelektronenmikroskopischer Aspekt des implantierten, angeschnittenen Silikonringes mit Armierungsfaden. Man erkennt den Volumeneffekt des 0,64 mm dicken Silikonschlauches. REM. Initialvergrößerung 70fach

nach Inzision bzw. Kanalisierung zeigte keinen statistisch signifikanten Unterschied gegenüber der Krümmung vor Implantation (Abb. 8).

Es findet sich eine geringe, aber statistisch *signifikante Versteilerung* der Hornhaut durch die Implantation des offenen Silikonringes gegenüber dem nichtimplantierten Zustand (p = 0,01): Die Hornhautbrechkraft nimmt um rund 1,25 Dioptrien zu (Abb. 9). Es fand sich keine signifikante Zunahme des auch beim normalen, nichtimplantierten Schweineauge vorhandenen relativ hohen Astigmatismus durch das Implantationsmanöver (Abb. 8).

Den rasterelektronischen Aspekt nach Implantation zeigen die Abb. 10 und 11.

Diskussion

Bei den hier vorgestellten Ergebnissen handelt es sich um erste eigene Mitteilungen zu einem Verfahren, das sich auch andernorts noch in einer experimentellen Entwicklungsphase befindet. Die Arbeit von Fleming et al. [2] stellt das Implantationsergebnis an zwei Kaninchen vor und befaßt sich im wesentlichen mit dem theoretischen Konzept und dem zu seiner Durchführung entwickelten Instrumentarium zur Implantation eines PMMA-Ringes. Durch entsprechende Anspannung des PMMA-Ringes konnten die Autoren in je einem Fall die von ihnen angestrebte Hornhautversteilerung durch Konstriktion bzw. Hornhautabflachung durch Expansion des Ringes erzielen.

Eine größere Serie zur Untersuchung des Implantationseffektes eines geschlossenen Silikonringes am Kaninchenauge wurde kürzlich von Simon et al. [4] präsentiert. Sie fanden nach Implantation eine Abflachung der Hornhautkrümmung in beiden Hauptmeridianen. Der Effekt war um so ausgeprägter, je höher, breiter und kleiner im Radius der Ring konfiguriert war. Der maximal zu erreichende Effekt lag bei sieben bis acht Dioptrien Brechkraftverminderung gegenüber dem Zustand vor Implantation. Simon et al. fanden einen konstanten unverminderten Implantationseffekt bis zu 90 Tagen nach Operation. Demgegenüber beobachteten Fleming et al., allerdings wie erwähnt nur in den zwei Einzelfällen, eine Zunahme des Expansionseffektes und eine Abnahme des Konstriktionseffektes nach Implantation ihres PMMA-Ringes.

Ein entscheidender Unterschied im Vorgehen beider Autorengruppen ist in der Implantationstechnik zu sehen. Simon et al. implantierten ihren geschlossenen Silikonring ausgehend von der Hornhautperipherie über eine lamellierte Hornhauttasche, die das Hornhautzentrum mit einbezieht. Fleming et al. hingegen lassen bei ihrer Ringimplantation das Hornhautzentrum unberührt. Letzteres Verfahren erscheint uns im Hinblick auf eine evtl. klinische Anwendung von entscheidendem Vorteil zu sein.

Nach den Ergebnissen von Simon et al. hatten wir in unserer eigenen In-vitro-Versuchsserie mit einem Abflachungseffekt nach Implantation unseres offenen Silikonringes gerechnet. Überraschenderweise kam es jedoch zu einer geringen, statistisch signifikanten Versteilerung, einer Tendenz, die sich bereits nach Inzision und Kanalisierung der Hornhaut zeigte (Abb. 8). Möglicherweise wird durch das Einziehen des Schlauches in den präformierten Kanal neben dem reinen Volumeneffekt, der eher zu einer Abflachung führen müßte, ein zusätzlicher, diese Wirkung egalisierender Konstriktionseffekt erzielt. Wahrscheinlich spielt auch die Hypertonisierung des isolierten Schweinebulbus in unserem Versuchsaufbau eine Rolle, die sich zur kontrollierten Implantation als notwendig erwies (Abb. 4).

Die wenigen bisher vorliegenden Einzelergebnisse zeigen, daß eine *Standardisierung der Technik* im Hinblick auf das Instrumentarium und den intrastromalen Ring (Material, Design ...) vordringlich sind. Wir haben inzwischen ein Implantationsinstrument entwickelt, das über ein am Limbus angesaugtes Führungssystem eine glatte Stromakanalisierung in wählbarer Tiefe und Implantation eines Ringes über nur eine Inzision erlaubt.

Wir haben derzeit eine *In-vivo-Studie* laufen zur Prüfung der Biokompatibilität nach Implantation von intrastromalen Ringen aus Silikon, Teflon und PMMA.

Der Vorteil des PMMA-Ringes (Abb. 3) gegenüber den beiden anderen Materialien wäre in seiner völligen Durchsichtigkeit zu sehen und vor allem in seiner Starrheit, die es erlauben sollte, bei Wahl einer entsprechenden Differenz zwischen Kanal und Ringdurchmesser einen komprimierenden bzw. expandierenden Effekt auf das Hornhautstroma auszuüben.

Während Fleming et al. über Probleme der Einheilung nach PMMA-Ringimplantation berichten (Wundheilungsstörung im Bereich der Inzision, Vaskularisationstendenz), sprechen Simon et al. von einer guten Biokompatibilität ihres Silikonringes.

Des weiteren sollen das Ausmaß und vor allem die Dauerhaftigkeit des erzielten refraktiven Effektes nach Implantation im Tierexperiment untersucht werden.

Literatur

1. Blavatskaya ED (1968) Intralamellar homoplasty for the purpose of relaxation of refraction of the eye. Arch Soc Ophthalmol Optom 6: 311–325 (übersetzt aus Oftalmol Zh 1966; 7: 530–537)
2. Fleming JF, Reynolds AE, Kilmer L, Burris TE, Abbott RL, Schanzlin DJ (1987) The intrastromal corneal ring: two cases in rabbits. J Refract Surg 3: 227–232
3. Reynolds AE (1988) Intracorneal PMMA ring passing animal tests. In theory, device flattens or steepens cornea without touching visual axis. Ocular Surg News 6: 21
4. Simon G, Barraquer RI, Barraquer E (1988) Refractive remodelling of the cornea by intrastromal rings. 8th International Congress of Eye Research, San Francisco 4.–8. Sept. 1988. In: Proceedings of the International Society for Eye. Research (ICER) 1988, Vol V, p 113

Appendix

Treffen der Epikeratophakie-Zertifikatinhaber

J. STROBEL [1]

Im Rahmen der Jahrestagung der DGII fand am 2. März 1989 ein Treffen der Epikeratophakie-Zertifikatinhaber unter Leitung des Autors an der I. Universitäts-Augenklinik Wien statt. Als Referent aus den USA war Dr. P. M. Knight (wissenschaftlicher Forschungsdirektor von Allergan Medical Optics) eingeladen. Frau Knight war gebeten worden, die folgenden Themen zu referieren:
1. Epikeratophakie, ein Überblick zum jetzigen Stand.
2. Epikeratophakie, Resultate der nationalen Studien.
3. Zukünftige Entwicklungen: synthetische Korneallinsen.

Neben den Referaten wurden von anderen Autoren weitere Vorträge zu den genannten Themen gehalten, die lebhaft diskutiert wurden.

1. Epikeratophakie, ein Überblick zum gegenwärtigen Status

Gewebelinsen (Keratolenses) werden aus Hornhäuten, die nicht für Keratoplastiken verwendet werden können, hergestellt. Herstellung und Vertrieb der Hornhautlentikel dürfen nach den Bestimmungen der FDA ausschließlich als Non-Profit-Service (d. h. ohne finanziellen Gewinn) erfolgen.

Die klinischen Studien zur Epikeratophakie wurden 1979 von Prof. Dr. Herbert Kaufmann und Prof. Dr. McDonald, LSU Eye Center, New Orleans, USA, begonnen und führten 1983 zur Zusammenarbeit mit Allergan Medical Optics. Durchgeführt wurden die ersten klinischen Studien an aphaken Patienten, kindlichen Aphakien, Keratokonusaugen, hypermetropen aphaken Augen, hohen Myopien und Verbandslinsen. Die Ergebnisse wurden im März 1987 im „American Journal of Ophthalmology" veröffentlicht.

Zur selben Zeit wurden in den USA der gewinnbringende Kauf oder Verkauf von menschlichen Organen oder menschlichem Gewebe gesetzlich verboten. Dennoch entschloß sich Allergan Medical Optics, das Projekt als Non-Profit-Service fortzusetzen. Die nötige Erlaubnis, Keratolinsen zu Forschungszwecken abzugeben, wurde für Aphakien bei Erwachsenen, kindliche Aphakien, Keratokonus- und Verbandslinsen im Februar 1987 beantragt. Die Hypermetropie bei aphaken Augen wurde nicht in den Antrag aufgenommen, da zum Zeitpunkt der Antragstellung nur 42 Fälle innerhalb von zwei Jahren vorlagen.

Epikeratophakie bei Myopie blieb in der Studie unberücksichtigt, weil Probleme

---

[1] Universitäts-Augenklinik, Friedrichstraße 18, D-6300 Gießen.

mit Unterkorrekturen und Visusverlusten entstanden waren. Bis zur endgültigen Genehmigung können Keratolinsen durch eine Auflage der FDA nur an Operateure abgegeben werden, die schon vor April 1988 Erfahrungen mit der Epikeratophakie gesammelt haben.

1.1 Aphakie

Seit 1983 wurden insgesamt über 10000 Epikeratophakielinsen von Operateuren eingesetzt. 1988 wurden 40% aller Epikeratophakielinsen außerhalb den USA eingesetzt. Häufigste Indikation ist die Aphakie. Erwachsene und kindliche Aphakien liegen bei 66%. Die Keratolinsen werden in 25 Ländern eingesetzt. Insgesamt sind 2500 Operateure in Epikeratophakiekursen ausgebildet worden, von denen mindestens 50% schon eine Epikeratophakie durchgeführt haben.

2. Epikeratophakie: Ergebnisse der nationalen Studien

Von 1984 bis 1986 wurden 1804 Patienten in diese Studie aufgenommen, um die Indikationen für Aphakie bei Erwachsenen und bei Kindern und für Keratokonus und Myopie zu untersuchen. Die Studie der Verbandslinsen umfaßte 45 Patienten. Aufnahmevoraussetzung für die Gruppe der erwachsenen Aphakien war eine Kontraindikation für Intraokularlinsen, Kontaktlinsen oder die Behandlung durch Tragen einer Brille. Das sphärische Äquivalent der aphaken Augen dieser Gruppe lag bei 11,47 Dioptrien. Ein Jahr nach der Epikeratophakie betrug das sphärische Äquivalent +0,63 Dioptrien ±2,64 Dioptrien. 50,9% der Augen lagen innerhalb von 2 Dioptrien und 74,9% innerhalb von 3 Dioptrien. 10,7% der eingesetzten Hornhautlinsen mußten entfernt werden, in den meisten Fällen wegen einer zu geringen Reepithelialisierung in der frühen postoperativen Phase. Ein Vergleich der prä- und postoperativen unkorrigierten Sehschärfe zeigte, daß 62,8% der Augen einen Anstieg der Sehschärfe um drei Stufen nach Snellen aufweisen. Im Vergleich der korrigierten prä- und postoperativen Sehschärfe wiesen präoperativ 69,7% der Patienten, postoperativ nur 49,7% einen Visus von 0,5 und besser auf. Ursachen für diese leichte Reduktion der Sehleistung könnten die zunehmende Dicke der Kornea, das Alter der Patienten oder präoperative pathologische Befunde in dieser Gruppe sein. Der Abfall der Visusleistung ist altersabhängig. Patienten in einem Alter von mehr als 80 Jahren zeigten einen größeren Visusverlust als jüngere Patienten. Insgesamt waren die erwachsenen Aphaken mit den Ergebnissen sehr zufrieden. Durch die Epikeratophakie konnte ein Auge rehabilitiert werden, das zuvor ohne Operation nur unwesentlich am Sehprozeß teilnahm. Seit Anfang 1988 wird empfohlen, die Epikeratophakie bei aphaken Patienten *ohne* Keratektomie (Non-Keratektomie-Verfahren) durchzuführen, um das Auftreten von Blendungseffekten und Narbenbildungen noch weiter zu reduzieren.

2.1 Keratokonus

Bei der Keratokonus-Indikation geht es darum, den Konus so zu komprimieren und die Hornhautoberfläche so zu glätten, daß Kontaktlinsen getragen werden können. Hierbei zeigten die Patienten eine mittlere Reduktion der Hornhautbrechkraft von 8,7 Dioptrien. Bei den Entfernungen der Epikeratophakielentikel war das Problem der Reepithelialisierung führend. Der Visus stieg postoperativ im Durchschnitt um 3,6 Stufen nach Snellen an. In der Gruppe kindlicher Aphakien konnten die Daten nur schwierig ermittelt werden. 68,6% der Augen lagen postoperativ mit ihrer Restrefraktion innerhalb von 0 ± 3 Dioptrien. Diese Spanne wird in der Regel als erforderlich für den Aufbau einer Fusion betrachtet.

2.2 Myopie

Die Indikation bei Myopien wird bei einem präoperativen sphärischen Äquivalent im Durchschnitt von − 12 Dioptrien gestellt. Postoperativ ergaben sich Werte von durchschnittlich − 2,8 Dioptrien bei einer Standardabweichung von 3,79 Dioptrien Restrefraktion. 14,7% der Linsen wurden wieder entfernt. Hauptgrund hierfür ist ein mangelhaftes Ergebnis bei der Refraktion in der postoperativen Phase. Im typischen Fall wurde eine Unterkorrektur durch die Epikeratophakie erzeugt. Zusätzlich klagten die Patienten über Blendung, insbesondere nachts bei weitgestellter Pupille. Verschiedene Operateure berichteten, daß die Refraktion über einen gewissen Bereich von Dioptrien einen guten Visus ergab. Dadurch entstand eine Art multifokales Sehen. In einer speziellen Arbeitsgruppe (Myopic Epi Study Group) wurde herausgefunden, daß die Ursache für die Beschwerden die große Keratektomie ist, in die der dicke Teil der Keratolinse eingesetzt wird. Durch die Nähte in diesem Bereich entstehen ein Verlust an Brechkraft und eine Verkleinerung der optischen Zone. Deshalb wurde die Keratektomie im Bereich der myopen Epikeratophakien herausgenommen, die Abmessungen der Linsenränder und die Einbettungszone vergrößert und damit von der optischen Zone entfernt. Weiterhin wurde der Versuch unternommen, den Lentikel besser zu zentrieren. Dadurch konnte nach einer kleinen Studie die Unterkorrektur reduziert werden.

Um eine FDA-Erlaubnis für myope Epikeratophakien zu erhalten, müssen neue Studien begonnen werden. Dies wird einige Jahre dauern. Für myopische Epikeratophakien laufen weitere Studien von Dr. McCarey und Prof. McDonald. Dafür werden myopische Epikeratophakielentikel zur Verfügung gestellt. Bei Allergan Medical Optics selbst wird der Entwicklung einer synthetischen Version für den Ausgleich der Myopie zur Zeit mehr Bedeutung zugemessen.

2.3 Instrumentarium

Für die heute geläufigen Techniken werden folgende Trepane eingesetzt:

Trepan	Indikationen	Technische Daten
Barron Single[1] Blade Trephine (mit einer Schneide)	• Aphakie beim Erwachsenen • Hypermetropie bei phaken Augen • kindliche Aphakie • Myopie	Single Blade 7,0 mm $\emptyset$ 0,2 mm Tiefe, voreingestellter Stopp, Haar-Kreuz für die Zentrierung Saugmechanismus
Barron Twin[2] Blade Trephine (mit zwei Schneiden)	Keratokonus	parallele Schnitte, äußerer Schnitt: 8,5 mm $\emptyset$/0,3 mm Tiefe, innerer Schnitt: 6,0 mm $\emptyset$/0,1 mm Tiefe, voreingestellter Stopp, Haar-Kreuz für die Zentrierung Saugmechanismus

[1] Best.-Nr. KTS-0000.
[2] Best.-Nr. KTP-0085 bei Pharm-Allergan Karlsruhe.

3. Zukünftige Entwicklungen: Synthetische Korneallinsen

Bei den Forschungen über die Hornhautlinsen für Epikeratophakie zeigte sich, daß für die refraktive Hornhautchirurgie ein Bedarf an synthetischen Linsen besteht. Hierbei handelt es sich um zwei Projekte: die synthetische Linse, die als *Inlay* zu verwenden ist, die sogenannte Kerato-Gel-Linse, sowie die Epi-Gel-Linse, die als *Onlay* oder Epikeratophakielinse entwickelt wird.

Das interkorneale Keratogelimplantat wird im Lathe-Cut-Verfahren aus Lidofilcon A, einem Copolymer aus Vinyl-Pyrrolidon und Methyl-Methacrylat, hergestellt. Für die Einpflanzung dieses Implantates wird ein Mikrokeratomeinschnitt in einer Tiefe von ungefähr 50% der Hornhautdicke durchgeführt. Die Gewebekappe wird auf die Kornea zurückgelegt, dann wird die Keratogellinse unter die Kappe gelegt und danach die Kappe replaziert. Mit diesem Implantat werden seit 1983 Tierstudien durchgeführt. Seit 1987 werden die ersten Implantate auch am menschlichen Auge eingesetzt. Bei elf aphaken Patienten sind aphake Keratogellinsen implantiert worden. Die Brechkraft dieser Linsen reicht von 10,5 bis 15,5 Dioptrien bei einer zentralen Dicke von 0,27 bis 0,37 mm. Nach ersten Studien bei aphaken Augen wurde die FDA-Erlaubnis für einen Studienbeginn bei hoher Myopie des menschlichen Auges beantragt. Bei Primaten wurden diese Linsen bereits mit gutem Ergebnis implantiert. Außer den Keratogel-Inlay-Linsen sind Epigel-Onlay-Linsen entwickelt worden, die einfacher zu implantieren sind. Ein großer Vorteil der synthetischen Linsen liegt darin, daß sie präzise reproduzierbar sind und so jederzeit schnell verfügbar wären. Jedoch könnte die Reepithelialisierung dieser Linsen Schwierigkeiten bereiten. Bedeutsam ist bei diesen Linsen eine hohe Glukosepermeabilität, da das Hornhautepithel die Glukosezufuhr mittels Diffusion von der Kammerwasserflüssigkeit erhält. Außerdem muß die Oberfläche der synthetischen Epikeratophakie so gebaut sein, daß eine Zellproliferation und eine Adhäsion im Epithelbereich möglich sind. Um festzustellen, ob diese Voraussetzungen erfüllbar sind, werden entsprechende Modelle entwickelt und eingesetzt. Dieses Projekt beschränkt sich bislang auf Versuche im Kulturstadium.

Die Ausführungen von P. M. Knight geben einen aktuellen Einblick zum Stand der Epikeratophakie in Forschung, Klinik und Entwicklung. Für Interessenten sind weitere Zusammenkünfte im Rahmen der DGII geplant.

Spektrum der Augenheil- kunde

Zeitschrift der
Österreichischen Ophthalmologischen
Gesellschaft — ÖOG

Herausgegeben von
H. Freyler, Wien (Managing Editor), **W. Goettinger,** Innsbruck,
H. Slezak, Wien
Schriftleiter: **P. Drobec,** Wien

Spektrum der Augenheilkunde ist eine Fortbildungszeitschrift für Ophthalmologen in Klinik und Praxis. Sie erscheint sechsmal jährlich und publiziert Übersichten (Reviews), Originalarbeiten, Editorials, Kasuistiken und Analysen über Innovationen auf dem Geräte- und Instrumentensektor. Leserbriefe, Gastkommentare, Buchbesprechungen, Literaturübersichten und ein Kongreßkalender ergänzen das Informationsspektrum.

Spektrum der Augenheilkunde informiert somit den Augenarzt aktuell über neue Entwicklungen in Klinik und Forschung, die für seine Praxis Relevanz besitzen. Die fachliche Kompetenz der Herausgeber und des Fachbeirates garantieren eine ausgewogene inhaltliche Gestaltung.

Bezugsbedingungen:
Band 4 (6 Hefte), 1990: DM 120,—, öS 840,—,
zuzüglich Versandkosten

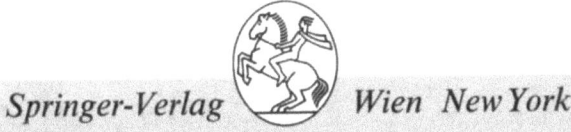

H. Freyler # Augenheilkunde
für Studium, Praktikum und Praxis

Zweite, verbesserte Auflage
1985. 269 Abbildungen. IX, 468 Seiten.
Gebunden DM 62,—, öS 430,—
ISBN 3-211-81890-1

Inhaltsübersicht: Der Augapfel und seine Adnexe — Embryologischer Überblick — Physiologie des Auges und Funktionsproben — Untersuchungsmethoden — Lider — Tränenorgane — Bindehaut — Hornhaut — Lederhaut = Sklera — Uvea = Iris + Ziliarkörper + Aderhaut (Pupille, Vorderkammer, Kammerwasser) — Linse — Glaukom — Glaskörper — Netzhaut — Nervus opticus — Die Sehbahn — Orbita — Okulomotorik und Motilitätsstörungen — Sachverzeichnis.

Das Buch präsentiert in einer neuartigen Form, die den verschiedenen Aspekten studentischen Lernens entgegenkommt, den gesamten Lehrstoff der Ophthalmologie. Dabei ist es auch für den Praktiker eine überaus wertvolle Hilfe. Es gibt einen Einblick in die für die meisten Mediziner überraschend große Dimension dieses Fachgebietes, den ein kurzgefaßtes Skriptum naturgemäß niemals bieten kann. In den üblichen Lehrbüchern hingegen ist es meist schwer, Wesentliches von Unwesentlichem zu unterscheiden, sodaß oft wichtige Fakten überlesen werden, während bedeutungslose Dinge haftenbleiben. Die Tatsache, daß der Student in dieser Situation nur allzuleicht nach unzureichenden Behelfen greift, war der Motor für dieses Unterfangen. Es ist zu hoffen, daß sich dieses „Skriptum im Buch" als eine erfolgreiche Strategie der Didaktik für den angehenden Mediziner erweisen wird. Die zweite Auflage wurde durch Neugestaltung des Kapitels „Refraktive Keratoplastik", Erweiterung des Kapitels „Uveitis" sowie Ersatz einzelner Bilder durch gelungenere verbessert. Auch wurden das Register erweitert, Druckfehler korrigiert und einige Abschnitte neu formuliert.

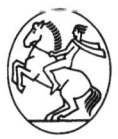

**Springer-Verlag
Wien New York**

MIX
Papier aus verantwortungsvollen Quellen
Paper from responsible sources
FSC® C105338

If you have any concerns about our products,
you can contact us on
ProductSafety@springernature.com

In case Publisher is established outside the EU,
the EU authorized representative is:
**Springer Nature Customer Service Center GmbH
Europaplatz 3, 69115 Heidelberg, Germany**

Printed by Libri Plureos GmbH
in Hamburg, Germany